第5版 保存修復学

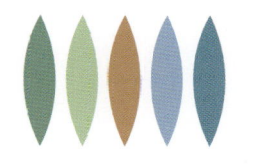

Operative Dentistry

編集

平井義人

寺中敏夫

寺下正道

千田　彰

執筆（執筆順）

前東京歯科大学教授	神奈川歯科大学教授	東北大学大学院歯学研究科教授
平井義人	寺中敏夫	小松正志

東京歯科大学准教授	神奈川歯科大学講師	岡山大学大学院医歯薬学総合研究科教授
髙瀬保晶	花岡孝治	吉山昌宏

奥羽大学歯学部教授	日本大学歯学部教授	岡山大学大学院医歯薬学総合研究科准教授
横瀬敏志	宮崎真至	西谷佳浩

北海道医療大学特任教授	東京医科歯科大学大学院医歯学総合研究科教授	鶴見大学歯学部教授
平井敏博	田上順次	桃井保子

大阪大学名誉教授	愛知学院大学歯学部教授	鶴見大学歯学部講師
森本俊文	千田　彰	山本雄嗣

日本大学松戸歯学部教授	明海大学歯学部教授	日本大学歯学部准教授
池見宅司	片山　直	安藤　進

大阪大学大学院歯学研究科教授	日本歯科大学生命歯学部教授	昭和大学歯学部教授
恵比須繁之	奈良陽一郎	久光　久

大阪大学歯学部教授	元日本歯科大学生命歯学部講師	昭和大学歯学部講師
竹重文雄	貴美島哲	東光照夫

岩手医科大学名誉教授	福岡歯科大学講師	松本歯科大学教授
久保田稔	山田和彦	笠原悦男

平鹿総合病院歯科	九州歯科大学教授	日本歯科大学生命歯学部教授
寺田林太郎	寺下正道	小林義典

前朝日大学歯学部教授	九州歯科大学教授	北海道医療大学歯学部教授
山本宏治	北村知昭	斎藤隆史

朝日大学歯学部教授	高雄医学大学口腔医学院准教授	
堀田正人	陳　克恭	

医歯薬出版株式会社

This book was originally published in Japanese
under the title of :

HOZONSHŪFUKUGAKU
(Operative Dentistry)

Editors :

HIRAI, Yoshito et al.
HIRAI, Yoshito
  Professor, Department of Operative Dentistry
  Tokyo Dental College

© 1980　1st ed., © 2007　5th ed.

ISHIYAKU PUBLISHERS, INC.
  7-10, Honkomagome 1 chome, Bunkyo-ku,
  Tokyo 113-8612, Japan

第5版の序

　20世紀最後の年に『保存修復学　第4版』が発行され，21世紀の最初の改訂版として第5版を発行する運びとなりました．この間，歯科医療は疾病の治療から患者の健康維持，QOLの増進を図るべく医療システムの変革が求められてきました．また，医療機器の目覚ましい進歩に伴い歯科医療技術も日々向上してきています．

　しかしながら，厚生労働省が発表した「平成17年歯科疾患実態調査」によると，5歳以上の永久歯齲蝕罹患率は85.0%，そのうち治療完了者は49.2%，処置歯・未処置歯を併有する者が32.9%，未処置の者が2.9%となっています．また，歯の保存が図られるにつれて高齢者の根面齲蝕は今後増加すると思われ，齲蝕の罹患率はまだまだ高率であると言わざるを得ません．

　一方，近年の齲蝕学（カリオロジー）の発展，特に齲蝕病巣の再石灰化に対する理解が深まるとともに多くの臨床データの蓄積と解析がなされ，従来行われてきた治療法に対する見直しが行われてきています．これらを具現化したのは歯質接着性修復材の発展であり，ミニマルインターベンション（MI）の実践に大きく貢献しています．また他方では，治療はインフォームド・コンセントに基づいて，常に患者の最善の利益に照らして行われるべきであるという考え方が広く浸透し，従来の医師・歯科医師の権威（パターナリズム）による治療が変わってきています．

　このような保存修復学の新しい流れは，歯の治療に求められるものも大きく変えてきました．つまり，現在の歯の硬組織疾患の治療は，単に痛みを取り除き，歯を保存することだけが目的ではなく，これらの治療が安全でかつ快適に行われ，その結果として歯の形態だけでなく，機能を回復し，審美的にも満足のいくものであることが求められているといえます．さらに，このような修復治療だけでなく，疾患原因や個人の発症リスクを把握した患者管理のもとでの，疾患の発症や進行の抑制を原則とした疾患予防的な治療が求められ，患者中心の，QOLを考慮した歯の咬合回復が必要となっていると考えます．すなわち，歯の硬組織疾患の治療を通していかに患者の満足のいくアウトカムを達成させるかが目標となり，その基盤として保存修復学の知識と技術が必要とされています．

　本書は，常に時代の要請に合わせて改訂を重ねてきましたが，新規にモデルコアカリキュラムが導入され，また「平成18年版　歯科医師国家試験出題基準」が改訂発行されたのを機に，これらの内容に準じて全項目の見直しおよび新しい項目の追加を行い，より完成度の高い保存修復学の教科書として発行する運びとなりました．

　歯科臨床の実際は，歯科補綴学，口腔外科学，歯科麻酔学，歯科放射線学，小児歯科学，歯科矯正学など各専門分野の知識と技術の集約が必須条件であることはいうまでもありません．その基本となる保存修復学を学ぶうえで本書は信頼に応えられる良書であり，歯科医師国家試験や学年末の試験に際しても知識の整理に役立つものと思います．学生諸君の座右の書として活用されることを願っております．

平成19年3月

編　者　一　同

第4版補訂にあたって

　昭和50年に本書「保存修復学」の第1版が刊行されてから，教育内容の改編，専門知識の進歩，普及にあわせてほぼ5,6年の間隔をもって改訂が行われている．この第4版は，平成12年に現行の教育ガイドラインに沿った標準的な教科書を意図して全国の歯科大学，歯学部の保存修復学教育にあたっている先生方のご協力の下に上梓された．しかし，ここ数年の進歩した科学，技術の歯科医学，とくに保存修復学領域への波及には著しいものがある．その範疇に収めている齲蝕の処置概念の変化は大きく，しかもそれを具体化する新器材も広く臨床に普及しつつある．

　ここで，この学術的進歩を本書に取り入れるのが遅延すれば，本書を基盤として学んでいる全国の歯科学生にとって最新の知識，手技の導入に不利となることは言を俟たない．

　そこで，次期の改訂期を待たず，第4版の補訂版として，とくに進歩の著しい領域を中心として補訂することにした次第である．

　年度末のお忙しいなか，執筆をお引き受け頂いた先生方ならびに編集に尽力された医歯薬出版株式会社の担当者に深謝いたします．

平成15年2月

編　者　一　同

第4版の序

　20世紀後半から21世紀にかけては，科学技術の進歩が著しい時代とされています．その間，保存修復学の領域でも関連する全身ならびに口腔諸器官の形態，機能の解明，齲蝕をはじめとする硬組織疾患の病因，病態，その予防法，治療法の整理とともに，新しい材料の開発とそれに伴う新技法の考案など，保存修復学の概念の修正を要するような変革が続いています．

　一方，社会環境も少子化，高齢化，核家族化など，従来の保存修復学が育ってきた土壌が大きく変動しています．すなわち，近代歯科医学のベースとしてその中心的役割を担ってきた保存修復学も，齲蝕治療学としての狭い分担範囲から精神医学，行動科学を含めた大きな医学・医療の一翼を担う学問として生まれ変わることを要求されています．また，歯科医学教育の面からも『歯科医学教授要綱』の5年ぶりの改訂，『歯科医師国家試験出題基準』の3回目の改訂，および『歯科医学教授要綱―臨床実習編―』の発刊など，社会の要請を受けた指針が示されています．

　本書は，保存修復学の標準的な教科書として，昭和55年に初版が発行されました．その後，昭和60年に第2版，平成5年に第3版と改訂が行われ，そのつど，保存修復学の基準を示す教科書として迎えられてきました．

　今般，保存修復学を取り巻くこのような学問背景のもとに，医歯薬出版株式会社から，これらの教育指針に準拠し，学問の進歩に即した改訂が提案されました．そこでこの機会に全国の歯科大学，歯学部の教育現場におられる多くの先生方に分担執筆をお願いいたしましたところご快諾いただき，本書の出版に至りました．

　本書は，歯科学生の標準的教科書という基本方針のもとに執筆されてきた従来の『保存修復学』の精神を受け継ぎ，その間に生まれた新しい材料，技法や医療人として必要な人間科学的側面についてもできうる限り収録し，新しい保存修復学についての理解を深められるような企画，編集作業を行ったものであります．今後，読者各位のご意見，ご批判を頂戴できれば幸いです．

　最後に，お忙しいなか分担執筆をお引き受けくださった先生方ならびに編集に尽力された医歯薬出版株式会社の担当者に感謝の意を表します．

平成12年3月

編者一同

第3版の序

　1980年5月に本書の第1版が出版され，1985年11月に新教授要綱にのっとり，第2版が出版された．その間，修復技術が急速に進歩し，保存修復の内容もさらに充実をはからなければならない時機に到達した．

　出版以来13年を経過し，著者の交替も多く，各歯科大学，歯学部で教育の現場に携わっておられる可能な限り多くの教授に分担執筆をお願いした次第である．

　本書では，保存修復の基本原則を踏まえながら，新しい修復技術について詳述し，保存修復学の将来を見据えながら編集作業を行った．用語についても合議を重ね，かなり統一をはかったつもりである．

　現在，保存修復分野の進歩発展は目ざましく，今後読者各位の御叱正を賜り，さらに改善をはかりたいと念じている．

　おわりに，分担執筆に御協力いただいた各位ならびに本書の編集にあたり，終始絶大な努力をはらわれた医歯薬出版株式会社に感謝の意を表する．

平成5年2月

勝　山　　　茂
石　川　達　也
小　野　瀬　英　雄

第2版の序

　昭和55年5月に，第1版が出版されて6カ年が過ぎた．この間"保存修復学"とくに各論の項目については，著しい発展がみられるようになった．すなわち，いくつかの新製品の登場をはじめとする歯科材料と技術の改善，進歩がそれである．加えて，旧版のままではかなり不都合な点も散見される．

　そこで，このたびの改訂にあたっては，主として以下のような不備な事項を補うこととした．

　まず，用語については，昭和60年3月に発行された新教授要綱にのっとり統一をはかった．

　次に，現在ではさほど重要ではないと思われる事項については，簡略化ないし一部を削除した．

　さらに，新製品，新技術などについては追加，詳述した．

　その他付図，グラフなども一部修正・整理した．

　歯学は，今後ますます急速に発展することは明らかである．したがって，本書もそれに沿った内容の充実を期し，今後も各位のお役に立つことを切に願っている次第である．

昭和60年10月

渡　邊　冨士夫
井　上　時　雄

序

　この"保存修復学"は，歯科学生の教科書として，かつ一般臨床家をも対象として企画されたものである．

　保存修復学の歯科臨床における重要性については，いまさら述べるまでもないことであろう．そして保存修復学に関する学問と技術の進歩は，きわめて急速であり，広範囲となり，しかも複雑化しつつある．それにともない，多くの研究業績が相ついで発表されているが，それらが評価され，あるいは定説となるためには，長い年月と数多くの臨床的な実証が必要である．教科書としてとり入れる限度についてのむずかしさがここにある．

　そこで，本書は，日本の歯科大学や歯学部において，新しい情報を吸収消化し，独自の教育をされている保存修復学担当の教授により分担執筆されたものである．

　内容は可及的重複を避け，系統的に，しかも最大公約数的に平易に記載し，理解を深めるようにつとめたつもりである．

　本書が多くの学生諸君や臨床家に少しでも役立つことができれば幸いであり，そのためにも今後さらに内容の充実を期する次第である．

　最後に，分担執筆に協力いただいた各位ならびに本書の編集にあたり，終始絶大な努力を惜しまなかった医歯薬出版株式会社に感謝の意を表する．

昭和55年4月

渡　邊　冨士夫
井　上　時　雄

保存修復学 第5版

CONTENTS

第1章　保存修復学概説

1　保存修復学の概念と目的 ……………………………… 平井義人・髙瀬保晶 ● 1
　A　保存修復学とは………………………………………………………………… 1
　B　保存修復学の目的……………………………………………………………… 2

2　保存修復学の歴史 ……………………………………………………………… 2
　A　修復材に関する歴史…………………………………………………………… 3
　B　切削器械に関する歴史………………………………………………………… 5

3　歯・周囲組織の構造と口腔の機能 ………………………………………… 6
　A　歯の構造………………………………………………………… 横瀬敏志 ● 6
　B　歯周組織……………………………………………………………………… 14
　C　咬合面・接触点・空隙……………………………………………………… 15
　D　硬組織の加齢………………………………………………………………… 16
　E　有歯顎者の咬合……………………………………………… 平井敏博 ● 18
　F　咀嚼と嚥下……………………………………………………… 森本俊文 ● 23

4　硬組織疾患，歯の発育異常および硬組織関連疾患 ……………………… 26
　A　齲蝕………………………………………………………………… 池見宅司 ● 26
　B　摩耗…………………………………………………………………………… 29
　C　非齲蝕性歯頸部欠損………………………………………………………… 30
　D　侵蝕…………………………………………………………………………… 30
　E　咬耗…………………………………………………………………………… 31
　F　エナメル質形成不全………………………………………………………… 31
　G　歯の破折・亀裂……………………………………………………………… 32
　H　歯の形態・形成異常………………………………………………………… 33
　付　歯数の異常と好発部位…………………………………………………… 35
　I　変色歯………………………………………………………………………… 35
　J　無髄歯………………………………………………………………………… 35
　K　象牙質知覚過敏……………………………………………………………… 36
　L　歯髄疾患……………………………………………………………………… 36
　M　歯周疾患……………………………………………… 恵比須繁之・竹重文雄 ● 37
　N　咬合異常………………………………………………………… 平井敏博 ● 37

5　保存修復の適応症と禁忌症 ……………………………… 久保田　稔・寺田林太郎 ● 38

A　適応症 ·· 38
　　B　禁忌症 ·· 39
6　保存修復の種類 ······································ 40
　　A　修復物の作製方法による分類 ··············· 40
　　B　材料の技術的特性による分類 ··············· 40
　　C　材料の歯質接着性による分類 ··············· 40
7　修復材料の一般的性質 ···························· 41
　　A　所要性質 ·· 41
　　B　理工学的性質 ····································· 41
8　修復材料の選択基準 ······························· 43
　　A　患者の状態および術者による選択 ········· 43
　　B　修復部位による選択 ··························· 43
9　修復の概要 ·· 44
　　A　診断と治療の手順 ······························ 44
　　B　メンテナンス ····································· 46
　　C　インフォームド・コンセント ··············· 46

第2章　患者の診かた

1　診療設備 ···························· 山本宏治・堀田正人 ● 47
　　A　歯科用治療椅子 ·································· 47
　　B　歯科用ユニット ·································· 47
　　C　椅子 ··· 48
　　D　歯科用キャビネット ··························· 50
　　E　そのほか（補助診療用具） ·················· 50
2　診療姿勢 ·· 51
　　A　術者・患者の姿勢 ······························ 51
　　B　視野の確保 ··· 51
　　C　ハンドピースの把持 ··························· 53
　　D　手指の固定 ··· 53
3　検査・診断 ····································· 寺中敏夫 ● 54
　　A　患者の癒しかた ·································· 55
　　B　医療面接 ·· 55
　　C　病歴の取りかた ·································· 55
4　検査法 ··· 57
　　A　検査用器具 ··· 57
　　B　検査・診断法 ····································· 57
5　検査に必要な基礎知識 ···························· 64
　　A　歯の表しかた ····································· 64

	B	歯面の表示法 ………………………………………………………………… 66

6 齲蝕の病因と病態 …………………………………………………… 宮崎真至●66
- A 齲蝕の病因論 ………………………………………………………………… 66
- B 齲蝕の予知 …………………………………………………………………… 70
- C プラークコントロール ……………………………………………………… 72
- D 齲蝕病巣の進行 ……………………………………………………………… 76
- E 齲蝕病巣の構造 ……………………………………………………………… 77

7 齲蝕の分類とその表記 ……………………………………………………… 78
- A 齲蝕の分類 …………………………………………………………………… 78
- B 齲蝕の表記 …………………………………………………………………… 79

第3章　患者の治しかた

1 治療計画 ……………………………………………………… 恵比須繁之・竹重文雄●81
- A 治療の緊急性 ………………………………………………………………… 81
- B 口腔環境 ……………………………………………………………………… 81
- C 矯正，補綴処置との関連 …………………………………………………… 83
- D 全身状態 ……………………………………………………………………… 83
- E 患者の社会的事情 …………………………………………………………… 83
- F 治療期間と処置方式 ………………………………………………………… 83

2 治療方針 ………………………………………………………………………… 84
3 緊急処置 ………………………………………………………………………… 84
4 齲蝕の処置 ……………………………………………………………… 田上順次●85
- A エナメル質齲蝕の処置 ……………………………………………………… 85
- B 象牙質齲蝕の処置 …………………………………………………………… 87

5 硬組織の切削 ……………………………………………………………… 千田　彰●93
- A 手用切削器具 ………………………………………………………………… 93
- B 回転切削器械 ………………………………………………………………… 96
- C レーザー ……………………………………………………………………… 101
- D エアブレーシブ ……………………………………………………………… 102
- E 音波切削 ……………………………………………………………………… 103
- F 化学的溶解または薬液溶解 ………………………………………………… 103

6 窩　洞 ……………………………………………………………………… 片山　直●104
- A 窩洞の分類 …………………………………………………………………… 104
- B 窩洞の構成と各部分の名称 ………………………………………………… 107

7 窩洞形態に具備するべき諸条件 …………………………………………… 108
- A 窩洞外形 ……………………………………………………………………… 109
- B 保持形態 ……………………………………………………………………… 112
- C 抵抗形態 ……………………………………………………………………… 117

D	便宜形態	118
E	窩縁形態	118
F	窩洞の清掃	119

8 歯髄傷害とその対策 ……平井義人・髙瀬保晶 120
- A 修復時の歯髄傷害とその要因 …… 120
- B 修復システムと歯髄保護 …… 127

9 修復時の留意点 …… 130
- A 滅菌・消毒と感染予防 …… 130
- B 修復時の前準備 …… 136
- C 修復物の具備すべき形状と面の性質 …… 146

第4章 直接修復

1 コンポジットレジン修復 ……奈良陽一郎・貴美島 哲 149
- A コンポジットレジン修復とは …… 149
- B コンポジットレジンの組成 …… 150
- C コンポジットレジンの種類 …… 154
- D 光重合型コンポジットレジン修復の特徴 …… 158
- E レジン接着システム …… 159
- F 光照射器 …… 165
- G そのほかの周辺器材 …… 168
- H 光重合型コンポジットレジン修復の臨床的特徴 …… 171
- I 光重合型コンポジットレジン修復の適応症 …… 174
- J コンポジットレジン修復窩洞の一般的特徴 …… 175
- K 臨床的操作法 …… 176
- L コンポジットレジン修復のさまざまな症例への適応 …… 180

2 グラスアイオノマーセメント修復 ……山田和彦 187
- A グラスアイオノマーセメントとは …… 187
- B グラスアイオノマーセメントの種類と組成および硬化機序 …… 189
- C グラスアイオノマーセメント修復の特徴 …… 194
- D レジン添加型グラスアイオノマーセメント修復の適応症 …… 200
- E グラスアイオノマーセメント修復の手順 …… 200
- F そのほかの用途 …… 204

3 アマルガム修復 ……寺下正道・陳 克恭 206
- A アマルガム修復とは …… 206
- B アマルガム修復の特徴 …… 206
- C アマルガム修復の種類と組成 …… 208
- D アマルガム修復の適応症 …… 214
- E アマルガム修復の手順 …… 214

	F	術後の経過と管理	219
	G	水銀の取り扱い	219
	付	接着アマルガム	220
コラム		直接金修復　平井義人・髙瀬保晶	●222

第5章　間接修復

1　メタルインレー修復　　小松正志　●223
　A　メタルインレー修復とは　223
　B　メタルインレー修復の特徴　223
　C　鋳造用金属の種類と組成　224
　D　メタルインレー修復の手順　227
　E　全部鋳造冠　254
　F　支台築造　255

2　コンポジットレジンインレー修復　　吉山昌宏・西谷佳浩　●256
　A　コンポジットレジンインレー修復とは　256
　B　コンポジットレジンインレー修復の特徴　256
　C　コンポジットレジンインレー修復の種類と組成　258
　D　コンポジットレジンインレー修復の適応症と窩洞の特徴　259
　E　コンポジットレジンインレー修復の手順　260
　F　術後の経過と管理　263

3　セラミックインレー修復　　桃井保子・山本雄嗣　●263
　A　セラミックインレー修復とは　263
　B　セラミックインレー修復の特徴　264
　C　セラミックインレー修復の種類と組成　266
　D　セラミックインレー修復の適応症　268
　E　セラミックインレー修復の手順　268
　F　術後の経過と管理　272
　付　歯科用CAD/CAM装置による修復法　　安藤　進　●272

4　ベニア修復（ラミネートベニア修復）　　千田　彰　●278
　A　ベニア修復の発展と概要　278
　B　ベニア修復の特徴　278
　C　ベニア修復の適応症　280
　D　ベニア修復の種類と特徴　282
　E　ベニア修復の手順　283
　F　術後の経過と管理　287

5　合着と接着　　寺中敏夫・花岡孝治　●287
　A　合着材の所要性質　287
　B　リン酸亜鉛セメント　289

	C	カルボキシレートセメント	293
	D	グラスアイオノマーセメント	296
	E	レジン添加型グラスアイオノマーセメント	299
	F	接着性レジンセメント	302
	G	そのほかの接着性セメント	307
	H	EBA セメント	308
	I	被着面の処理	309

第6章 変色歯の処置

1 変色歯とは ……東光照夫・久光 久● 313
2 歯が変色する原因 …… 313
 A 外因性の歯の変色 …… 313
 B 内因性の歯の変色 …… 314
3 変色歯の処置 …… 317
 A 漂白法の位置づけ …… 317
 B 漂白処置法 …… 318
 C 変色歯に対するそのほかの処置 …… 324

第7章 破折歯の処置

1 歯の破折 ……恵比須繁之・竹重文雄● 327
 A 原因 …… 327
 B 分類 …… 327
 C 検査上の注意点 …… 328
2 前歯の破折と処置法 …… 328
 A 歯冠破折 …… 328
 B 歯冠-歯根破折 …… 330
 C 歯根破折 …… 330
3 臼歯の破折と処置法 …… 332
 A 不完全破折 …… 332
 B 完全破折 …… 332
4 術後の経過と管理 …… 334

第8章 知覚過敏の処置

 A 象牙質知覚過敏の原因と処置方針 ……笠原悦男● 335
 B 薬液塗布による方法 …… 335
 C イオン導入法 …… 337
 D 露出象牙質を被覆する方法 …… 337
 E 歯科用レーザーの応用 …… 339
 F 抜髄 …… 339

G　術後の経過と管理 ……………………………………………………… 339

第9章　顎関節症の処置

1　顎関節症とは ………………………………………………… 小林義典 ● 341
2　症　型 ……………………………………………………………………… 341
3　病　因 ……………………………………………………………………… 342
4　診　断 ……………………………………………………………………… 344
　　A　Ⅳ型（変形性関節症） ………………………………………………… 344
　　B　Ⅲ型（関節円板障害） ………………………………………………… 345
　　C　Ⅰ型（咀嚼筋障害） …………………………………………………… 345
　　D　Ⅱ型（関節包・靱帯障害） …………………………………………… 346
　　E　Ⅴ型（Ⅰ～Ⅳ型に該当しないもの） ………………………………… 346
5　治　療 ……………………………………………………………………… 346
　　A　薬物療法 ………………………………………………………………… 346
　　B　理学療法 ………………………………………………………………… 346
　　C　バイオフィードバック療法 …………………………………………… 346
　　D　スプリント療法 ………………………………………………………… 347
　　E　咬合療法 ………………………………………………………………… 349
　　F　外科療法 ………………………………………………………………… 349
6　術後の経過と管理 ………………………………………………………… 349

第10章　術後管理

1　不快事項とメンテナンス ……………………………………… 斎藤隆史 ● 351
　　A　二次齲蝕 ………………………………………………………………… 351
　　B　辺縁の不適合 …………………………………………………………… 352
　　C　修復物の体部破折・歯質の破折 ……………………………………… 352
　　D　色調不良 ………………………………………………………………… 352
　　E　修復物の摩耗 …………………………………………………………… 353
　　F　修復物の脱落 …………………………………………………………… 353
　　G　知覚過敏 ………………………………………………………………… 354
　　H　咬合痛 …………………………………………………………………… 354
　　I　食片圧入 ………………………………………………………………… 354
　　J　歯周疾患 ………………………………………………………………… 354
　　K　味覚異常（金属味） …………………………………………………… 355
　　L　ガルバニー疼痛 ………………………………………………………… 355
2　術後管理の方法 …………………………………………………………… 355
　　A　リコールシステムの構築 ……………………………………………… 355
　　B　検査 ……………………………………………………………………… 357
　　C　患者指導 ………………………………………………………………… 358

D　プロフェッショナルケア ……………………………………………………… 358

第11章　歯の硬組織疾患診療システム

1　歯の硬組織疾患の背景 ………………………… 寺下正道・北村知昭・陳　克恭 ● 361
2　治療方針 ……………………………………………………………………………… 363
　A　歯の硬組織疾患の病因 ……………………………………………………………… 363
　B　歯の硬組織疾患の病態 ……………………………………………………………… 366
3　診療システムの構成 ………………………………………………………………… 367
　A　クリティカル（クリニカル）・パス ……………………………………………… 367
　B　Narrative Based Medicine（NBM：物語と対話に基づく医療）………………… 369
　C　Problem Oriented System（POS）………………………………………………… 370
4　問題解決の手順（クリティカル・パスの項目） ………………………………… 371
　A　齲蝕 …………………………………………………………………………………… 371
　B　消耗性疾患 …………………………………………………………………………… 378
5　医療組織 ……………………………………………………………………………… 379
　A　診療スタッフ ………………………………………………………………………… 379
　B　診療環境 ……………………………………………………………………………… 381
6　診療システムの構築 ………………………………………………………………… 382
　A　理念 …………………………………………………………………………………… 382
　B　医療スタッフと診療環境 …………………………………………………………… 382
　C　POSとクリティカル・パスの導入 ………………………………………………… 382
　D　診療手順 ……………………………………………………………………………… 383

参考文献　385

和文索引　395

欧文索引　406

執筆者略歴　411

第1章 保存修復学概説

1 保存修復学の概念と目的

A 保存修復学とは

　保存修復学は，臨床歯科医学のうちの歯科保存学の一分野として体系づけられている．歯科保存学とは，文字通り歯を抜去することなく歯の硬組織ならびに歯周組織の疾患を予防・診断・治療し，形態・機能を回復して口腔の機能と健康を維持増進させることを攻究する学問である．歯科保存学は，保存修復学のほかに歯内療法学，歯周病学とで構成されているが，そのうち保存修復学は，齲蝕をはじめとする歯の硬組織疾患に対する検査，予防，診断，治療，メンテナンスに関して，その学術と技術を体系化した学問分野である．さらに，硬組織疾患のみならず，歯の形態異常，変色，破折などに対しても形態，機能，審美性の回復までをもその範疇としている．

　歯内療法学は，齲蝕など硬組織疾患に継発する歯髄・根尖部歯周組織の疾患の検査，予防，診断，治療に関する分野を対象とする学問であり，歯周病学は，主として辺縁性歯周疾患の検査，予防，診断，治療，メンテナンスを研究する学問体系である．

　いずれの学問も，歯の保存をはかり，機能を回復するという共通の目的をもち，相互に関連が深いので，歯科保存学として歯科臨床科学の重要な一部門として位置づけられている．

　最近は，齲蝕の発症機序・進行に関する研究ばかりでなく，硬組織への外界からの侵襲に対する防御機構，象牙質の再石灰化の可能性，あるいは加齢変化に対する対処などについても研究が進められてきている．接着性レジンを代表とする修復材料の進歩ならびに生物学的な研究の発展により歯質削除量の減少，辺縁封鎖性の向上が進み，より長く歯を保存することが可能となってきている．さらに，2002年のFDI総会で採択されたミニマルインターベンション（Minimal Intervention：MI）の概念の普及や，発展途上国における非侵害的修復治療（Atraumatic Restorative Treatment：ART）の臨床評価はカリオロジーの進歩と相まって，歯質接着修復法を確固としたものにしてその適応をさらに拡大し，従来の齲蝕治療の概念を大幅に変えるきっかけとなっている．

　一方，臨床の現場においても「医療の主役はあくまでも患者である」という大前提のもと，患者の診療に関係する問題点に根ざした診療体制，すなわち，患者の抱えている問題点にアプローチするPOS（Problem Oriented System：問題志向型診療システム），およびPOSを有効に運用するための手段の一つであるPOMR（Problem Oriented Medical Record：問題志向型診療記録）の導入，ならびに患者の治療に参加する同意を得るインフォームド・コンセント（informed consent）の普及が医療を望ましい方向に変革している．

B 保存修復学の目的

　齲蝕をはじめ歯および歯周領域の疾患の病理的解明が一段と進んだ現在，新器材の開発導入ならびに新技術が確立してきている．したがって，保存修復学の目的も，かつての歯に発生した硬組織疾患を切削・修復して解剖学的形態ならびに機能を回復することだけでなく，疾患の予防，修復処置後の維持管理を含む口腔の健康管理・増進，さらに審美性の要請への対応などへと視点は広がっている．
　このような時代にあって，保存修復学の目的は以下のようなことがあげられる．
　① 歯の硬組織疾患の進行抑制・修復処置後の管理
　代表的硬組織疾患である齲蝕は，発生後放置しておくと，周囲に拡大進行して歯髄の炎症を引き起こし，さらには根尖性歯周炎にまで発展する可能性がある．硬組織の罹患部分を切削除去して修復することによって，齲蝕の進行を止めることができる．また修復処置後の適切な管理によって，齲蝕を予防することができる．したがって，歯髄炎などの発生も防ぐことができる．
　② 歯の解剖学的形態・機能の回復
　歯の最も重要な機能は咀嚼である．咀嚼は消化を助けるとともに，顎の発達さらには脳の発達など全身の健康に大きくかかわっていることが証明されている．歯の硬組織疾患を修復処置して，歯の形態と機能を回復させることは，健康にとってきわめて重要である．
　③ 歯の審美的回復
　明眸皓歯といわれるように，容貌に占める歯の役割は重要である．したがって，外観に触れる前歯部の歯を修復する際には隣在歯と色調を合わせることが大切である．近年，レジン，セラミックス，グラスアイオノマーセメント類などの修復材料の色調安定性ならびに理工学的性質も十分満足できる状態となっている．さらに近年，着色歯，変色歯を本来の歯の色調にしたいという要望も多いが，それにも対応できるよう各種漂白法やラミネートベニア法が確立している．
　④ 歯の硬組織疾患および歯周疾患の予防・健康増進
　適切な歯の修復処置は単に歯の機能，形態，審美性を回復するのみならず，周囲の歯周組織の健康維持にもおおいに寄与する．さらに，術後の継発疾患を積極的に予防・管理することは他部位の初期齲蝕を発見し，PMTC（Professional Mechanical Tooth Cleaning）やブラッシング指導，保健指導によって再石灰化を促し，硬組織疾患を予防することができる．結果として口腔全体の健康を維持・増進する．

2 保存修復学の歴史

　歯科医術の起源は紀元前に遡るといわれている．齲蝕は，発症進行とともに齲窩を形成し歯髄の炎症へと続いていく．炎症の痛みへの対応は，古代から問題になっており，祈禱あるいは貼り薬や飲み薬などさまざまな処置が行われていたであろう．そして最終的には抜歯を行っていたかもしれない．
　また，保存修復学の歴史としては，齲蝕によって失われた実質欠損に対して，どのような材料を用いて補塡してきたのだろうかということが，興味のもたれるところである．後者については，8世紀ころから医療目的をもって修復術が行われていたという記録がある．

しかし，近代的な保存修復学が学問らしい体裁を整え始めるのは19世紀末になってからのことである．このころには，歯科保存学についての著書が散見されるようになるが，みずからの研究に裏づけられた理論をもとに保存修復学を学問として体系づけたのは，Black G.V.（米国）であった．
　Blackは1836年米国イリノイ州ウィンチェスターに生まれ，独学で歯科医学を学び歯科医師となった．ウィンチェスターで開業ののちミズーリ，シカゴ，アイオワ，ノースウエスタン大学の教授を歴任し，1915年に亡くなるまでに多大な業績を残した．それは次の通りである．
① 齲蝕病理と歯の組織構造から科学的な分析と理論により窩洞形成の原則を示した
② 二次齲蝕を防ぐために予防拡大の必要性を唱えた
③ 臨床的な観点（齲蝕の好発部位）から窩洞を分類し，形成術式を標準化した
④ 窩洞を修復する修復材料を規格化した
　すなわち，齲蝕学を基盤として保存修復学の学問体系のほとんどを確立したといっても過言ではない．著書『Operative Dentistry』には，歯科医学の基礎と臨床が網羅されており，なかでも，齲蝕の原因については，齲蝕の原因菌が明らかになっていない時代であるにもかかわらず，ゼラチン様の歯面付着物と称してプラークに着目しているなど，現在でも注目すべき内容が多々みられる．
　Black以降の20世紀は，科学技術が飛躍的に進歩し，保存修復学も発展し続けてきた．特に近年の修復材料の進歩には著しいものがあり，そのため治療技術は容易になり治療効果も安定してきている．さらに，近代齲蝕学（modern cariology）の発展とともに，現在の保存修復学は，いわゆる歯の切削を主体として修復をはかるものではなく，歯への切削侵襲を極力小さくして歯質の犠牲を可能な限り少なくして歯や歯髄の保存をはかる「生体に優しい治療法」へ，あるいは生体の防御機構などに重点を置いた疾患の術後管理や予防に力点を置いたものへと変化している．

A 修復材に関する歴史

　各種修復材料の変遷，進歩の概略を表に示す（表1-1～6）．また，各章の修復材の項でも歴史について述べられているので参照されたい．

表1-1　金箔修復の歴史

年	人名など	内容
1480年	Johannes Arculanus	金箔を修復に応用
1690年	Fauchard P.	不溶性箔の使用
1833年	Parmly	金箔修復の推奨
1846年	Jackson	スポンジゴールドの開発
1853年	Watta	クリスタルゴールドの開発
1855年	Arthur R.	粘性箔の使用
1963年	Baum	ゴールデントの開発

表 1-2　アマルガム修復の歴史

年	人名など	内容
1818 年	Regnart M.	ビスマス：鉛を 10 とし水銀を 1 とするアマルガムの使用
1826 年	Tavean	銀貨を粉末として水銀とミックスしたアマルガムの使用
1845〜55 年	米国歯科医師会	アマルガム戦争
1895 年	Black G. V.	アマルガム処方の規定
1935 年	Gayler M. L. V.	アマルガメーションの化学式の決定
1959 年	Eames W. B.	Eames テクニックの提唱
1962 年	N. B. S.（米国国立標準局）	球状合金の開発（日本で製品化成功）
1963 年	Innes D. B. K. ほか	高銅型合金の開発

表 1-3　セメント修復の歴史

年	人名など	内容
1832 年	Ostermann	リン酸セメントの開発
1860 年	Sorel M.	塩酸セメントの開発
1878 年	Rostaing 兄弟	今日のリン酸亜鉛セメントに近い Dentinogen の開発
1902 年	Fletcher	Asher でケイ酸セメントの開発
1968 年	Smith D. C.	カルボキシレートセメントの開発
1969 年	Wilson A. D. & Kent B. E.	グラスアイオノマーセメントの開発
1989 年	Mitra S. B.	3M でレジン添加型グラスアイオノマーセメントの開発

表 1-4　メタルインレー修復の歴史

年	人名など	内容
1887 年	Alexander	金のマトリックスインレー
1907 年	Taggart	鋳造法の導入

表 1-5　セラミックス修復の歴史

年	人名など	内容
1857 年	Boluck A. J.	陶材インレー
1880 年	Rollins W. H.	既製の陶材円子や栓子による修復
1884 年	Herbest	石膏模型上で陶材を焼成する
1932 年	Felcher	キャストマトリックス法の開発
1950 年		金属焼付ポーセレンの開発
1984 年		キャスタブルセラミックスの開発
1985 年	Siemens	CAD/CAM CEREC System の開発

表 1-6　レジン修復の歴史

年	人名など	内容
1941 年	Schnebel	Kulzer によって即時重合レジンの開発
1947 年	Caulk	Kadon 製品化 BPO-アミン重合の導入
1952 年	Nealon	筆積法開発
1955 年	Buonocore	85％リン酸によるエナメルエッチング
1956 年	Bowen R. L.	Bis-GMA を開発
1963 年	増原英一	象牙質接着レジン（TBB-O）の開発
1970 年代前半		紫外線重合型レジンの応用
1976 年	Yamauchi J.	Phenyl-P の開発
1978 年	Takeyama ら	4-META の開発
1981 年	小林育夫	MDP の開発

B 切削器械に関する歴史

歯の硬組織の切削には，従来から手用切削器具や回転切削器械が主に用いられてきた．最近ではエアブレーシブやレーザー，超音波といった新しい切削装置や方法が開発されている．これらは，近年のMIの理念に沿った，きわめて小範囲の歯質の切削ができるようになっている．

1．手用器械

切削器具のなかでは最も基本的で古典的なものである．Black G.V. は102本の手用切削器具を考案した．しかし現在ではその使用はかなり限られており，ほかの切削器具の補助的なものとして使用されている．

2．回転器械

かつては人力による手回し，足踏み式などもあったが，現在では電気エンジン，マイクロモーター，エアタービンによるものが主流である．

3．そのほかの切削器械

1) エアブレーシブ

1945年，歯の表面に酸化アルミナの粉末を噴射装置によって吹きつけ，切削を行うエアブレーシブの技法が開発されたが，当時は厳密な隅角をもった窩洞を形成をしなければならず，本法を応用することは難しかった．しかし，近年主流となりつつある接着修復では，厳密な保持形態などを付与する必要がなくなり，本法の応用が可能となった．

2) 超音波

切削器具に超音波振動を伝え，切削器具の振動によって歯の硬組織を摩耗，切削する方法である．

3) 化学薬品

化学薬品によって齲蝕病巣を軟化溶解する方法で，1975年にはGoldmanらによりGK-101が開発されたが，あまり普及しなかった．しかし，最近Ericsonらによってカリソルブという齲蝕歯質を溶解し，除去するシステムが紹介された．本法も接着修復の普及により再び注目されている．

4) レーザー

レーザーの歯科治療への応用は1964年にGoldmanやSternらによって試みられた．しかし，当時の技術では，熱的な障害が多く発生し臨床応用は難しかった．1980年代の後半からCO_2レーザー，Nd：YAGレーザー，Er：YAGレーザーなどの技術的改良が進んだことから，再びレーザーによる歯の硬組織切削が注目され，臨床応用されている．

（平井義人，髙瀬保晶）

3 歯・周囲組織の構造と口腔の機能

保存修復治療とは，歯の硬組織欠損を対象とするものである．硬組織疾患を修復するにあたっては，歯の基本的な構造を熟知しておかなければならない．ここでは，歯の発生に始まり，加齢変化に至るまでの生理的な変化を通して，歯の基本的な構造とその機能について概説する．

A 歯の構造

1．歯の発生

ヒトの歯の発生は胎生期の第6週頃から始まる．外胚葉由来の原始口腔上皮の肥厚が始まり，歯堤（dental lamina）が形成される．やがて上皮は上皮下に凝集した神経堤細胞由来の外胚葉性間葉細胞に向かって増殖し，歯胚（tooth germ）を形成する．その後この歯胚は，上皮の増殖した形態から蕾状期，帽状期，鐘状期とよばれるようになる．この歯の形成過程では上皮細胞と間葉系の細胞の間で分泌性タンパク質（シグナル因子）が互いに作用しあって細胞の分化や増殖を制御している（上皮間葉相互作用）．

胎生8〜9週の歯胚は**蕾状期**（図1-1A）とよばれ，肥厚した上皮の直下には外胚葉性間葉細胞が密に凝集するようになる．さらに上皮は増殖して，歯冠の形態に似た帽子状の形態になり歯胚は**帽状期**（図1-1B）に入る．この時期の上皮をエナメル器（dental organ）とよび，やがてエナメル質を形成するようになる．上皮下では外胚葉性間葉細胞がさらに凝集し，歯乳頭（dental papilla）を形成し，将来この歯乳頭からは歯髄細胞や象牙芽細胞が分化する．さらに歯乳頭とエナメル器を取り囲む外胚葉性間葉組織を歯小嚢（dental folicule）とよび，将来歯の支持組織を形成する．

歯胚はさらに成長を続けると，エナメル器は釣鐘状の形態を示すようになることから**鐘状期**（図1-1C）とよぶ．この時期のエナメル器は立方形を呈する外側の細胞が外エナメル上皮（outer dental epithelium）とよばれ，歯乳頭に接するエナメル器の上皮は短円柱状の細胞からなる内エナメル上皮（inner dental epithelium）とよばれ，エナメル質を形成する．また，エナメル器の中央部は星形を呈する細胞からなり，星状網細胞（stellate reticulum）とよばれる．内エナメル上皮と星状網細胞の間には中間層細胞（stratum intermedium）とよばれる一層の細胞層が形成される．この鐘状期の後半から象牙質とエナメル質の形成が始まる．エナメル質は歯乳頭に接したエナメル器に存在する内エナメル上皮から分化した**エナメル芽細胞**（ameloblast）によって形成される．さらに象牙質はエナメル器の細胞の作用によって，歯乳頭の細胞から分化した**象牙芽細胞**（odontoblast）によって形成される．象牙質とエナメル質の形成は切縁もしくは咬頭頂に一致した部位から開始され，象牙質の形成がエナメル質の形成に先行して起こるため，象牙質の形成が歯冠形成開始の目安になる．

歯根は主に象牙質から形成される．エナメル器の内・外エナメル上皮の細胞がさらに増殖して2層の細胞からなる**ヘルトウィッヒ上皮鞘**（Hertwig's epithelial root sheath）（図1-2）が形成される．この上皮鞘が増殖し，歯乳頭を取り囲むように，歯乳頭から象牙芽細胞を誘導して象牙質を形成して歯根が形成される．歯小嚢は形成された歯根を取り囲むようになり，ここに存在する外胚葉性間葉細胞は歯根の象牙質表面に配列するようになり，**セメント芽細胞**に分化し，セメント質を形成する．さ

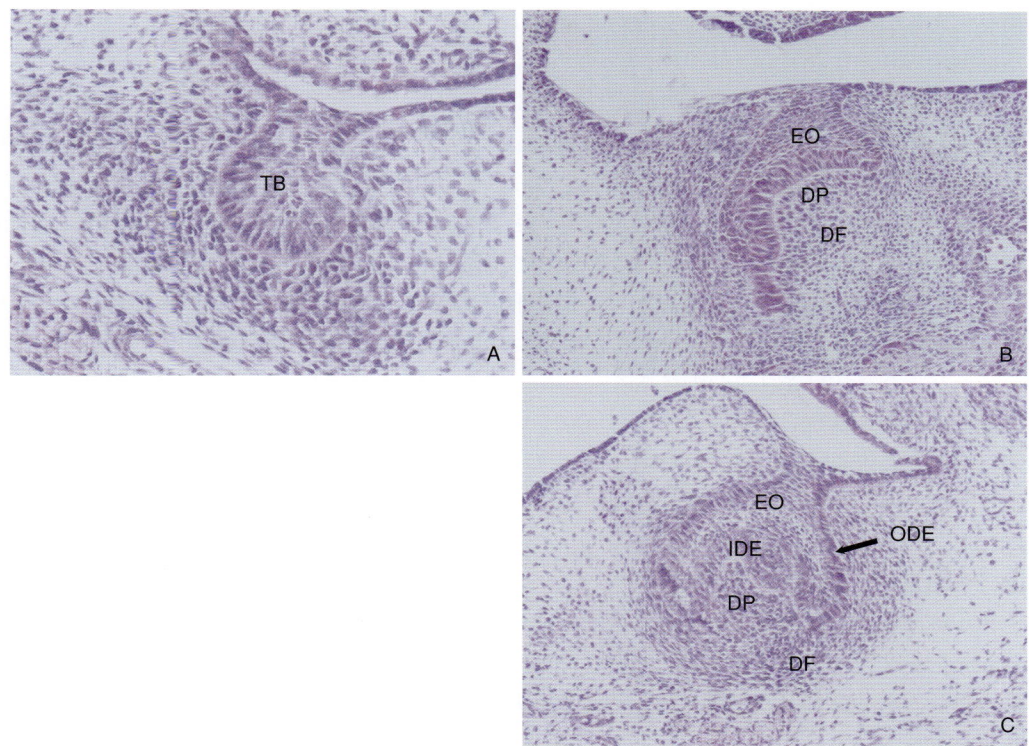

図1-1　歯胚の光学顕微鏡像
　A：蕾状期（bud stage）の歯胚（マウス胎仔）
　歯堤から外胚葉性間葉組織由来の細胞に向けて上皮の進入が認められるようになる時期を蕾状期とよぶ．歯蕾の直下には，密集した外胚葉性間葉組織由来の細胞を認める．TB：歯蕾
　B：帽状期（cap stage）の歯胚（マウス胎仔）
　上皮のエナメル器は帽子状を呈し，その下方には密集した外胚葉性間葉組織由来の細胞が認められる．これらの細胞は歯乳頭および歯小嚢を形成する．EO：エナメル器，DF：歯小嚢，DP：歯乳頭
　C：鐘状期初期（early bell stage）の歯胚（マウス胎仔）
　エナメル器の下部は深化した陥凹が認められるようになり，歯小嚢と歯乳頭は明瞭な区別ができるようになる．形態としては鐘状を呈する．エナメル器の外側を外エナメル上皮が，歯乳頭側は内エナメル上皮が取り囲むように配列する．EO：エナメル器，DF：歯小嚢，DP：歯乳頭，IDE：内エナメル上皮，ODE：外エナメル上皮

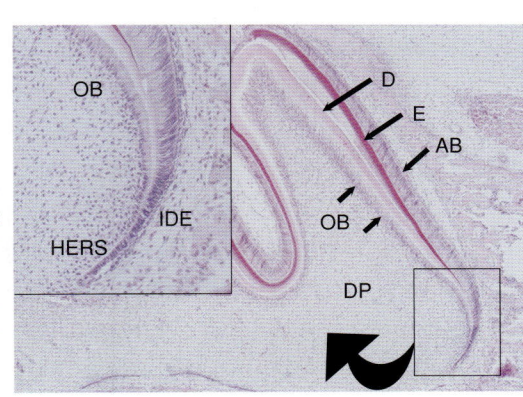

図1-2　ヘルトウィッヒ上皮鞘（マウス胎仔）
　左上図は，右下枠内の拡大像を示す．エナメル器の歯頸彎曲部より，内・外エナメル上皮が増殖し，2層の細胞よりなるヘルトウィッヒ上皮鞘を形成する．ヘルトウィッヒ上皮鞘は歯根の形成に関与する．
AB：エナメル芽細胞，D：象牙質，DP：歯乳頭，E：エナメル質，HERS：ヘルトウィッヒ上皮鞘，IDE：内エナメル上皮，OB：象牙芽細胞

らに歯を支える歯槽骨を形成する骨芽細胞と歯根膜を形成する線維芽細胞も歯小囊に存在する外胚葉性間葉細胞から分化する．

　歯の発生はこのように上皮組織と外胚葉性間葉組織との間でシグナル因子とよばれる分泌性のタンパク質が相互に作用して細胞の増殖や分化を制御してすすめられる．このような上皮間葉相互作用のメカニズムの解明は分子生物学的に急速にすすめられており，歯の発生に密接に関連するシグナル因子が確認されている．そのなかでも代表的なものとしては，骨形成誘導タンパク質（bone morphogenetic protein 4：BMP4），線維芽細胞増殖因子（fibroblast growth factor 8：FGF8）があげられる．これらの因子が細胞に対して働きかけ，形態形成遺伝子であるホメオボックス遺伝子（*msx1* や *barx1*）に作用して歯の形や位置が決定される．これらのメカニズムの解明は歯の再生治療の発展には必要であり，今後注目される分野である．

　歯の形成は異なる種類の細胞がみごとにコントロールされてなされる．このような複雑なメカニズムによってできた歯を治療のために切削するわけであるから，必要最低限の削除ですませるというミニマルインターベンション（Minimal Intervention：MI）の概念は大変重要である．

2．エナメル質

　エナメル質は生体のなかで最も高度に石灰化した細胞基質をもち，発生学的には外胚葉由来のエナメル器から分化したエナメル芽細胞によって形成される．基質の約97％が無機質からなり，骨や象牙質に含まれるものと同じリン酸カルシウム塩の**ハイドロキシアパタイト**（hydoroxyapatite）といわれる結晶を基本構造としている（図1-3）．有機質はわずかに1％含まれ，エナメル質特有のタンパク質であるエナメリンやアメロゲニンが含まれる．アメロゲニンはエナメル質形成初期に多く含まれるが，石灰化が進むと減少し，成熟エナメル質にはほとんど存在しない．一方，エナメリンも同様に初期に多く含まれ，成熟に伴い減少するが，完成したエナメル質にもわずかに存在するのが特徴である．これらのタンパク質はエナメル質の石灰化に関連しているといわれている．

　エナメル質の基本構造は**エナメル小柱**（enamel rods）とよばれ（図1-4），円柱ないしは六角柱を呈しており，直径は約4μmの柱状でエナメル象牙境から表層に向かって放射状に走行している．小柱と小柱の間は小柱間質と小柱鞘で構成されており結晶配列が異なっている．小柱の走行はほぼ歯の外表面と直角をなすが，歯頸部ではやや歯根の方向に，切縁や咬頭付近では咬合面の方向に傾斜する．エナメル小柱の走行が集団で異なる部位が存在し，エナメル質の縦断切片を反射光でみたとき，小柱の縦断部と横断部によってつくられる縞模様がみられ，これを**ハンター・シュレーゲル条**という．エナメル質は小柱に沿って分離しやすい性質をもっていることから，窩洞形成を行うにあたりエナメル小柱の走行を考慮することは重要なことである．特に象牙質の支持のないエナメル質（**遊離エナメル**）はきわめて脆く，咬合力によって破壊されてしまう．このため窩洞形成時には遊離エナメルを除去する必要がある．また，エナメル質内では小柱に沿ってエナメルタンパク質をほかの部位より多く含む低石灰化を示す板状構造物が存在する．エナメル象牙境からエナメル質全層を貫いて存在するものをエナメル葉といい，エナメル象牙境からエナメル質深層に向かって存在するものエナメル叢という．これらは齲蝕に対して抵抗性が弱いため齲蝕の進行に関連するといわれている．

　エナメル質の厚みは歯冠の部位によって異なる．前歯切縁で約2mm，臼歯の咬頭部では約2.5mmで，歯頸に向かうに従って薄くなっていく．エナメル質の水平断の研磨切片ではエナメル質に暗い横紋様の線を認める．これは**レッチウスの線条**といい，規則的にエナメル小柱の石灰化の度合が異なる

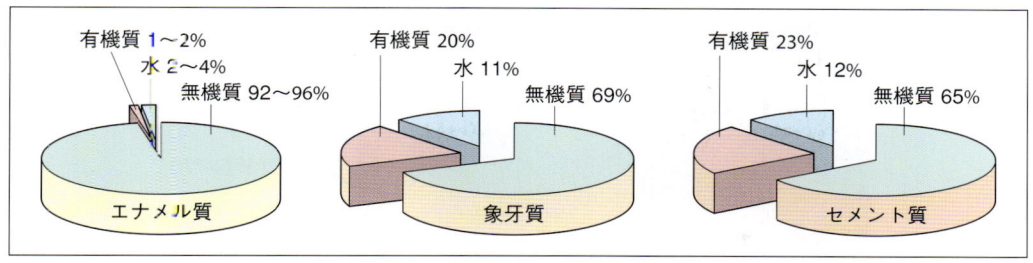

図1-3 歯の化学組成

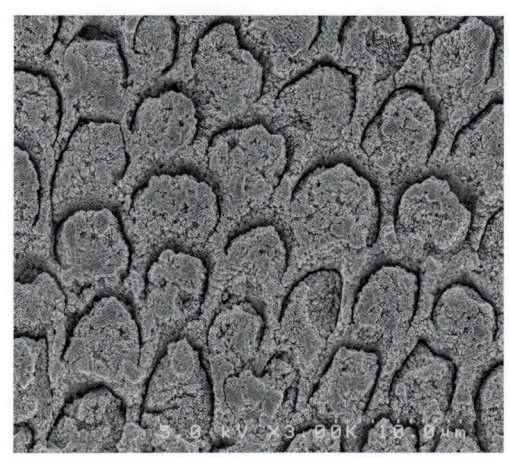

図1-4 リン酸エッチング後のエナメル質表面
（電子顕微鏡像）
エナメル小柱が認められる

ことに起因するといわれており，齲蝕の進行に関連するといわれている．

3．象牙質

　歯の大部分を占めるのが象牙質であり，弾力性に富む強靱な硬組織である．発生学的には歯乳頭に存在する外胚葉性間葉細胞（神経堤細胞）由来の細胞が，象牙芽細胞に分化して象牙質を形成する．象牙質基質の約69％が無機質であり，ハイドロキシアパタイトで占められる（図1-3）．有機質は約20％含まれ，そのなかでもⅠ型コラーゲンが主体となり，Ⅲ，Ⅴ型コラーゲンがわずかに含まれる．また，そのほかに非コラーゲン性タンパク質として象牙質基質特有のタンパク質であるホスフォホリンや骨にもみられるオステオカルシンなどもわずかに含まれる．

　象牙質の基本構造は**象牙細管**（dental tubles）によって特徴づけられる（図1-5）．細管内には象牙芽細胞の突起を含み，歯髄腔からエナメル質に向かってＳ字状の彎曲をなし放射状に伸びている．象牙細管の直径は部位によって異なり，歯髄の近くでは約2.5μm，中央部では1.2μm，エナメル象牙境では約0.9μmとエナメル質に近くなるほど細くなる．また，細管の密度もエナメル質に近い部位は低密度で，歯髄に近い部位では高密度になる．象牙細管は管周象牙質とよばれ比較的石灰化が亢進している環状の構造物からなる．細管と細管の間は管間象牙質とよばれるコラーゲンを多く含んだ象牙質基質をもち，管周象牙質に比較して石灰化度は低い．さらに基質の石灰化がきわめて低いか，

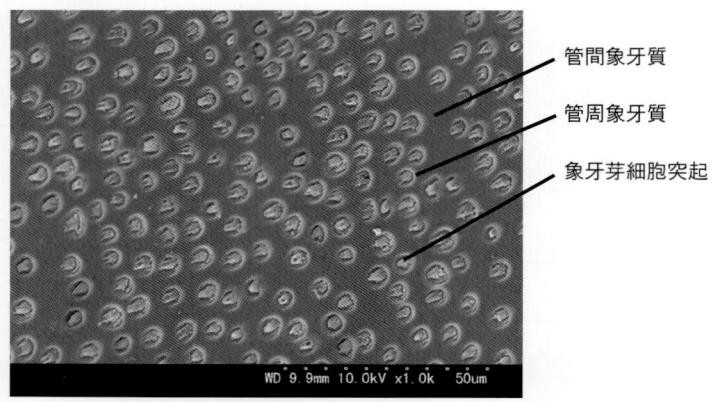

図1-5　象牙質表面の電子顕微鏡像
象牙細管と象牙芽細胞突起が認められる

または未石灰化な部位が象牙質基質には存在する．歯頸部表層の象牙質に多くにみられ球間象牙質とよばれ，石灰化不全の小区が層状に配列している．象牙質は歯髄腔に存在する象牙芽細胞が形成するが，細胞が接している基質の約15〜20μmの厚さの層は，石灰化がまだ起こっていない有機質に富んだ象牙前質とよばれている．象牙前質にはプロテオグリカンや基質タンパク質が多く含まれており，やがて石灰化が起こり成熟した象牙質へと移行していく．

象牙質は歯を構成する硬組織のなかでも多くを占めることから，保存修復処置を行うために，性状や構造を十分に理解する必要がある．

4．象牙質・歯髄複合体

象牙質はすでに述べたように歯髄組織に存在する象牙芽細胞によって形成される．この硬組織である象牙質と軟組織である歯髄は一体として考えなければならない．外界からの刺激に対しての痛みの伝達や防御反応としての象牙質形成など，修復処置を行うために必要な歯髄保護の概念を理解するうえで象牙質と歯髄の関係を理解することは大切である．

1）象牙質・歯髄複合体の刺激に対する反応

象牙芽細胞は一生象牙質を形成し続ける．一般に歯根が完成されるまでに形成された象牙質を**原生象牙質**（primary dentin）とよび，その後，生理的な状態で形成される象牙質を**第二象牙質**（secondary dentin）という．また，象牙細管内に存在する細胞突起によって齲蝕や修復処置のようなさまざまな刺激から歯髄組織を守るための生体防御反応として形成される象牙質を**第三象牙質**という．さらにこの第三象牙質を**反応性象牙質**と**修復象牙質**に分類している．すなわち，既存の象牙芽細胞が外的刺激によって急速に形成した象牙質を反応性象牙質（図1-6）とよび，露髄などによって失われた象牙芽細胞が，歯髄組織から新たに分化して形成した象牙質を修復象牙質とよぶ（第二象牙質に第三象牙質を含めて，原生象牙質と第二象牙質とに分類する場合もある）．このように象牙質と歯髄は常に関連しており，象牙質は歯髄とともに常に変化する生きた組織であることが確認できる．

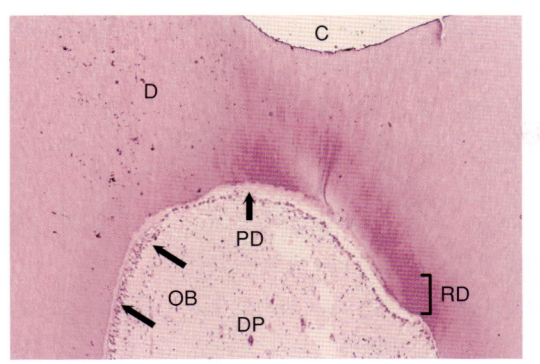

図1-6 反応性象牙質
窩洞形成した部位に一致して，反応性象牙質の形成が認められる．C：窩洞，D：象牙質，DP：歯髄，OB：象牙芽細胞，PD：象牙前質，RD：反応性象牙質

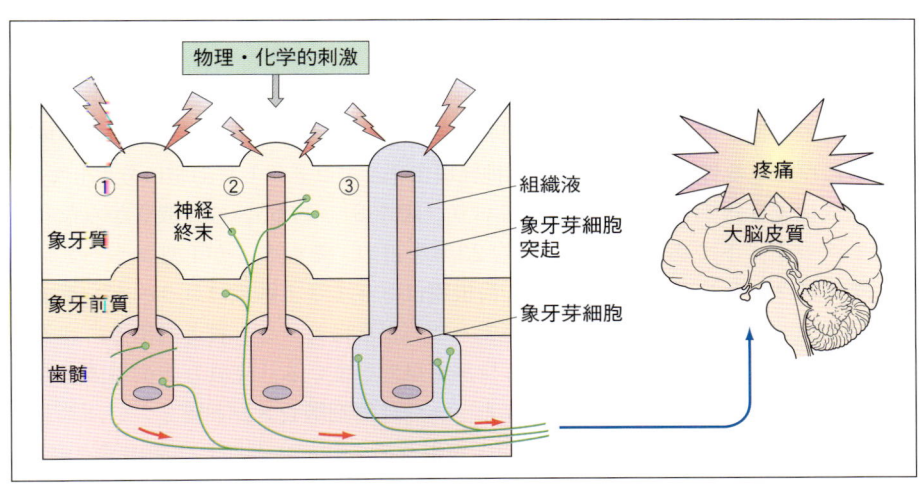

図1-7 象牙質知覚のメカニズム

2）象牙質・歯髄複合体の知覚

象牙質・歯髄複合体の特徴の一つとして知覚の伝導がある．外界からの刺激に対して歯髄の求心性神経は触覚的な刺激を認識することも証明されているが，最も強く認識される刺激は痛覚である．さらに興味あることに，ヒスタミンやブラジキニンのように組織に対して痛みを引き起こすものでも，象牙質では痛みを誘発しない．冷水や空気，歯科用バーなど機械的な刺激は象牙質において痛みを誘発する．

象牙質の知覚伝導のメカニズムはまだ詳しくは解明されていないが，現在三つのメカニズムが考えられている（図1-7）．
① 象牙芽細胞そのものが受容器として働き，歯髄に存在する神経線維に伝達する
② 象牙質内に神経終末が存在し，刺激に対して反応する
③ 象牙細管内の組織液が刺激によって動きを生じ，象牙質付近に存在する自由神経の終末を刺激する（動水力学説）

①の機構のポイントは象牙芽細胞が神経胚から移動してきた神経堤細胞由来だということである．神経堤細胞の一部は末梢神経に分化することから，象牙芽細胞にも刺激を電気信号に変換し，伝達する能力をもっていることである．そして象牙質全層にわたって，細管内に象牙芽細胞の突起が存在し，エナメル象牙境まで伸びていることである．しかし，象牙芽細胞と神経線維とのシナプス機構が存在する証拠は得られていない．

②の機構については象牙細管の一部に神経線維がみられることが報告されているが，数は少なくこれによって象牙質の知覚のメカニズムは説明できない．

③の機構は現在最も有力な説である．これは刺激によって細管内を移動する組織液の流れが歯髄へ到達し，そこに存在する**ラシュコフの神経叢**（象牙芽細胞に近接した歯髄に存在する豊富な神経線維）の自由神経終末によって感知されるものである．窩洞形成時や形成後の乾燥，温度変化や探針操作によって引き起こされる痛みも説明できる．

しかし，現在のところ歯の知覚の機構は未解決な部分が多い．ここで重要なのは，保存修復処置を行う場合，いずれの機構も考慮に入れて処置を行うことである．

5．セメント質

セメント質は歯根を覆う薄い硬組織で，歯根膜，歯槽骨，歯肉とともに歯周組織を構成する．発生学的には歯小嚢に存在する外胚葉性間葉細胞（神経堤由来）がセメント芽細胞に分化して形成される．セメント質の組成は象牙質や骨組織に類似しており（**図 1-3**），約65％の無機質からなり，その成分はハイドロキシアパタイトである．有機質は約23％を占め，その多くがⅠ型コラーゲンであり，非コラーゲン性タンパク質もわずかに含まれる．歯根膜に存在する主線維はコラーゲンを主成分としており，両端はセメント質と歯槽骨に付着している．このようにセメント質と歯槽骨に埋入した線維をシャーピー線維といい，歯を歯槽骨に固定する役割を果たしている．完成した歯根表面のセメント質には構造からみて2種類のセメント質が存在する．一つは**無細胞セメント質**といい，基質中に細胞を含まないセメントである．歯頸2/3の歯根表面と複根歯の分岐部に存在し，萌出後に形成は止まる．もう一つは基質中に細胞を含む**細胞性セメント質**で，歯根側1/3の歯根表面を覆っている．このセメントは萌出後も形成が続き，加齢とともにその厚みは増していく．

6．歯質の化学成分

歯の化学的な構成要素は，常に一定しているものでなく，年齢，生活などによって個体差があり，歯種によっても異なる．

エナメル質では無機質が大部分を占め，有機質はほとんど含まれていない．象牙質やセメント質では無機質量が減少し，有機質や水の量が増加し，骨の組成とよく似ている（**図 1-3**）．

無機質としてはカルシウム，リン，炭酸塩，ナトリウム，カリウム，マグネシウム，マンガン，塩素，フッ素，ストロンチウム，セレン，鉄，鉛，銅，亜鉛，バナジウム，スズ，そのほかの超微量元素がある（**表 1-7**）．有機質としてはクエン酸，乳酸，窒素，タンパク質，糖質，脂質が認められる．無機質のほとんどはリン酸カルシウム化合物で，主に**アパタイト**（apatite）とよばれる結晶構造をとるものと，それに伴っている不定形構造のものがある．アパタイト結晶はエナメル質のほうが象牙質よりも大きい．歯の主要成分であるエナメル質と象牙質の比較は**図 1-3**，**表 1-7**のとおりであるが，エナメル質も象牙質もカルシウムとリンの重量比は約2：1である．

表1-7 ヒトの歯の無機質総量と主要な無機成分（乾燥重量%）

	エナメル質	象牙質	セメント質
無機質総重量	99.2	80	72
カルシウム（Ca）	36.6	27.2	26.2
リン（P）	17.5	13.2	12.2
マグネシウム（Mg）	0.42	0.84	
ナトリウム（Na）	0.77	0.30	
二酸化炭素（CO_2）	2.50	3.30	
塩素（Cl）	0.1〜0.6	痕跡	
Ca/P比	2.08	2.05	2.08

（日本生化学会編：生化学データブック［I］．第1版，化学同人，東京，1979, p. 1655）

表1-8 ヒトの歯の硬組織の比重と屈折率

	エナメル質	象牙質	セメント質
比重	2.89〜3.02[*1]	2.00〜2.30[*2]	2.01〜2.05
屈折率	1.612〜1.630	1.555〜1.580	1.562〜1.565

[*1] 分布に2つのピーク（2.91および2.97）がある，[*2] 平均2.14（Manly, R.S. and Hodge, H.C.: J Dent Res, 18：203, 1939）

7．歯の物理的・機械的性状
1）硬度

　歯の硬組織の硬さは歯種，年齢，測定部位，測定方法などによって異なるが，ほとんどが無機質からなるエナメル質では極度に高く，無機質組成が骨に類似した象牙質では低い．象牙質はエナメル質の約1/5〜1/10の硬度である．ヌープ（Knoop）硬度では，エナメル質の表層で2,000，内層で300〜400であり，象牙質は60〜150前後である．

　また，圧縮強さはエナメル質で約390 MPa，象牙質で約300 MPaである．弾性率もエナメル質は高く約84 GPa，象牙質では約18 GPaである．

　エナメル質の硬度は象牙質に比べて高いが，弾性は低い．この性質は，エナメル質に咬合圧が加わると弾性歪みを起こすよりも，もろく破折する傾向を示す．しかし，硬くもろいエナメル質の内側に軟らかで弾性に富む引張り強度の高い象牙質が存在することで，咬合圧を吸収・緩和して歯の破折（歯折）が防がれているのであろう．これは，外側を硬い皮鉄で包み，なかに柔らかい心鉄を入れている日本刀の強靱性に相通じる．

　一般に硬組織は加齢によって硬度が増加する傾向にあり，30〜40歳で最も高い値を示し，亀裂を生じやすくなる．また，第二象牙質や透明層は健全象牙質よりも硬度は高い．

2）比重

　ヒトの歯の比重はエナメル質で約2.9，象牙質で約2.2である．加齢によって比重はいくぶん大きくなる（表1-8）．

3）熱伝導性

　歯は熱を伝えにくい不良導体である．

エナメル質の熱伝導率は 2.2×10^{-3} cal/秒/cm²/℃/cm,象牙質では 1.5×10^{-3} cal/秒/cm²/℃/cm とされている.さらに,密度はエナメル質が 2.9g/cm^3,象牙質が 2.1g/cm^3 である.
熱伝導率は密度の大きいエナメル質のほうが象牙質より大きい.

4）電気抵抗性

歯の電気抵抗値は歯の石灰化度や乾燥度などによってその値が異なるので,測定が困難であるが,エナメル質が最大で約 $10\text{M}\Omega$,ついで象牙質の $250\sim500\text{k}\Omega$,セメント質の順に小さくなる.硬度,比重の大きい部位は抵抗値も高く,有機質や電解質,水分の多い部位の抵抗値は低い.象牙質知覚過敏症の場合,露出象牙質の無痛部は約 $800\text{k}\Omega$ 以上に上昇しているが,知覚過敏点では逆に $15\sim50\text{k}\Omega$ と著しく低い.

5）歯質の透過性

歯質の透過性は,一般的に加齢に伴って低下する傾向がある.エナメル質は色素不透過性の隔壁が外層にあるため色素はわずかしか通過しない.しかし,エナメル叢やエナメル葉に沿って色素を取り込むことから,エナメル質中の有機質が色素の拡散経路になっていると考えられている.エナメル質外層を削り取ると,小分子のイオン透過性は著しく増大する.エナメル質外層が齲蝕になると,同様に透過性は増す.象牙質は歯髄とエナメル象牙境の両方向から色素を容易に通過させる.色素は象牙芽細胞突起や細胞質内を拡散移動しているのであろう.

B 歯周組織

歯周組織（periodontal tissue）は歯の支持組織（dental supporting tissue）または歯の支持装置ともいわれており,セメント質,歯根膜,歯槽骨,および歯肉の四つの組織からなる.これらの組織は歯小嚢から発生する中胚葉組織で,歯を顎骨内に植立固定し,強力な咀嚼圧に耐えて歯の機能を維持する役割をそれぞれが分担している.
セメント質は歯の硬組織の一つとして前述したので,以下,歯根膜,歯槽骨,歯肉について概説する.

1．歯根膜（periodontal membrane）

歯根膜は**歯周靱帯**（periodontal ligament）ともいわれ,歯と歯槽骨の間に介在する線維性軟組織である.歯根膜を形成している主な組織は,主線維とよばれる太い結合組織の線維束で,その両端はセメント質と歯槽骨に埋入している（これをシャーピー線維とよぶ）.主線維束は歯根を歯槽骨のなかに吊すように配列し,強大な咀嚼圧に対する緩衝装置として,また歯にいくらかの可動性の保証として機能する.
線維成分の間隙を満たしているプロテオグリカンの粘稠なゲルも組織に弾性を与えて,歯から歯槽骨に伝わる衝撃を緩和している.
歯根膜には豊富な血管網があり,歯根膜の活発な代謝を維持しながらセメント細胞に栄養を供給している.また,歯根膜には圧覚,痛覚の知覚神経終末が分布し,歯の感覚や咬合運動の制御にも重要な役割を担っている.このほかの細胞成分としては線維芽細胞,未分化間葉細胞,**マラッセ（Malassez）上皮遺残**,マクロファージ,骨芽細胞,セメント芽細胞が存在し,改造時にはマスト細胞,組織,

リンパ球などが出現する．

　歯根膜の厚さは歯種，部位，年齢，個人によっても差異があるが，健常な状態ではその厚さは比較的薄く，平均 0.20 ～ 0.25 mm である．歯根中央部（0.17 mm）が最も薄く，これから歯頸部（0.39 mm）と根尖部（0.21 mm）に向かうに従って厚さを増す．一般に，咀嚼時に加重の大きくかかる臼歯は前歯よりも歯根膜が厚い．

2．歯槽骨（alveolar bone）

　歯根膜を介して歯根を支持している顎骨の部分を歯槽骨という．歯槽骨は固有歯槽骨と支持歯槽骨の二つの部分からなる．固有歯槽骨は歯根に面した歯槽内側の薄い骨層板で，歯根膜の主線維がシャーピー線維として埋入している．歯根膜に面した表面には骨芽細胞が一層配列する．また，エックス線写真ではエックス線不透過像として観察されるので，歯槽硬線とよばれる．発生学的にはセメント質や歯根膜と同様，歯小嚢の細胞に由来する．

　歯槽骨は主として層板骨からなるが，一部には線維骨を有し，歯槽板の表層は緻密骨で，内部は海綿骨からなり骨梁間に骨髄を包含している．また，歯槽骨は咀嚼などによる加圧下において正常な代謝が維持されているため，外圧の変化に対応して常に骨の改造が行われている．歯槽骨の代謝活性は高く，10 代の後半までは歯槽骨の改造は活発に行われるが，20 代に入ると急に活性は低下する．歯の移動や抜歯窩治癒の速度が年齢によって著しく異なることはよく知られている．

3．歯　肉（gingiva, gum）

　歯槽縁とその付近，すなわち萌出歯を直接取り囲む口腔粘膜を歯肉という．歯肉粘膜の厚みは 400 ～ 500 μm で，通常の皮下組織を欠き，弾性組織を介して骨膜と緊密に結合している．そのために可動性はきわめて低い．

　辺縁歯肉の唇・頬側面を覆う部分を外縁上皮といい，歯頸部に近いエナメル質の表面を覆う部分を内縁上皮（歯肉溝上皮と接合上皮に分けられる）という．

C　咬合面・接触点・空隙

1．咬合面（occlusal surface）

　歯の形態は個人差があり，歯冠部には年齢に応じて変化が現れる．保存治療における咬合面形態修復は 1 歯単位のケースが多く，残存している歯面の形態を参考にして比較的容易に形態回復がなされる．このとき，解剖的形態よりは各個人固有の機能咬合に調和する形態となるように回復をはかるべきである．咬合面は患者固有の下顎運動に協調する形態を再現して，咀嚼機能を十分に発揮できるようにし，歯周組織に適切な機能刺激が加わる形態とする．そこで，咬合面の形態回復に必要な要素について述べる．

　まず，咬頭は咬頭頂の位置と高さ，**咬頭傾斜**の角度，隆線の走向位置と高さなどが重要となる．すなわち，上下顎の歯列が軽く咬合した状態から前方運動，側方運動をスムーズに行いうるような状態が望まれる．同時に，窩溝もその位置と深さが重要であり，咬頭を嵌合させたときに，その変位を防いで平衡を保ち，溝は対合歯の運動路である．また溝は，咀嚼時の食物の流出路（spill way）となって咬合圧を緩和し，歯根膜への負担を軽減させるとともに**咀嚼能率**を向上させる役割を有している．

すなわち，咬合面の形態回復にあたっては，特に早期接触のないよう注意することである．また，窩溝についても研磨や清掃の困難を伴う深くて狭い溝の形態は極力避けて，食物の咬断に必要な空隙を残して，丸みをつけるようにする．**辺縁隆線部**の形態は隣接歯の高さと同じにし，適切な上部歯間鼓形空隙を形成する．

2．接触点（contact point）

接触点とは歯が隣接歯と接触する部分をいう．歯の**隣接面**は，彎曲の程度は異なっているが，いずれも膨隆しており，その凸隆した面は隣在歯と互いに点状に接している．この点状の接触が正常かつ最良の状態である．しかし，この状態は萌出後ある期間までで，その後はさまざまな方向の咀嚼圧を受けて咬合面に咬耗を認めるようになると，隣接部も両歯の摩擦によって摩滅され，接触点はしだいにその広さを増して面状となる．

接触点の位置と状態

臼歯の接触点は，咬合面方向からみると，隣接面中央よりもいくぶん頰側に偏したところに存在する．そのため，頰側の歯間鼓形空隙は浅く広く，舌側のそれは狭く深い．このような関係は前歯部においては上下の位置関係にみられ，ちょうど歯の厚みの中央にあたる頰側あるいは舌側からみるときは，接触点の位置は歯冠の中央ではなく，歯冠長径の咬合面（切縁）より 1/5〜1/3 の高さに存在する．

歯の接触状態は，歯間腔の広さに密接にかかわるので，歯間乳頭の発育にも影響し，**隣接面齲蝕**や歯周疾患の誘発などにきわめて重要な意義をもっている．したがって，修復物の形態回復に際し，正しい接触関係（点状で強固に接触し，面は滑沢であること）を付与することは，機能的のみならず予防の見地からも重要なことである．

3．鼓形空隙（embrasure）

頰・唇側から隣接する2歯を舌側方向にみると，接触点を頂点とし両歯の隣接面歯頸部に向かって二等辺三角形の空隙をなし，両歯の辺縁隆線の間には逆三角形の空隙が形成される．

これは咬合面からみると，鼓(つづみ)のような形であるので鼓形空隙という．接触点から上を**上部鼓形空隙**，下を**下部鼓形空隙**とよび，上部鼓形空隙は咬耗が激しければ消失することもある．

D 硬組織の加齢

1．エナメル質

加齢に伴いエナメル質は形態的にも，構造的にもさまざまな変化がみられるようになる．その特徴は表層の形態変化，変色，浸透性の減退である．

形態的な変化としては咬合によって切歯の切縁や臼歯の咬頭がすり減る**咬耗**という現象がみられ（図 1-8），表面には微小な亀裂もみられることが多い．色調も加齢に伴い暗くなる傾向がある．これは周囲からの有機質の添加やエナメル質層が薄くなるために象牙質の色が濃くみえるようになるからといわれている．エナメル質の結晶構造の加齢変化としては浸透性の減少がある．これはエナメル質の結晶構造の小孔が加齢に伴い多くのイオンを獲得して小さくなるためであり，これによりエナメル質の水分の含有量も減少する．また，表層でのイオン交換には**フッ素イオン**も含まれるため，加齢と

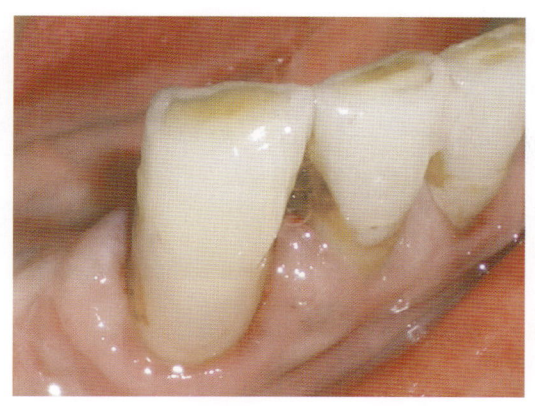

図1-8 加齢により咬耗したエナメル質
切縁部に象牙質の露出が認められる

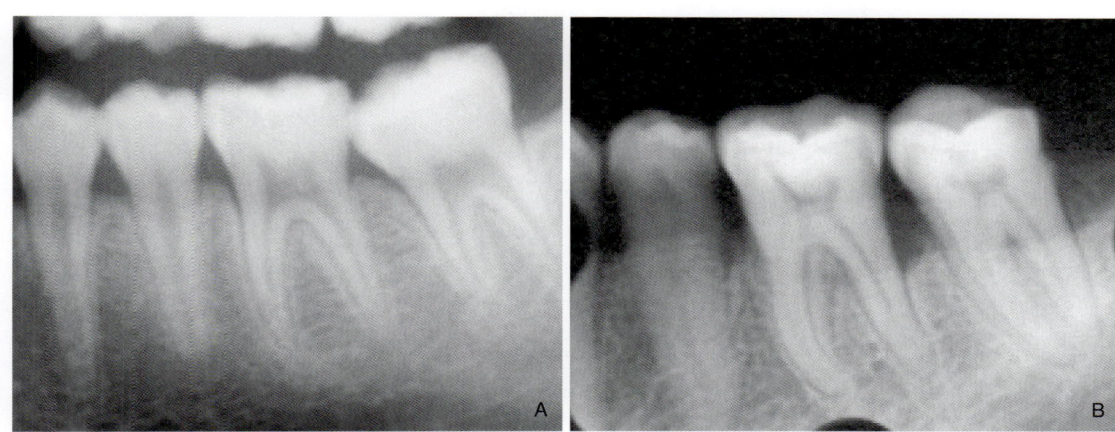

図1-9 歯髄腔の大きさの加齢的変化
A：14歳の臼歯部エックス線写真，B：65歳の臼歯部エックス線写真．Aと比較して，歯髄腔の狭窄を認める

ともにエナメル質表層のフッ素含有量は増加する．したがって，このような加齢に伴うエナメル質の性状変化は齲蝕の進行を抑制する働きがある．

2．象牙質・歯髄複合体

象牙質・歯髄複合体の加齢変化の最も特徴的なことは，象牙芽細胞が生涯にわたって象牙質を形成し続けること，すなわち第二象牙質や第三象牙質の形成である．このため歯髄腔と根管腔は加齢とともに容積が減少する（図1-9）．同時にこれは歯髄への血液の供給も減少することを意味する．これに伴い，歯髄細胞の細胞密度は減少する．また，象牙質の細管内も象牙質が形成される（管内象牙質の形成）ため加齢に伴い細管の直径は減少し，さらには細管内が完全な閉鎖を起こし，象牙質の浸透性が減少する（硬化象牙質）．これによりエナメル質側からの刺激が歯髄に到達しにくくなる．さらに象牙質層が厚くなることや歯髄に存在する神経線維が減少するといった加齢変化により，歯の知覚は徐々に減退していく．象牙質・歯髄複合体の加齢変化は外界からの刺激や障害に対して抵抗性をもたせる変化としてとらえられる．象牙質の厚みは増し，齲蝕の進行は細管の閉鎖により抑制される．

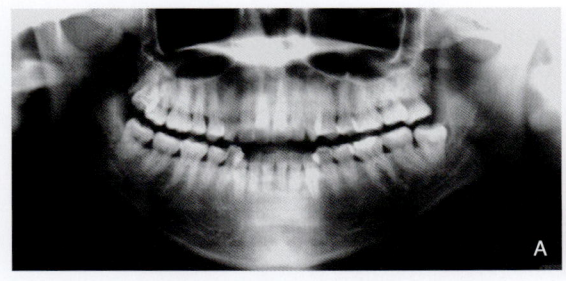
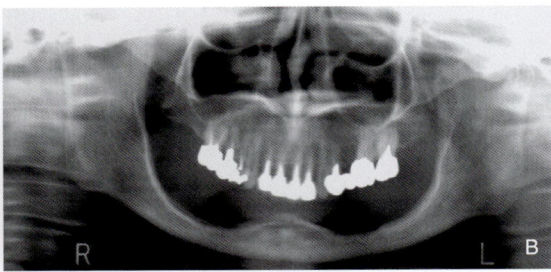

図 1-10　顎骨の加齢変化
　A：完全歯列を有する顎骨，B：下顎歯を喪失し，形態的変化を生じた下顎骨

しかし，歯髄の細胞密度は減少していき，これは同時に未分化な細胞も減少しており，新たな象牙芽細胞を供給する能力は若年者に比較して減退していることを意味する．したがって，高齢者の修復処置では歯髄保護をより慎重に行うべきである．

3. 顎　骨

　口腔内の組織の加齢変化で歯の存在と密接に関連するのが歯槽骨を含んだ顎骨である．骨代謝は加齢とともに低下し，**骨塩量**は減少する．ところが歯が存在する顎骨は咬合運動が歯根を介して骨組織に適度な機械的刺激を加えることから，ほかの部の骨組織に比較して急激な骨塩量の低下がみられないという特徴がある．しかし，齲蝕や歯周病によって歯を失うと，急激に骨塩量が減少し顎骨の形態に変化がみられるようになる（図 1-10）．このような観点からも，歯を保存することは大変重要なことであり，大切な歯を長期にわたり保存して，全身の健康を守ることが保存修復学のめざすところである．

（横瀬敏志）

E　有歯顎者の咬合

1. 咬合とは

　咬合とは，下顎が閉じる行為あるいは過程，または閉じている状態を意味すると同時に，上顎あるいは下顎の天然歯や補綴物（補綴装置）の切縁あるいは咬合面間における接触関係を意味している．すなわち，上下顎の解剖学的対向関係，顎関節の構造，下顎の生理学的運動メカニズムに基づいて生じる歯と歯あるいは人工歯，また歯列間の静的，動的な咬合面ないし切縁部の関係といえる．したがって，咬合を考える場合には，歯の接触だけではなく，これに関連する顎関節，筋，さらにはこれらを制御している神経系を含めて，「機能的咬合系」あるいは「咀嚼系」として取り扱うことが重要である（図 1-11）．

2. 適正な咬合とは

　有歯顎者の場合，咬合の支持組織は 20 〜 30μm の感覚閾値を有する歯根膜である．また，閉口時に生じる対合する歯あるいは人工歯の接触である咬合接触は，顎関節および筋と調和したものでなければならない．なお，適正な咬合を営むためには，機能的咬合系を構成する歯，顎関節，筋，神経系

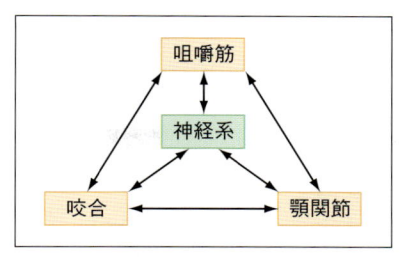

図1-11 機能的咬合系
（細井紀雄，平井敏博編：無歯顎補綴治療学，医歯薬出版，2004）

に加えて，顎骨，舌，口蓋，唾液腺，粘膜など，顎口腔系器官・組織の健全性が必要である．
　有歯顎者でも，義歯装着者でも，適正な顎口腔機能の発現には適正な咬頭嵌合位と，安定した咬合接触が必要である．また，有歯顎者では，前方滑走運動時には適正なアンテリアガイダンス（下顎滑走運動時における歯の指導要素）が存在し，臼歯部には咬合接触がないこと，また側方滑走運動時には，下顎が作業側の犬歯，あるいは犬歯と小臼歯でガイドされ，平衡側には咬合接触がないことが望ましいとされている．さらに，側方滑走運動のガイドは，上顎犬歯の近心斜面のほうが遠心斜面で行うよりも望ましいとされている．加えて，咬合平面の位置や彎曲が適切であることが望ましい．

1）咬頭嵌合位

　咬頭嵌合位は，上下顎の歯列が最も多くの部位で接触し，安定した状態にあるときの下顎位とされている．ここで重要なことは，咬頭嵌合位が正常であるか否かの評価である．すなわち，咬頭嵌合位が習慣性開閉口運動の終末位，あるいは筋肉位ともよばれる**下顎安静位**から閉口することによって得られる咬合位と一致し，かつ下顎頭が下顎窩で緊張がなく，関節円板の最薄部を介して窩内の前上方に位置して関節結節に接する顆頭安定位（下顎頭安定位）にある状態を「正常」とすべきである．また，咀嚼運動の終末位でもある．なお，適正な咬頭嵌合位の診断については，エックス線検査で，下顎頭が下顎窩の中心に位置しており，かつ上下的，前後的なスペースが均等であること，またゴシックアーチを描記させて毎秒3回のタッピング運動を行わせた場合に，タッピングポイントが一点に収束し，かつアペックスあるいはその直近に位置することが望ましい．なお，顎関節や筋に異常がある場合には，そのタッピングポイントは一点には収束しないこと，また習慣性偏心咬合位を有する者では，タッピングポイントが一点に収束したとしても，アペックスから明らかに離れていることが明らかにされている．

　上下顎の歯列が最も多くの部位で接触し，安定した状態にあるためには，上下顎の歯の咬合接触関係が重要である．咬頭嵌合位においては，前歯も臼歯もすべての歯に均等な咬合接触があることが必要である．特に，臼歯部では1歯対2歯の関係で，咬頭頂あるいは**三角隆線**が鼓形空隙に嵌入する咬頭対鼓形空隙（咬頭対隆線：cusp to ridge）の咬合接触関係と，1歯対1歯の関係で，下顎では頰側咬頭頂が，また上顎では口蓋側（舌側）咬頭頂が対合歯の窩に嵌入する咬頭対窩（cusp to fossa）の咬合接触関係とがある（図1-12）．

　なお，咬頭嵌合位の下方約2〜3mmの習慣性閉口路上に下顎安静位がある．下顎安静位は，上体を起こして安静にしているときの下顎位とされており，咬頭嵌合位が失われた患者に対する垂直的顎間関係の設定に利用される．

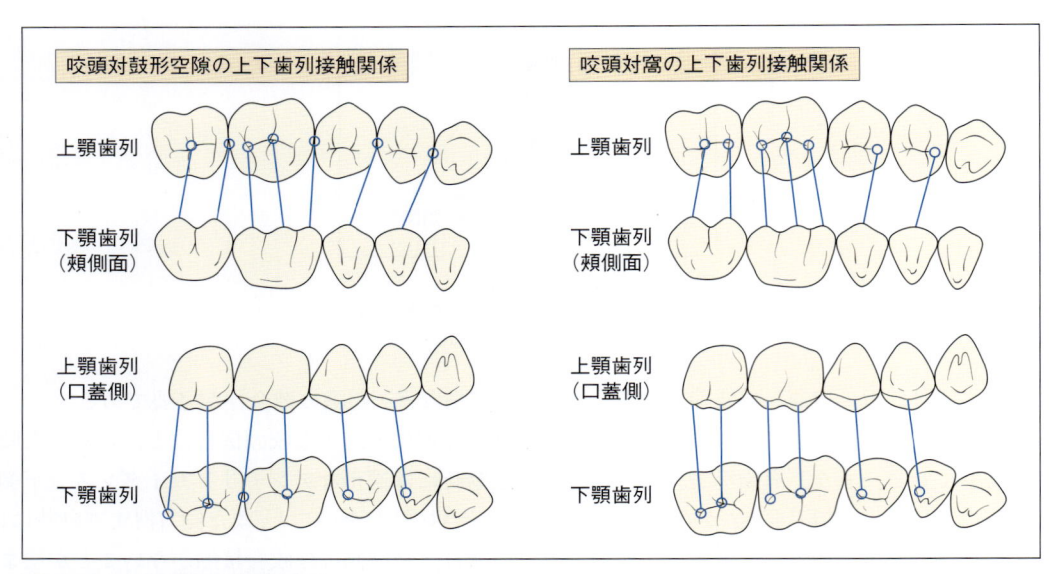

図 1-12　上下顎臼歯対合関係
　臼歯の咬合接触関係には，咬頭対鼓形空隙（咬頭対隆線）と咬頭対窩がある（福島俊二ほか：臨床咬合学，医歯薬出版，1992）

2）滑走運動

　滑走運動とは，咬合接触を保持した状態で行う前方，後方，または側方への下顎運動を意味しており，それぞれ前方滑走運動，後方滑走運動，側方滑走運動とよばれ，咬合の診察や検査，咬合様式の確認に利用される．特に，側方滑走運動は咀嚼運動と密接な関係にあるため重要である．

（1）前方滑走運動

　前方滑走運動とは，下顎が咬頭嵌合位から前方へ向かって接触滑走することである．このときには下顎前歯切縁が上顎前歯舌面に接触しながら移動し，臼歯が離開する．すなわち，矢状切歯路傾斜が矢状顆路傾斜よりも大きいことによって，臼歯の離開が生じる．図 1-13 に示す通り，切端咬合位で補食し，咬頭嵌合位への滑走運動時に，切歯路角が顆路角よりも小さい場合には，開口位から切端咬合位までは下顎頭は閉口方向に回転しているものの，切端咬合位から咬頭嵌合位までの滑走運動時には，下顎頭は開口方向に回転し，下顎の運動方向とは一致しない現象が生じる．このため，下顎自体の運動は滑らかさを欠き，神経筋機構と調和しない状態の運動を行うと考えられる．臨床でも，顎関節症状を訴え，アンテリアガイダンスが確立されていないために前方運動時に臼歯部の離開がなく，咬合接触がみられる患者に対して，スプリントを装着してアンテリアガイダンスを付与することによって，症状が緩解することも多い．

（2）後方滑走運動

　後方滑走運動とは，下顎が咬頭嵌合位から下顎最後退接触位（下顎最後退咬合位）へ向かって接触滑走することであり，健常者における運動範囲は 1mm 程度である．後方滑走運動の前方指導要素は臼歯の咬頭斜面（後方咬合小面；上顎臼歯近心斜面，下顎臼歯遠心斜面）であり，運動時には左右両側にわたる均等な咬合接触が望ましい．なお，嚥下時には後方滑走運動路上で，嚥下位とよばれる咬頭嵌合位のやや後方の位置で咬合接触が生じ，咬合力が発現する．このため，この咬合接触状態は顎機能に大きな影響を及ぼすことになる．

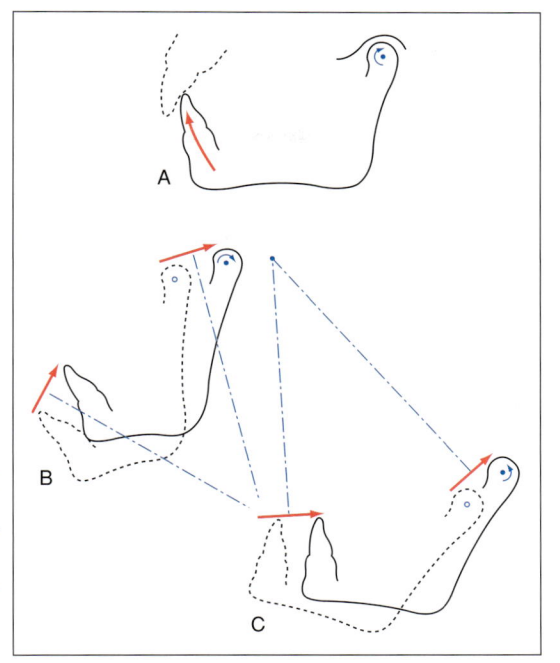

図 1-13 切歯路傾斜，顆路傾斜と下顎頭の回転方向
A：閉口運動時
B：切歯路が顆路より急傾斜の場合，回転中心が下方にあって，顆頭の回転が閉口方向と同一になる
C：切歯路が顆路よりゆるやかな傾斜の場合，回転中心が上方にあって，顆頭の回転が閉口方向と逆になる
（福島俊二ほか：臨床咬合学．医歯薬出版，1992）

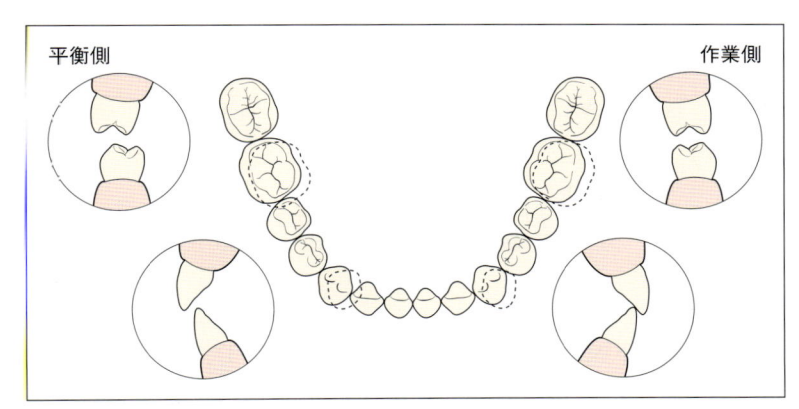

図 1-14 犬歯誘導咬合
側方運動時，作業側の犬歯のみに接触滑走がみられ，作業側の臼歯および平衡側の歯は離開する（細井紀雄，平井敏博編：無歯顎補綴治療学．医歯薬出版，2004）

(3) 側方滑走運動

　側方滑走運動時の上下顎歯の咬合接触関係は，咀嚼運動時のそれに類似しているため，顎機能に大きく関与している．

　有歯顎者の側方滑走運動時の咬合接触関係には，作業側の犬歯にのみに接触がある，すなわち犬歯のみが下顎をガイドする**犬歯誘導咬合**（図 1-14）と，作業側の犬歯および臼歯が下顎をガイドする**グループファンクションドオクルージョン**（図 1-15）があり，両者ともに平衡側は離開する．なお，作業側の後方歯（第一および第二大臼歯）が下顎をガイドする場合には，作業側下顎頭が外側下方へ大きく移動するので，有害な咬合接触であると考えられている．また，犬歯のみが下顎をガイドす

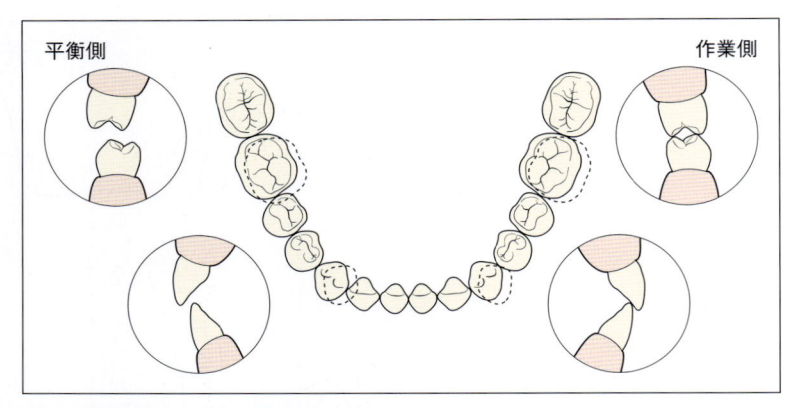

図1-15　グループファンクションドオクルージョン
側方運動時，作業側の犬歯および臼歯に接触滑走がみられ，平衡側の歯は離開する（細井紀雄，平井敏博編：無歯顎補綴治療学．医歯薬出版，2004）

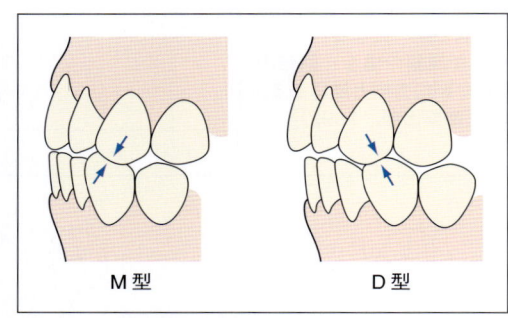

図1-16　下顎側方運動時のガイド
（腰原　好：D．有歯顎の咬合．保存修復学．第4版（小野瀬英雄ほか編），医歯薬出版，2000，p.15）

る場合，上顎犬歯遠心斜面と下顎犬歯近心斜面とが接触滑走するD型とよばれる下顎後方誘導型と，上顎犬歯近心斜面に下顎犬歯遠心斜面が滑走するM型とよばれる下顎前方誘導型がある（図1-16）．両者を比較した場合，D型では，作業側下顎頭が後方へ運動範囲を拡大し，下顎頭にとって大きなストレスになることが示唆されている．

有歯顎者における平衡側の咬合接触（バランシングコンタクト）は，一概に有害であるとはいいきれないが，歯冠修復を行う場合には，避けるべきである．特に，作業側での接触がなく，平衡側の咬頭のみが接触する場合には，咬合干渉となるため，処置が必要である．

3）咬合平面と咬合彎曲

咬合平面とは，切歯点とよばれる下顎左右中切歯の近心隅角間の中点と，下顎左右側第二大臼歯の遠心頬側咬頭頂を含む平面として規定される水平基準面である．しかし，実際に有歯顎者の歯列の咬合面を連ねた面は彎曲しており，**スピーの彎曲**（前後的歯列彎曲），**ウィルソンの彎曲**（側方歯列彎曲），**モンソンカーブ**など，咬合彎曲とよばれる．

3点で規定される咬合平面は，左右側いずれかの鼻翼下縁と両側の耳珠上縁によって形成されるカ

ンペル平面と平行であり，ほぼ舌背の高さと一致している．咬合面を連ねる咬合彎曲では，彎曲の大きさが問題となる．一般的には，篩骨鶏冠付近を中心とした半径4インチ球面の下方に凸な彎曲面に下顎歯の切縁や咬頭頂が接触しているとする前後的歯列彎曲と側方歯列彎曲の双方を含むモンソンカーブが標準とされる．なお，健常者群の咬合彎曲よりも，顎機能障害患者群のそれのほうが強いことが報告されている．また，挺出歯や辺縁隆線の極端な段差は，顎関節や筋に障害をもたらす可能性がある．咬合平面あるいは咬合彎曲は滑らかであることが望ましい．

（平井敏博）

F 咀嚼と嚥下

1. 咀 嚼（mastication, chewing）

　食物を咀嚼して食べることは，栄養の摂取にとって大切な過程であり，また同時に食物の歯ごたえ，温度，味などによっておいしさを味わうことは，人生の大きい楽しみの一つである．食物を口に入れて粉砕・臼磨し，唾液と混ぜ，食塊をつくって咽頭部に送るまでの一連の生理的過程を**咀嚼**という．また，咽頭部に送られた食塊を胃に輸送するまでの過程を**嚥下**という．咀嚼や嚥下が円滑に行われるために，歯，顎骨，頬，口蓋，舌，口腔・咽頭粘膜などのさまざまな器官や組織の活動が，神経系の作用により統合されている．

1）咀嚼の役割

　咀嚼は，単に食物を粉砕する直接的な役割以外にも，間接的にさまざまな生理的役割を果たしていることが最近明らかにされてきた．

① 消化作用：咀嚼による消化作用は，直接的な消化作用と間接的な消化作用に分けることができる．直接的作用とは，食物を嚙み砕いて，消化液が食物に接触して作用する面積を増やす機械的な消化作用である．一方，間接的作用とは，食物を口のなかで咀嚼している間に，胃や腸などの消化管運動がさかんになり，胃酸や膵液などの消化液の分泌が促されて，食物が実際に胃や腸などの消化管に入る前に消化の準備を行うことである．これは従来より消化の頭相として知られている．

② 食物を嚙むことにより歯ざわりを感じ，また咀嚼中に粉砕された食物から出る味を感じて，おいしさやまずさの判断をする．したがって，食べることの楽しみに関係している．

③ 逆に腐った味や異常な味を感じると，嚥下しないで生体を防御する．

④ 食物のなかに紛れ込んでいる小石や小骨などの異物を発見する．

⑤ 咀嚼中，口腔内の食物の動きや唾液分泌，舌運動などによって，口腔内を清浄にする．

⑥ 唾液を分泌させる．唾液は滑らかに嚥下させるために食物に水分を与えて食塊を形成し，食物中の味物質を唾液に溶け込ませて，味覚を刺激する．唾液腺の疾患などによって唾液が分泌されないと，嚥下がきわめて困難になる．そのため，人工唾液が開発されている．

⑦ 咀嚼中には口腔，顔面，顎の血流が増し，組織の代謝がさかんになる．

⑧ 発育時に下顎の運動が妨げられて十分に咀嚼できないと，下顎は正常に発育しないことが知られている．したがって，咀嚼は頭蓋部の発育に役立つ．

　上記のほか，軟らかい餌で育てられた動物は硬い餌で育てられた動物に比べて学習が遅れることが

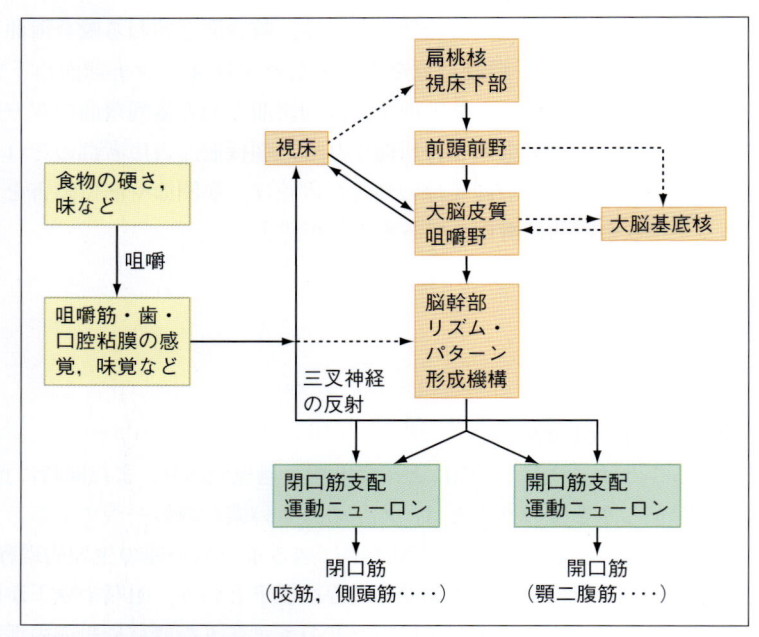

図 1-17　咀嚼運動誘発の神経機構

報告されており，正常な脳の発育にも役立つ可能性が示唆されている．また，拘束ストレス下にあるラットに箸を噛ませると，ストレスからの回復が早いことが報告されており，ヒトでも物を咀嚼することがストレス回復に役立っている可能性が報告されている．

2）咀嚼の神経機構

基本的な咀嚼の神経機構を図 1-17 に示している．まず，空腹感とそれに基づく食欲が，脳の扁桃体や視床下部で生じると，前頭前野，補足運動野，大脳基底核などの大脳運動性中枢が活動し，食物を口腔内に取り入れる摂食運動が生じる．続いて，口腔に取り込んだ食物を咀嚼するために，大脳皮質の咀嚼運動野が活動してその情報を脳幹部に伝える．

咀嚼時における下顎や舌のリズミカルな運動のパターンやリズムは，基本的には脳幹部のパターン（またはリズム）・ジェネレーターで形成されると考えられている．実際の咀嚼では，ジェネレーターで形成された基本的な下顎や舌のリズムが，食物の性状に対応して調節される．

この調節は，食物の性状についての感覚情報が，閉口筋中に存在する筋感覚受容器や歯根膜の感覚受容器から中枢神経系に送られたのち，次項に述べる2つの反射機構を利用して最終的に咀嚼筋の活動を調節すると考えられている．

3）咀嚼における筋感覚と歯の感覚の役割

咀嚼筋にはさまざまな感覚受容器が存在する．そのうち，閉口筋中に存在する筋紡錘は，食物を噛みしめたときの閉口筋の長さ，すなわち上下顎間の距離を感知し，その情報を下顎張反射弓を介して閉口筋に伝えることにより，閉口筋活動を調節して，最終的には咀嚼力を調節するのに役立っている（図 1-17）．

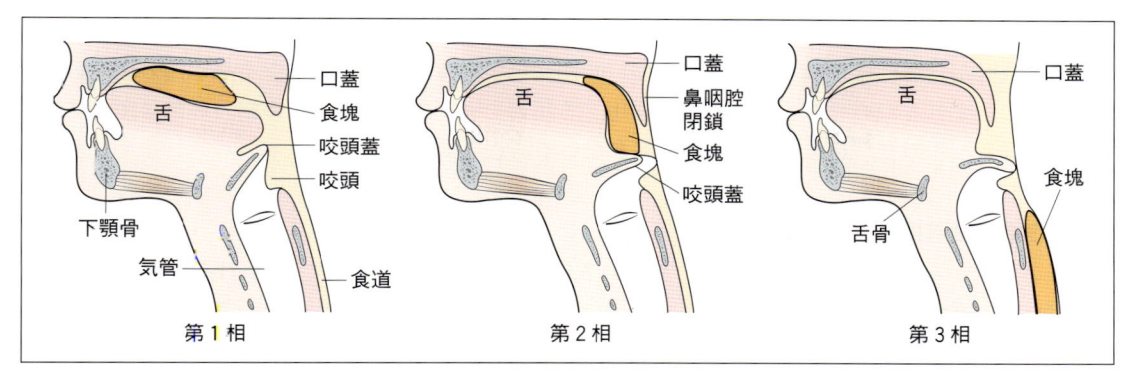

図1-18 嚥下の3相

一方，歯の感覚もまた咀嚼力を調節するのに役立っていると考えられている．歯の表面には感覚受容器は存在しないが，歯を触れば触ったことがわかる．それは，歯根膜に感覚神経がきているためである．これらの神経の末梢端は歯根膜に達し，神経の先端部は特別な形をした感覚受容器をなして歯根膜靱帯の間に分布している．歯は歯根膜線維によって歯槽骨に植立しているが，歯に力がかかると歯槽窩内で歯がわずかに動き，そのため歯根膜線維が引っ張られて感覚受容器が変形し，電気的信号を発生する．この信号は，三叉神経を通って延髄や中脳などの脳幹部に伝えられ，さらに反対側の視床を通り，大脳の感覚野に達する（図1-17）．

ここで，どの歯に刺激が加えられたか，刺激の強さがどの程度であるか，どの方向に力が加えられたかなどが判断される．この歯根膜感覚は，食物の硬さや粘性などの性状をとらえるのに役立ち，歯根膜−咀嚼筋反射弓を介して咀嚼筋活動や咀嚼する力を調節するのにも役立つ．

2．嚥 下（deglutition, swallowing）

十分に咀嚼された食物は唾液と混ぜ合わされて食塊になる．食塊は，舌の働きによって口腔の後方に送られると，反射的に嚥下動作が生じて食道に送られ，最後に胃に達する．これら一連の過程は円滑に連続して行われるが，便宜上，次のような3相に分けられている（図1-18）．

1）第1相（口腔相）

咀嚼によって形成された食塊が口腔後方の咽頭に達するまでの相である．このとき舌先は上がり舌根部は後下方に下がって，中央にできた溝を食塊は舌の積極的な運動によって舌根部に送られる．

この過程は，口蓋の運動を除くと意志によって調節できる随意運動である．

2）第2相（咽頭相）

食物が咽頭を通り食道に達するまでの相で，嚥下の主要な過程である．舌根部，口蓋後方部，咽頭部の粘膜にある触覚や圧覚の感覚受容器が食塊によって刺激され，反射的に生じた一連の運動によって食塊を食道に送る．この反射を嚥下反射という．このとき，口と鼻の境は閉じられて（鼻咽腔閉鎖），食物が口から鼻にいかないようになっている．一方，喉頭蓋が反転して咽頭と喉頭（気管の入口）の境目が閉じられて，食塊が間違って気管に入らないようになっている．さらに，嚥下反射が生じるときには一瞬，呼吸が止まる．この呼吸停止は，中枢神経の働きによるのであって，末梢の喉頭部の閉

鎖によるものではない．

なお，食塊が食道に送られるのは，食塊の口腔側が陽圧，食道側が陰圧になる咽頭内の圧力の差によって押し込まれるためである．このとき作用する圧力を嚥下圧という．この相の運動はすべて反射によって行われるので，意志によって調節できない不随意運動である．

3）第3相（食道相）

食塊が食道から胃に達する相である．食道の入口は筋肉の収縮によって通常は閉じられているが，食塊が食道に達すると筋収縮が抑制されて食道の入口が開き，その後，食塊は食道自身の蠕動性収縮によるリズミカルな運動によって胃まで送られる．すると，胃の噴門が開いて食塊が胃に入る．

この相の運動も不随意運動である．

これら3相のいずれの相が障害されても嚥下は困難になる．また，歯科治療中にうっかりリーマーやインレーなどを舌根部近くに落とすと，いきなり嚥下反射が生じて飲み込んでしまうことがあるので注意しなければならない．

（森本俊文）

4 硬組織疾患，歯の発育異常および硬組織関連疾患

歯の硬組織疾患と発育異常の多くは肉眼で識別可能で，早期の修復処置を原則とするが，注意深い観察の必要なものもある．それらの発症原因を把握したうえで，注意すべき全身的な状態を考慮しながら，**インフォームド・コンセント**をもとに治療方針を決定しなければならない．したがって，歯の硬組織疾患や異常の種類と原因を理解し，患者に説明して治療方針に協力を得ることは臨床上重要なことである．

A 齲　蝕（dental caries）

齲蝕は原因菌の産生する乳酸などの有機酸によって，歯の硬組織が脱灰されて崩壊する疾患である（図1-19）．齲蝕は自然治癒することなく，進行性であるために，齲蝕病巣（caries lesion）を除去して適切な処置を施すことで，その進行を制止しなければならない．エナメル質に限局した初期齲蝕では，唾液中あるいは脱灰したミネラルの再沈着で表層に再石灰化層が存在し，長期間そのままの状態で推移することもある．**再石灰化層の下層には表層下脱灰層（subsurface lesion）が存在する**（図1-20）．しかし，脱灰と再石灰化のバランスが壊れると，齲蝕は深部へと進行して齲窩を形成するに至る．

齲蝕は歯の硬組織疾患のなかで最も頻繁にみられ，そのほとんどについて修復処置が施される．初発は口腔内に露出している歯冠部（図1-21，**エナメル質齲蝕**）あるいは歯根部（図1-22，セメント質齲蝕・象牙質齲蝕）で，病巣が拡大進行して深部の象牙質に達し（**象牙質齲蝕**），さらに放置すると，多くは激しい痛みを伴う**歯髄炎**へと移行する．したがって，歯髄炎へと疾患が進行する前に適切な治療を行い，口腔の機能および審美性を回復することが望まれる．

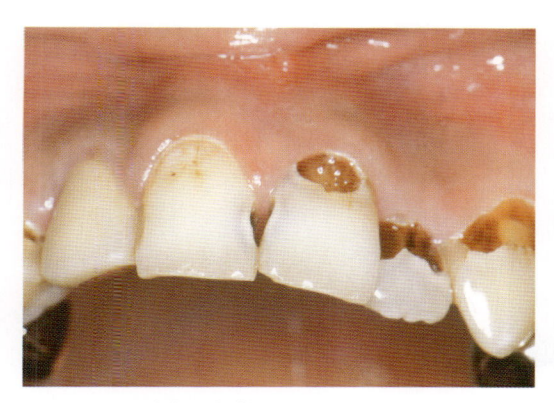

図 1-19　前歯部の齲蝕

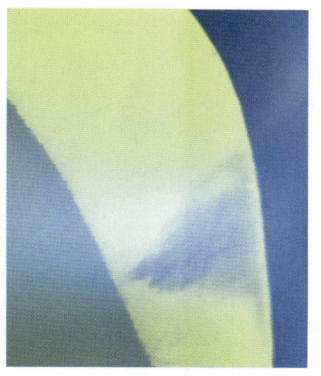

図 1-20　エナメル質齲蝕と表層下脱灰層（コンタクトマイクログラム）

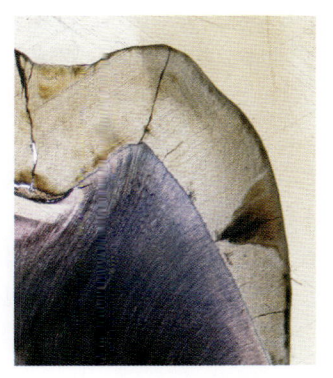

図 1-21　エナメル質齲蝕

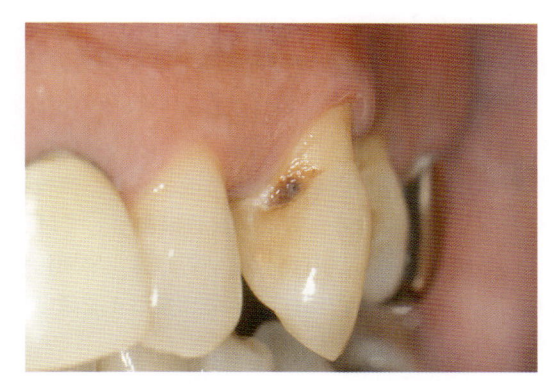

図 1-22　根面齲蝕

1．齲蝕と修復処置

　齲蝕は進行の速さによって**急性齲蝕**と**慢性齲蝕**に分けられる．また，発症する部位によって歯冠部の**小窩裂溝齲蝕**と**平滑面齲蝕**，および歯根部の**根面齲蝕**とに分けられる．根面齲蝕（図 1-22）は加齢とともに増加し，時として歯頸部の歯根面全周にみられることがある．そのほか，齲蝕の病歴によって**原発性齲蝕**，**二次齲蝕**（辺縁性，再発性）に分類される．これらの詳細については「第 2 章　患者の診かた」，「第 3 章　患者の治しかた」で説明するので，ここではそれらの齲蝕に対する修復処置の考え方の要点について述べる．

　歯冠部の齲蝕は急性，慢性の両方あるが，歯根部の齲蝕は慢性に経過することが多い（図 1-22）．急性齲蝕は早期に歯髄の炎症を惹起するので，できるだけ早く病巣を除去し，**罹患象牙質**の殺菌を試みる．慢性の象牙質齲蝕は，病巣が**エナメル象牙境**で側方拡大しており（図 1-23），表面上では小さな齲蝕でも，深部では大きく広がっていることが多いので注意を要する（**齲蝕円錐**）．

　慢性の平滑面エナメル質齲蝕は，病巣がエナメル質内に限局して白濁した状態で，長期間そのままの外形を保って存在することがある（図 1-21）．エナメル質内に限局しているこのような齲蝕は，すぐに病巣を除去するのではなく，フッ化物の歯面塗布などを行い，経過観察することも必要である．

　今日では歯質に接着する審美修復材料が開発されており，修復処置は罹患歯質だけを除去して健全

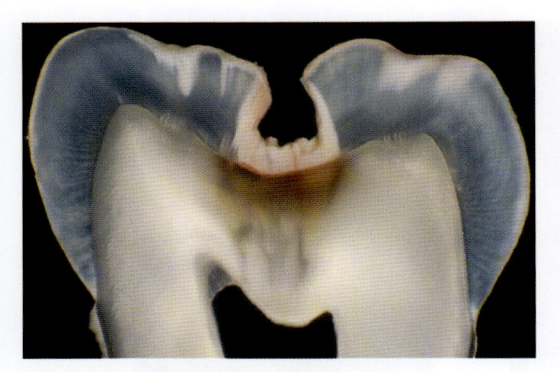

図 1-23　小窩裂溝齲蝕

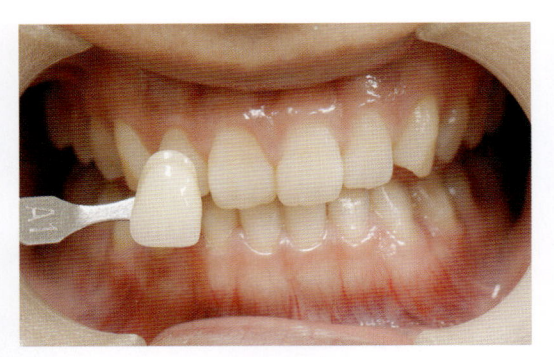

図 1-24　シェードテイキング

な歯質はできるだけ残すような配慮が必要である．そして，歯冠部の部分的欠損を修復するには，周囲歯質と調和した色とすることも臨床的には重要となってくる．したがって，歯の色合いと修復材料の色の選択方法（図 1-24）について習熟し，その透明感について理解しておく必要がある．

金属製の修復材料は，臼歯部のような強い咬合圧が加わり，人目に触れない部位に使用されるが，その頻度は徐々に減少している．

修復処置後に生じる齲蝕として二次齲蝕がある．修復物辺縁にみられるものを**辺縁性二次齲蝕**，修復時の齲蝕の取り残しによるものを**再発性齲蝕**として区別している．

辺縁性二次齲蝕は直視できるために早期発見，早期治療が可能であるが，再発性齲蝕の場合は修復物で覆われているために，歯髄症状が現れてから認識されることが多い．したがって，修復処置時の罹患歯質の除去や殺菌を十分に行うべきである．

2．齲蝕の好発年齢と性

永久歯の齲蝕は 20 歳までにほとんどの人が罹患しており，好発年齢は 6 ～ 20 歳ころまでと，40 歳以上である．女性は男性よりも罹患率が高い．

6 ～ 20 歳ころまでは歯の組織的幼弱性，形態，そして食生活や生活習慣などの要因で齲蝕に罹患しやすく，40 歳以上では歯肉の退縮に伴う根面齲蝕や，唾液の分泌量の減少が齲蝕罹患率を高めていると考えられる．唾液の分泌量減少をきたす原因や疾患は，以下にあげるものなどがある．

① 高齢化
② Sjögren 症候群，糖尿病，Parkinson 病，唾液腺の急性ウイルス感染症
③ 唾液腺の放射線治療や外科的除去
④ コリン抑制剤や副交感神経遮断剤の長期連用
⑤ まれに唾液腺の先天的欠如や奇形

女性に齲蝕が多いのは，歯の萌出が男性よりも早いことや甘い菓子類を好む傾向にあることが原因と考えられている．また，妊産婦に齲蝕が多発するといわれているが，これは嗜好の変化や悪阻による歯の清掃不良が原因とも考えられている．

3．齲蝕の好発部位

齲蝕罹患率は下顎第一大臼歯が最も高く，ついで上顎第一大臼歯である．以下に齲蝕罹患率の高い

順を示す．
　下顎第一大臼歯＞上顎第一大臼歯＞第二大臼歯（上・下）＞上顎小臼歯＞上顎中切歯＞上顎側切歯＞下顎小臼歯＞下顎前歯・上顎犬歯
　下顎前歯は唾液腺開孔部に近いことや，舌運動で食物残渣がたまりにくいために齲蝕罹患率は低い．したがって，下顎前歯部に齲蝕が認められる場合には，そのほかの部位についても精査する必要がある．また，職業，食生活，習慣，および全身状態などにも注意し，適切な指導が必要となる．

1）歯面の3大好発部位
① 小窩裂溝
② 歯間隣接面
③ 歯頸部

2）そのほかの部位
① 刷掃しにくい最後方臼歯遠心頰側面
② 露出した歯根部
③ 形態異常歯の凹窩やエナメル質形成不全による欠損部
④ 咬耗や摩耗による欠損部
⑤ 義歯やクラスプの下面など

　以上の部位は**不潔域**（unclean area）とよばれる．不潔域とは自浄作用（self cleaning）の行われにくい場所，すなわち咀嚼時の食塊による歯面の清掃や唾液による洗浄が行われにくく，食物残渣がたまりやすい領域のことをいう．齲蝕の診断をする場合には，これらの領域を注意深く精査する必要がある．
　不潔域に対して**免疫域**（immune area）とは，自浄作用が行われやすく，齲蝕にかかりにくい領域をいう．したがって，修復物の辺縁はできるだけ免疫域に設定する配慮が必要となる．

B 摩　耗（abrasion）

咬合以外の機械的外力によって歯の表面が摩滅する病的なすり減りをいう．

1．習慣性摩耗
　歯ブラシによる歯頸部の摩耗（図1-25）や，パイプ常用者のパイプをくわえる歯の摩耗をいう．
　歯ブラシ摩耗は，習慣的な歯磨きにより加齢等で露出した歯頸部象牙質に生じる．形態はくさび状に欠損していることが多く，**くさび状欠損**（wedge shaped defect）とよばれる（図1-25）．歯列弓の彎曲形態から，歯ブラシが強く当たりやすい犬歯や小臼歯に多くみられる．

2．職業的摩耗
　ガラス職人，大工，靴工，美容師，管楽器奏者では職業的理由から常に同一部位の歯を使用するためにすり減り，特に，前歯切縁部の摩耗がみられる．職業的摩耗は治療の際にインフォームド・コンセントが重要である．

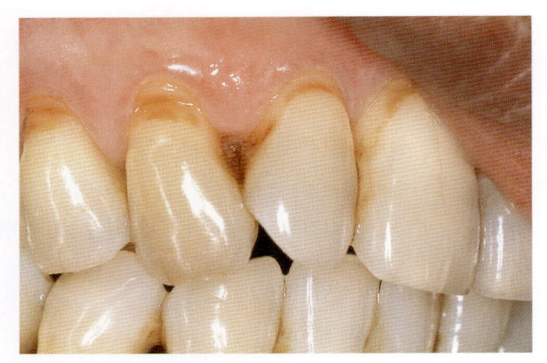

図 1-25　歯ブラシ摩耗

3. そのほか，義歯など補綴物に関連した摩耗

クラスプのある局部床義歯の着脱や咬合時のクラスプの上下動による歯面の摩耗などがある．

C 非齲蝕性歯頸部欠損（noncarious cervical lesions）

1. アブフラクション（abfraction）

象牙質とエナメル質の弾性率の違いにより，咬合時の応力が歯ブラシ摩耗で菲薄となった歯頸部エナメル質に作用して小破折を生じることがある．その成因は，歯頸部エナメル質の破折後の歯ブラシ摩耗も考えられる．このような歯頸部象牙質の歯ブラシ摩耗とエナメル質破折の両者による欠損を，abrasion と fraction を合わせてアブフラクションとよんでいる（図 1-26）．

2. アブフラクションによる欠損に加え，歯ブラシの誤用などに起因したくさび状欠損

3. 下記の侵蝕のうち，歯頸部に発生するもの

D 侵　蝕（erosion）

化学物質によって歯の硬組織の表面が脱灰され，広範な実質欠損がみられることをいう．その脱灰が酸によって生じるものは**酸蝕症**（acid erosion）とよばれ，無機酸類を取り扱う人にみられる．下顎前歯部に多く，上顎前歯部にもみられる．硝酸の場合には暗黄色，硫酸や塩酸では黒紫褐色を呈することがある．高度の酸蝕症では温度的刺激や歯ブラシなどの機械的刺激に対して知覚が鋭敏となり，審美的な面からもエナメル質色を有した修復材料による処置の対象となる．

侵蝕症にかかりやすい職種としては，火薬製造工場，電池製造工場，人工肥料製造工場，化学薬品製造工場，金属の精錬やメッキ工場の酸処理部門の就労者などがあげられる．

また，近年徐々に増加しつつある酸蝕症としては，摂食障害による嘔吐の繰り返しや，クエン酸を含む菓子類や柑橘類などの酸性食品の過剰摂取に起因するものがあり，食品による場合は口蓋側面に発症しやすい．

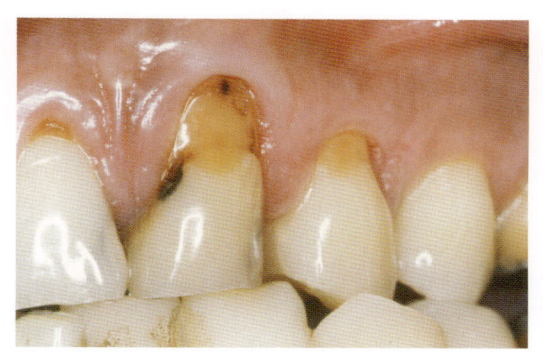

図1-26　アブフラクション（着色部は齲蝕）　　　図1-27　咬耗

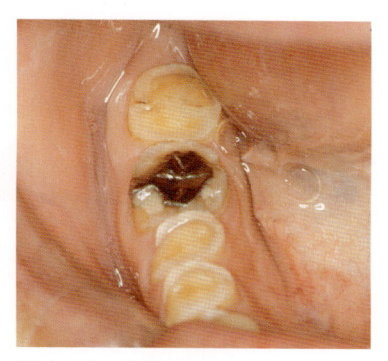

E 咬耗（attrition）

　上下顎が繰り返し咬合接触することによって生じる歯の病的なすり減りをいう（**図1-27**）．若年者よりも高齢者に，女性よりも男性に多くみられ，1歯だけでなく数歯または全顎的に及ぶこともある．咬耗は下顎前歯切縁や臼歯の咬合面に多くみられるが，咬合時の歯の動揺によって隣接面にも生じる．
　咬耗の原因には以下のようなことがあげられる．
① 摩滅を起こしやすい食物を好む食生活
② 異常な咬合力（残存歯が少ない，歯ぎしり，脳性麻痺患者など）
③ 咬合接触関係（切端咬合など）
④ エナメル質より硬く粗糙な歯冠修復物（対合歯や隣接歯）
⑤ 食物に含まれるクエン酸やキレート物質の摂取
⑥ 唾液分泌量の減少
　咬耗はエナメル質に限局しているものから，歯冠部の大部分が消失しているものまであり，咬合高径の低下を招く．咬耗面は滑沢で，歯髄側には修復象牙質が形成されており，露髄していることは少ない．象牙質が露出してくると，その部分がクレーター状に陥凹して，象牙質の支持を失ったエナメル質（遊離エナメル質）が存在するようになる．
　遊離エナメル質は破折しやすく，破折すると粗糙感や冷水痛を訴えることがある．隣接面では接触点の喪失によって**食片圧入**（food impaction）などの障害が生じてくる．そのため，修復処置の対象となるが，歯髄処置後に修復することもある．
　修復処置に際して留意すべきことは，咬耗部の象牙質面は耐酸性を獲得していることが多く，さらに強い咬合圧が加わる所であるために，修復物の脱落や破折を生じやすいことから，これらを考慮した窩洞形態，修復方法，修復材料の選択が重要となる．また，患歯だけの修復にとどまらず，咬合を挙上するなど全顎的な治療が必要な場合もある．

F エナメル質形成不全（enamel malformation）

　エナメル質形成不全には**減形成**（hypoplasia）と**石灰化不全**（hypomineralization）がある．減形

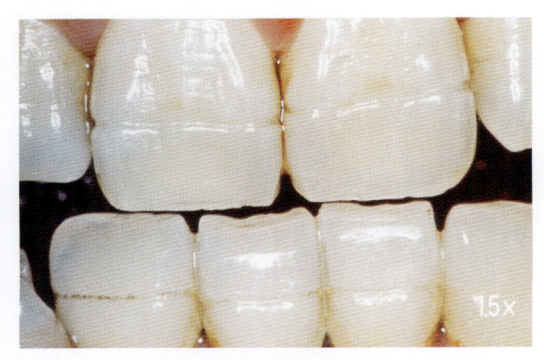

図 1-28 エナメル質減形成

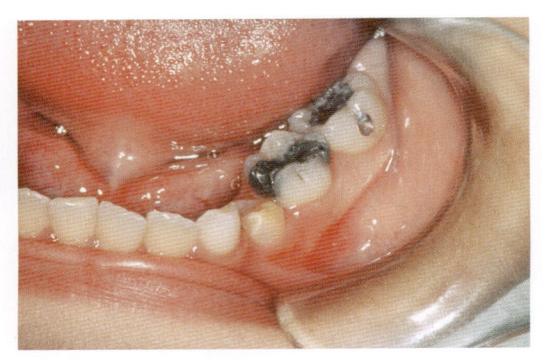

図 1-29 ターナーの歯

成はエナメル芽細胞の機能障害によって，エナメル質の形態に異常が生じたものをいう（図 1-28）．石灰化不全はエナメル質の成熟期の機能障害によって，石灰化が停止したものをいう．減形成と石灰化不全の両方が関与している場合もある．

　形成不全歯の一般的所見は，軽症のものでは歯の外形に特別な異常を認めず，エナメル質表面の粗糙感や白斑程度であるが，重症のものではエナメル質に窩や溝など大小の欠損あるいは矮小歯を認める．**ターナー（Turner）の歯**は乳歯の根尖性歯周炎が（図 1-29），そして**斑状歯**（mottled tooth）はフッ化物の過剰摂取が原因の形成不全である（図 1-30）．

1．局所的原因
　外傷，炎症，放射線被曝などが原因となる．

2．全身的原因
　栄養障害，ビタミンの欠乏，内分泌障害，無機物・化学物質の過不足，遺伝，先天性梅毒，出産時の環境変化などが原因となる．

G 歯の破折・亀裂（tooth fracture）

　交通事故，スポーツ，転落，転倒，暴力，小石を嚙んだときなどの急激な外力で歯が破折することを**外傷性破折**（traumatic tooth fracture）といい，上顎中切歯に最も多くみられる（図 1-31）．一方，大きな齲蝕や修復物に隣接した部分，あるいは咬耗によって生じた**遊離エナメル質**部などが，通常の咬合圧で破折することを**病的破折**（pathological tooth fracture）という．

　歯の破折は**歯冠破折**と**歯根破折**に分けられ，さらに歯質の欠損がみられる**完全破折**と，亀裂だけにとどまっている**不完全破折**に分類される．不完全破折でも象牙質，歯髄に達しているものは歯髄の炎症を起こすことがある．外傷の程度により，動揺や挺出，さらに歯槽骨の骨折を伴っている場合もある．

　修復処置および歯の固定だけで治療可能なこともあるが，歯髄処置を必要とする場合もある．治療不可能な場合は抜歯を余儀なくされる．

　治療に際しては，外傷を受けた状況と経過時間の把握，エックス線検査，電気歯髄診，破折線の有無などの情報収集，ならびに処置後の経過観察が重要である．歯髄処置後の無髄歯では歯質自体がも

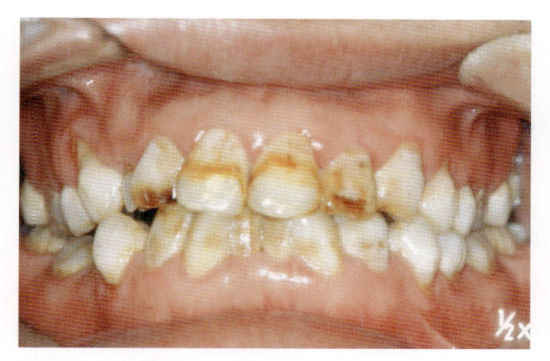

図 1-30　斑状歯

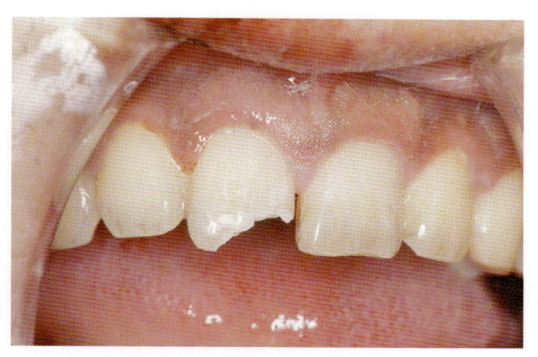

図 1-31　破折歯

ろくなっており，軽度の外力や咬合圧によって破折しやすいので窩洞の形態を考慮する必要がある．また，ポストコアやインレー合着あるいは除去時にも歯の破折が起こることがあるので注意を要する．最近では，無髄歯の歯根破折の症例において，象牙質接着性の接着剤で破折した歯根を整復して保存する方法も試みられている．

亀裂に関しては，生活歯漂白の際に知覚過敏を生じることがあるので注意を要する．

H 歯の形態・形成異常（malformation tooth）

胎生期における個体の全身的または局所的な形成障害によって，歯の一部の欠損，変形，発育異常などの機能障害を伴う高度の形態的変化が生じることがある．修復処置に際して注意すべきものを以下に列記した．

1．形態の異常と好発部位

① 巨大歯（giant tooth）：上顎中切歯
② 棘突起（spinous process）：上顎中切歯
③ 矮小歯（dwarfed tooth），円錐歯（cone-shaped tooth）：上顎側切歯
④ 斜切痕（linguogingival fissure）：上顎側切歯
⑤ 中心結節（central tubercle）：下顎第二小臼歯
⑥ カラベリー結節（Carabelli cusp）：上顎大臼歯近心舌側咬頭の舌側面
⑦ 臼旁結節（paramoler tubercle）：上顎大臼歯近心頬側隅角部
⑧ 臼後結節（distmoler tubercle）：上下顎智歯の遠心側
　（分類上，臼傍歯と臼旁結節，臼後歯と臼後結節は同類と考え，独立しているものを臼傍歯，臼後歯，融合したものを臼旁結節，臼後結節とする説もある）
⑨ プロトスタイリッド（protostylid）：下顎大臼歯近心頬側隅角部（下顎の臼旁結節）
⑩ エナメル滴（enamel drop）：上顎大臼歯の歯頸部歯根面
⑪ 癒着歯（concrescent tooth）：2歯または数歯のセメント質のみが結合したもので，セメント質の肥厚の結果現れることが多い．
⑫ 融合歯（fused tooth）：2歯または数歯の象牙質とエナメル質，あるいは象牙質とセメント質が

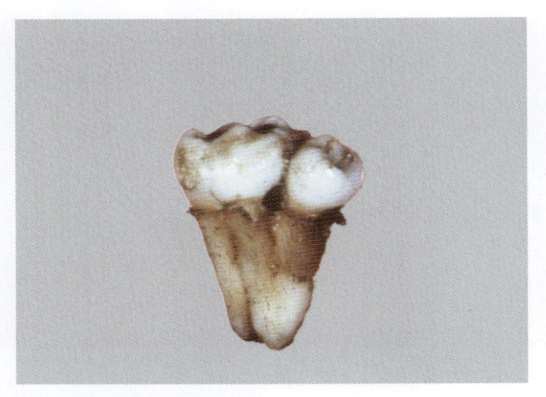

図1-32　融合歯

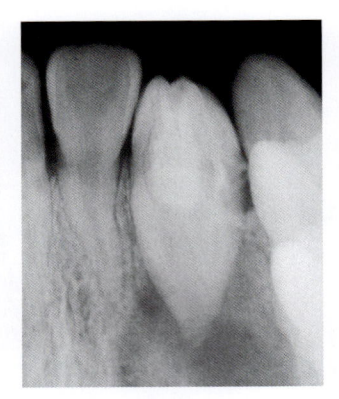

図1-33　歯内歯

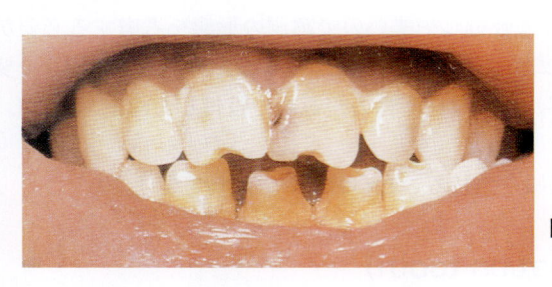

図1-34　ハッチンソン歯（上顎中切歯）

結合したもので，下顎前歯部に多い（**図1-32**）．
⑬ 歯内歯（dens in dente）：一つの歯胚において，それ自体の一部が陥入して生じたもので，上顎中切歯，側切歯に多い（**図1-33**）．
⑭ そのほか，先天性梅毒によるハッチンソン（Hutchinson）歯（**図1-34**），フールニエ（Fournier）あるいはムーン（Moon）の歯（大臼歯の咬頭萎縮）とよばれるものなどがある．

2．歯の形態・形成異常の原因
1）遺伝的要因

2）環境的要因
① 化学物質
② 栄養障害，特にビタミンA, C, Dの欠乏
③ 内分泌異常
④ ウイルス感染
⑤ 炎症による障害
⑥ 循環障害
⑦ 放射線障害など

修復処置としては，斜切痕や結節のつけ根に存在する裂溝状の溝に齲蝕が発生することが多い．また，中心結節では歯髄が入り込んでいることもあり，結節部の破折などで歯髄炎を起こすことがあるので注意を要する．

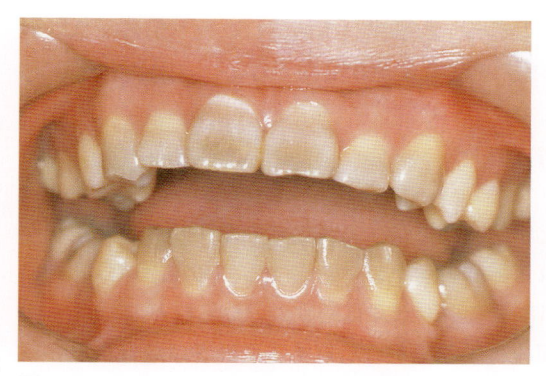

図 1-35　テトラサイクリン系抗生物質による変色歯

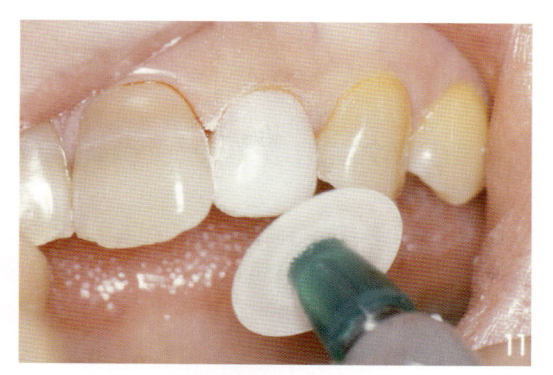

図 1-36　レジン直接法によるラミネート修復

付　歯数の異常と好発部位

① 過剰歯（hyperdontia）
　・正中歯（mesiodens）：上顎中切歯間
　・臼傍歯（paramoler）：上顎大臼歯間の頰側
　・臼後歯（distmoler）：上下顎智歯の遠心部
② 歯数の不足（hypodontia）
上下顎智歯が最も多く，ついで上顎側切歯，下顎第二小臼歯に多い．

I　変色歯（discolored tooth）

　変色歯とは着色により本来の歯の色と異なった色に変化したものをいう．齲蝕や外来性色素などで歯に着色を生じたり，**テトラサイクリン系抗生物質**の多量投与などの原因で歯質の変色がみられることがある（図 1-35）．
　これらは審美的要求からも修復処置あるいは漂白処置の対象となる．齲蝕による着色は根面齲蝕で多く認められ，今日では，その着色を遮蔽する審美修復材料も開発されている．修復物周囲の着色や金属製修復材料による着色は，修復物と歯質の隙間に生じることが多く，その部分を除去するかあるいは再修復することで処置される．
　歯髄処置後の変色は歯髄残渣が原因となって象牙質に着色を生じることが多く，原因除去後，失活歯漂白法で改善する．健全生活歯に着色が生じたものは，生活歯漂白法で多くは改善するが，重度の変色歯や着色の原因によっては効果のないこともあり，そのような場合には審美性修復材料で修復されることもある（図 1-36）．
　歯の変色の原因と漂白処置法については，「第6章　変色歯の処置」で詳細に述べる．

J　無髄歯（pulpless tooth）

　齲蝕に継発する歯髄の疾患や，外傷，そのほかの理由で歯髄を除去された歯，あるいは根尖周囲の

炎症などによって歯髄を失った歯を無髄歯（失活歯）という．有髄歯（生活歯）に比べ無髄歯は脆弱で破折しやすいことから，修復処置の際には窩洞の形態に特別な配慮が必要となる．

K 象牙質知覚過敏（hypersensitive dentin）

　生活歯の象牙質が何らかの原因で露出すると，理化学的刺激によって鋭い痛みを生じる．その痛みは知覚過敏といい，誘発的であり，刺激が取り除かれると痛みはすぐに消退する．知覚過敏は人為的な窩洞形成後の象牙質知覚過敏と歯頸部の象牙質露出による歯頸部知覚過敏に分けられる．
　前者は修復物で覆われると，特別な場合を除き，痛みはすみやかに消退する．後者は数日あるいは数週間の誘発痛があり，その後は消退することが多い．しかし，鋭い痛みのために苦痛を訴えたり，口腔内の清掃が不十分となる．
　歯頸部知覚過敏は上顎犬歯，小臼歯に多くみられ，歯ブラシが触れたり，冷たい水を口に含んだとき，あるいは冷気で痛いと訴える．実質欠損の大きなものや，小さくても苦痛を伴うものについては填塞処置を行う．しかし，欠損が小さく誘発痛の頻度の少ないものについては，露出している象牙細管を薄い透明な膜や薬物の作用で封鎖するか，あるいは理学的な方法がとられる．
　その方法としては，知覚過敏用コーティング材の塗布，バーニッシュ類の塗布，グラスアイオノマーセメントの塗布，レジン修復のボンディング材の応用，医療用シアノアクリレートの塗布，ハイパーバンドの応用，水酸化カルシウムの塗布，イオン導入法，レーザーの応用などがある．

L 歯髄疾患（pulp disease）

　近年，象牙質と歯髄が一体であるという象牙質・歯髄複合体（dentin-pulp complex）の概念が提唱されるようになり，硬組織に囲まれた歯髄内循環の特殊性を考慮しながら，修復処置と歯髄疾患の関連性を理解することがますます重要になってきている．
　歯髄疾患の原因は，生物学的，物理学的および化学的なものにまとめられる．
　生物学的原因のうち齲蝕に継発するものが歯髄炎の原因としては最も重要であり，ほかには辺縁性歯周炎による逆行性のもの，血流によるものがある．
　物理的原因としては窩洞形成時の発熱や刺激，外傷などがある．
　化学的原因としては薬剤や修復材による化学的刺激などがあげられる．
　歯髄疾患は病理組織学的ならびに臨床的の両面から，歯髄充血，単純性歯髄炎，急性化膿性歯髄炎，急性壊疽性歯髄炎，慢性潰瘍性歯髄炎，慢性増殖性歯髄炎，慢性閉鎖性歯髄炎，上行性歯髄炎，特発性歯髄炎，歯髄壊死，歯髄壊疽，歯髄の変性などに分類されている．
　しかしながら，臨床の場で処置方針を決定するのに重要なことは，歯髄の損傷の程度が可逆性か不可逆性かということである．可逆性歯髄炎には歯髄鎮静消炎療法や覆髄法による歯髄保存療法を行い，一方，不可逆性歯髄炎には歯髄切断法や抜髄法などの歯髄除去療法を行う．
　覆髄法には直接覆髄法や間接覆髄法のほかに，暫間的間接覆髄法（IPC）があるが，抗菌剤を含む覆髄剤や接着性レジン修復の覆髄法への適用により，現在，覆髄法の適応のクライテリア（基準）が大きく広げられているところである．

（池見宅司）

M 歯周疾患（periodontal disease）

　歯周疾患は，辺縁性歯周疾患（歯肉炎と歯周炎），咬合性外傷，歯周組織の萎縮，全身疾患に関連した特殊な歯周疾患などに分類され，炎症性のものが最も重要である．炎症性歯周疾患はプラーク由来の起炎物質に対する生体の反応の結果引き起こされる病変であり，歯肉組織に炎症が限局しているものを歯肉炎，炎症がさらに波及し炎症性破壊が歯根膜や歯槽骨に及ぶようになったものを歯周炎という．両者は炎症巣の範囲によって区別されているのであって，病変の重症度によるものではない．歯肉炎から歯周炎への進展過程は，①開始期，②早期，③確立期，④発展期の4段階に分類される．発展期になると臨床的には，病的上皮で覆われたポケットの成立，歯槽骨の吸収などがみられ，歯周炎と判定される．

　歯周疾患の治療法はまずプラークに対するモチベーションとセルフコントロール法，**スケーリング**，**ルートプレーニング**を主体とする初期基本治療を行う．不適切な修復物や咬合異常部の修正や，抜歯，治療用義歯なども初期基本治療に含まれる．一連の初期基本治療が終了すれば，再評価ののち，病変の程度によって，**メンテナンス**や歯周外科治療へ移行する．さらに，症例の必要性に応じて，咬合回復治療や歯周矯正治療などを行ったのちにメンテナンスに入る．

（恵比須繁之，竹重文雄）

N 咬合異常（malocclusion）

　咬合異常とは，咬合が正常でなくなった状態ばかりではなく，顎・顔面・歯・歯周組織などが遺伝的もしくは環境的原因により，その発育・形態・機能に異常をきたした状態をも意味する用語である．したがって，対向関係の異常，咬合位の異常，咬合接触の異常，下顎運動の異常，咬合を構成する要素（機能的咬合系）の異常などを包含している．

　顎関節や筋，あるいは歯に障害や異常をもたらす原因の一つに咬合異常があり，臨床的にみると，歯の喪失や歯冠の崩壊，不適切な歯冠修復・補綴治療などが原因となっていることが多い．すなわち，咬合接触の異常である早期接触や咬頭干渉とよばれる咬合干渉によって，適正な咬頭嵌合位が変化し，歯，筋，顎関節に異常や障害がもたらされる．さらに，咬合異常の患者や，咬合異常が原因で発症した顎関節症患者では，顎口腔の症状にとどまらず，頭部，頸部，肩部，腰部など，全身にわたる種々の症状を訴える場合がある．

1．咬頭嵌合位における咬合異常

　咬頭嵌合位においては，多数歯が多数点で同時に接触することが望ましく，咬合高径は適正で，下顎頭が下顎窩で後方や側方に偏位していないことが望ましい．しかし，部分的な歯の喪失や不適切な歯冠修復などによって咬合干渉が生じ，種々の問題を引き起こすことになる．

2．偏心位における咬合異常

　滑走運動時に歯によるガイドが適正でない場合には，作業側や平衡側に種々の咬合障害が発生する．また，咬合平面の段差や咬合彎曲の急峻も同様である．

3．早期接触

早期接触とは，閉口時に，安定した上下顎の咬合接触状態が得られる前に一部の歯だけが咬合接触する状態を意味している．この原因としては，咬合面形態の不良，咬合平面の異常，下顎運動の異常などが考えられる．咬合面形態の不良は，主として齲蝕や咬耗による歯質の欠損あるいは不適切な修復物などによって引き起こされる．また，咬合平面の異常は，主として歯周疾患，歯の喪失，歯列の乱れが原因と考えられる．下顎運動の異常は，顎関節構造の形態・機能的な異常，あるいは関連筋群の異常と関連して発現すると考えられている．

4．咬頭干渉

咬頭干渉とは，下顎の偏心位への滑走運動や機能運動に際して，運動経路を妨げる咬頭の接触またはその現象を意味している．咬頭干渉を引き起こす原因としては，歯のガイド，歯の位置，咬合面の形態，咬合平面などの不良や異常である．

5．無接触

無接触とは，該当歯に対合歯との咬頭嵌合位における咬合接触が1点も認められない現象をさす．本来負担すべき咬合力を負担していないことから，咬合異常の一種としてとらえることができる．

6．咬合異常による顎関節，筋の変化

歯の欠損や歯冠の崩壊，歯列の不正，不良な歯冠修復や義歯補綴などによって咬頭嵌合位の不正が生じると，下顎が偏位することによって，顎関節は不安定な状態になる．その結果，下顎頭と関節円板の位置関係が異常になる，あるいは過大な力が下顎頭や関節円板および下顎窩に加わることによって，器質的な変化を生じる場合がある．また，早期接触や咬頭干渉などによって，咬合時の歯根膜受容器へ与えられる刺激が増大し，中枢神経系を介して間接的に咀嚼筋の活動性が亢進され，結果として，筋スパズムを誘発し，下顎頭や関節円板の位置不正の原因となることがある．

咬合の正常像については「第1章 3-E 有歯顎者の咬合」の項を参照のこと．

（平井敏博）

5 保存修復の適応症と禁忌症

A 適応症（indication）

1．実質欠損症
① 齲蝕症（dental caries）
② 摩耗症（abrasion）
③ 咬耗症（attrition）
④ アブフラクション（abfraction）
⑤ 侵蝕症（酸蝕症）（erosion）

2．形成不全歯（hypoplastic tooth）

3．歯の破折・亀裂（fracture of tooth, crack of tooth）

4．歯の形態異常（malformed tooth）
　① 円錐歯（conical tooth）
　② 矮小歯（dwarf tooth）
　③ 巨大歯（giant tooth）

5．変色歯（discolored tooth）

6．無髄歯（pulpless tooth）

7．知覚過敏（hyperesthesia）

8．歯列不正歯
　① 転位歯（malposed tooth）
　② 捻転歯（twisted tooth）
　③ 歯間離開（diastema）

9．不適合修復歯

10．咬合異常歯

11．便宜上修復が必要な歯

B 禁忌症（contraindication）

絶対的な禁忌症ではなく，相対的な禁忌症である．
　① 修復の必要のない歯
　② 保存が不可能な歯
　③ 全身的理由により治療に耐えられない場合

6 保存修復の種類

A 修復物の作製方法による分類

1. 直接修復（direct restoration）
直接口腔内で修復する方法である．
① アマルガム修復（amalgam restoration）
② レジン修復（resin restoration）
③ セメント修復（cement restoration）
④ 直接金修復（direct gold restoration）

2. 間接修復（indirect restoration）
修復物を口腔外で作製する方法である．
① 金属インレー，アンレー（metal inlay, metal onlay）
② セラミックインレー，アンレー（porcelain inlay, porcelain onlay）
③ レジンインレー，アンレー（resin inlay, resin onlay）
④ ラミネートベニア修復（laminate veneer restoration）

B 材料の技術的特性による分類

1. 成形修復（練成修復）（plastic restoration）
可塑性のある材料を窩洞に填塞し，硬化させる方法である．
① アマルガム修復（amalgam restoration）
② レジン修復（resin restoration）
③ セメント修復（cement restoration）

2. 直接金修復（direct gold restoration）
金箔や金粉を槌打，圧接により窩洞に填塞する方法である．

3. インレー修復（inlay restoration）
金属やセラミックスなどの修復物を口腔外で一塊にして作製し，これらを窩洞に合着または接着する方法である．

C 材料の歯質接着性による分類

伝統的な修復治療には，金属など歯質接着性をもたない修復材料が使用され，これらの材料を修復歯に維持するためには機械的な保持の形態を具備するなどいくつかの条件を満たす「窩洞」を形成す

ることが必須であった．しかしレジン接着の材料と技術的な発展があり，修復材料が歯質に対し強固に接着するようになってきている．これらの材料と技術を用いた修復治療では，これまでの修復治療の基本である「窩洞への修復材料の機械的保持原則」の意義が薄れ，修復操作のさまざまな点でこれまでの修復法とは異なっている（図 1-37 参照）．したがって使用する修復材料の歯質接着性によって修復法を分けて考えることが重要である．

1．非接着性修復
① 金属インレー，アンレー修復
② アマルガム修復
③ 直接金修復

2．接着性修復
① レジン（直接法）修復
② レジンインレー，アンレー修復
③ （グラスアイオノマー）セメント修復
④ セラミック（ポーセレン）インレー，アンレー修復
⑤ ラミネートベニア（レジン直接，ポーセレン）修復

7 修復材料の一般的性質

A 所要性質

機能性や審美性を回復し病気の進行を予防する修復物には，多くの具備すべき性質がある．しかし，すべての条件を満足させる修復材料は存在していない．
理想的には，歯の表面ではエナメル質と深部では象牙質と同じ性質を有し，歯質と接着性を有していることであるが，臨床的には，歯冠色を有し，咬合圧に耐え，辺縁封鎖性が良好で微少漏洩を生じさせない性質と，修復物成分による歯質の抗齲蝕性獲得や耐酸性向上などの歯質強化作用を具備していることが望まれる．

B 理工学的性質 (表 1-9)

1．機械的性質
修復材料の変形や破壊に対する機械的な強度を示す性質である．
① 圧縮強さ（compressive strength）
② 引張り強さ（tensile strength）
③ 曲げ強さ（bending strength）
④ 衝撃値（value of impact energy）
⑤ 疲労（fatigue）

表1-9 修復材料の理工学的性質

	圧縮強さ (MPa)	引張り強さ (MPa)	弾性率 (GPa)	熱伝導率 (mcal/秒/cm²)	ビッカース硬さ (VHN)
ヒト永久歯エナメル質	384	10.3	130	2.23	408
ヒト永久歯象牙質	297	105.5	84.1	1.36	60
アマルガム（Valiant Ph D）	201	32.2	55.5	54.0	
金合金（type Ⅱ）		379	77.2	300	105
コンポジットレジン（Z-100）	448		21.0	2.61	120
陶材（Trubyte）	149	24.8	70	2.39	663
リン酸セメント（Zinc Cement Improve）		8.3	22.4	3.1	
ハイブリットアイオノマー（Vitrabond）	130.9	12.6	1.1	1.5	62

(O'Brien, W.J.：Dental Materials and Their Selection, 2nd ed., Quintessence, 1997.)

⑥ 弾性率および弾性限（elastic modulus, elastic limit）
⑦ フロー（flow）
⑧ クリープ（creep）
⑨ 硬度（hardness）
⑩ 摩耗性（wear）
⑪ 展延性（ductility）

2．物理的性質

修復材料がもっている物量としての性質である．
① 膨張・収縮による寸法変化（dimensional change by expansion and shrinkage）
　　修復材料の硬化時および口腔内環境における寸法の変化
② 熱および電気伝導性（thermal conductivity, electrical conductivity）
③ エックス線造影性（radiopacity）
④ 機械的接着性（mechanical adhesion）
　　嵌合効力による修復物の保持
⑤ 色調安定性（color stability）

3．生物・化学的性質

① 毒性（toxicity）
　　歯髄や口腔軟組織に対する為害性
② 制腐性（静菌性）（bacteriostatic action）
　　口腔内細菌に対する抗菌効果
③ 化学的安定性（chemical stability）
　　吸水性（absorption），溶解性（solubility），腐蝕性（corrosion）など

④ 化学的接着性（chemical adhesion）
　配位結合や分子間力による修復物の保持
⑤ 生体親和性（biocompatiblity）
　生体に対して長期間為害性がないこと

8 修復材料の選択基準

患者の全身状態，口腔内状態，および欠損の状態を検査し，修復材料の性質から修復材料を選択する．

A 患者の状態および術者による選択

1. 患者の全身状態
全身疾患やアレルギーの有無，患者の年齢，性別，習癖など

2. 患者の口腔内状態
口腔清掃状態や齲蝕活動性，咬合様式，歯列や歯周疾患の状態など

3. 欠損の状態
欠損の大きさと形態，咬合関係や審美性など

4. 操作性
術者の臨床習熟度，操作の煩雑性など

B 修復部位による選択

修復部位によって，審美性，理工学的性質，操作性などの要求が異なる．一般的に前歯部では審美性が，臼歯部では理工学的性質が重視される．

1. 前歯部
歯冠色を有する審美性修復材料（コンポジットレジン，グラスアイオノマーセメント，セラミック）

2. 臼歯部
理工学的性質に優れた材料（アマルガム，鋳造修復，セラミック）

9 修復の概要

歯の硬組織疾患の修復を行う場合の処置手順の概要を**図 1-37** に示す．ここでは修復手順の概説を行い，各手順の詳細については後述のそれぞれの章に記載されている．

A 診断と治療の手順

治療に際しては，患者の望む患歯の治療にとどまらず，口腔内全体に配慮した治療が必要になる場合など種々のケースが存在する．治療にあたっては**問題志向型診療システム**（Problem Oriented System：POS）という診療システムに従った方法が用いられる．

具体的には患者から情報を収集し問題点を認識し，その原因や要因の情報を収集し，その分析と整理を行う．そして問題点をリストアップして治療計画を立案し，これを患者に説明し，同意を得るという過程（**インフォームド・コンセント**）を経て治療が開始される．

1．検査・診断

正確な検査・診断を行うためには，事前の口腔清掃や歯石除去を行い口腔内環境を整える必要がある．

検査・診断法としては，問診（主訴，現病歴，既往歴，家族歴など），視診，触診，打診，透照診，エックス線検査，歯髄検査（電気診，温度診，化学診，麻酔診など），齲蝕検査（電気抵抗値測定，レーザーによる齲蝕検査），咬合検査，修復物の検査などがある．

2．治療計画

保存修復の分野においては治療計画と修復材料は密接な関連がある．修復材料を選択する際は，緊急性，歯冠崩壊の程度，歯髄の状態，対合歯および隣接歯の状態，口腔清掃状態，歯周組織の状態，全身状態，審美的要求，年齢，経済性などを考慮する．

修復処置は 1 歯単位，1/4 顎単位，片側上下を同時に行う方法，前歯と臼歯を分けて行う方法，1 顎を同時に行う方法および全顎を同時に行う方法がある．

3．前準備

罹患歯質の除去，歯質の切削のための前準備として，除痛，防湿および歯間分離などを必要に応じて行う．

4．齲窩の開拡・罹患歯質の除去

罹患歯質の除去のために齲窩の入口を広げることを齲窩の開拡という．罹患歯質の除去に際して，硬さや着色を目安に行うことは技術的に困難であり，**齲蝕検知液**を用いた方法が推奨されている．

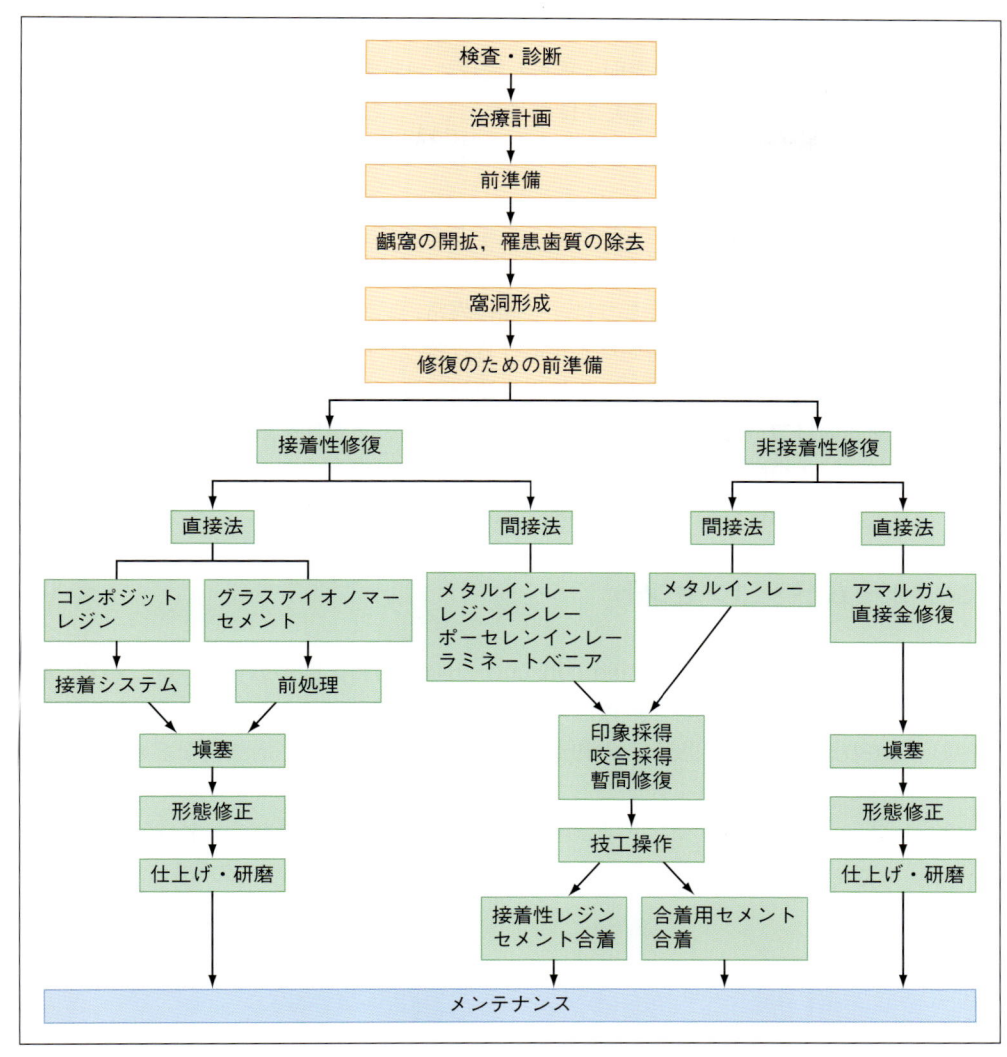

図 1-37　修復手順の概要

5．窩洞形成

　修復物を保持し，歯や修復物が破折しないよう，また修復後に歯髄が炎症を惹起しないよう修復物に見合った一定の生物学的・力学的要件を満たすように器をつくることを窩洞形成とよぶ．接着性修復物がめざましく発展したことにより，現在では齲蝕による被害を最小限の切削侵襲（Minimal Intervention：MI）でくい止めるよう心がけることが広く普及している．

6．修　復

　塡塞や印象のための前準備として，歯肉排除や隔壁を必要に応じて行う．
　修復法は，接着性修復と非接着性修復に分けられ，製作過程の違いからさらに直接法と間接法に分けられる．間接法で作製された修復物は，後日合着によって修復が完成する．

7. 仕上げ・研磨

　修復物は，最終研磨によって滑沢な表面を獲得し完成に到達する．表面が粗糙であると，二次齲蝕，修復物の変色，腐蝕，歯肉炎，違和感，審美不良などを生じることがある．この為害性を予防するべく，修復物は窩縁歯面と等高平坦でその表面には凹凸がなく，滑沢になるよう研磨を行い仕上げる．

B メンテナンス

　保存修復処置後における不快症状としては，歯髄の異常，二次齲蝕，歯や修復物の破折や脱落，修復物の摩耗，歯の変色，歯周疾患の発症などがあげられる．この不快症状の発生を予防したり，早期に発症を発見して迅速に対応を行うためにも修復処置終了後の定期的なメンテナンスを行うことが重要である．一定期間の**リコール**を導入できるよう，患者にその必要性を説明し，理解してもらうことが必要である．リコールの間隔や時期は，患者の理解度，協力度，口腔清掃状態および齲蝕感受性により異なるので，患者に見合ったリコール計画を立案する．

C インフォームド・コンセント

　インフォームド・コンセント（informed consent）とは，歯科医師が患者に病状，病名，原因，修復材料の特性とその必要性，有効性，修復法の特徴，修復処置を行ったときの予後，行わなかったときの不利益，ほかの治療法の選択肢とその利点欠点，修復後の注意点，治療費などの説明を行い，患者が納得して同意したうえで治療を行うことである．

　すべてのインフォームド・コンセントは診療録や所定の用紙に記録することを心がける．

（久保田　稔，寺田林太郎）

第2章 患者の診かた

1 診療設備

　診療設備（dental equipments）は患者，術者，助手の動線を考慮し，人間工学的に設計されるべきである．そして，院内感染を防止できる十分な衛生学的配慮，照明採光，換気，温度と湿度，防音などの快適な環境のもとに能率的かつ適切な治療が行えるように歯科用治療椅子，ユニット，キャビネット，消毒設備などを配置する必要がある．なお，診療室には通常，次のような機械器具が設置される．

A 歯科用治療椅子

　歯科用治療椅子（dental chair）の基本パーツは，患者の頭部の高さを調節するための昇降機構，背板（バックレスト）および按頭台（ヘッドレスト）で構成されている．**仰臥位姿勢**のベッド式とバックレストを**椅座位**から仰臥位姿勢まで自由に調節できるものとがあり，プログラムメモリー装置で術者の姿勢にあった位置に自動的に設定できる（図2-1）．

B 歯科用ユニット

　歯科用ユニット（dental unit，図2-2）は歯科治療に必要な器械や器具を一つの機構にまとめたも

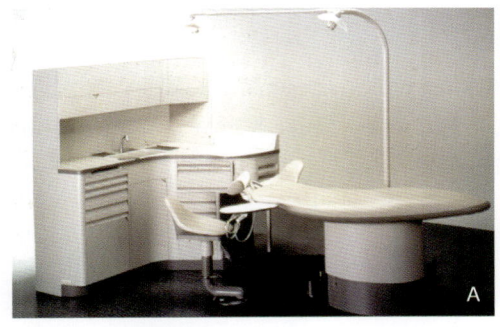

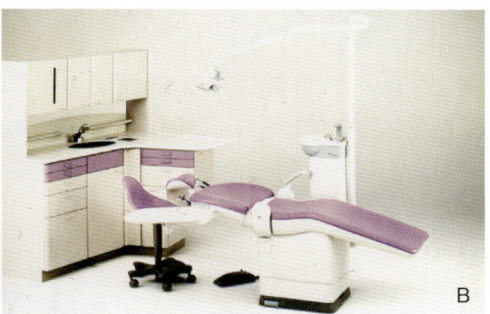

図2-1　歯科用治療椅子
　　A：ベッド式，B：バックレストを自由に調節できるもの

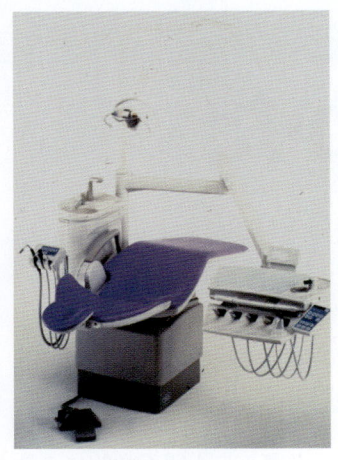

図2-2 歯科用ユニット

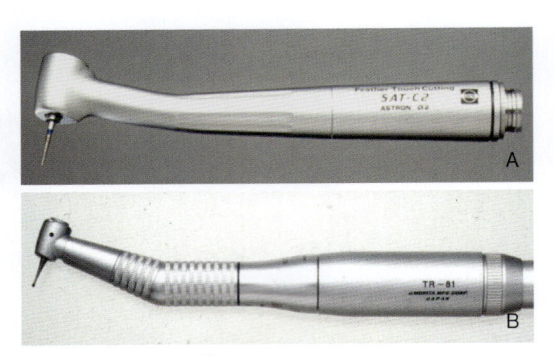

図2-3 回転切削器械
A：高速切削用エアタービン，B：低速切削用マイクロモーター

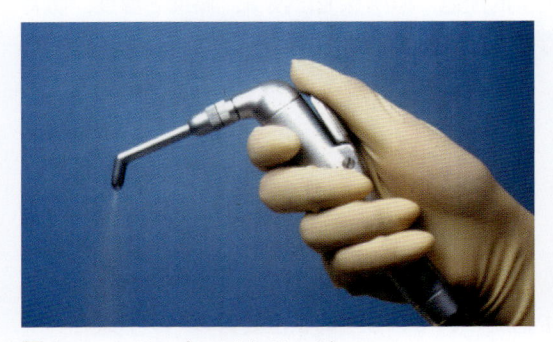

図2-4 スリーウェイシリンジ

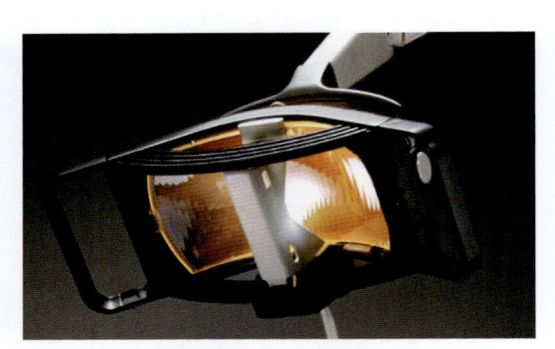

図2-5 術野照明用のライト（無影灯）

ので，基本装置は回転切削器械（図2-3），スリーウェイシリンジ（図2-4，気銃，水銃，噴霧器），給排水装置（洗口用給水装置，吸引装置，排唾管，スピットンなど），術野照明用ライト（図2-5，無影灯），ブラケットテーブルなどである．

さらに，最近では，可視光線照射器，超音波スケーラーなどを併設している歯科用ユニットもある．図2-6に各部の名称を示す．

C 椅　子

術者用とアシスタント用の2種類がある．術者の体型や術野に合った高さに調節でき，患者の口腔を中心に回転移動できるものと，固定されて術者の最適な条件を設定して診療できるものがある（図2-7）．アシスタント用も調節可能で，術者よりも10〜15cm高くして使用する．

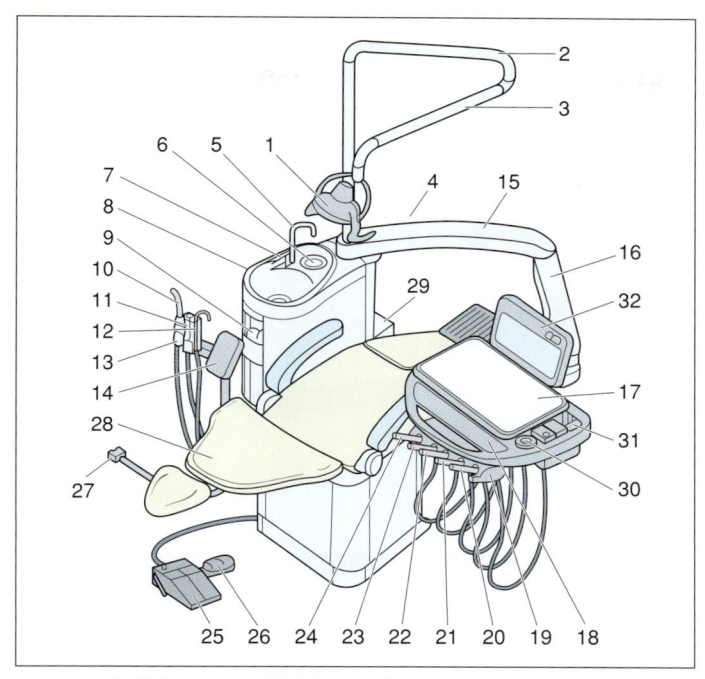

図2-6 歯科用ユニットの各部の名称

1. オペレーティングライト（無影灯）
2. ライト第一アーム
3. ライトバランスアーム
4. ユニット本体
5. コップ給水管
6. コップ給水台
7. 鉢洗い管
8. スピットン
9. バキュームフィルター
10. バキューム
11. スリーウェイシリンジ
12. 排唾管
13. アシスタントエクィプメントハンガー
14. アシスタント側パネルスイッチ
15. テーブル第一アーム
16. テーブルバランスアーム
17. テーブル
18. テーブル側パネルスイッチ
19. インスツルメントハンガー
20. 増設インスツルメント
21. エアタービンハンドピース
22. マイクロモーター
23. エアタービンハンドピース
24. スリーウェイシリンジ
25. フットコントローラー
26. 椅子用フットコントローラー
27. アシスタントエクィプメントハンガー掛け
28. チェアー
29. ジャンクションボックス
30. 汚物入れ
31. ガスバーナー
32. フィルムビュアー

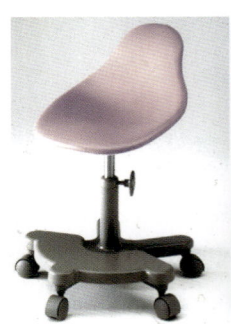

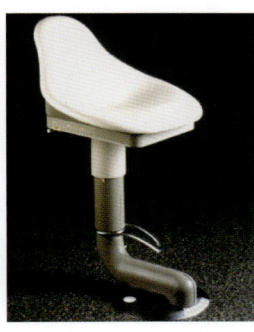

図2-7 術者用の椅子

1. 診療設備 | 49

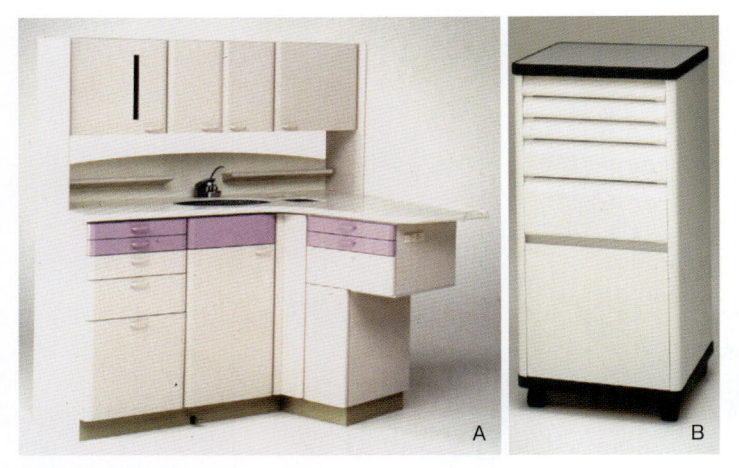

図 2-8　歯科用キャビネット
　A：固定式（大型），B：移動式（小型）

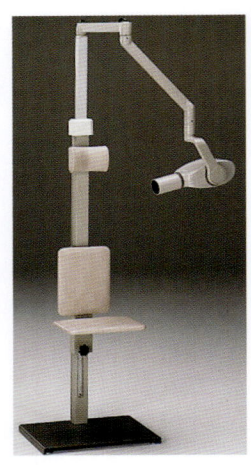

図 2-9　エックス線装置

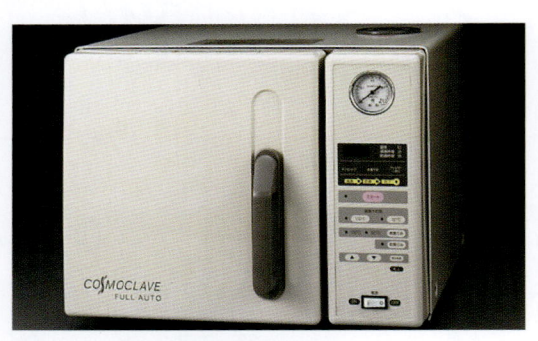

図 2-10　卓上小型自動滅菌器

D 歯科用キャビネット

　滅菌消毒した小器具や材料，薬品などを格納する戸棚である．キャビネットの上は術者やアシスタントの作業台としても使用できる．各診療エリアの隔壁として使用できる大型で固定式のものと，小型で移動できるものがある（図 2-8）．

E そのほか（補助診療用具）

　エックス線装置（図 2-9，診療室に設置するときは放射線防護のため 1.5〜2.0mm の鉛板の遮蔽板で囲む必要がある），薬品戸棚，器械材料用戸棚，滅菌消毒装置（図 2-10），室内照明設備，冷暖房設備，換気装置，術者の手洗い台などがある．さらに特殊な診断・治療用器具，救急蘇生設備などを機能的，合理的に配置する．

2 診療姿勢

　胴をねじったり，頭を回したり，つま先でバランスをとったりする姿勢で長時間にわたって作業すると，疲労が激しく，精神的なストレスも加わって術者の健康に影響を与えると考えられる．
　したがって，治療時に正しい姿勢をとり，適切な位置を占めることによって，術者は長時間にわたる精密な作業から生じる精神的，肉体的な緊張や疲労を減らし，作業の能率を高め，術者自身の健康を保持することができる．

A 術者・患者の姿勢

　人間工学的な立場からみて，最も合理的な術者の基本姿勢は，特殊な場合（抜歯のような大きな力を必要とする場合や咬合採得などの場合）を除いて，患者がリラックスでき，脳貧血の事故も少ない利点がある**仰臥位**をとり，術者が**座位**をとることである（**図 2-11**）．
　術者の頭部は矢状方向に約30°前傾し，眼と作業点の位置は25～30cm，背柱は正中矢状断面とほぼ平行になる．前腕は上腕と約60～90°の角度で肘はなるべく身体につけるようにし，手指は心臓位と肘関節の間にある．両膝は正中矢状断面から等距離にあり，大腿部はやや前さがりであり，足の裏がしっかり床面に接する（**図 2-12**）．
　術者の位置は時計の文字盤（短針の位置）になぞらえて表現される．患者を仰臥位にしたときの患者の頭部正中の位置を 12：00 とすると，患者に対する術者の位置は 11：30 の位置が最もよく，通常，9：30～12：30 の範囲におさまる（**図 2-13**）．

B 視野の確保

　患者が仰臥位の場合，上顎の咬合面が床面に垂直になるのが標準とされている．この基準位を中心に患者頭部を前方（スピーの彎曲の大きい下顎小臼歯の咬合面や下顎前歯舌面の治療の場合），または後方（上顎臼歯部の咬合面や口が開けにくい患者の治療の場合）に傾斜させ（**図 2-14A**），また，左右側最大45°の範囲で回転させて，前歯部では近遠心面，臼歯部では頬舌側面の視野を確保するこ

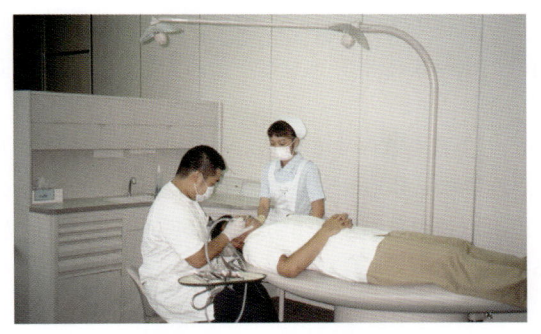

図 2-11 術者（座位），患者（仰臥位）の姿勢

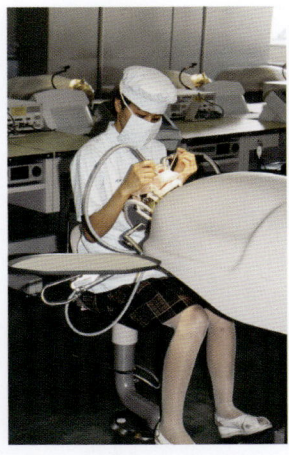

図 2-12　術者の基本姿勢　　　図 2-13　術者の位置

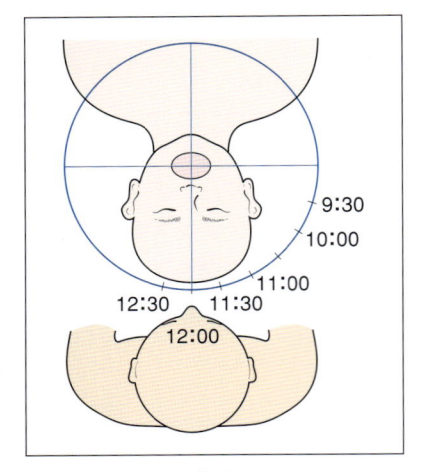

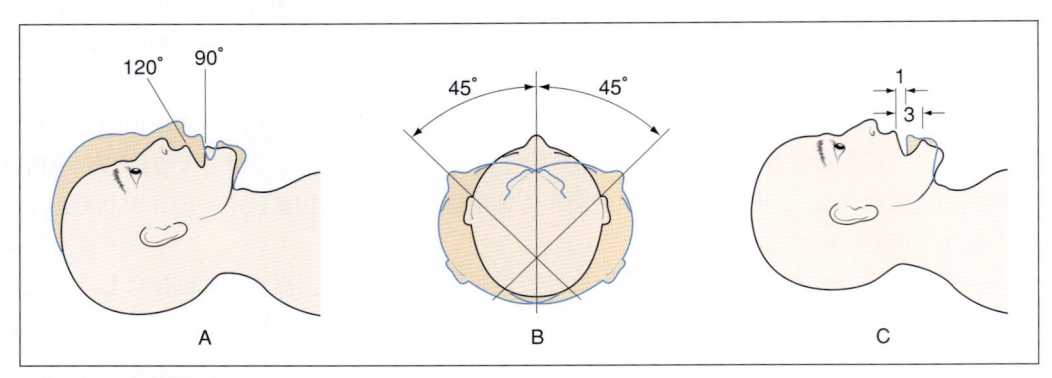

図 2-14　視野の確保
　A：患者頭部の前後の角度（上顎咬合平面が床に対して 90 ～ 120°）
　B：患者頭部の左右の角度（左右それぞれ 45°ずつ）
　C：下顎の開口度（1 横指～ 3 横指）

とがある（**図 2-14B**）．さらに作業部位によって開口の範囲を決める（唇頬側の治療のときは 1 横指，ほかの大部分の治療のときは 3 横指ぐらいに開口させる（**図 2-14C**）．

　以上のように患者頭部の角度，開口度，さらに術者の位置などを工夫することによって約 70 ～ 80％は直視して治療することができる．しかし，口腔内のすべての歯面をみることはできないので鏡視を併用する必要がある．しかし，この**鏡視法（ミラーテクニック）**は視野の範囲が限られ，鏡面が汚れやすく，また助手の有無によって能率が異なるなどの問題点がある．したがって，鏡視下で精密作業を行うには訓練が必要になる．

　また，照明が不十分な場合は，視野を確保するために術者の姿勢が崩れたり，眼が疲労しやすくなる．照度は 10,000 ルクス以上，輝度は 2,000nt 以下が適している．照明の投光方向は作業点の位置に応じて調節する必要があり，患者口腔の真上にくるものを標準位置とし，前方位，後方位，後方位右側，後方位左側の 5 方向がある．

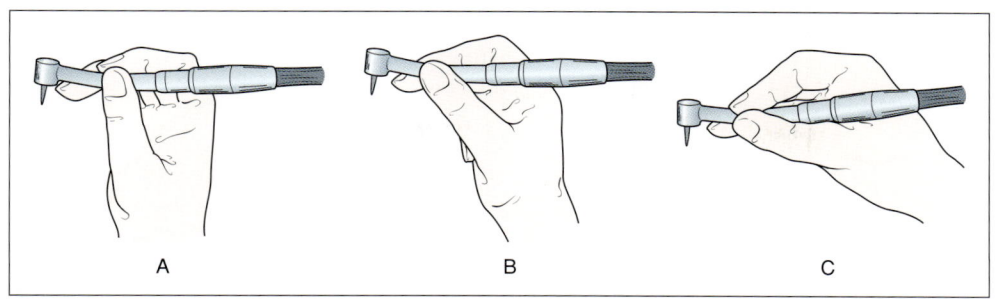

図 2-15　ハンドピースの把持法
　　A：グリップ 1，B：グリップ 2，C：グリップ 3

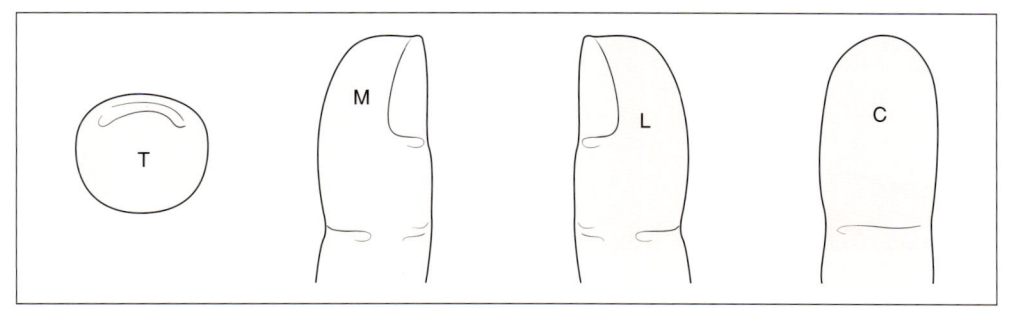

図 2-16　固定指の接触部位

C　ハンドピースの把持

　ハンドピースの把持は手首や指先にストレスがかからず，器具の先端の動きを的確にコントロールできるようにしなければならない．そのために，第一，第二指で把持し，第三指をそれに添えて作業点との固定に用いる**ペングリップ法**が用いられる．把持方法は，第一指と第二指の交わる角度によって次の三つに大別することができる（**図 2-15**）．
　① グリップ 1：第一指と第二指が 90°前後で交わる場合
　② グリップ 2：第一指と第二指が約 60°で交わる場合
　③ グリップ 3：第一指と第二指が約 30°で交わる場合
　これらの把持方法は，切削する歯の位置や手指の固定の場所に応じて選択する．

D　手指の固定

　口腔内で精密な作業を行うには，器具の先端の動きを正確にコントロールし，口腔内軟組織を傷つけないよう手指の安定した固定が大切である．手指の固定場所は原則として口腔内とし，作業点にできるだけ近く，歯または粘膜硬固部の不可動部におく．上顎歯の場合は上顎に，下顎歯の場合は下顎に求める．固定には第三指または第四指を用いるが，高速切削では第三指を固定と保持の両方に使うことが多い．固定指の接触部は主として第三指の指先であるが，同じ指でも指の中央先端部（T），外側（L），内側（M），腹部（C）と変化し，第一関節付近になることもある（**図 2-16**）．

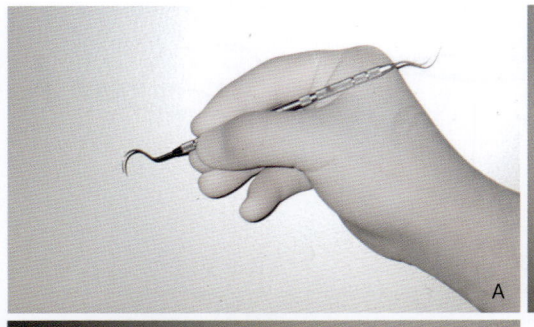

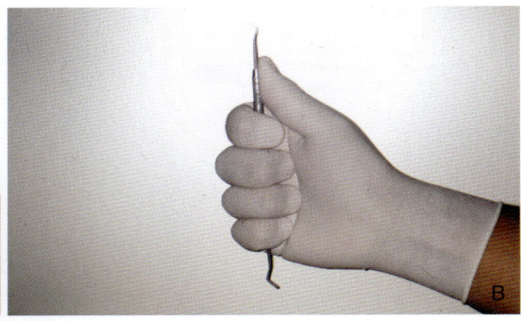

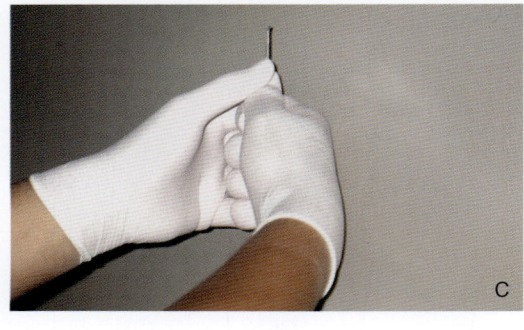

図 2-17　手用切削器具の把持法
　　　A：執筆状把持，B：拇掌把持，C：掌衡把持

1．手用切削器具把持法

手用切削器具の把持法は大別して2通りの方法がある（図2-17）．

1）執筆状把持（pen grasp）

第一，第二，第三指でペンを持つような持ち方で，広く応用される把持である．

2）拇掌把持（palm and thumb grasp）

器具を掌面に持ち，第一指を固定指とする．力を要する場合は**掌衡把持**（palm and thrust grasp）を用い，反対側の第一指をさらに固定指とする．

（山本宏治，堀田正人）

3　検査・診断

「医師は病気をみるのではなく，人格をもった人間をみなければならない（**全人治療**）」といわれて久しい．この言葉は，患者自身と患者のおかれている立場，環境にまで視点を広げて疾患をとらえる必要があるということを示している．したがって，患者に関する情報は疾患だけではなく，患者にかかわる多岐にわたる必要な情報を収集，整理し，疾患の原因にアプローチすることが肝要である．

特に歯科の二大疾患である**齲蝕**と**歯周病**は，糖尿病，高血圧，高脂血症，心臓病などと同様に生活習慣病に代表される**多因子性疾患**であることを考慮すると，患者のバックグランドを知らなければ病因にアプローチした医療にはならない．病因に根ざしていない治療は単に対症療法であり，疾患は繰り返されることになる．そこに医療面接，検査，および診断の重要性がある．

A 患者の癒しかた

歯科を受診する患者は単に歯科疾患を抱えているだけではなく，疾患を治したい，あるいは口腔の健康を維持増進したいという明らかな意思をもった主体として訪れている．さらに，疾患は患者自身の素因，歴史，過去および現在の生活習慣の反映として発症しているのであるから，歯科医師が患者を病人としてみるときは，それまで生きてきた患者全人と接することになる．すなわち，医療者はみずからのバックグラウンド，人生経験から得た智慮と臨床経験，臨床能力とを十二分に駆使して，来院した患者に接しなければならない．

このように歯科医師と患者とは互いに人生の一時点で疾患を介して接することになるため，最も重要な要件はコミュニケーションである．

B 医療面接

医療面接には以下の四つの目的がある．
① 情報収集：治療に必要な患者自身の主観的な情報の収集
② 信頼関係の確立：信頼関係なくして患者は歯科医師にみずからの情報を語らない．意識がないなどの救急医療を除く，通常の**インフォームド・コンセント**を前提とする治療には必須の事柄である
③ 治療的側面：患者は自分の訴えを聞いてもらうことで精神的負担を軽減できるため，治療的側面ももちあわせている
④ 情報提供：歯科医師側から提供できる疾患に関する情報の提供

医療面接の基本は，患者と歯科医師が対等な立場に立つことである．しかし実際には，医学的専門的知識や治療技術という点で歯科医師側が患者に対して優位に立っている．双方の立場がこうした特殊な関係にあるということを，まず歯科医師は十分に念頭におかなければならない．また，患者の話を聴くにはプライバシーが保たれているなどの患者が話しやすい環境，雰囲気づくりが大切である．もちろん，歯科医師の言葉づかい，視線，態度，身だしなみなどが不適切であれば成立し難い．

患者の治療計画を立案するには Problem Oriented System (**POS**) とよばれるシステムに基づいて患者の問題（疾患）を解決（治癒）することが一般的になっている．すなわち POS とは，患者の診療にかかわる種々の問題を第一義的にとらえ，患者のプロフィール，現病歴，既往歴，臨床所見，検査データなどの問題点をリストアップし，疾患との関係について検討，評価していくつか複数の治療計画を立案し，患者が最良の治療を受けることができるように全コ・デンタルスタッフが協力して進める作業システムのことである．この作業段階を経て，患者にその時点で考えられる病態や治療方針を説明し，治療に参加する同意を得なければならない（インフォームド・コンセント医療）．

C 病歴の取りかた

1．問診

Osler W. が "Listen to the patient, he is telling you the diagnosis." (1919年) と述べているように，医療面接は患者と疾患を把握する第一歩であり，非常に重要な事柄である．主訴を問診する前に，「お

仕事はなんですか」，「お住まいはどちらですか」などのほかの書類からわかる事柄でも問いかける中立的質問から開始して，話の取り掛かりをつくることも必要である．

　なかでもBATHE法は患者に対しどのように質問し，どのように応答すれば，患者はどのように感じ，どのように安心するかを示す問診法である．Bは患者背景（background）で，たとえば「あなたに今何が起こっていますか」という質問に代表される．Aは感情（affect）で，「それについて，あなたはどう感じていますか」，Tは最大の問題点（trouble），「一番悩んでいることは何ですか」，Hは処理（handling），「それをどう処理していますか」，そしてEは共感（empathy）であり，「それは大変難しい状況でしょうね」と応対して患者の訴えを正当化して，結果として患者に安心感を与えることになる．この五つの要素を組み合わせて患者に対し全人的配慮をしつつ問診することが推奨されている．

　問診に際しては患者の口腔状態や身体症状〔医学的問題（M）：medical problem〕を把握するのみならず，患者のもつ心理的背景〔精神的心理的問題（P）：psychological problem〕や社会的，経済的問題〔社会的経済的問題（S）：socio-economic problem〕をうまく聞き出し，把握するように努める．

1）主　訴

　患者の来院理由を尋ねる．この場合，回答の仕方を患者に委ねる開放型質問から開始し，徐々に「はい，いいえ」で答える閉鎖型質問に移行していく．記録は患者自身の表現する言葉で書く．

2）現病歴

　主訴に対する病歴を確認する．この場合，OPQRSTで聞くことが推奨される．問診の順序は適宜変更してかまわない．

O：onset（いつから）
症状がいつから発症して，どのように経過したかを尋ねる．

P：provocativeおよびpalliative（悪化および寛解因子）
provocativeは症状を発生させるような因子，たとえば「水を飲むと痛くなる」などを聞き出す．
palliativeは症状を和らげるようなこと，たとえば「ぬるま湯を飲むと楽になる」などを聞き出す．

Q：quality（性状）
症状の特徴，たとえば「水を飲むとズキズキする痛みが5分ほど続く」などを聞き出す．

R：region（部位），radiation（放散），related（関連症状）
症状の部位，その範囲，それに関連する症状を尋ねる．

S：severity（強さ，重症度）
症状の重症度，たとえば「歯を合わせられない痛み」，「口を開けて息ができない痛み」などを聞き出す．

T：temporal characteristics（時間的特徴）
症状が発現する時間的特徴，たとえば「寝てからしばらくすると痛くなる」などを聞き出す．

3）既往歴

　患者に記載してもらった質問表から，現在も含めて過去に罹患した疾患，外傷，手術歴，入院歴など，主訴と関連性のない疾患についても年代順に問診する．必要があれば当該病院，医院，診療科担当医

に照会する．

4）薬　歴

現在服用している薬剤名，量，用法を聞く．また，過去に投薬を中断したことがあれば，その理由を尋ねる．全身疾患を有する者，あるいは高齢者の診療では重要な要件になる．

5）アレルギー，特異体質，遺伝的素因

アレルギーや特異体質はときに治療行為が患者にとって致命的なことにもなるため，きわめて重要な問診項目である．

6）家族歴

現病歴と類似した疾患をもつ家族について問診する．家族性疾患との鑑別に必要である．

7）生活像

患者の疾患への認識・理解度と治療への期待度や協力度，習慣・習癖，嗜好，障害，面接時の態度と印象など，患者に関する事柄，および生活状況，社会的環境，家庭環境などについてまとめる．

8）患者の精神的心理的問題，社会的経済的問題に由来する希望

患者の治療に対する希望，たとえば，痛くない治療，治療費，治療期間，来院回数，治療範囲などについて尋ねる．

4 検査法

医療面接が患者の主観的側面に立っているのに対し，検査は歯科医師側が収集する客観的データであり，適切な診断と治療計画を決定するのに必要不可欠な要件である．検査には体形，体格，顔貌などの外観にかかわる検査所見と口腔内の検査所見とがあるが，ここでは主として歯の検査法を述べる．

A 検査用器具

口腔の基本的検査用器具としては，デンタルミラー，デンタルピンセット，探針（デンタルエキスプローラ），ポケットプローブ，スプーンエキスカベーター，デンタルフロスなどがある（図2-18）．

B 検査・診断法

1．視　診

まず口腔全体の状態を，対合関係，隣接関係，位置異常，口腔清掃状態，歯数，喪失歯，齲蝕と実質欠損の位置と大きさ，修復歯，歯肉や頰粘膜の状態などを照明下で直視あるいはデンタルミラーで観察する．個々の歯の白濁や変色，着色，ならびに修復物辺縁の微妙な色調変化などは乾燥状態で観

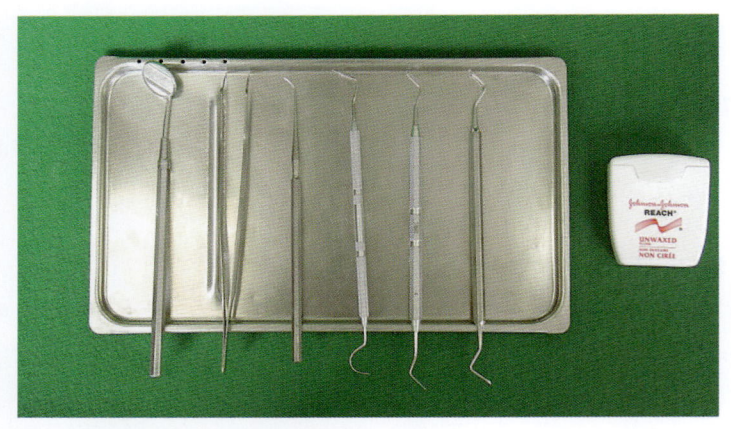

図2-18　基本的口腔内検査用器具

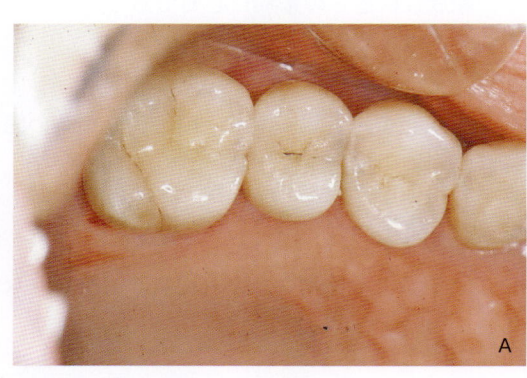

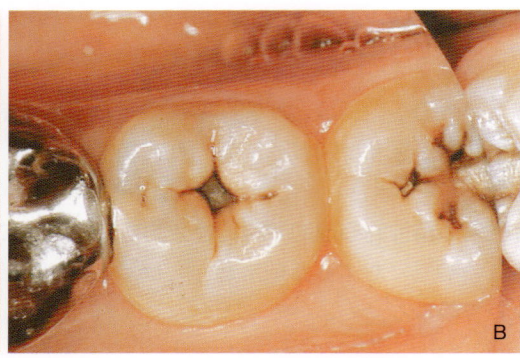

図2-19　視診
A：上顎齲蝕第一および第二小臼歯の辺縁隆線部からくすんだ色が透過して認められる．隣接面齲蝕が疑われる．確定には咬翼法エックス線検査なども用いる
B：下顎右側第二大臼歯咬合面の慢性に進行した齲蝕（ミラー像）

察することが推奨される（図2-19A, B）．また，隣接面齲蝕などはプラークや食物残渣で覆われていることがあるため，ブリストルブラシやデンタルフロスで歯の沈着物をあらかじめ清掃，除去しておく．歯面の清掃は齲蝕の範囲を観察するうえでも必要な要件である．

隣接面齲蝕の状態が観察しにくい場合は補助器具として歯間分離器を用い，患部を明示して精査する（図2-20）．

2．触　診

通常，歯の検査は左手にデンタルミラー，右手に探針をもって行う．近年，表層が連続性に保たれているような初期エナメル質齲蝕病巣の触診では，鋭利な探針を強く押し付けることによって齲蝕病巣表層が破壊され人工的齲窩が形成されて齲蝕が進行する懸念が叫ばれ，学校歯科保健ではCOという概念が導入されている．したがって，初期エナメル質齲蝕病巣の検査にあたっては鋭利な探針を避け，鈍い先端の探針を軽圧で用いるか，探針先端ではなく横腹で粗糙感を触知するのみとするか（図2-20），あるいはまったく用いず，視診のみで行うべきであると提唱する臨床家も少なくない．しかし齲窩が形成された齲蝕病巣には探針を挿入して罹患歯質の硬さ，範囲，深さを検査してかまわない

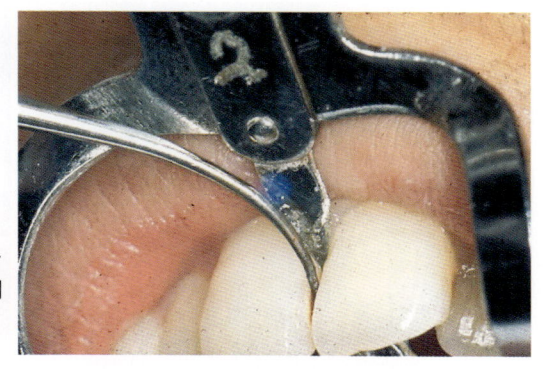

図2-20 上顎中切歯隣接面を歯間分離して視診するとともに，探針の腹を使って触診する．初期エナメル質齲蝕には決して強圧で突き刺すようにしてはならない

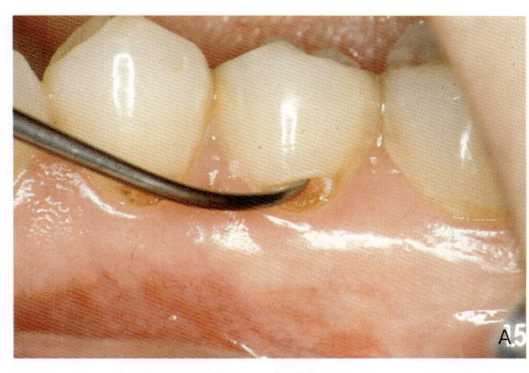

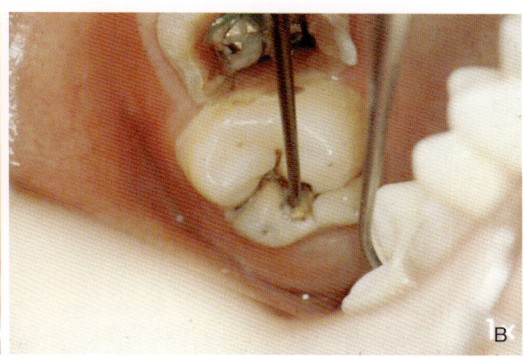

図2-21 齲窩を形成した齲蝕の探針による触診
A：下顎左側第二小臼歯頬側歯頸側1/3の中等度の齲蝕．探針の先端を使用して齲蝕象牙質の硬さを触知する
B：上顎左側第二大臼歯咬合面小窩裂溝部の齲蝕の触診（ミラー像）

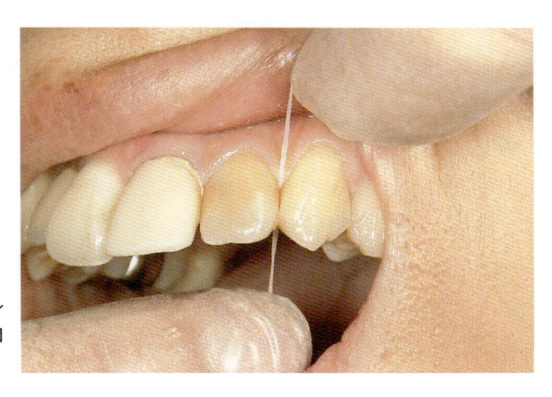

図2-22 上顎左側側切歯の遠心隣接面齲蝕のデンタルフロスによる検査．齲窩が存在するとフロスがささくれたり，切れたりする

（図2-21A，B）．また，探針は修復物辺縁の適合状態を検査するのに適している．

スプーンエキスカベーターは，時として罹患歯質を除去しながら触診する場合に用いる．

デンタルフロスは隣接面を通過させるとき引っかかりや繊維の切断で隣接面の齲蝕，修復物辺縁の適合状態を検査することができる（図2-22）．

3．打 診

歯科用ピンセットや探針の杷柄部を用い，歯を軽く叩いて違和感，疼痛の反応，不快感や清・濁の打診音の変化を検査する．打診は患歯のみではなく，健全な隣在歯や反対側の同名歯を対照として用

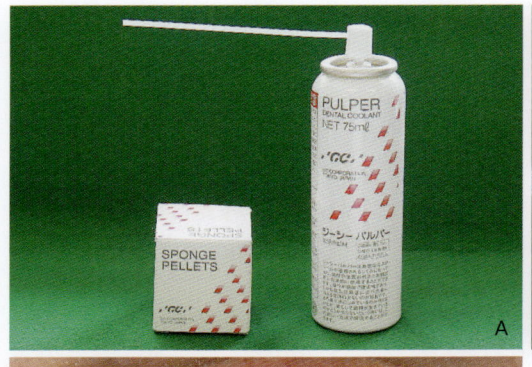

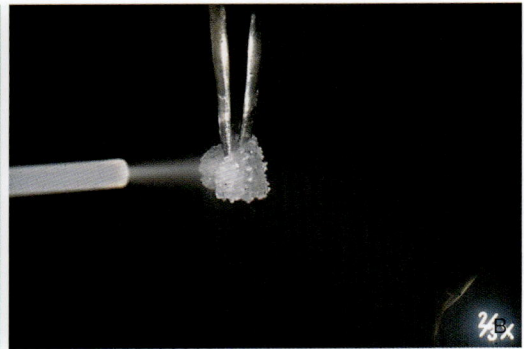

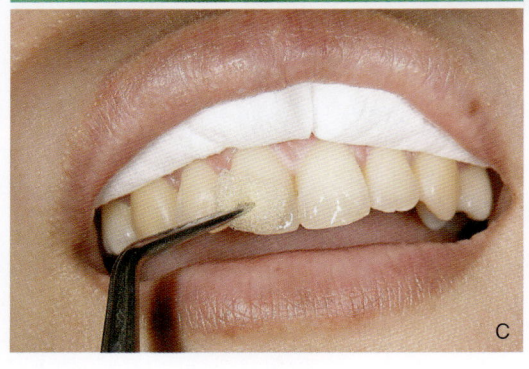

図2-23 温度診
A：気化熱吸収型スプレー
B：スポンジ片にスプレーを吹きつける
C：スポンジを唇面に押しつけて冷刺激反応をみる

いる．健康な歯周組織の場合は高く清んだ打診音となるが，歯周組織に異常があると低く鈍い音がする．不快感や疼痛がある場合は歯周組織に炎症があることを示唆する．打診の方法には歯軸方向に行う垂直打診と，唇側あるいは頰側から行う水平打診がある．また，打診の際左手の指を歯肉にあてがって振動を触知すると歯周組織の状態を大まかに把握できる．

4．歯の動揺度，隣接接触状態

歯の動揺度により歯槽骨への植立状態，外傷による歯槽骨の破壊程度，歯周炎による骨の吸収程度などを検査する．検査法は歯科用ピンセットを前歯では唇舌的に把持して，臼歯では咬合面小窩にピンセット先端を押し当てて唇頰舌的，および近遠心的に動かして検査する．判定基準は0度から3度に分類されている．

0度：生理的な動揺の範囲（0.2mm以内）
1度：唇舌方向にわずかに動揺する（0.2〜1.0mm）
2度：唇舌方向に中等度に，近遠心方向にわずかに動揺する（0.2〜1.0mm）
3度：唇舌方向，近遠心方向に動揺がみられ（2.0mm以上），歯軸方向にも動揺する

動揺度は直接歯の硬組織疾患に関係はしないが，歯冠修復法を決定するときの考慮として重要になる．

5．温度診

歯面に冷刺激（冷水，氷片，気化熱吸収型スプレー），および温熱刺激（温水，加熱ストッピング）を加えて，疼痛の有無，強度，持続時間を検査する（図2-23A〜C）．歯髄診断の一環である．

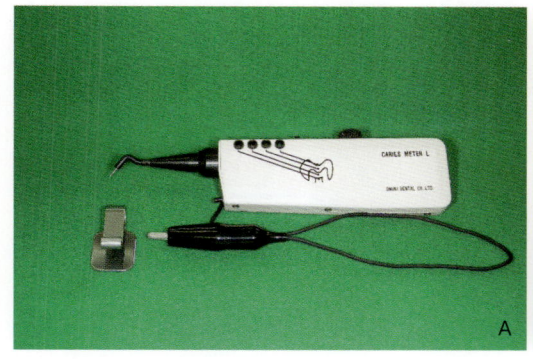

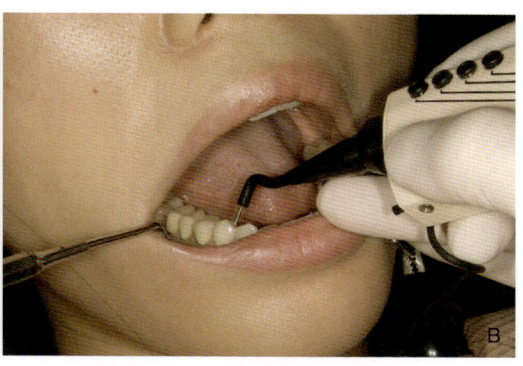

図 2-24　インピーダンス測定
　　A：カリエスメーター，B：咬合面小窩の測定．測定部位の防湿は重要である

6．インピーダンス測定

　歯の硬組織疾患部に生じるインピーダンスの値（交流の電流を流したときに生じる**電気抵抗値**）を計測して，主として歯の実質欠損の深さの程度を検査する（**図 2-24 A，B**）．健全な歯質は抵抗値が大きいが，齲蝕病巣が進行すると低下する性質を利用している．市販される測定機器としてカリエスメーター（商品名）がある．測定にあたっては測定部位の防湿をしなければならない．

　齲蝕の場合，電気抵抗値と齲蝕程度との関係は以下の通りである．

　600 kΩ 以上：健全エナメル質〜エナメル質初期齲蝕

　250〜600 kΩ：エナメル質齲蝕

　250 kΩ 以下：象牙質齲蝕

　15 kΩ 以下：露髄

7．歯髄電気診

　簡易防湿下，歯面に電極を当てて高周波電流を流して疼痛を誘発し，歯髄の生死，閾値の低下あるいは上昇を測定して歯髄の状態を検査する（**図 2-25 A，B**）．疼痛の表現には個人差があるため必ず対称歯と比較する．ペースメーカーの使用者には禁忌である．また，根未完成歯では反応閾値は高くなる．歯髄の生死鑑別法としては信頼性があるが，反応閾値と歯髄の病態との関連性は明確ではない．

8．エックス線検査

　歯の硬組織疾患の検査には非常に有効な検査法である．特に視診や触診で検査できないような隣接面齲蝕に有用である．撮影法は等長投影法が基本的であるが，臼歯部隣接面齲蝕の検査には特に**咬翼法**が有用である（**図 2-26 A〜C**）．得られる情報としては，隣接面齲蝕の範囲や程度と歯髄腔との位置関係，歯髄腔の変化，第三象牙質の添加，修復物辺縁の適合状態と二次齲蝕のほか，破折，歯槽骨骨頂部，歯根膜腔などきわめて多岐にわたっている．

9．透照診

　健康なエナメル質は光をある程度透過する性質を有しているため，透過光は明るくみえる．しかし，

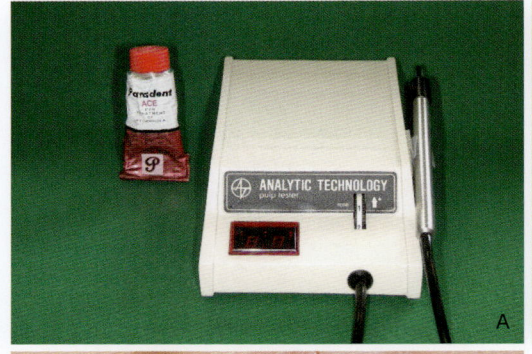

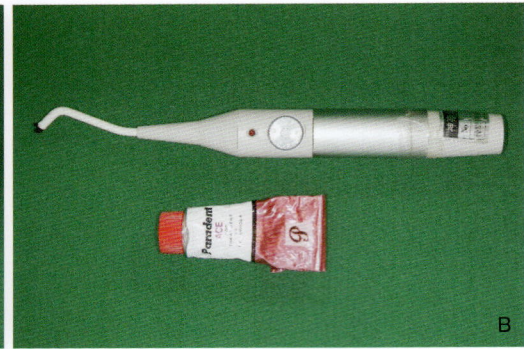

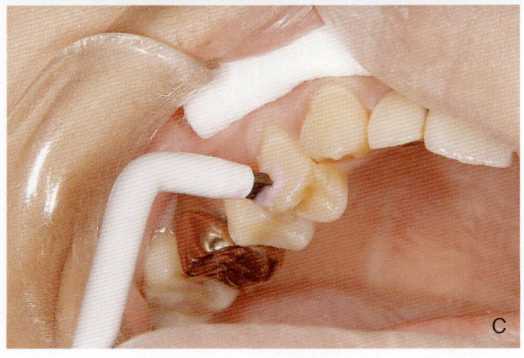

図 2-25　歯髄電気診
　A, B：歯髄電気診断器
　C：患歯に電流を通して反応閾値の変化をみる．患歯の防湿が必要である

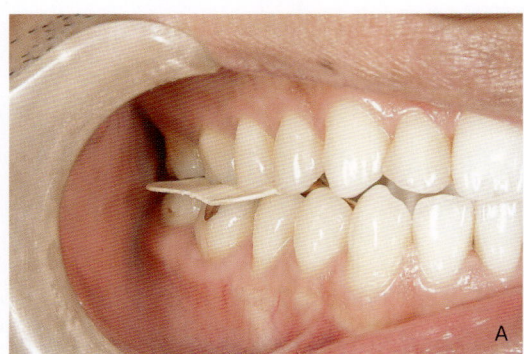

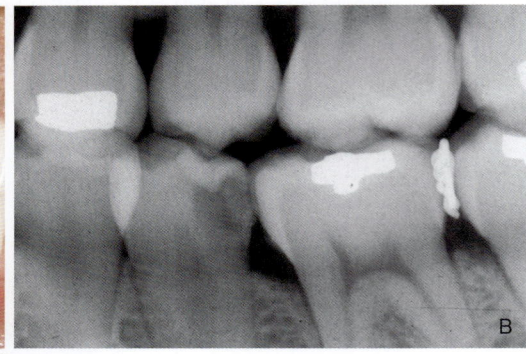

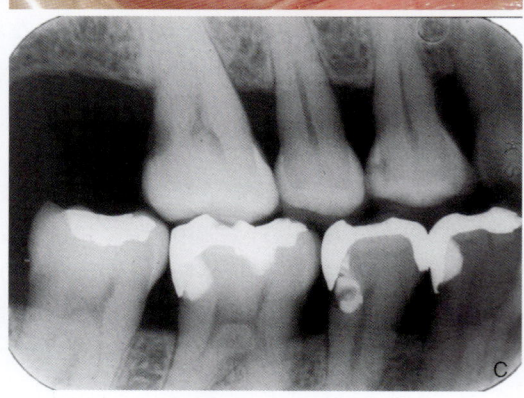

図 2-26　エックス線検査
　A：咬翼法による齲蝕の検査
　B：咬翼法のエックス線写真像．隣接面齲蝕が認められる
　C：咬翼法のエックス線写真像．隣接面齲蝕のほか，根面齲蝕，修復物辺縁に二次齲蝕が認められる

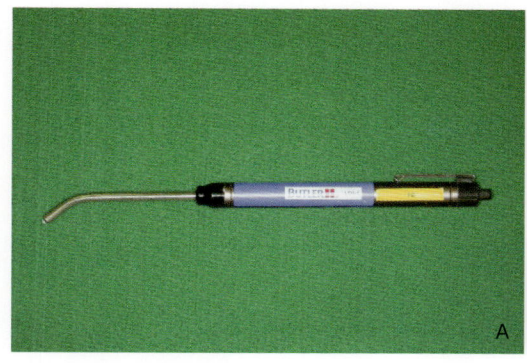

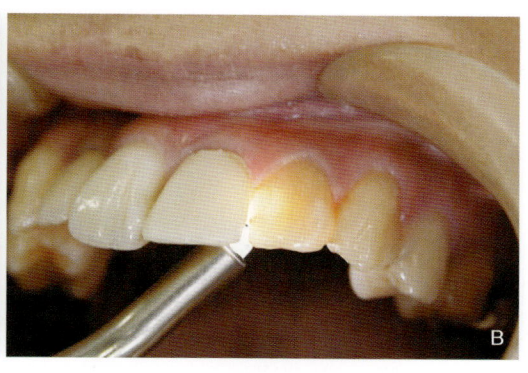

図 2-27　透照診
A：透照診ペンライト，B：切縁側の二次齲蝕とコンポジットレジンの辺縁が明瞭に判定できる

光路に齲蝕病層のように多孔性の部分があると乱反射して透過率が低下するために暗くみえる．この性質を利用して隣接面齲蝕の検査に頻用されている（図 2-27 A，B）．齲蝕のほか，亀裂，破折の検査にも用いられる．

10．レーザー蛍光強度測定

　励起波長 620〜650 nm の赤色半導体レーザーを歯質に照射すると健全歯質と齲蝕部では 680 nm 以上の蛍光波長に差があることを利用した検査機器である．この原理を利用した製品としてダイアグノデント（商品名）がある．ダイアグノデントには 0〜99 の数値が表示されるようになっており，プローブは平滑面用と小窩裂溝用とがあるが，隣接面齲蝕の検査は困難である（図 2-28 A〜C）．一応の評価目安としては以下の 4 段階に分けられている．

　0〜14：非活動性の齲蝕で，特に処置は不要である
　15〜20：再石灰化療法の適応で可逆性反応が可能．予防処置を選択する
　21〜30：患者の齲蝕リスクを考慮し，予防処置もしくは修復処置
　31〜99：象牙質まで齲蝕が進行していると判断し，修復処置

11．可視光線励起蛍光定量法（QLF 法：Quantitative Light-induced Fluorescence）

　特定波長の青色光を歯に照射するとエナメル象牙境付近から黄緑色の蛍光が発生することを応用していることから，この名前が付けられた．発生する蛍光の強さを数値化して診断する．高価なためまだ一般には普及していない．

12．麻酔診

　疼痛の原因歯が特定できない場合に局所麻酔を行い，疼痛の消失により判定する．

13．模型検査

　歯列の状態，対合関係，咬合干渉部，歯冠形態の異常，咬耗，摩耗，歯肉の形態の異常のほか，視診では発見しづらい部位の修復物の適合状態を検査できる．特に舌側からも咬合関係を観察できる長所がある．

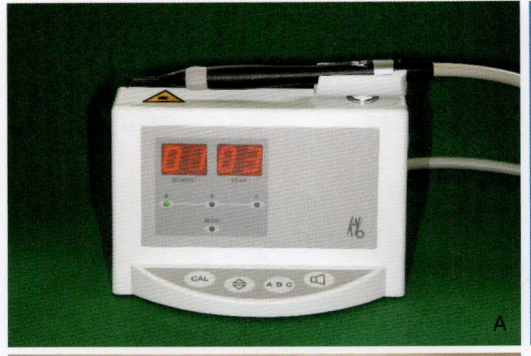

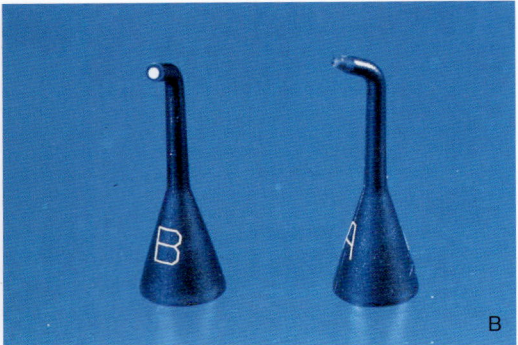

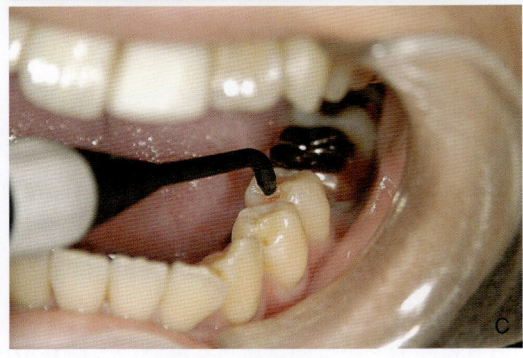

図 2-28　レーザー蛍光強度測定
　A：ダイアグノデント
　B：付属プローブ．A は小窩裂溝用，B は平滑面用
　C：ダイアグノデントによる小窩裂溝齲蝕の検査

14. 咬合検査

患歯を中心とした対合関係を，咬合紙やオクルーザルインディケーティングワックスなどで検査する．アブフラクションなど咬合の異常により生じる歯の硬組織疾患の検査には有効な手段である．

15. そのほか

1）齲蝕リスク検査

唾液中ミュータンスレンサ球菌数，唾液中乳酸桿菌数，唾液緩衝能，刺激唾液量を検査する．

2）金属アレルギー検査

歯科に用いられる金属をしみ込ませたテープを背中や上腕の皮膚にパッチテストとして貼りつけて皮膚反応を検査する．

5 検査に必要な基礎知識

A 歯の表しかた

個々の歯の文字による表示法としては，まず，上下顎から始めて，左右，歯種の順に表記する．たとえば，「上顎左側第一大臼歯」のように表す．

1. 歯式

個々の歯を文字で表すことは非効率的であるため，臨床では通常歯式で表す．現在用いられている歯式には以下の3種類がある．

1) Zsigmondy法（図2-29）

Zsigmondy Palmer法，あるいはChevron Systemともよばれる．最も古くから用いられている表示法で，わが国の医療保険制度でも採用されている．患者を正面からみて歯列を上および下顎に，ついで正中から左右に4分割する．永久歯列では中切歯から第三大臼歯まで1～8までの数字で，乳歯列ではA～Eのアルファベットで表示する．上下左右のカギカッコをつけてそのなかに数字を入れなければならため，コンピュータ化には適していない欠点がある．

```
8 7 6 5 4 3 2 1 | 1 2 3 4 5 6 7 8
8 7 6 5 4 3 2 1 | 1 2 3 4 5 6 7 8
```

図2-29　Zsigmondy法

2) FDIシステム（2数字法，またはTwo-digit System）（図2-30）

1971年FDIで承認された表示法で，歯種を2桁の数字で表す．歯列を正中で上下左右の四つに区分し，永久歯列では上顎右側→上顎左側→下顎左側→下顎右側の順に10の位に1～4の数字を付け，1の位には中切歯から第三大臼歯までをそれぞれ1～8で表す．すなわち，上顎右側は11～18，上顎左側は21～28，下顎左側は31～38，下顎右側は41～48とする．乳歯列は同様に上顎右側は51～55，上顎左側は61～65，下顎左側は71～75，下顎右側は81～85となる．

```
18 17 16 15 14 13 12 11 | 21 22 23 24 25 26 27 28
48 47 46 45 44 43 42 41 | 31 32 33 34 35 36 37 38
```

図2-30　FDIシステム（2数字法，またはTwo-digit System）

3) ADA方式（Universal numbering system）（図2-31）

米国歯科医師会（ADA）で採用されている表示法で，永久歯列は上顎右側第三大臼歯から上顎左側第三大臼歯までを1～16，下顎左側第三大臼歯から下顎右側第三大臼歯を17～32で表示する．乳歯列では，同様に，上顎右側第二乳臼歯から下顎右側第二乳臼歯までをA～Tで表示する．

```
 1  2  3  4  5  6  7  8 |  9 10 11 12 13 14 15 16
32 31 30 29 28 27 26 25 | 24 23 22 21 20 19 18 17
```

図2-31　ADA方式（Universal numbering system）

B 歯面の表示法

1．解剖学的名称による表示

歯の近心面を M (medial)，咬合面を O (occlusal)，切縁面を I (incisal)，遠心面を D (distal)，唇面を LA (labial)，頰面を B (buccal)，舌面を L (lingual)，口蓋面を P (palatal)，隣接面を PR (proximal) と表記する．そのほか，唇面と頰面を合わせて F (facial) と表記する場合もある．

2．番号による表示

歯の近心面を 1，遠心面を 2，唇面と頰面を 3，舌面と口蓋面を 4，咬合面切縁面を 5 と表記する．斜走隆線が発達して咬合面が二分された上顎大臼歯では，近心咬合面を 5，遠心咬合面を 6 と表記する．

（寺中敏夫）

6 齲蝕の病因と病態

A 齲蝕の病因論

1．発症機構
1）古典的化学細菌説

齲蝕は古代から人類を悩ませてきた疾患の一つであり，これまでその病因論に関する膨大な知識が蓄積されてきた．今日では，齲蝕の発症とその臨床的抑制法に関する**カリオロジー**という学問の飛躍的進歩によって，齲蝕治療の概念も大きく変革してきている．しかし，齲蝕発症の病因論あるいは発症機構として，1889 年に提唱された Miller の化学細菌説（酸産生説）は，古典的ではあるが齲蝕の病因論の基礎的理論として今日まで大きな影響を残している．すなわち，齲蝕は種々の細菌が糖質を醱酵することによって産生される有機酸によって歯質が脱灰されて生じるものであり，脱灰の進行によって歯質が崩壊する（図 2-32）．さらに，細菌は崩壊したエナメル質から象牙質へと侵入し，象牙質を構成する有機質成分をも分解する，という考え方である．

2）齲蝕原因菌の特定

1924 年に Clarke J.K. は，齲窩の深部から酸産生能が高い未知のレンサ球菌を発見し，これを *Streptococcus mutans* と命名した．しかし，化学細菌説では，口腔内細菌の酸産生能に重点がおかれたこともあり，齲蝕の主要な原因菌は乳酸桿菌であると考えられていた時代が続き，本菌が再び注目されるまで 30 年あまりが経過した．その後，1950 年以降から無菌動物を齲蝕研究に使用する機運が高まったことで，齲蝕原因菌に関する理解に転換がみられた．すなわち，齲蝕を誘発するのは乳酸桿菌ではなく，**ミュータンスレンサ球菌**という一群の細菌種であると特定するものである．特に，1955 年に Orland F.J. が無菌ラットを用いて行った研究は，齲蝕の発症と原因菌特定に関して以下のような知見を与えた．

① 齲蝕は細菌性疾患である

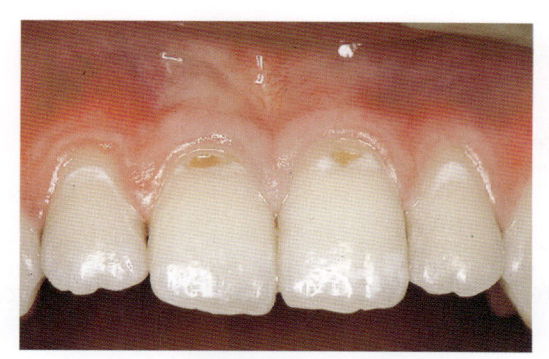

図 2-32　上顎前歯部の歯頸部付近に，初期齲蝕（白斑）から齲窩の形成初期の状態を認める

　② 比較的単純な細菌叢で齲蝕が発生する
　③ タンパク質分解能をもたない細菌によって齲蝕が発症する
　このように，ミュータンスレンサ球菌による細菌感染症として齲蝕発症のメカニズムが構築されたことは，カリオロジーという学問体系が大きく進歩する端緒となった．
　ヒトの口腔内から分離されるミュータンスレンサ球菌は，遺伝学的，免疫学的および生化学的に性状が異なる 7 つの菌種に細分される．現在では，これら齲蝕原性口腔レンサ球菌を呼称するときはミュータンスレンサ球菌（mutans streptococci）を用い，学名とは別に集合的な通称として用いている．齲蝕の発生に際して，これらミュータンスレンサ球菌が有する齲蝕原性因子としては，
　① 非水溶性で付着能を有するグルカンの産生
　② 高い酸産生能
　③ 耐酸性
　④ 飢餓環境下での酸産生能
があげられる．

3）齲蝕発症のメカニズム

　現在の齲蝕の病因論あるいはその発症機構は，次のように考えられている．
　まず，*Streptococcus mutans* をはじめとする齲蝕原性ミュータンスレンサ球菌が，周囲の家族，なかでも母親から子どもの口腔内に伝播し，そこで定着する．そして，齲蝕原生菌が食事中の糖質のうち特にスクロース（sucrose）を利用して，菌体外に粘着性のある不溶性グルカン（ムタン）あるいは水溶性グルカン（デキストラン）などを形成し，歯面および歯垢に付着して，**歯垢（プラーク）**形成の初期の段階を完了する．
　プラーク中では細菌の生育にかかわる環境が変化し，これによって異なる細菌種の相互作用にも変化をきたしながら早期定着細菌叢とは異なった細菌構成に移行していく．このように，プラークは多様な細菌が存在し，それぞれの拮抗因子などの相互作用を経て形成される膜状構造体（**バイオフィルム**）としてとらえることができる．バイオフィルムとしてのプラークは，その増殖過程で糖質をエネルギー源として利用し，代謝産物として乳酸などの有機酸を産生する．こうして生じた有機酸は，唾液に拡散されながら重炭酸塩によって中和され，結果として pH は中性領域に再び移行する．しかし，バイオフィルム内での有機酸の停滞時間が長くなると，局所における pH 低下が長時間継続するため

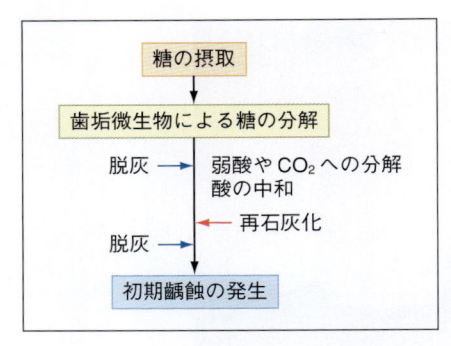

図 2-33 エナメル質齲蝕にいたる過程
脱灰と石灰化を繰り返して，そのバランスが崩れて齲窩を形成する

にエナメル質の脱灰が生じる（図 2-33）．

4）齲蝕とバイオフィルム

前述したように，バイオフィルムとは細菌と細菌自体が産生する菌体外多糖から形成される有機的生命集合体である．その構造は，細菌集団の積み重ねといった単純なものではなく，キノコ状の微小集落の間に水路を発達させた特異的な構造体であり，自然界における微生物の強靭な生命維持の場としてとらえられる．歯面に形成されたバイオフィルムであるプラークは，その厚みを増し，バリア効果によって内部が嫌気性で貧栄養状態となる．さらに，代謝産物である有機酸が拡散しにくくなり，pH が著しく低下する．この環境下で，ミュータンスレンサ球菌が主要な細菌となり，強い耐酸性を示す乳酸桿菌も増殖する．

成熟したバイオフィルム内では，摂食期には細菌の代謝に伴って乳酸が蓄積して pH が 4～5 まで低下し，食間期には乳酸の拡散と唾液による緩衝作用によって pH6～7 に上昇する．このように，バイオフィルムとしてのプラークの齲蝕病原性は，その内部での有機酸産生能と唾液による拡散および酸緩衝能とのバランスによって決定される．

5）脱灰と再石灰化

唾液中のカルシウムと無機リンとのイオン積濃度は歯質に対して過飽和であるが，pH が低下することによって脱灰と再石灰化のバランスが崩れると，その結果として齲蝕が生じる．口腔内においては，酸の蓄積によって必ずしもエナメル質の脱灰へ一方的に進行するものではなく，元の構造よりも安定した結晶の沈殿が付随して生じている．すなわち，口腔清掃あるいは唾液緩衝能などの環境条件が整えば，一方的な歯質の脱灰を抑制し，積極的な再石灰化を生じさせることも可能である．

歯質の石灰化において，唾液中に**フッ化物イオン**が共存すると，アパタイトの沈殿に伴ってフッ化物イオンが結晶中に取り込まれる．こうしてフッ素化されたアパタイトの溶解度積は，ハイドロキシアパタイトのそれに比較して，口腔内のいずれの pH 環境においても安定な結晶として存在する．

フッ化物イオンの作用としては，
① エナメル質の脱灰抑制
② 再石灰化促進
③ 歯質の耐酸性付与

が考えられており，数 ppm の濃度でその効果が発揮される．

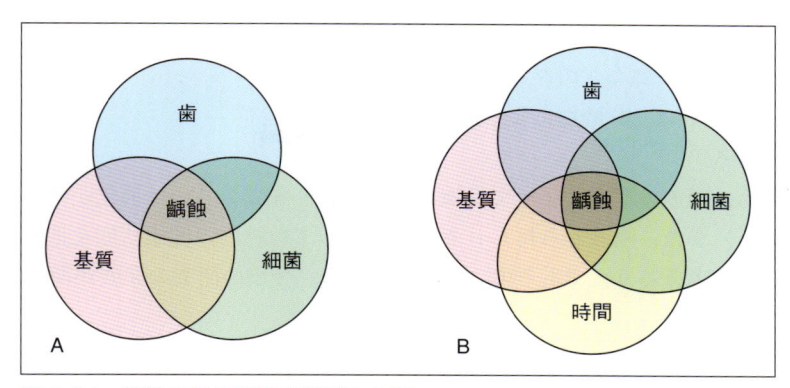

図 2-34　齲蝕の発症要因を整理した図
A：「Keyes の輪」（Keyes, P.H., 1969）
B：A にさらに時間の要因を追加した「四つの輪」（Newbrun, E., 1978）

フッ化物の応用とともに，現存する齲蝕予防法を組み合わせることによって，齲窩形成前の病変に対して，再石灰化反応が優勢になるように環境を整えて歯質の回復をめざす再石灰化療法が積極的に行われている．歯質を削って齲蝕処置を行う時代から，いかにして健康歯質を保存して齲蝕を治療あるいは予防するかに焦点が当てられている．

2．発症要因

齲蝕は，多因子性疾患ともいわれている．Keyes P.H.（1969）は，その発症にかかわる因子を，個体要因，病原要因および環境要因の三つに整理し，「Keyes の三つの輪」（**図 2-34A**）という概念を提示した．

すなわち，主として齲蝕に罹患する側である歯や唾液などの個体要因，齲蝕を発症させる病原要因，および齲蝕原性菌の活動の基盤となる基質，食事成分などの環境要因である．これらの要因が重複した条件が成立すると，齲蝕発症の危険性が高くなり，逆に，これらのいずれの要因が欠けても齲蝕は発症しない．さらに，Newbrun E.（1978）は，Keyes の輪の 3 要件に時間という要因を加え，これら四つの要因から齲蝕の発生をとらえることを試みた（**図 2-34B**）．すなわち，齲蝕は個体，病原体および食事の 3 要因が互いに作用し合って発生するが，齲蝕の進行が比較的緩慢であるところから，時間あるいは生活の要因の影響を強く受けることに着目した．

このように，多因子性疾患として理解される齲蝕ではあるが，その発生には齲蝕原性菌の存在が重要な役割を担っており，これを修飾する因子として環境的要因が深くかかわっていると理解できる．

3．唾　液

口腔内から非侵襲的に採取が可能な唾液を解析し，全身の健康の指標とする試みが行われている．齲蝕に関しても，唾液の物理化学的作用は，プラーク形成や感染の成立あるいは脱灰と再石灰化のプロセスに密接に関与している．唾液の作用のうちで，特に口腔保健あるいは歯質の保全に果たす役割としては，
① ムチンや高プロリンタンパク質による潤滑および保護作用
② 高プロリンタンパク質およびスタセリンが関与する再石灰化促進

③ カルシウムイオンやリン酸塩による脱灰抑制作用
④ ムチンやリゾチームなどのタンパク質による抗菌作用
⑤ 重炭酸塩あるいはリン酸塩による酸緩衝能

などがあげられる．

　これ以外にも，唾液の存在によって食塊が形成され，味覚あるいは消化が補助されるなど多くの機能を担っている．また，唾液から得られる情報によって口腔内の健康状態を把握することも可能であり，全身の健康を考えるうえでもその分析に関しては，今後の研究の発展が期待される．

B 齲蝕の予知

1．齲蝕リスク

　齲蝕リスクとは，将来における一定期間あるいはある時点に歯質が脱灰される危険因子のことである．したがって，リスクファクターを正しく評価することによって，齲蝕の予防あるいは治療法を明確なものとするとともに，治療後の管理と指導（メンテナンス）に確実性をもたせることができる．

　これまで，数多くの齲蝕活動性試験（caries activity test）が提案され，実施されてきた．Snyder M.L.（1951）は，齲蝕活動性試験に要求される条件として，以下の項目をあげている．

① 試験法が理論的根拠に基づいている
② 臨床所見と高い相関がある
③ 結果の再現性が高い
④ 結果が短時間で判定可能
⑤ 操作が容易
⑥ 経済的である

　臨床的に，齲蝕のリスクファクターとしては，①齲蝕原性菌，②糖質の摂取，③宿主の抵抗性（齲蝕経験，口腔清掃習慣など）があげられる．そのいくつかの項目をプロットして，レーダーチャートを用いて図示することで，齲蝕リスクの程度を把握する試みもされている（図2-35）．

2．齲蝕活動性試験

　これまで，齲蝕活動性試験として比較的広く用いられた試験法には以下のものがある．

1）唾液を検体とする方法

① 唾液流出量：1分間当たりの唾液流出量を測定する
② 唾液緩衝能：乳酸を滴下する，あるいは専用試験法を用いてその発色程度で測定する（図2-36）
③ グルコースクリアランステスト：グルコース洗口後の残量を測定する
④ スナイダーテスト：培地中の酸濃度をpH指示薬で評価する
⑤ 乳酸桿菌数測定試験：培養によってその量を判定する
⑥ ミュータンスレンサ球菌数測定：培養法あるいは免疫クロマト法によって判定する（図2-37）
⑦ カルシウム溶解性試験（Fosdick）：グルコースとエナメル質粉末を加えた培地を用いる
⑧ pH測定試験：専用pH測定装置を用いて実測する

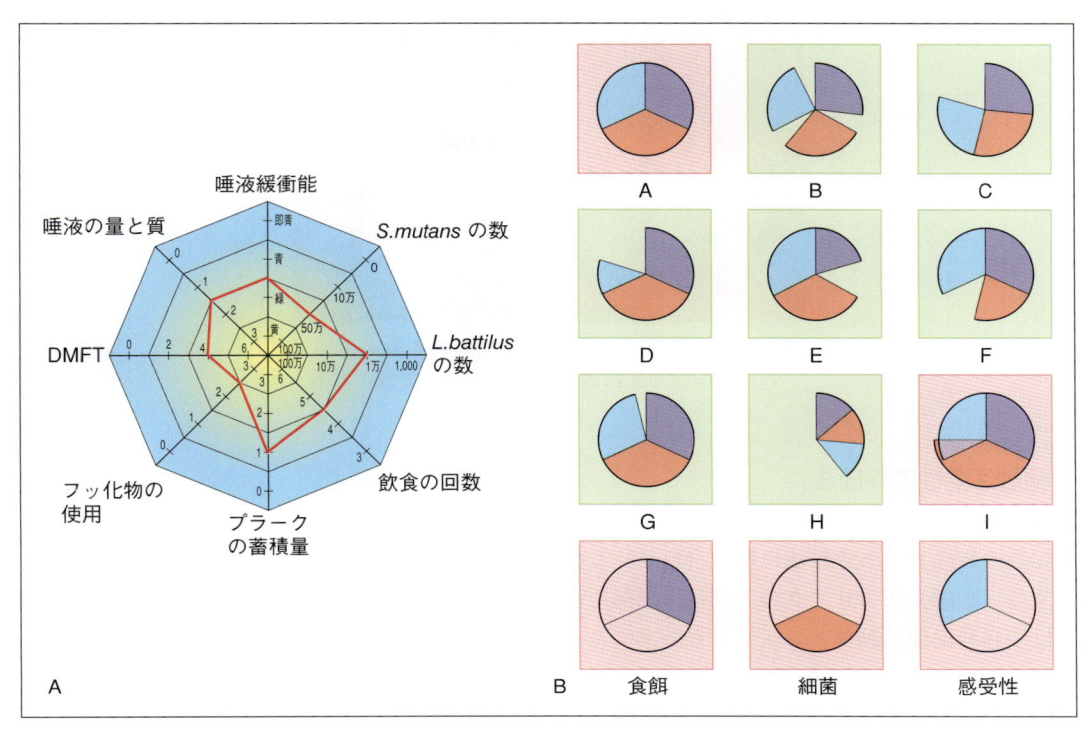

図 2-35 齲蝕のリスク因子は，レーダーチャート（A）あるいはカリオグラム（B）などを用いて視覚化される（熊谷，1996 および Bratthal, D., 1996）

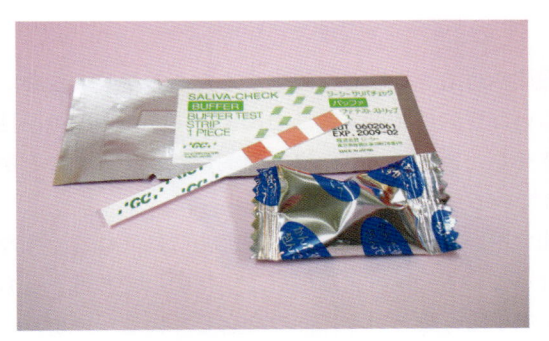

図 2-36 唾液緩衝能を検査するキット（サリバチェックバッファ，ジーシー）

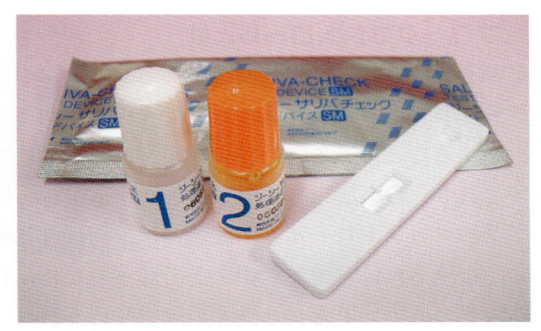

図 2-37 免疫クロマト法を用いたレンサ球菌数測定キット（サリバチェック SM，ジーシー）

2）プラークを検体とする方法
① カリオスタットテスト：上顎第一大臼歯頰側面のプラークを培養し，色調変化で判定する
② pH 測定：微小電極を用いて直接 pH 変化を測定する

3）歯質を検体とする方法
・エナメル生検法（enamel biopsy）：エナメル質試料をエッチングあるいは研削する

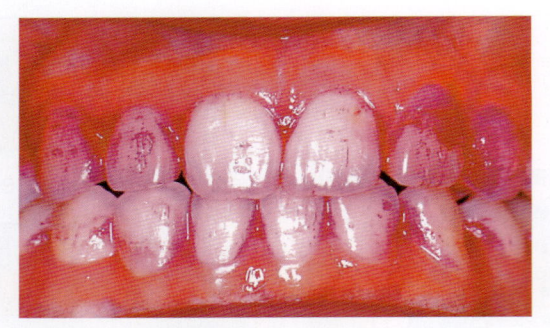

図2-38 歯垢染色液を用いて口腔内を染め出している．口腔衛生指導には欠かせない手法である

3．齲蝕活動性の評価法

齲蝕は多因子性疾患であるところから，単一の評価法では齲蝕の予知性は低いものとなる．したがって，複数の齲蝕リスク評価法を組み合わせ，これに過去の齲蝕経験を勘案することによって予知性は向上する．齲蝕発病のリスクの予測は，齲蝕原性菌などの微生物学的要因や唾液要因以外にも，社会的背景や歯科保健活動などの状況をも勘案する必要があり，オーダーメイド的な対処が欠かせない領域である．

C プラークコントロール

1．プラークコントロールとは

齲蝕を発症させる微生物要因であるプラークの形成や付着を抑制し，除去するための手段の総称がプラークコントロールであり，プラークを量的あるいは質的に制御することによって，その齲蝕原性を抑制することである．口腔の健康を維持・増進させるためにはプラークコントロールを行うことが重要であり，歯科臨床の場でも大きな比重がおかれている．

プラークコントロールと口腔清掃は，同様な意味で用いられることもあるが厳密には異なる．すなわち，口腔清掃は日常生活のなかで健康のために行っている行動（日常健康生活行動）であるとともに，疾患の原因であるプラークの除去を行う歯科疾患予防行動という二面性を有している．いずれにしても，齲窩形成前あるいは齲窩が形成されて修復処置が行われた場合においても，オーラルヘルスプロモーションの一環としてのプラークコントロールの重要性が認識されている．

2．プラークコントロールの準備と評価

プラーク付着状況やプラークコントロールの効果を評価するために，プラークを染め出してスコアとして記載する必要がある（図2-38）．すなわち，歯面を頰側面，舌側面，近心および遠心面に4分割し，それぞれの歯頸部に付着したプラークの有無を探針などで確認し，全歯列を記載したチャートの当該歯面にマークする．これによって，患者の動機づけ（モチベーション）あるいは刷掃技術の向上に役立てることができる．

染め出しに使用する染色剤は，フロキシン（赤色104号）あるいはエリスロシン（赤色3号）などを主成分として液状，ゼリー状あるいはペレット状で市販されている（図2-39）．また，歯垢染色

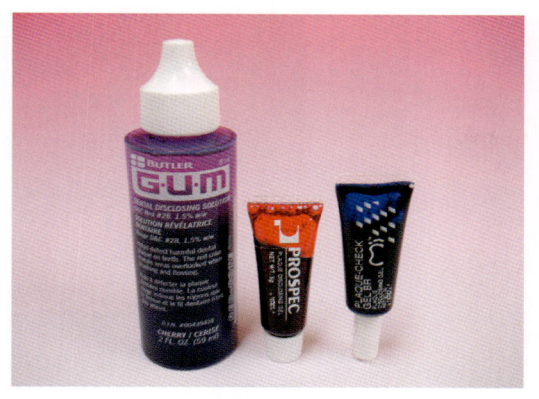

図2-39 市販の歯垢染色液
　　　　液状のものをそのまま，あるいは希釈して用いる

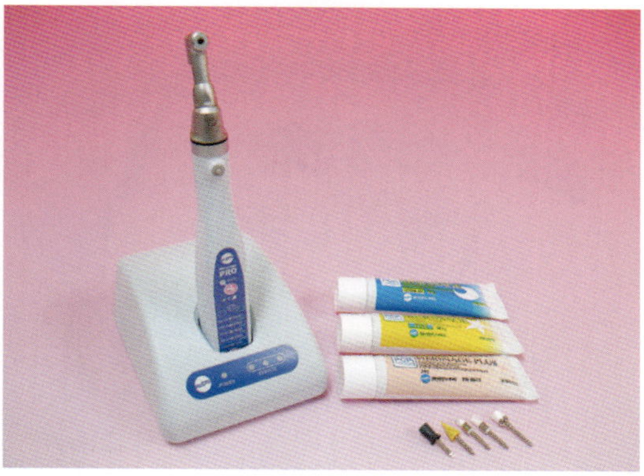

図2-40　PMTC用のマイクロモーター（メルサージュプロ，松風）およびPMTCペーストと各種ブラシ

剤入りの歯磨剤も市販され，ホームケア製品として活用されている．液状タイプでは，小綿球を用いて術者が塗布するところから，染色性は確実であるとともに部分染めも可能である．これに対して，錠剤を用いた方法は，簡便ではあるが一様な染色性には劣るという欠点を有している．

3．プラークコントロールの種類

　プラークコントロールは，一般に物理的コントロールと化学的コントロールに分類され，それぞれ個人が行うセルフケアと専門化によるプロフェッショナルケアとに細分される．物理的方法は，プラークを歯面から除去することを目的としているのに対して，化学的方法では歯面でのプラーク形成や付着を抑制することを主眼としている．また，バイオフィルムとしてのプラークを除去するためには，専門家による機械的清掃（Professional Mechanical Tooth Cleaning：PMTC）を行う必要もあるとされ，システム化された器具が用いられている（図2-40）．

1）物理的プラークコントロール
（1）個人が行うプラークコントロール（セルフケア）
　プラークの付着，形成および成熟は連続的に進行するところから，これを抑制するために個人が家庭で行うプラークコントロールは，口腔疾患の予防と治療の観点から欠かすことはできない．その方法は，長期間にわたって行われることを踏まえて，操作が容易で副作用がなく，しかも効果が確実であることが要求される．現在では，**ブラッシング**と**フロッシング**が一般的な方法として行われており，多くの製品が市販されている（図2-41）．

（2）歯ブラシの選択
　歯ブラシの選択基準は，使用者の年齢，口腔状態，個人の好みあるいはブラッシング法などによって異なってくる．ブラッシング法のうち，主に毛先を使う方法（スクラッビング法，フォーンズ法，バス法）では刷毛が短めの歯ブラシが，主に脇腹を使う方法（ローリング法，スティルマン改良法，チャーターズ法）では長めのものが適している．現時点では，どの歯ブラシが最も有効であるか結論づけることは難しいが，この数年間で開発された歯ブラシを用いて，プラークの除去効果を検討した報告からは，新規に開発された歯ブラシが従来の歯ブラシに比較して優れていたというものが多い．

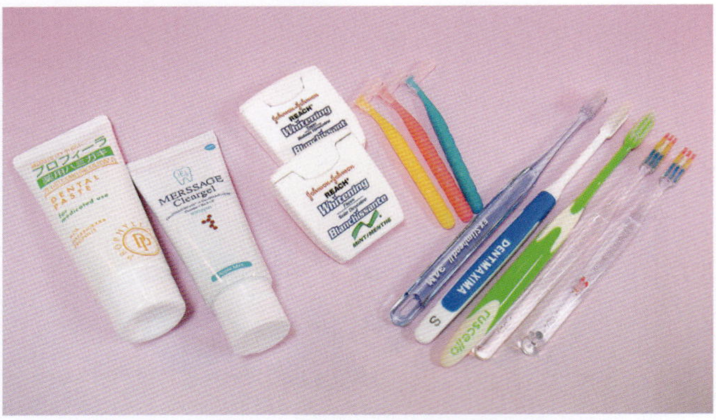

図2-41 歯磨剤，歯ブラシおよび補助清掃器具（歯間ブラシ，デンタルフロス）など，多数の製品が市販されている

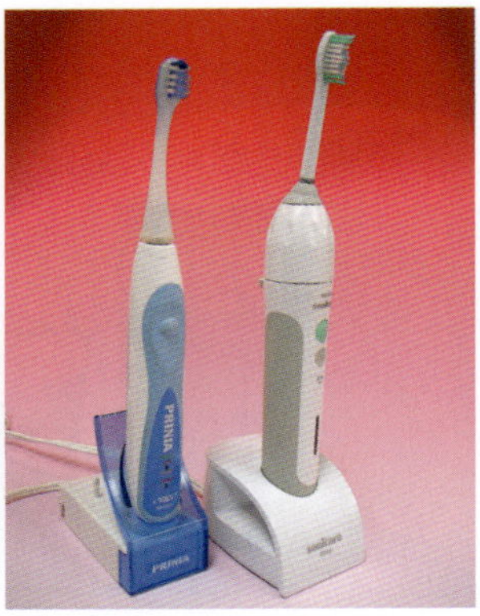

図2-42 音波振動電動歯ブラシは，今後とも注目を集めるセルフケア製品である
左：プリニア（ジーシー）
右：ソニケア（フィリップス）

一方，歯間部のプラークコントロールにおいては，手用あるいは電動歯ブラシのいずれでも困難であり，歯間清掃用具を併用する必要がある．特に，デンタルフロスの使用は隣接面プラークの除去に優れた効果を発揮し，歯肉の健康を改善することが明らかとされている．この点からも，ブラッシングあるいは歯間ブラシの使用とともにフロッシングも積極的に患者指導すべきである．

(3) 電動歯ブラシ

電動歯ブラシが紹介されてから50年以上が経過し，かつては老人あるいは身体が不自由な者を対象にした製品という認識から，子どもから老人までの広い範囲を対象としたプラークコントロールを行う道具へと変化している．その効果については，手用歯ブラシと比較してプラーク除去率が有意に向上したとされているが，調査の多くが比較的短期間のものであり，科学的根拠が不足している．しかし，忙しい現代社会のなかで，効率よくプラークコントロールするためのアイテムとしてとらえられているところから，各メーカーがその改良あるいは開発に努力を傾注している．最近では，音波振動あるいは超音波を併用した電動歯ブラシも市販され，今後の発展が期待されている（図2-42）．

(4) 専門家が行う物理的プラークコントロール（プロフェッショナルケア）

歯科医師あるいは歯科衛生士など，専門職によって行われる物理的プラークコントロールであるプロフェッショナルケアは，PMTCとして主に器械・器具を用いて行われる．すなわち，スケーラーによるプラークの除去法のほかに，超音波振動，ジェット水流などを利用する歯口洗浄器あるいは噴射式歯面研磨器などによる方法である（図2-43）．

PMTCは，セルフケアによって取り残されたバイオフィルムを除去する口腔ケアの一手法として，特に歯間隣接面のハイリスク部位に対するアプローチと認識されている．これらの物理的プラークコントロールの副作用は比較的少ないが，器具の使用法を誤ると歯面あるいは歯冠修復物を傷つけることになる．口腔内で，これらの傷を除去してもとの光沢面を得ることは難しいことから，器具あるいはポリッシングペーストの歯冠修復物への安易な使用は慎むべきである．

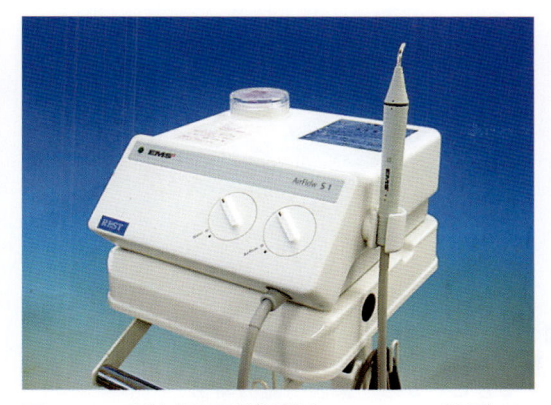

図 2-43 噴射式歯面清掃機（エアフロー，松風）は，炭酸ナトリウムの微細な粉末を用いて，歯面に付着する汚れを除去する

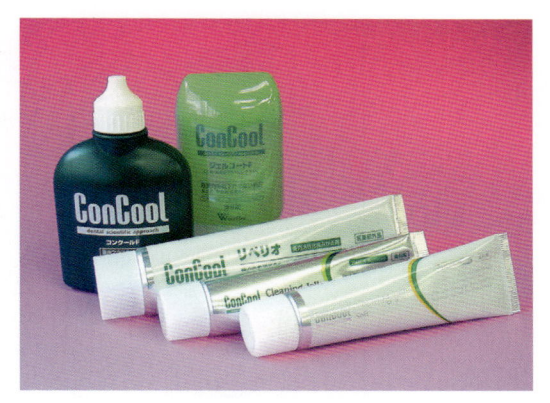

図 2-44 クロルヘキシジンなどを含んだ口腔内清掃ジェル（コンクール，ウェルテック）

2）化学的プラークコントロール

　フッ化物や抗菌物質あるいは代替甘味料などの化学物質の効果によってプラークコントロールを行うものであり，長期間にわたって口腔内で使用することが前提になる．これらの化学物質の用法としては，歯磨剤，歯面塗布や洗口液としての使用法が一般的であり，副作用のないことに加え，味あるいは香りなどの因子も重要となる（図 2-44）．

　化学的プラークコントロールも，セルフケアとして個人が行うものと，専門家が行うプロフェッショナルケア用とがあり，目的に応じて方法あるいは薬剤が選択される．しかし，化学的プラークコントロールだけで，歯面に強固に付着しているバイオフィルムを除去する方法はいまだに開発されておらず，物理的プラークコントロールと併用される．

　これまで用いられてきた化学物質としては，抗生物質，抗菌薬剤，フッ化物あるいは酵素など，プラークの付着や形成機序の阻害あるいは構成成分の分解などのものがあげられている．すなわち，抗菌物質としてペニシリン，バンコマイシン，テトラサイクリンなどが，酵素製剤としてムチナーゼ，デキストラナーゼ，ミュータナーゼなどが，フッ化物製剤としてフッ化ナトリウム，酸性フッ化物溶液，フッ化アミンなどが，そのほかの物質としてクロルヘキシジン，塩化セチルピリジニウム，リステリン（サリチル酸メチル，チモール，エタノール，ユーカリ油を主成分とする）などの消毒剤がある．

　また，プラーク形成を抑制するという観点からは，キシリトールなどの代替甘味料の摂取や，食事指導なども行われる．そのほか，受動免疫法を応用して齲蝕予防を行おうという試みも継続されており，遺伝子工学の進歩とともに，ワクチンを用いた齲蝕予防も精力的に検討されている．

　しかし，これらの化学物質を用いるにあたっては，その継続的な使用と口腔微生物叢あるいは味覚への影響などの副作用には十分に注意が必要である．現在は，これらの化学物質によるプラークコントロールは，物理的プラークコントロールを補助するものと考えられている．

3）自浄作用によるプラークコントロール

　咀嚼あるいは発音などに伴って，口腔諸器官が運動すると，自然に歯面の汚れが除去される．また，唾液による自浄作用とともに，繊維性食物の咀嚼や唾液分泌を促す食品の摂取によっても，歯面の自浄性が発揮される．

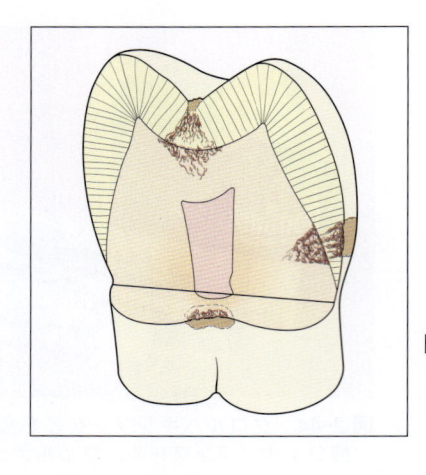

図 2-45 齲蝕の進行は，エナメル小柱あるいは象牙細管に沿って進行するところから，齲蝕円錐の特徴的形態が形成される

D 齲蝕病巣の進行

　齲蝕病巣の波及状況は，エナメル質と象牙質あるいは罹患部位によって異なる．一般的に，エナメル質ではエナメル小柱を，一部ではエナメル叢あるいはエナメル葉などを細菌が産生した酸の拡散路として，病変が広がっていく．齲蝕が進行してエナメル質を通過しエナメル象牙境に達すると，そのまま象牙質に病巣が進行するばかりでなく，その境界に沿って横方向にも拡大する．さらに，象牙質に達した齲蝕は，象牙細管の走向に沿って深部に移行する（図 2-45）．

1．エナメル質齲蝕の広がり

　齲蝕病巣はその罹患部位のエナメル小柱の走向によって特徴ある円錐形となるので，**齲蝕円錐**とよばれる．平滑面齲蝕では，その底面をエナメル質表層におき，先端を象牙質側に向けた円錐形となる．これに対して，小窩裂溝齲蝕では，エナメル小柱が裂溝の壁あるいは底面から象牙質に向かって広がるように走行しているので，その先端を裂溝の入口に向け，底面をエナメル象牙境におく円錐形を呈する．

2．象牙質齲蝕の広がり

　齲蝕が象牙質に達すると，細菌は象牙細管に侵入して管周（管内）象牙質が脱灰され，象牙細管が拡張する．病理組織学的には，象牙細管が漏斗状に拡大してこれが数珠状に連続するようになる．病巣はさらに拡大し，象牙細管に割れが生じて管間象牙質に裂隙を形成し，その部にも細菌が侵入していく．
　細菌の産生した酸は，無機質を脱灰するが，そのとき遊離した無機質イオンは歯質内で拡散していく．これらのイオンは，pHが上昇している歯質の部位によっては再石灰化を起こし，針状のハイドロキシアパタイトおよびウィットロカイトを象牙細管内に析出させる．なお，この病巣に交通している象牙細管直下の歯髄腔壁には，病巣の進行速度によっては，歯髄の生体防御反応の一つとして第三（修復）象牙質が形成される．

E 齲蝕病巣の構造

1．エナメル質齲蝕
1）初期エナメル質齲蝕
　臨床所見として，初期の平滑面エナメル質齲蝕は，肉眼的に不透明な白斑あるいは褐色斑として認められ，小窩裂溝部では褐色の着色として観察される．初期エナメル質病巣の構造は，表層の10〜20μmにある石灰化度の高い層と，その下層から50〜100μmにある脱灰が進行した層の二つに分けられる．このうち前者をエナメル質表層，後者を表層下脱灰病巣とよんでいる．脱灰が進行している表層下の病巣においても，常に再石灰化も生じており，齲蝕病巣の進行に対する防御壁として機能する．

2）エナメル質齲蝕の諸層
　エナメル質齲蝕の研磨切片を偏光顕微鏡で観察すると，細孔の分布状況から表層（崩壊層），病巣体部，不透明層，透明層の4層に分けることができる．表層は崩壊層ともいわれ，エナメル質が破壊されて顆粒状あるいは無構造を呈する層である．病巣体部はエナメル小柱およびレッチウス条が明瞭に観察され，脱灰と有機質成分の崩壊が生じている．さらに，不透明層は透過光で暗く，逆に透明層は明るく観察される層である．

2．象牙質齲蝕
　エナメル質齲蝕病巣がさらに進行し，象牙質に達するとともに外力によってエナメル質表面が崩壊すると，齲窩を形成する．齲蝕病巣が象牙質に達すると，細菌が象牙細管に侵入して，その走向にほぼ一致して齲蝕病巣を形成する．すなわち，プラーク内で形成された酸による脱灰と，エストラーゼ群およびコラゲナーゼ活性を有するタンパク質分解酵素群などによる有機質の崩壊が進行する．

1）象牙質齲蝕の諸層
　象牙質齲蝕病巣は，その脱灰の程度あるいはその構造などから層別されている．Furrer B.によれば，以下のような層別に分類される（図2-46）．
① 多菌層：病巣の最表層で，象牙質の基質が崩壊して脱灰が進行し，細管内に多数の細菌が充満している．象牙細管は漏斗状あるいは数珠状に腫大し，裂隙が形成される
② 寡菌層：象牙質の脱灰と，象牙細管内に少数の細菌侵入が認められる
③ 先駆菌層：象牙質の基質変化はほとんどなく，象牙細管中にわずかな細菌が認められる
④ 混濁層：研磨標本でわずかに混濁して観察される．細菌の侵入はない
⑤ 透明層：正常な象牙質よりも透明に観察される．象牙細管内の石灰化度が高く，ウィットロカイトやブルシャイトなどのリン酸カルシウム塩が沈着している
⑥ 生活反応層：透明層と正常象牙質層の中間に位置する層

2）齲蝕象牙質の特性
　齲蝕象牙質の外層は，細菌に感染した部分であり，コラーゲン繊維の分子架橋は破壊され，その横

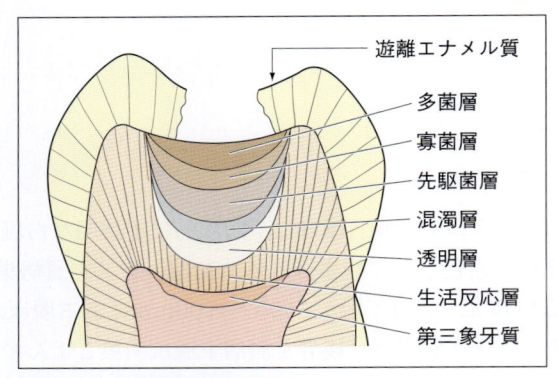

図 2-46 齲蝕象牙質の層別

紋構造も消失している．さらに，無機質成分の変化としては，脱灰が進行しているために顆粒状で結晶配列も認められない．

これに対して，齲蝕象牙質の内層では，コラーゲンの分子架橋が前駆体に移行して横紋構造も残存している．また，無機質成分は脱灰されてはいるものの結晶形態は小板状を呈し，コラーゲン繊維に付着して規則的に配列している．この層では細菌感染は生じておらず，pHの低下が回復すると，リン酸カルシウム塩の沈着を生じ，再石灰化現象が起こる可能性がある．

7 齲蝕の分類とその表記

A 齲蝕の分類

1．罹患の進行速度・形態による分類
1）急性齲蝕，慢性齲蝕（表 2-1）
齲蝕病変の進行はすべての症例が必ずしも上記に分類されるものではなく，急性であった病巣が一転して慢性の進行を示すこともある．また，その進行経過が急性と慢性の中間的な亜急性のものもある．その際には，病巣の特徴は両者の中間的な特徴を示すことが多い．

2）穿下性（穿掘性）齲蝕，穿通性齲蝕，表在性齲蝕，環状齲蝕
一般に，慢性齲蝕ではその変化の進行が遅く，穿下性に広がる．成人で，根面齲蝕などで多く認められ，表在性でしかも環状に進行する．これに対して，急性齲蝕はエナメル象牙境を越えて穿通性に広がり，軟化象牙質は湿潤性で量も多く，比較的若年者で認められる．

2．発症部位・対象による分類
① 小窩裂溝齲蝕，平滑面齲蝕，咬合面齲蝕，隣接面齲蝕，歯冠部齲蝕，歯頸部齲蝕，根面齲蝕
② エナメル質齲蝕，象牙質齲蝕，セメント質齲蝕

表 2-1　急性齲蝕と慢性齲蝕の比較

	急性齲蝕	慢性齲蝕
齲蝕の進行	穿通性	穿下性
着色	淡黄色	褐色〜黒褐色
軟化象牙質の量	多い	少ない
透明象牙質の量	ほとんどない	多い
齲蝕円錐	不明瞭	明瞭
年齢	若年者	高齢者
第三象牙質の形成	少ない	多い
齲蝕検知液への染色性	判別しやすい	判別しにくい

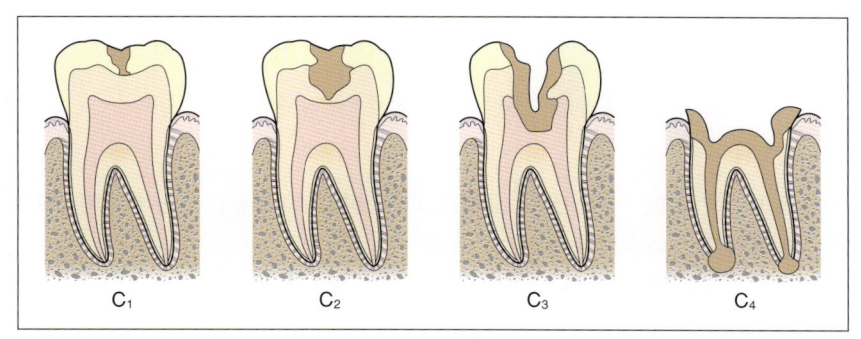

図 2-47　齲蝕の進行深さからの分類

3．齲蝕の進行深さによる分類（図 2-47）

① 齲蝕症 1 度（C_1）：エナメル質に限局した齲蝕の形成が認められる
② 齲蝕症 2 度（C_2）：齲蝕が象牙質まで達しているが歯髄には到達していない
③ 齲蝕症 3 度（C_3）以上：歯髄にまで病変が到達している，またはそれ以上病変が波及している

4．罹患歯・罹患年齢・齲蝕病歴による分類

① 乳歯齲蝕，永久歯齲蝕
② 若年性齲蝕，高齢者齲蝕（老年者齲蝕）
③ 原発性齲蝕（一次齲蝕），二次齲蝕（再発性，辺縁性）

B　齲蝕の表記

　齲蝕の処置にあたって，臨床上の便宜からその表記法は一般に C として記録される．さらに，齲蝕の進行状況と診療内容とが関連することが多いところから，進行深さによる分類として記号化されている．すなわち，病理組織的にはその区分は明確ではないが，齲蝕症 1〜3 度としてそれぞれ C_1〜C_3 と表記する．

　また，齲蝕の範囲として O（Observation）という表現もされ，これは再石灰化可能な程度の初期のもので，修復処置を必要としないものと定められている．

　一方，学校歯科健診では，齲蝕の程度を歯科の受診が勧められる段階としての C と，齲窩は認めないものの齲蝕の初期病変を呈しているところから，経過観察を必要とする要観察歯を CO（Caries

表 2-2 齲蝕の存在部位と範囲からの表記法

部位 1：小窩裂溝　　範囲 1：実質欠損を生じ再石灰化は不可能
部位 2：隣接面　　　範囲 2：象牙質まで達する
部位 3：歯頸部　　　範囲 3：咬頭あるいは切縁を含む範囲に拡大
　　　　　　　　　　範囲 4：歯質の広範囲にわたる欠損

齲蝕の分類		範囲			
		1（初期）	2（中等度）	3（重度）	4（広範）
部位	1（裂溝部）	1.1	1.2	1.3	1.4
	2（隣接面部）	2.1	2.2	2.3	2.4
	3（歯頸部）	3.1	3.2	3.3	3.4

Observation）と表現している．すなわち，適切な口腔清掃指導などによって，再石灰化を促進させて齲蝕への移行を阻止するという段階のものである．

　さらに臨床的な観点から，齲蝕をその部位と大きさから分類して表記する試みもされている．これは，Mount G.J. と Hume W.B.（1997）らによって提唱された表記法で，齲蝕の存在する部位と，その範囲によって分類し，合計 12 通りの組み合わせで齲蝕を表記するものである（**表 2-2**）．

（宮崎真至）

第3章 患者の治しかた

1 治療計画

近年，Weed L. の提唱した POS（Problem Oriented System：問題志向型診療システム）に基づく治療計画（treatment planning）が日常の診療や教育的訓練に効果的であるといわれている．POSでは，情報収集を行い（検査），その問題点を抽出，グループ化したのち，リストを作成したうえで分析（診断）し，治療計画を立案する（図3-1）．

POSにおける情報収集には全人的な対応が必要である．まず問診で**主訴**，**現病歴**，**既往歴**，**家族歴**などを聞き，質問表から得られる情報と合わせて，主訴の診断だけでなく，疾患の背景，患者の社会的因子，経済的因子，治療を受ける時間的余裕の有無，患者の口腔保健に対する認識度や理解度などを把握する．そのうえで患者の現症を知るために，全身的な一般的検査，ついで口腔の状態を把握するための口腔内検査へと移る．

検査が終了するとその症例の問題点をすべて抽出し，グループ化する．さらにグループ化した問題点を問題リスト（診断名など）として記載したうえで治療計画を立案する．その際，疾患の診断と処置法，各問題点の相互関係，処置の順序などを考慮する必要がある．口腔の機能をできるだけ回復するためには，単に患歯のみの治療では不十分なことが多く，またただちに患歯の修復処置に入れない場合も多い．

本項では，個々の歯の修復に限定して，その問題リスト作成や治療計画を立てるうえで影響を与えると考えられる主要な因子を列記する．

A 治療の緊急性

治療計画を立て，それに従って処置を行う際，急性炎症や疼痛などの自覚症状がある部位や咀嚼障害が著しい歯については，優先的に治療を行う．また，前歯部に審美的障害があり，患者が望む場合には，その部位の暫間的あるいは永久的な修復を優先して行うこともある．

B 口腔環境

1．口腔清掃

患者の口腔保健に対する認識度や口腔の清掃度は，治療計画を立てるうえで，修復材料の選択，窩

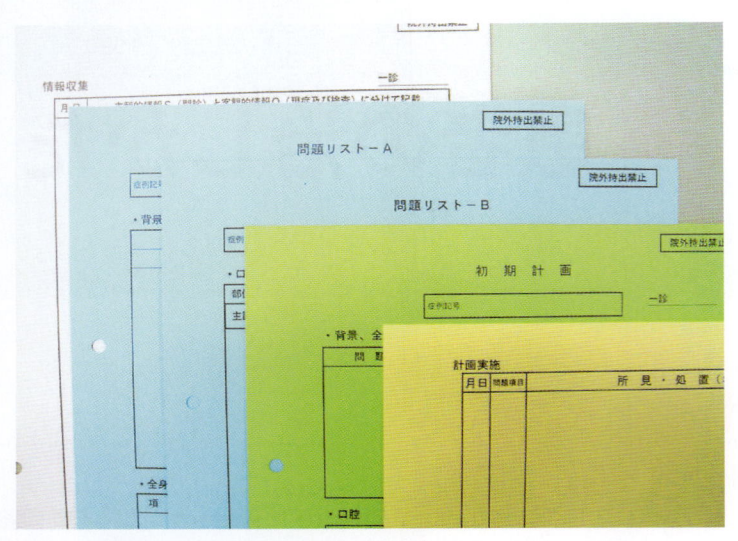

図 3-1　問題志向型診療システム（POS）のケースカード例

洞外形の設定，修復法，そしてメンテナンスに影響を及ぼす．
　初診時には，全顎についてプラークの付着状態を検査しておき，これを治療計画作成時に参考にする．また歯頸部の摩耗状態を検査しておくとブラッシング指導時に有効である．さらに，修復終了後のプラーク付着状況はメンテナンスの必要性を決定するうえで重要な因子である．

2. 歯冠崩壊度

　歯冠崩壊度は臨床的に $C_1 \sim C_4$ で表示されることが多いが，治療計画を立てるうえではこの表示だけでは不十分である．各歯について，病変部のより詳細な解剖学的位置関係，広がり，深さを正確に検査する必要がある．これによって，歯の保存の可否，保存可能な場合の治療法（歯冠修復か部分修復か），さらに部分修復の材料および修復法（たとえば直接修復か間接修復か）が決定される．

3. 咬合状態

　検査時に，早期接触や咬合干渉を含めて咬合状態を記録する．保存修復では1歯単位で修復されることが多いので，原則として欠損前の咬合状態を回復することに主眼がおかれるが，やはり基本は全顎の咬合の調和にあるので，この点を念頭において計画を立てる必要がある．

4. 対合歯および隣在歯の状態

　対合歯の処置の有無および処置の状態を検査することは，患歯の修復法を選択するうえで必要な事柄である．また対合歯について考慮すべき点としては，患歯の大きな欠損状態が長期間に及んだときの挺出，異種金属（たとえばアマルガムと金合金インレー）によるガルバニー電流と非貴金属の腐蝕，再修復などがあげられる．
　隣在歯については，齲蝕の有無，修復処置が施されている場合の再治療の要否，修復物の形態修正と再研磨の要否などが重要である．

5. 歯髄の状態

患歯の修復がすぐ行えるのか，あるいは部分的ないし窩底全体の覆髄処置が必要かを検査結果から判定する．歯髄炎を併発している場合には，可逆性歯髄炎か不可逆性歯髄炎かの診断を行い，歯髄保存療法（覆髄）か歯髄除去療法（歯髄切断，抜髄）かを選択する必要がある．

6. 歯周組織の状態

歯周組織の検査結果に基づいて，歯周治療の要否，方法，時期と期間を策定する．

7. 審美的要因

特に前歯と小臼歯で配慮が必要な場合が多く，窩洞の外形，材料の選択，修復方法を検討する．

C 矯正，補綴処置との関連

修復処置を行う前に，咬合の改善，審美性，齲蝕および歯周疾患の再発予防を考えて矯正治療を行う必要も出てくる．また，補綴的歯冠修復を行うべきかどうか，架工義歯（ブリッジ）の支台歯となるかなど，補綴処置との関連についても十分な計画を立てる必要がある．

D 全身状態

1. 年齢，性別

考慮すべき因子は多いが，一般的なものをあげると以下のようである．

若年者では歯質削除を最小限に抑え，修復法もこれに見合ったものを採用する．有髄歯の修復では，特に若年者で慎重に行う．高齢者になるほど義歯の装着も多くなるので，窩洞外形の設定に配慮する．年齢や性別と審美性との関係にも注意をはらう．加齢に伴って歯周病の進行程度も高い傾向にあるので，歯周組織に配慮した窩洞および材料を設定する．

2. 全身疾患

妊娠中の患者や全身疾患（特に循環器系疾患，血液疾患，アレルギー性疾患，伝染性疾患など）を有する患者に対しては，治療時に全身的および局所的管理をする．感染予防の対策が必要となることもある．

E 患者の社会的事情

患者の経済的ならびに時間的負担や希望などを考慮しなければならない．また歯科治療に対する姿勢や要求度を的確に把握する必要がある．

F 治療期間と処置方式

全顎の患歯の治療に要する期間の概算と，1歯単位であるいはブロック単位で治療を進めるかにつ

いて処置方式を決定する．修復処置に際しては常に咬合関係を崩さずに治療する．

2 治療方針

　治療計画と治療方針は同時に立てられることも多いが，実際の治療に入るまで患者に治療内容について十分に説明し，患者の理解と了承さらには協力を得ることが大事である．これは**インフォームド・コンセント**（informed consent）といわれ，医療行為を行ううえできわめて重要である．すなわち，歯科医師が患者にその病状をよく説明し，それに応じた検査や治療について十分な情報を提供し，患者はそれを十分に理解したうえで，誰にも強制されない自由な立場で検査や治療法を選びとり，その同意に基づいて歯科医師が医療を行うという，医療上での原則である．
　治療方針を決める際の全般的事項を簡単に列記する．
　① 緊急処置を必要とする場合は，まずその処置をする（次項の「3 緊急処置」参照）
　② 修復処置に入る前に，口腔衛生指導と術者による可及的なプラークコントロールを行う
　③ 個歯あるいは少数歯の修復処置では優先順位を決めて治療するが，修復処置前に歯内療法や歯周治療を要する場合は，まずそれらの処置を行う
　④ 補綴処置を必要とする場合には，保存修復との関係を念頭において治療順位を決める．多数歯の修復および補綴処置を行う場合には，治療期間中に患者が咀嚼しにくいという状態にならないように治療順位を考えることも必要である
　⑤ 修復に際しては，歯種，年齢，齲窩および歯質欠損の状態，咬合状態と咀嚼の習癖，対合歯，口腔衛生状態，経済性などを考え，また患者の希望も十分に考慮して，最も適した修復材料を選択する

3 緊急処置

　患歯について緊急処置を要すると思われるのは，高度の象牙質知覚過敏症，急性外傷，硬組織欠損による咀嚼不全，急性歯髄炎，急性根尖性歯周炎，辺縁性歯周炎の急性増悪などである．いずれの場合も，応急処置を行い，症状の鎮静を待って本格的な治療に入り，最後に修復処置を施すのが一般的である．
　歯頸部あるいは歯根面知覚過敏症で緊急処置を要するものは比較的少ないが，通常フッ化物歯面塗布以外に，各種の象牙細管封鎖物，ボンディング材塗布，低粘度レジン塗布，コンポジットレジン修復，グラスアイオノマーセメント修復などの処置を行う．また，レーザーなどによる歯髄鎮静処置を行うこともある．このような処置を行っても症状が緩和せず，痛みが強烈な場合には抜髄処置を行うこともある．
　急性外傷の際，緊急処置を必要とする場合がある．歯の破折の場合は，破折の部位と程度によって大きく処置方法が分かれる．
　① 歯冠に限局した破折では，破折の部位と程度によって，ただちに破折片の接着かコンポジットレジンによる修復処置に入る場合と，歯内療法後に修復処置を行う場合がある

② 歯根を含む破折の場合は破折後の経過時間，部位，様式によって治療法が異なる
③ 歯の脱落の場合は口腔外での経過時間と保存条件に予後が大きく左右される

硬組織欠損でも単に齲窩があって咀嚼不全を訴える場合のように，歯髄炎による疼痛を伴わなければ，緊急処置というよりも暫間処置ののち，通常の修復処置に入る場合が多いが，時間的制約や患者の全身状態などから，応急処置しかできない場合は，齲窩を清掃し，軟化象牙質を除去したのち，仮封あるいは暫間修復を行う．

急性歯髄炎の場合，初期の急性歯髄炎や根未完成歯の場合には歯髄切断法を用いることもあるが，抜髄法により歯髄を除去するのが通例である．

急性根尖性歯周炎では，まず急性症状を消退させてから歯内療法を開始する．急性症状の消退には，根管からの排膿路を確保したり，歯肉の腫脹・波動を認めれば歯肉切開を行い，必要に応じて抗生剤と鎮痛剤を投与する．また咬合面の一層の削除や簡易固定などを行って局所の安静を保つことも重要である．

辺縁性歯周炎の急性増悪の場合，排膿をはかるとともに，局所刺激因子となっているプラーク，歯石，外傷性咬合などを取り除き，洗浄した歯周ポケット内に抗生剤やステロイドを含有する軟膏を貼薬したうえで，抗生剤，消炎剤，鎮痛剤などの全身投与や簡易固定を必要に応じて行う．

（恵比須繁之，竹重文雄）

4 齲蝕の処置

A エナメル質齲蝕の処置

1．再石灰化処置（Remineralizing Treatment：RT）

エナメル質の齲蝕の進行は，初期の脱灰による白濁，外来色素の沈着による褐色または黒色の着色など齲窩が形成されていない状態と，脱灰の進行による実質欠損，すなわち**齲窩**が形成された状態とに分けて考えることができる．

齲窩の形成されていない初期の齲蝕は**再石灰化**（remineralization）によって，健全な外観の歯質に回復する可能性が確かめられている．ただしこの調査は水道水のフッ素化された地域におけるものであり，口腔環境を改善することなく放置すると齲蝕がさらに進行してしまう危険性もある（図3-2）．

初期齲蝕に対して，再石灰化をはかる場合には，患者に十分なインフォームド・コンセントを行い，療法に対する患者の理解と協力が得られることが必要条件となる．すなわち，この療法にはリスクファクターの改善が必須であり，リスク診断に基づき，プラークコントロールの徹底，生活習慣の改善，患部へのフッ化物塗布，フッ化物含有歯磨剤の使用など，適切な処置を行いながら，齲蝕の管理を行う．

リスクの改善が期待できない場合や，患者の社会的状況などから，定期的な処置や経過観察ができないような場合には，再石灰化をはかるよりも病変部を除去して修復することも必要である．

臼歯の裂溝部や前歯の舌面小窩の着色（図3-3）に対する修復処置は，齲窩が形成されていなければ行わないことが多い．このような症例では，注意深く経過観察を行うほか，齲蝕の進行を防止するための処置として，シーラントによる封鎖を行うこともある．

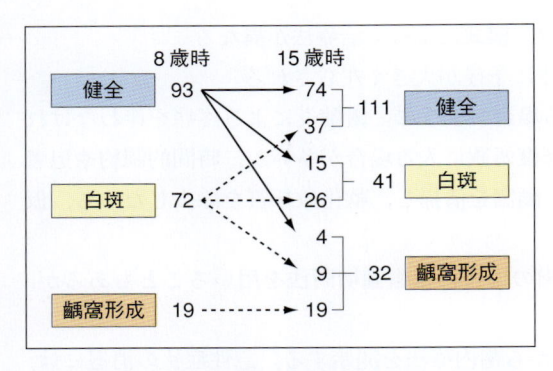

図 3-2　水道水のフッ素化された地域における歯面の経時変化
白斑を示す初期齲蝕 72 例のうち，37 例で健全な状態に回復していた（Backer Dark, O., 1993 より引用）

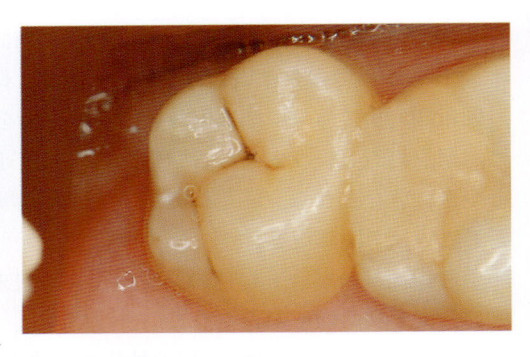

図 3-3　裂溝部に着色が生じているが，修復処置を必要としないこともある

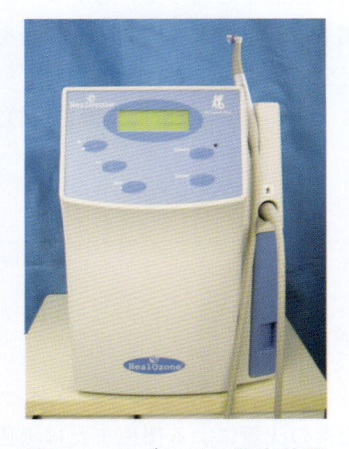

図 3-4　オゾンガス発生装置
Healozone

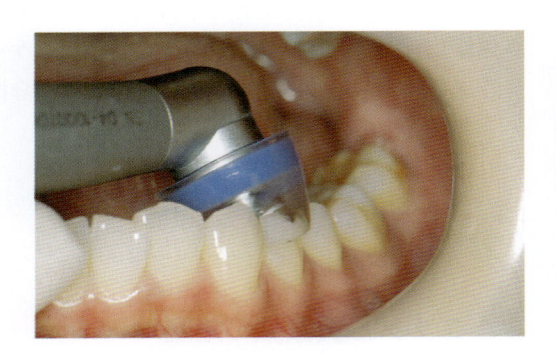

図 3-5　患部のオゾンガス処理

　修復処置を行わない場合に，病巣部の細菌を死滅させるため，オゾンガスを利用する装置がある（図3-4）．ガスが口腔内に漏出しないよう，歯に密着させるためのチップが用いられる（図 3-5）．エナメル質齲蝕だけでなく，象牙質に達する齲蝕に対しても，本装置による療法で齲蝕の進行抑制や，再石灰化が促進されたという報告もある．

2．齲蝕病巣の除去法

　着色した歯質を，健全で審美的な色調に回復させることは困難である．また，齲窩が形成されて実質欠損となった場合には，欠損部の歯質が再形成されることはない．齲窩にはプラークが蓄積しやすいことから，前歯部で着色のあるエナメル質齲蝕や，齲窩が形成された場合には修復を行うことが多い．しかし，必要以上に歯質を削除することのないよう，接着修復を適用すべきである．
　エナメル質齲蝕の除去に際しては，着色や白濁をガイドに齲蝕罹患歯質を鑑別する．初期の脱灰が生じている部分は，エア乾燥することで白濁を観察しやすくなる．
　マイクロモーターに装着したスチールバーでも切削は可能であるが，エアタービンに装着したカー

表 3-1 急性齲蝕と慢性齲蝕の臨床的特徴

	急性齲蝕	慢性齲蝕
発生時期	・比較的若年者に多い ・乳歯の齲蝕に多い	・比較的壮年者に多い
発生部位	・小窩裂溝に多い	・小窩裂溝，平滑面ともに発生する
進行形態	・穿通性	・穿下性
軟化象牙質の着色	・一般に淡黄色，灰色 ・著しい急性齲蝕では，変色は淡く，しかも軟化開始部と着色の間に多少の距離がある	・一般に黒褐色をしている場合が多い ・著しい慢性齲蝕では，軟化開始部のかなり硬いところまで着色している
軟化象牙質の硬さ	・チーズ様の硬さ	・なめし皮様の硬さ
軟化象牙質と細菌侵入	・細菌は齲蝕表層の著しく軟化した部分までしか侵入していない	・かなり硬いところまで細菌が侵入している．したがって，着色と細菌侵入の間は接近している

(総山孝雄ほか編：新編窩洞形成法，土谷裕彦ほか編：保存修復学よりそれぞれ一部改変)

バイドバーやダイヤモンドポイントのほうが能率的に切削できる．切削による発熱を防ぐために，注水下で切削を行う．エナメル質を切削しても痛みを生じることはないので，局所麻酔などの除痛法は不要である．

B 象牙質齲蝕の処置

1. 臨床的所見

象牙質では無機質の脱灰が生じても，コラーゲンなどの有機質が分解されなければ軟化した象牙質として残る．タンパク質分解酵素などによって有機質が分解されると齲窩はさらに拡大していく．

通常，齲窩には，食片，プラーク，軟化した歯質などが存在している．したがって，象牙質齲蝕においても色素の沈着による着色が生じるが，象牙質の着色はその経過によって淡黄色から黒褐色まで変化に富んでいる．

象牙質齲蝕は臨床的な特徴から，**急性齲蝕**（acute caries）と**慢性齲蝕**（chronic caries）に分類することができる（**表 3-1**）．また進行性の齲蝕（active lesion）と進行が停止した状態の齲蝕（arrested lesion）とに分類することもある．この分類法は，処置の緊急性やカリエスリスクを判断するうえで有効である．

急性齲蝕や進行性の齲蝕では，象牙質の表層に齲蝕が限局していても，冷水痛などの誘発痛を示すことがある．しかし，慢性齲蝕や進行の停止した齲蝕では，深在性の齲蝕であっても誘発痛を示すことは少ない．

自発痛を示すものや自発痛の既往がある場合には，歯髄にまで齲蝕の影響が及んでいるため，何らかの歯髄処置を念頭に対処する必要がある．処置前に齲蝕の進行程度を把握するためには，視診，触診のほか，エックス線写真や電気抵抗値による診断などを参考にする．

2. 齲蝕の処置法

象牙質齲蝕では，細菌の侵入していない軟化象牙質や実質欠損のない場合を除いて，エナメル質の

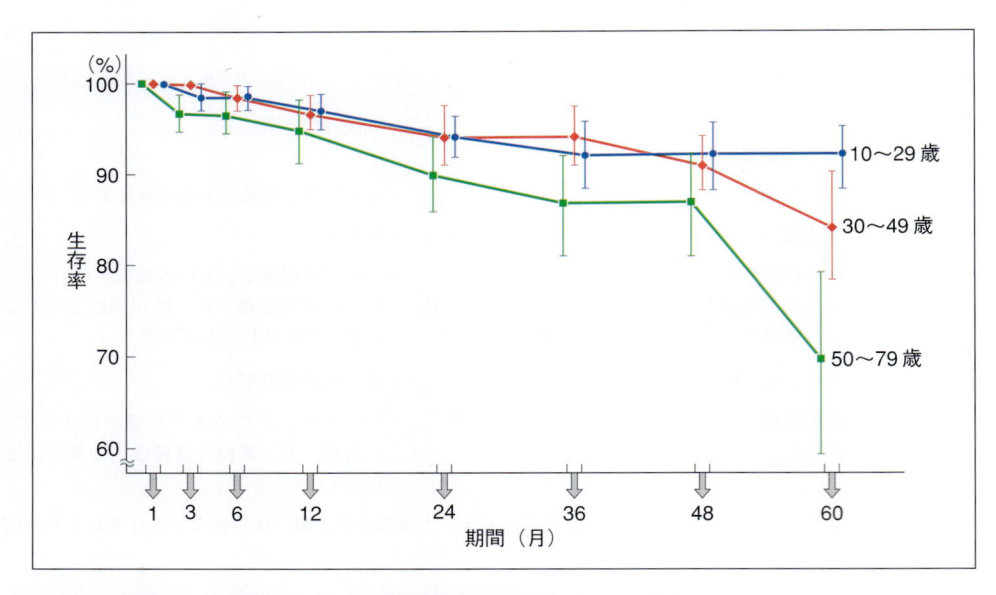

図 3-6　水酸化カルシウムによる直接覆髄後の歯髄の生存率曲線
最も若い年齢群と最高年齢の群の間で5年後の生存率に差がみられる

　初期齲蝕にみられる再石灰化のような現象は生じにくい．したがって，齲蝕病巣除去と欠損部の修復が一般的な処置法となる．
　しかし，急性齲蝕が多発しているような患者では，短期間ですべての齲蝕を治療することができないので，齲窩内部の汚物と極度に軟化した歯質をスプーンエキスカベーターなどで除去し，暫間的に齲窩を填塞する．この処置によって齲蝕の進行を遅くしたり停止させることが期待できる．同時に口腔衛生状態も改善され，残存歯質の破折防止にもつながる．
　齲蝕病巣を残したまま接着性レジン修復を行い，窩洞を封鎖した場合に，齲蝕の進行は停止し，長期間にわたって問題なく経過し，齲蝕象牙質に再硬化がみられたという臨床報告もある．しかしながら，機械的強度の低い軟化した歯質を残すことで，レジンの接着強さは低下し，修復物の安定も損なわれ，歯質の破折が生じることもあるので，著しく軟化した齲蝕病巣部は除去して修復すべきである．
　病巣の除去によって露髄が生じても，歯髄炎の症状がみられない場合には，**直接覆髄**を施し，修復を行うことも可能である（「第3章　8-B 修復システムと歯髄保護」の項参照）．直接覆髄の施された症例では，創面の感染部の消毒，管理が十分に行われれば，良好な成績が得られることが報告されており，特に歯髄の生活力の旺盛な若い患者では成功率が高い（**図 3-6**）．
　齲蝕病巣をすべて除去すると露髄の危険がある場合には，病巣を一部残したままで，露髄を避けて暫間的に修復を行い，齲蝕の進行をまず停止させる．そして再石灰化や歯髄側での修復象牙質（reparative dentin）の形成を待ち，再度窩洞を開き，残された病巣を除去して最終修復を施す方法もある．これは暫間的に覆髄を施す方法であり，**間接覆髄法**（Indirect Pulp Capping：IPC 法）とよばれる．
　本処置法の適応症は，以下のような場合である．
　① 深在性の齲蝕で臨床的に歯髄が健全であると診断できるような症例
　② 歯冠部を暫間的に修復して，一定期間密封できること
　③ 患者がリコールに応じられること

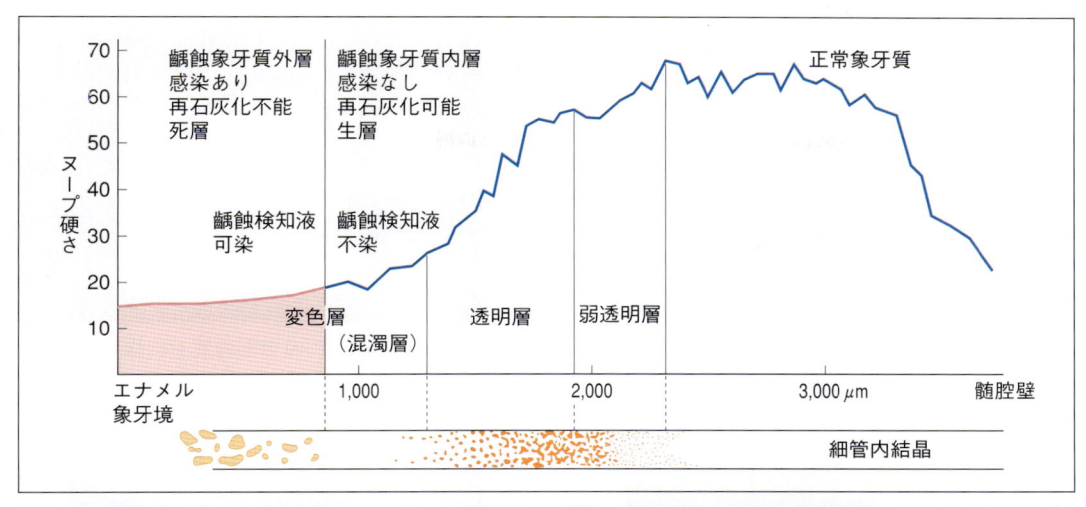

図 3-7 齲蝕象牙質の各層の硬さと特徴，象牙細管の構造（総山孝雄：保存修復学総論，p.36 より引用改変）

　覆髄用セメントとしては，酸化亜鉛ユージノールセメントが用いられていたが，機械的強度に劣ることや，その後の修復にレジンを使用すると重合阻害が生じるおそれがあることから，現在では水酸化カルシウム製剤，グラスアイオノマーセメントや，レジン添加型グラスアイオノマーセメントが用いられている．
　こうした処置の際に，感染微生物に対する抗菌性を有する薬剤を用いて覆髄を行う方法は，上記のIPCと比較するとさらに効果的であり，適応症例の範囲も広いとされている．本法は3種類の混合薬剤が用いられることから，一般に3-Mix法とよばれる．偏性嫌気性菌に有効なメトロニダゾールと，通性嫌気性菌に有効なセファクロルおよびシプロフロキサンを混合したセメントやペーストを齲窩に貼付し，さらに上部をコンポジットレジンなどで修復する方法である．齲蝕象牙質の外層の除去は不要という考え方であるが，本法の臨床的な有効性について明確なエビデンスは示されていない．

3．齲蝕象牙質の識別

　齲蝕象牙質は，病理組織学的には数層に分別することも可能であるが，臨床的には除去すべき象牙質と，残すことが可能な象牙質とに区別する必要がある．細菌の侵入した象牙質は除去し，軟化していても細菌が侵入していない象牙質は保存するという考え方が支持されている．実際，軟化象牙質に関しては，細菌の侵入がなければ再石灰化が生じることも報告されている．
　除去すべき齲蝕を**齲蝕象牙質外層**（outer layer），齲蝕の影響を受けてはいるが除去する必要のない象牙質を**齲蝕象牙質内層**（inner layer または caries affected dentin）とよぶ．
　象牙質の齲蝕の進行は，**図 3-7** に示すように，齲蝕細菌の産生する酸による軟化が先行し，軟化象牙質であっても細菌の侵入していない部位が多い．齲蝕による着色がある場合には，着色の前縁は，軟化前縁と細菌侵入の前縁との間に位置している．したがって，着色のある象牙質を除去すれば，細菌の侵入した象牙質は除去されることになる．しかし，急性齲蝕においては齲蝕による着色が少なく，着色をガイドにすることができない．また，特に急性齲蝕では軟化前縁と，細菌侵入の前縁との差が大きく，硬さを目安にして齲蝕を除去すると，不必要に歯質を削除することになる．このような場合

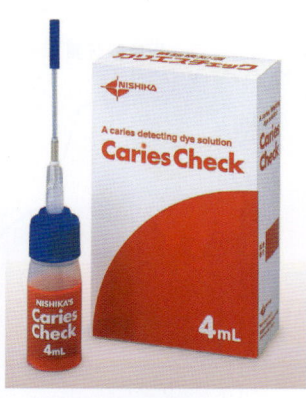

図3-8 齲蝕検知液

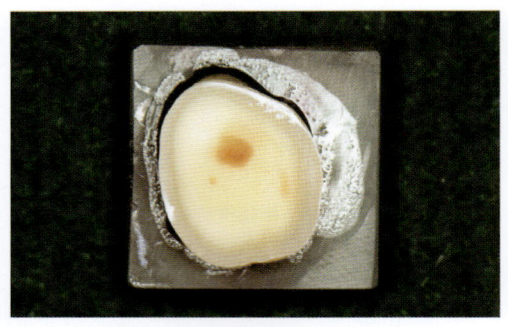

図3-9 齲蝕歯の咬合面歯質を削除したもの

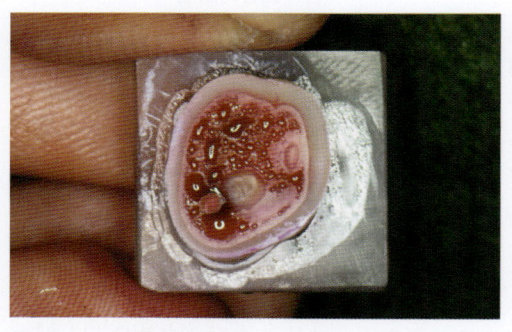

図3-10 齲蝕部を除去したのち，歯髄側より色素液を押し出すと，健全象牙質部からのみ滲出する

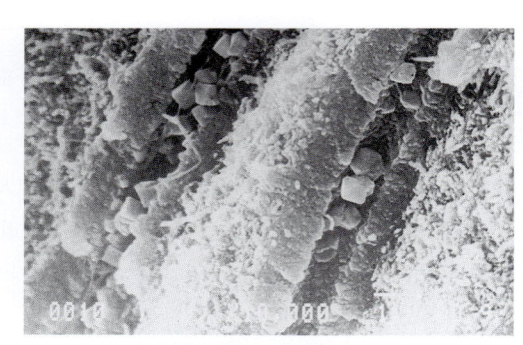

図3-11 齲蝕象牙質内層の透明層では象牙細管内は無機質の結晶沈着により封鎖されている

には細菌侵入のある象牙質を比較的明確に染色することのできる**齲蝕検知液**（caries detector）を利用する．現在市販されている齲蝕検知液（図3-8）の成分はアシッドレッドのプロピレングリコール液である．

通常，齲蝕象牙質外層に顕著な痛覚はない．齲蝕象牙質内層では**透明象牙質**（transparent dentin）の形成によって象牙細管が封鎖され，刺激の伝達が遮断されている（図3-9～11）．しかも歯髄側には修復象牙質の形成もみられる（図3-12）．したがって，注意深く齲蝕象牙質外層だけを除去すれば，患者にはそれほど痛みを与えることなく，局所麻酔を用いなくても齲蝕象牙質の除去を行うことが可能である（図3-13）．

除去すべき齲蝕象牙質の識別は，齲蝕治療において最も重要であると同時に，最も熟練を要するところでもある．臨床においては以下のような事柄が識別のための情報となる．
① 自然着色や齲蝕検知液による染色
② 硬さと切削感
③ 切削時の患者の痛み

4. 齲蝕病巣の除去法

齲蝕病巣の除去に際しては，操作の便宜上，齲窩を開拡しなければならない．臼歯隣接面であれば咬合面から，前歯隣接面であれば唇側または舌側からアプローチする．

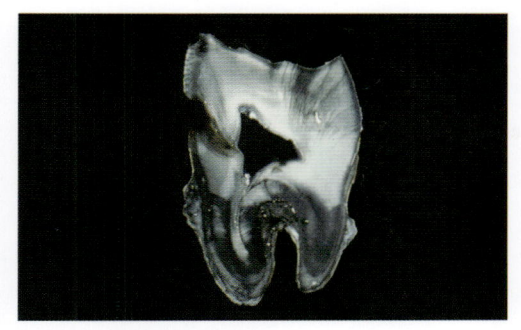

図 3-12　歯頸部齲蝕
齲蝕の歯髄側には透明象牙質と修復象牙質の形成が認められる

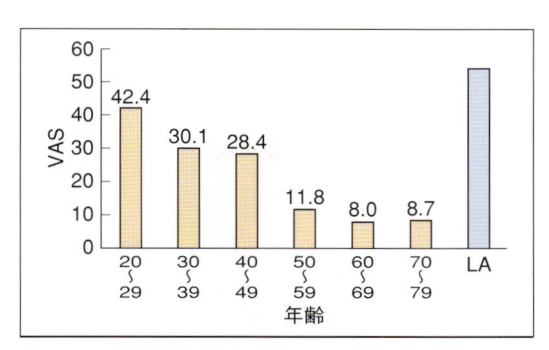

図 3-13　齲蝕除去時の痛みの VAS（Visual Analogue Scale）値
高齢者の方が痛みを感じにくい．LA は局所麻酔注射自体の痛みで，齲蝕除去に伴う痛みよりもはるかに大きい

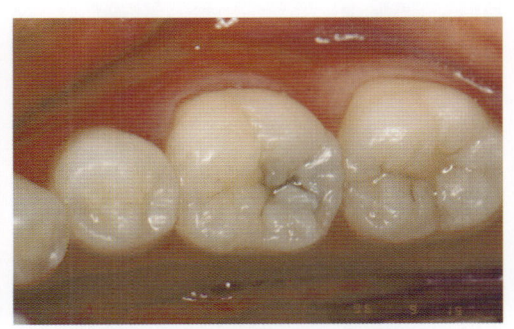

図 3-14　咬合面小窩裂溝部より発生した齲蝕
図 3-3 と異なり，内部で病巣が拡大しているのが明らかである

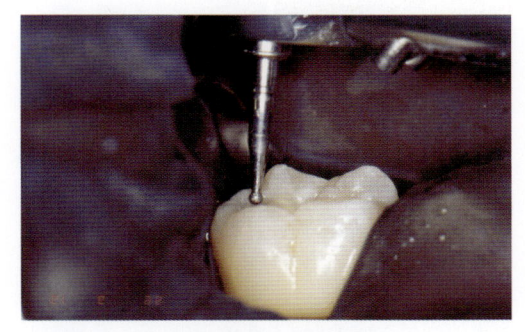

図 3-15　咬合面のエナメル質は高速切削により削除して，齲窩の開拡を行う

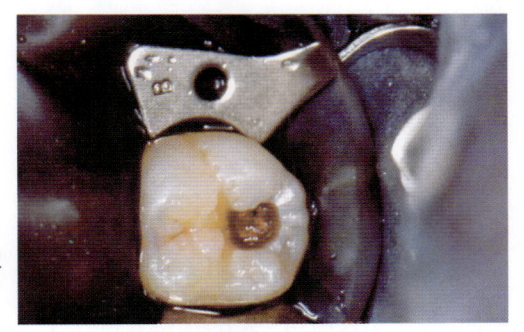

図 3-16　著しく軟化した齲蝕象牙質外層はスプーンエキスカベーターなどで除去する

　齲窩の開拡のため，まずダイヤモンドポイントなどでエナメル質を切削する（図 3-14, 15）．軟化の著しい齲蝕象牙質はスプーンエキスカベーターなどで除去し（図 3-16），齲蝕検知液を滴下して（図 3-17）10 秒後に水洗する（図 3-18）．赤染した病巣の除去は球形スチールバーにより行い（図 3-19），染色する象牙質がなくなるまでこの操作を繰り返し行う．齲蝕除去が完了したら（図 3-20），修復方法に適した窩洞形成を行う．ここまでは多くの場合に局所麻酔を必要としない．健全な象牙質を切削して窩洞形成する必要がある場合には，齲蝕除去の前に局所麻酔を施して処置を行うのが一般

4. 齲蝕の処置　|　91

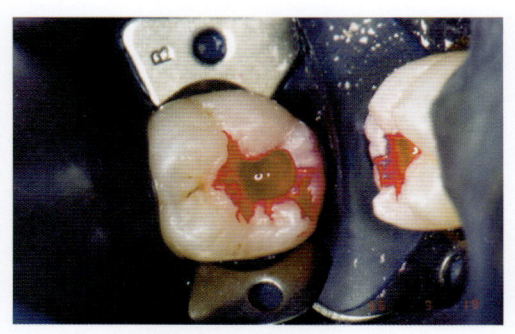

図 3-17 齲蝕検知液を滴下する

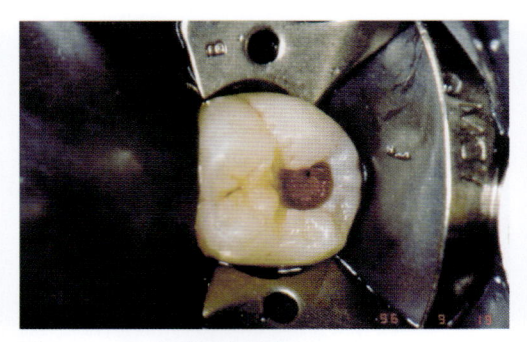

図 3-18 10 秒後に水洗する

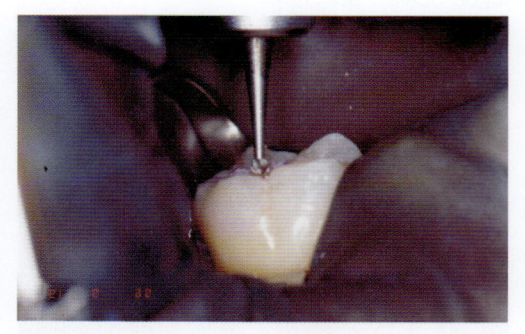

図 3-19 染色部の除去には球形スチールバーを用いる

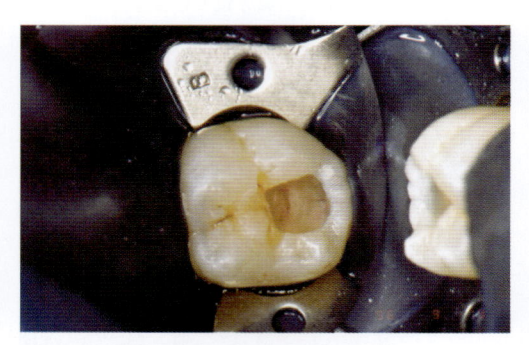

図 3-20 齲蝕除去が完了したところ

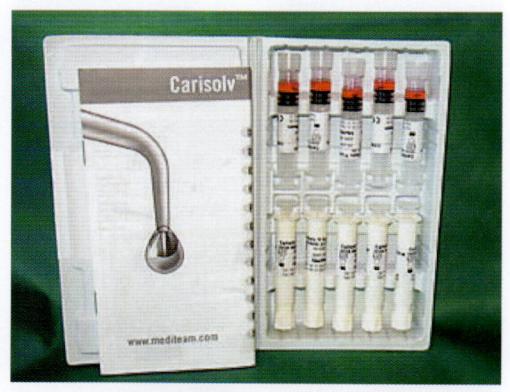

図 3-21 有機質溶解剤を利用する齲蝕除去のための製品カリソルブ（商品名）の薬剤

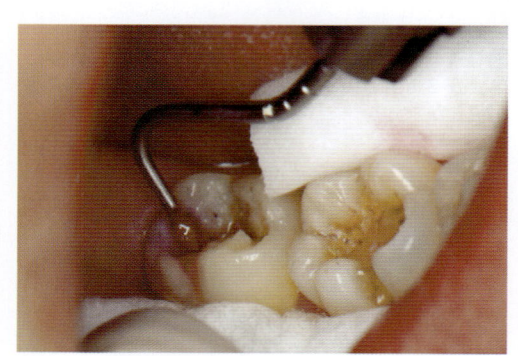

図 3-22 専用のエキスカベーターを用い，カリソルブ溶液で軟化溶解した齲蝕病巣を除去する

的である．この際に，バーのサイズを徐々に小さいものに替えて，必要最小限の除去を心がける．

　齲蝕検知液によって薄いピンク色に染色する部位もあり，識別の困難な場合もあるが，こうした部位に細菌は侵入していないので，原則として除去する必要はない．しかし，前歯部であれば，修復後の審美性を考慮して染色部分を除去しておく．慢性齲蝕などのため着色が顕著なときには，自然着色をガイドにして齲蝕病巣の除去を行う．

　現在では，回転切削器具による削除が最も効果的であるが，特に齲蝕象牙質の選択的除去を目的と

して，次亜塩素酸ナトリウムなどを主成分とした液剤で病巣を処理し，専用のハンドインスツルメントで除去を行うシステムもある（図3-21, 22）．

実際には鋭利なスプーンエキスカベーターを用いれば，薬剤を用いなくても齲蝕病巣の除去は可能であるが，本薬剤のもつ有機質溶解作用によって，齲蝕病巣除去能率が向上するとされている．回転切削器具と比較して作業時間は著しく増加するが，回転切削器具特有の音や振動による不快感はない．齲蝕の除去の確認が明確にできないので，最終的には齲蝕検知液による確認が望ましい．

このほかにもレーザーによる齲蝕病巣除去や，エアブレーションの応用，ダイヤモンドポイントを音波振動させて切削するシステムなどがあるが，いずれも齲蝕象牙質のみを選択的に除去するものではなく，何らかの方法による齲蝕象牙質の識別が必須である．

（田上順次）

5 硬組織の切削

窩洞形成，齲蝕歯質の除去などのための歯の硬組織の切削には，従来から手用切削器具（hand cutting instrument），回転切削器械（rotary cutting apparatus）が主に用いられてきた．

最近は科学機器の著しい進歩によって，また窩洞の基本的な条件が変わってきたこともあって，レーザー（laser），エアブレーシブ（air abrasive, airbraisive, または噴射切削），超音波切削器械（ultrasonic cutting apparatus），化学的溶解剤（chemical caries removal または薬液溶解）なども臨床で採用されるようになってきている．これらの新しい切削装置や方法はいずれも，最近の歯質保存の理念の高揚に応えるものであり，病的な歯質の選択除去，きわめて小範囲の歯質の切削・除去などができるようになっている．

歯の硬組織は生体のなかで最も硬い組織であり，またその組織に歯髄組織が内包され，さらには歯肉などの歯周組織が隣接している．したがって，周囲の組織を傷害することなく歯の硬組織を切除したり，削って必要な形態に整えることは，いずれの機器，方法を用いた場合であっても正しい知識と操作技術，細心の注意が要求される．

A 手用切削器具

手用切削器具とは，術者がその手で直接保持し，力を加えながら歯質を切削するものである．したがって，切削器具のなかでは最も基本的で古典的なものである．かつてBlack G.V.は102本の手用切削器具を考案し，特に必要性が高かった42本を選択してUniversity Setを組んだ．

現在，その使用はかなり限られており，ほかの切削器具の補助的なものとして使用されている．しかし，従来の理論に基づいた窩洞形成の細部の仕上げや，感染して軟化した象牙質の除去には依然として必要とされる切削器具である．

すべての手用切削器具は，把柄（shaft），接続部（shank），刃部（blade）によって構成されており，この構成要素は後述するバー，ポイントなどの回転切削器具の構成要素にも共通する（図3-23）．また，いずれの手用切削器具にも把柄部に記号（数字）が付されている．記号は通常，3連の数字で，その手用切削器具の刃の幅（1/10mm），刃の長さ（mm），刃と把柄のなす角度（百分度）を表している．

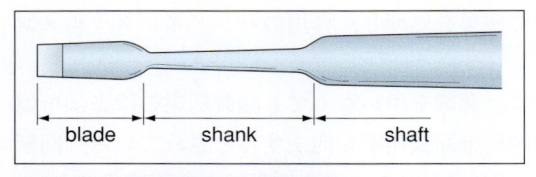

図3-23 切削器具の基本構成
刃部（blade），接続部（shank），把柄部（shaft）

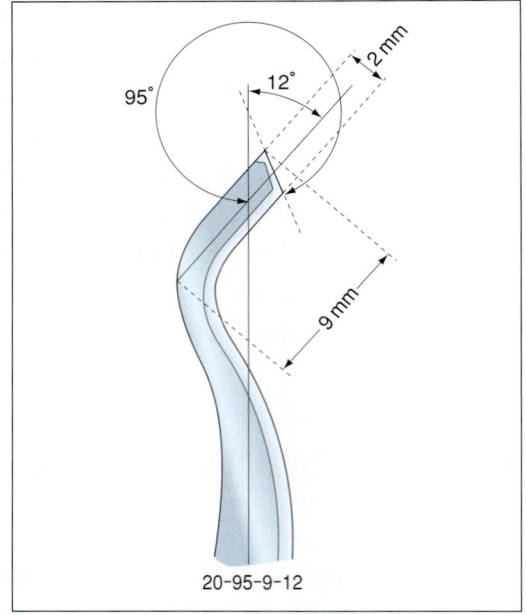

図3-24 手用切削器具の記号
刃の幅（1/10mm）-{刃縁と把柄の角度（百分度）}-
刃の長さ（mm）-刃と把柄の角度（百分度）

ただし例外があり，数字が1種類のものと4種類のものとがある．1種類のものはストレートチゼルまたはクレオイドで，この場合の数字は刃の幅（1/10mm）のみを示している．また4種類の場合は，2番目の数字は刃縁と把柄とのなす角度が示されている（図3-24）．

1．手用切削器具の種類と用途

現在，比較的多く用いられるもののみを示す．

1）チゼル（のみ）（chisel）

ストレート，バイアングル（重屈曲），トリプルアングル（三重屈曲）のものがあるが，いわゆる"のみ"と同様の使い方によって使用され，トリプルアングル以外のものは"押す"力を利用してエナメル質の切削に用いられる．マレット（鎚）による打撃を把柄部に加えてエナメル質を割裂させることもある．遊離エナメル質除去，窩底などの窩壁の平坦化などに用いられる（図3-25）．

2）ホウ（くわ）（hoe）

バイアングルチゼルは鍬（くわ）の形をしていて，hoe excavator とよばれる．ホウの使用法はバイアングルチゼルと同様であるが，押し切りだけでなく引き切りもできる．ストレートチゼルは，到達しにくい臼歯のエナメル質の切削に用いる．小型のホウをオーディナリーホウとよび，隅角の仕上げに用いる．Black G. V.は，1936年以降ホウをチゼルとして取り扱うようにしている．

3）ハッチェット（おの）（hatchet）

斧（おの）の形をしている．単屈曲のものがほとんどで，片刃と両刃のものがある．片刃のものは左右の対で用いられる．窩壁，特に窩洞隣接面側室の頬側，舌側壁の整理，仕上げに用いられる（図

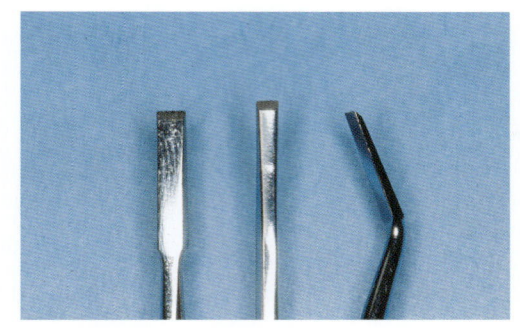

図 3-25 チゼル（ストレート，モノアングル，バイアングル）

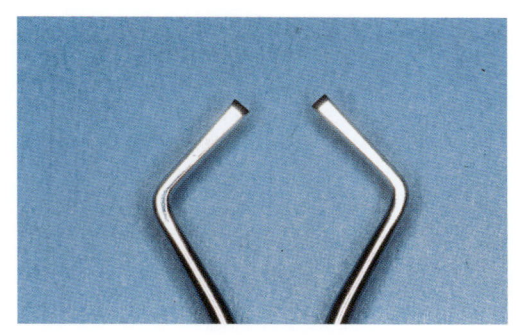

図 3-26 ハッチェット（左右 2 本組み）

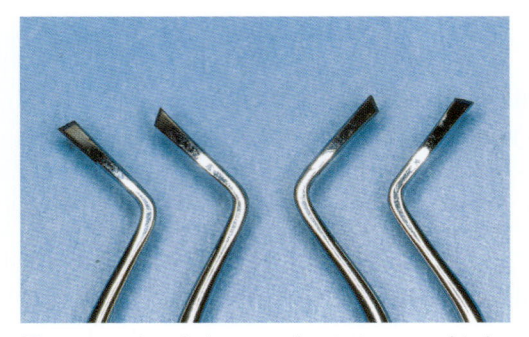

図 3-27 ジンジバルマージントリンマー（左右，近遠心 4 本組み）

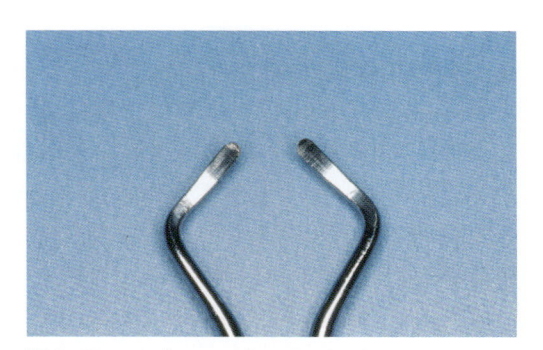

図 3-28 スプーンエキスカベーター

3-26).

4) ジンジバルマージントリンマー（gingival margin trimmer）

ハッチェットの刃の形をもつが，ハッチェットとは異なり，刃縁は把柄に対して角度がついている．名称の示すとおり，主に臼歯隣接面歯肉側窩縁の切削に用いられる．そのほか隅角を鋭くすることにも用いられる（図 3-27）.

5) スプーンエキスカベーター（spoon excavator）

いわゆるスプーン（匙）形の刃部をもち，全体としては片刃のハッチェットの形態をしている．感染して軟化した象牙質の除去に多用され，一対をなす（図 3-28）.

6) ディスコイド，クレオイドエキスカベーター（discoid, cleoid excavator）

ディスコイドは刃部が円盤状で，クレオイドは爪状をなす．全体的な形態はともにスプーンエキスカベーターと同じである．軟化した象牙質や，やや硬い齲蝕象牙質の除去に用いられるほか，アマルガムなどの修復物の彫刻にも利用される（図 3-29）.

7) アングルフォーマー（angle former）

隅角の整理や隅角を鋭くするために用いる．

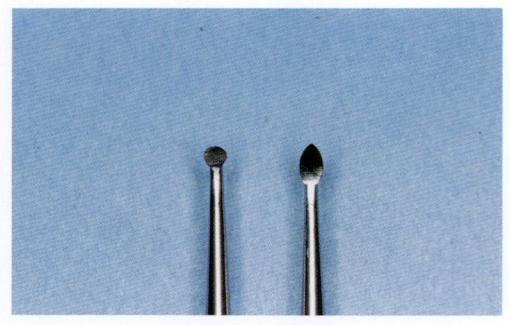

図 3-29　ディスコイド（円盤状），クレオイド（爪状）エキスカベーター

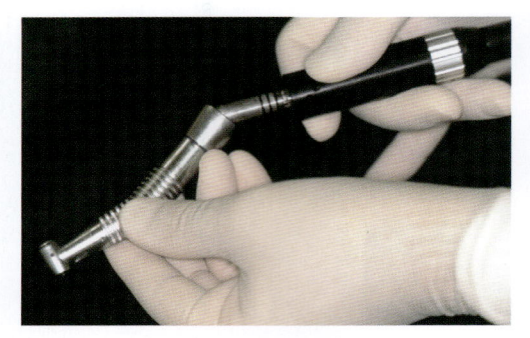

図 3-30　マイクロモーター．右側がモーターのある本体

2. 手用切削器具の整備と研磨

　歯の硬組織はきわめて硬い組織であり，この切削に用いる手用切削器具はほかの器具に比べ，損耗しやすい．損耗した刃は切れ味が落ち，切れ味の落ちた刃で切削すると切削効率が落ちるだけでなく，病的な歯質を取り残す危険性が増したり，患者に対して切削時疼痛を増す危険性もある．
　切削の前後には切削器具の刃部を中心に十分な点検を行い，もし刃こぼれや刃のなまりを認めた場合には"研ぐ"，すなわち研磨する必要がある．
　切削器具の研磨にはアーカンソー砥石（Arkansas oil stone）などが用いられるが，研磨によって刃部の形態や刃部と把柄などとの角度を変えてしまわないように，固定をしっかりし，また角度を確認しながら行わなければならない．
　手用切削器具の研磨のための専用研磨レーズも市販されており，これには切削器具の固定台がついているので便利である．

B 回転切削器械

　歴史的な回転式切削器具には手回し，足踏みエンジンなどもあったが，現在使用される回転切削器械には電気エンジン，マイクロモーター，エアータービンがある．いずれも動力の発生部，動力伝導部，そしてハンドピース（handpiece）によって構成される．

1. 電気エンジン（electric engine）

　電気モーターによる回転動力をゴムなどのベルトを介して術者の手元の装置，つまりハンドピースまで伝達し，切削器具を回転させて歯を切削するものである．一時期，この電気エンジンは回転切削装置の主流として，歯科診療室や技工室での窩洞形成，修復物の研磨，技工操作などに多く用いられていたが，エアータービン，マイクロモーターなどの普及に伴い，現在はほとんど用いられない．

2. マイクロモーター（micromotor）

　超小型の電気モーターをハンドピースに直結し，そのモーターの回転動力を直接ハンドピースに取りつけられた切削器具に伝達するものである（図 3-30）．最近では，より精巧で高性能なモーターとギアが開発され，より高速で回転し，耐久性にも優れたものが用いられている．

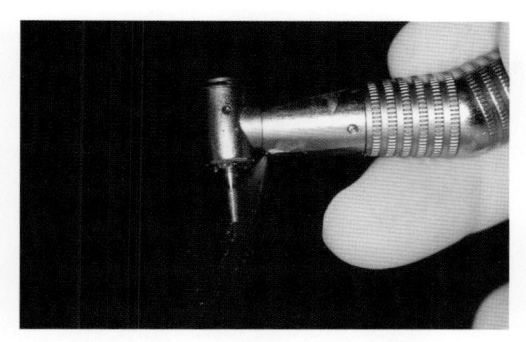

図3-31 マイクロモーターでも高速回転する場合は注水することが望ましい

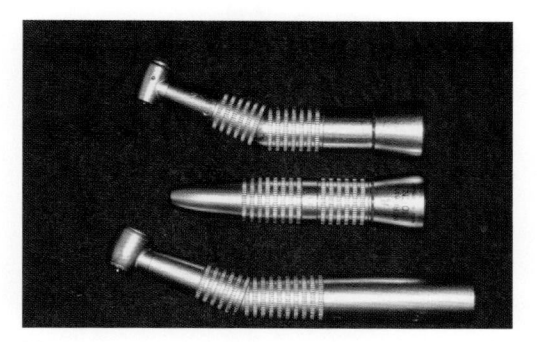

図3-32 ハンドピース．上からコントラ（CA），ストレート（HP），エアタービン用

　回転速度は無段階に調節でき，また現在の最高速のものは毎分40,000回転の回転速度をもち，さらに高速ギアをもつハンドピースを取りつけることによってその5倍にも回転数を上げることができる．
　ただし回転数の上昇は，切削器具と歯との間に高い摩擦熱を発生し，また切削器具に目詰まりも生じるので，毎分10,000〜20,000回転以上の高速回転で使用する場合は，切削部分に冷却用の注水を行うことが望ましい（図3-31）．
　電気エンジンやマイクロモーターはその構造や動力の発生原理から，原則的に，切削器具の回転方向を"正・逆"の両方向に自由に切り換えられ，また回転数も無段階に調節できるので，切削，研磨を行うとき，必要に応じて積極的にこの利点を利用すべきである．

3．ハンドピース（handpiece）

　電気モーターや後述するエアの流れによる動力を，実際に切削器具に回転力として伝え，術者が手で保持する装置部分のことをハンドピースという．電気エンジンやマイクロモーターでは，ハンドピースはストレート，コントラアングル（慣用的に略してストレートは"HP"，コントラアングルは"コントラ，CA"などという）などの形態がある（図3-32）．

4．エアタービン（air turbine）

　エアコンプレッサーで圧縮したエアをハンドピース内の超小型タービン（回転翼）に吹きつけ，このタービンを回転させて切削器具に回転力を与える装置である．
　現在用いられているエアタービンの回転数は毎分350,000〜500,000回転である．したがって，切削器具と切削部分との間には非常に高温の摩擦熱が発生し，また切削器具の目詰まりも生じるので，冷却と清掃用の注水が必須である．
　切削器具はタービンの回転中心部分（ローター）に直接取りつけて使用する．その取りつけ方は装置によって異なり，ハンドピースの切削器具保持孔（チャック）に切削器具を特別な工具を用いて直接または軟らかな樹脂（ビニールチャック）を介在させて押し入れるもの，保持孔自身を工具やワンタッチのボタンを用いて締めつけて切削器具を保持するものがある（図3-33）．

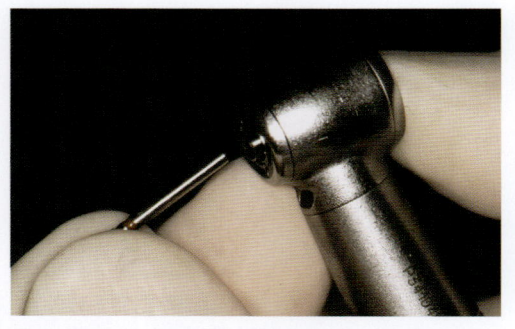

図 3-33 ワンタッチボタンで切削器具をエアタービンのチャックに締めつける

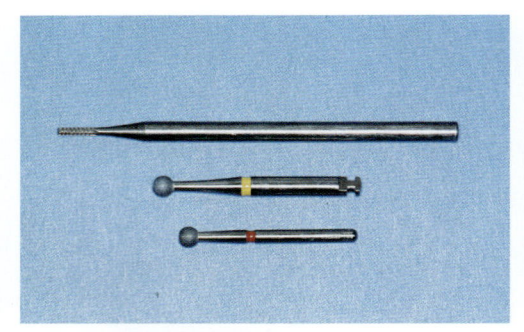

図 3-34 回転切削器具．上から HP 用，CA 用，FG 用（把柄の形態，サイズが異なる）

5. 回転速度と切削力

　回転速度は一般に，1 分間の回転数 rpm（revolutions per minute）で表される．したがって，歯科治療で用いられる回転切削器具は数千〜500,000rpm の回転数をもつことになる．

　一般に回転数が増加すると切削力は加速度的に上昇する．しかし，ここでいう回転数は回転中心軸の回転数ではなく，切削器具の外周の回転数で，この切削器具の外周と中心軸の回転数は比例するが，切削器具に切削圧などの負荷が加わるとこの回転数は低下して結果的に切削力は減少する．そこで，回転切削器械には回転数の性能とともに回転力（トルク torque）が必要となる．

　一般的に回転切削では，ある範囲においては回転数と回転力は逆比例するので，マイクロモーターのほうが切削力は強く，エアタービンでは切削圧を強くすると，切削力は著しく低下する．

6. 回転切削器具（rotary cutting and grinding instruments）

　回転切削器具は電気エンジン，マイクロモーター用とエアタービン用とに大別される．前者はさらにストレートハンドピース用とコントラアングルハンドピース用とに分類され，それぞれ HP 用，CA 用と略記される．

　エアタービン用のものは FG（Friction Grip：エアタービンのローターのなかで特別な保持機構なしで静置，保持されることからこの名称がつけられた）と略称される（図 3-34）．

　これらすべての切削器具はバー（bur）といい，その基材によってスチールバー（steel bur），カーバイドバー（carbide bur）に分けられる．スチールバーは鋼材でつくられ，主に低速スピードの切削，すなわち電気エンジンまたはマイクロモーターによる切削に使用される．一方，カーバイドバーは超炭素鋼粉末をコバルトとともに成型，焼結してつくられ，きわめて強くまた硬い切削器具であるので主に高速切削，つまりエアタービンに用いられる．

　これらのバーは基本的に，図 3-35 に示す形態に分類され，それぞれサイズ，刃のつけ方によってさらに細かく分類される．

　一般にいうバーのほかに，ダイヤモンドや硬い鉱物粉末をバーの基材に塗布して整形した切削器具がある．これを慣用的にポイント（正式には pointed bur）という．ポイントは塗布する鉱物の種類とポイントの形状によって分類される．

　バーとポイントは原理的には異なった切削法をとる．すなわち，バーは本質的に"刃物"であり，歯の硬組織を"切り開き"切削する．ポイントは歯を"摩耗"，"すり減らし"て切削する．

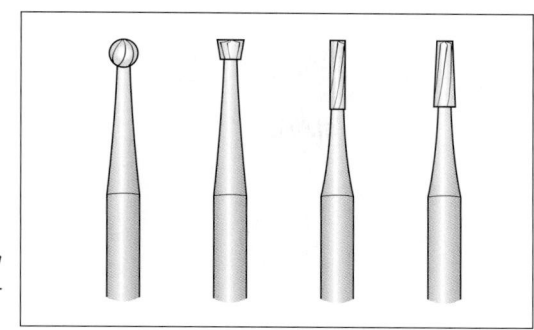

図 3-35　バーの刃部の基本的形態．左からラウンド，インバーテッドコーン，フィッシャーフラットエンド，テーパードフィッシャー

1）スチールバーの種類と用途

慣習的にS.S. Whiteの番号〔米国歯科医師会（ADA）の規格にもなっている〕を用いて分類してきたが，最近は，国際標準化機構（ISO）規格も取り入れられてきた（**表 3-2**）．以下に用途，形状別に代表的なバーを示す．

(1) デンテイトバー（dentate bur, crosscut bur）（鋸歯状バー）
① 球状バー（round bur）：小窩の拡大，穿孔（#502, 504）
② 平頭裂溝状バー（fissure flat end bur）：裂溝の開拡，窩洞の側壁形成，隅角形成（#556～562）

(2) エキスカベーティングバー（excavating bur）
① 球状バー（round bur）：齲蝕象牙質の除去，アンダーカットや起始点の付与（#1/2, 1～9）
② 倒円錐形状バー（inverted cone bur）：窩底の平坦化，アンダーカット付与（#33 1/2～39）
③ 平頭裂溝状バー，横目切痕なし（fissure flat end bur）：側壁の形成，修正（#56, 57, 59）
④ 先端裂溝状バー（end cutting bur）：歯肉側壁の掘り下げ，ショルダー形成（#957, 958, 959）
⑤ 車輪状バー（wheel）：歯車状の形態，アンダーカット付与など（#12, 14）

(3) テーパードフィッシャーバー（tapered fissure bur）（尖形裂溝状バー）
① 尖形裂溝状バー，横目切痕付き（tapered fissure crosscut）：インレー窩洞外形設定，保持溝形成（#699～703）
② 尖形裂溝状バー，横目切痕なし（tapered fissure fine cut plain）：窩壁の仕上げ，修正（#600, 601）

(4) インレーバー（inlay bur）
箱形インレー窩洞の形成，窩壁の修正（#1, 2）

(5) ドリル（drill）
エナメル，象牙質への穿孔，ピン孔形成（#100～106, 107）

(6) 仕上げバー（finishing bur）
金属修復物の仕上げ，研磨．次の形態がある．
① ラウンド（#200～202），オーバル（#218, 219），バッド（#224），ペア（#231）
② フレーム（sugar loaf #242, 245）

(7) バーニッシャー（burnisher）
インレー，直接金修復の辺縁の擦り合わせ（仕上げバーと同じ形態であるが，溝がない）

5. 硬組織の切削

表 3-2 バー頭部の形態と大きさ (ISO 規格表記例)

形状	ADA 規格	ISO 規格				
		A	B	C	D	E
ラウンド (CA)*	1/2	310	20	4	001 001	006
	1	310	20	4	001 001	008
	2	310	20	4	001 001	010
	3	310	20	4	001 001	012
	4	310	20	4	001 001	014
	5	310	20	4	001 001	016
インバーテッドコーン (CA)*	33 1/2	310	20	4	010 001	006
	34	310	20	4	010 001	008
	35	310	20	4	010 001	010
	36	310	20	4	010 001	012
	37	310	20	4	010 001	014
	38	310	20	4	010 001	016
クロスカットストレートフィッシャー (CA)*	556	310	20	4	107 002	008
	557	310	20	4	107 002	010
	558	310	20	4	107 002	012
	559	310	20	4	107 002	014
	560	310	20	4	107 002	016
クロスカットテーパードフィッシャー (CA)*	699	310	20	4	168 002	008
	700	310	20	4	168 002	010
	701	310	20	4	168 002	012
	702	310	20	4	168 002	016
	703	310	20	4	168 002	021
ダイヤモンド (FG)	401	806	31	4	168 524	010

ISO 規格
A：バー頭部の材質 (310：スチール, 500：カーバイド, 806：ダイヤモンド)
B：バーの装着方式 (10：HP, 20：CA, 31：FG)
C：バーの全長 (4：スタンダード, 3：ショート)
D：バー頭部の形状 (001 001：球状, 無横目, 107 002：ストレートフィッシャー横目付き, 168 002：テーパードフィッシャー横目付き)
E：バー頭部の最大直径 (006：0.6mm)
* FG 用で例示してあるが HP 用もある

2) カーバイドバー

主にエアタービン用として使用される．刃部の形態はスチールバーとほぼ同じで，ラウンド，インバーテッドコーン，フィッシャーフラットエンド，テーパードフィッシャーなどがあり，エナメル質，象牙質，各種修復物を同じように切削することができる．

またスチールバーにはない独特の形状，たとえばドーム状 (dome)，洋梨状 (pear) もある．さらに 8 枚刃，12 枚刃，24 枚刃などの仕上げ，研磨バーがあり，コンポジットレジン修復などに多く用いられる．

3) ポイント (stone pointed bur)

バーの金属製の軸に鉱物微粉末などを，接着材を用いたり，焼結法や電気的溶着法を利用して圧縮，

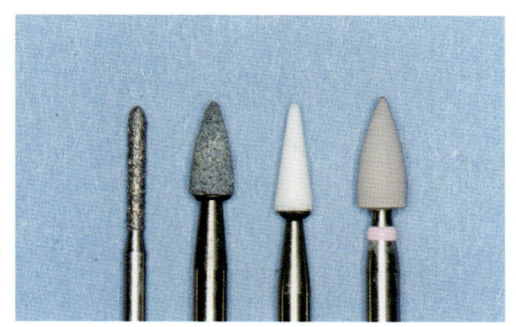

図 3-36　各種ポイント．左からダイヤモンドポイント，アブレーシブポイント，ホワイトアブレーシブポイント，シリコーンポイント

固着させて整形した切削器具である．CA，HP，FG 用があり，それぞれ広く利用される．

固着する材料によって，ダイヤモンドポイント（diamond point または diamond instrument），アブレーシブポイント（abrasive point）またはカーボランダムポイント（carborundum point），ホワイトアブレーシブポイント（white abrasive point），シリコーンポイント（silicon point）などがある（図 3-36）．

ダイヤモンドポイントは工業用ダイヤモンド微粉末を固着したもので，粉末の粒径によって medium，fine，super fine に分類される．歯の硬組織の切削のほか，修復物の調整，研磨などに広く使用される．

アブレーシブポイントは人工炭化ケイ素，長石末を，ホワイトアブレーシブポイントは酸化アルミの粉末を，シリコーンポイントは酸化アルミや炭化ケイ素などの微粉末をシリコーンゴムに練り込んだものを使用している．

それぞれさまざまな形態，たとえば球状，フレーム，シリンダー，テーパードシリンダー，ナイフエッジ，シャンファーなど，あるいはさまざまなサイズがあり，修復物の研磨に使用されている．

4）そのほかの回転切削器具

そのほかの回転切削器具には CA，HP 用として各種素材によるディスク（disk），ホイール（wheel）があり，歯の硬組織切削以外の用途でも広く利用されている．

C　レーザー

CO_2，Nd：YAG，Er：YAG，エキシマレーザーなどがある．

レーザーの歯科治療への応用は，歯の硬組織の切削を目的として，レーザーが開発された間もない 1964 年に Goldman や Stern らによって試みられた．しかし，当初使用されたルビーや炭酸ガスレーザー（CO_2 レーザー）では，歯の硬組織切削のために高い出力を用いると熱的な障害が多く発生したため，1970 年代の一時期，臨床応用はほぼ不可能ではないかと考えられた．

1980 年代の後半からは CO_2 レーザー，ネオジウムヤグレーザー（Nd：YAG レーザー）をはじめ，各レーザー装置の技術的改良が進み，装置の取り扱いが容易になってきた．また，接着修復やレジン系材料の開発が進み，窩洞に従来ほどの厳しい保持形態など諸形態を付与する必要がなくなったことから，ふたたびレーザーによる歯の硬組織切削が注目されるようになった．

特に，レーザー照射と生体の間の相互作用に関する研究が進んだ結果，水分に特異的に吸収され

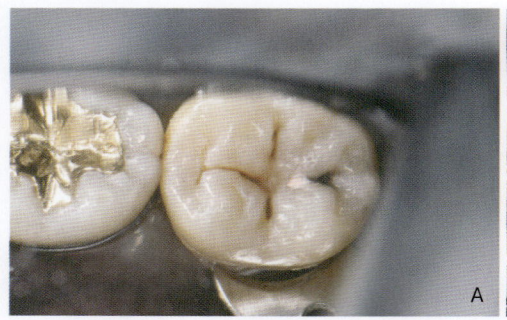

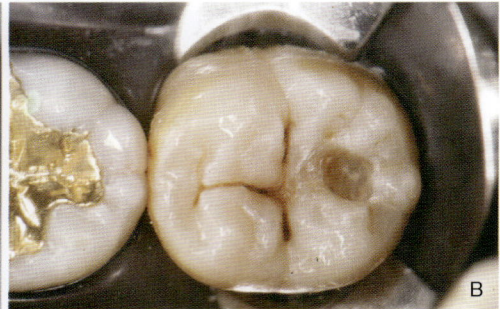

図3-37　Er：YAGレーザーによる窩洞形成　A：切削中，B：形成終了

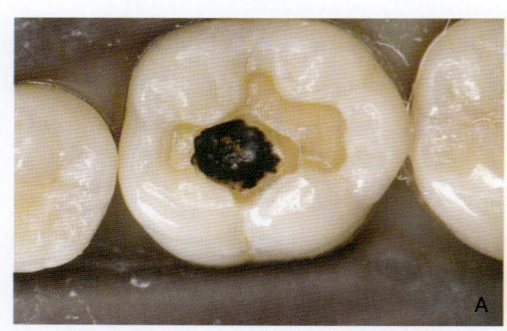

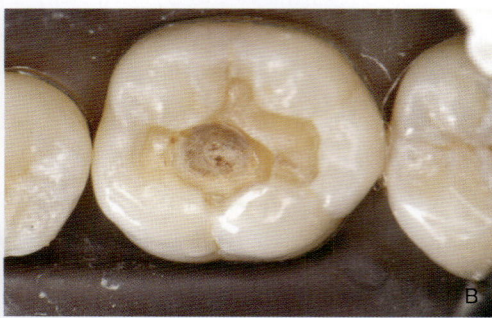

図3-38　CO_2レーザーによる齲蝕象牙質の処置　A：感染象牙質の蒸散と炭化，B：炭化層除去後

るエルビウムヤグレーザー（Er：YAGレーザー）や，紫外線領域の波長をもつエキシマレーザーは，歯の硬組織に溶融や亀裂などの熱的障害を及ぼすことなく蒸散（切削）することがわかり，歯科界の長年の夢ともいえるレーザーによる歯の硬組織切削がいよいよ実現することとなった（図3-37）．

　これらは，回転切削による歯の機械的な切削や熱エネルギーの高いレーザーによる歯の溶融とはまったく異なる"光切削"と称せられる切削法である．ここではレーザー光の歯の硬組織への吸収程度が切削効率にきわめて重要な意味をもち，その吸収程度はレーザーの波長に大きく依存することがわかっている．

　一方，熱エネルギーが高いCO_2レーザーであっても歯の齲蝕歯質の蒸散に用いた場合は，歯の硬組織表層で熱エネルギーがほとんど吸収されるため，深部組織すなわち歯髄にあまり障害を及ぼすことなく蒸散または炭化させた組織直下の象牙質に機械，化学的な強化層を形成することがわかり，臨床応用されている（図3-38）．

　レーザーによる歯の硬組織切削についてはまだ未知の部分も多く，臨床応用を広げるためには解決すべき点が多く残されている．しかし，回転切削よりも振動，騒音が少なく，また患者の疼痛の訴えも少ないなど利点も多く，今後の発展に期待がもてる分野である．

D エアブレーシブ

　エアブレーシブ（air abrasive, airbrasive）は，直径27〜50μm程度の酸化アルミニウムの粉末を圧縮した空気とともに，細い噴射口（ノズル）から歯面に吹きつけ，歯を局所的に摩耗させて切削

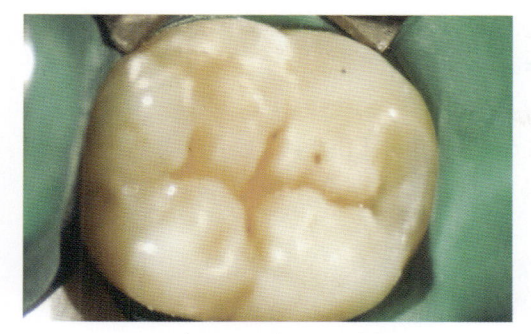

図 3-39　エアブレーシブによる窩洞形成 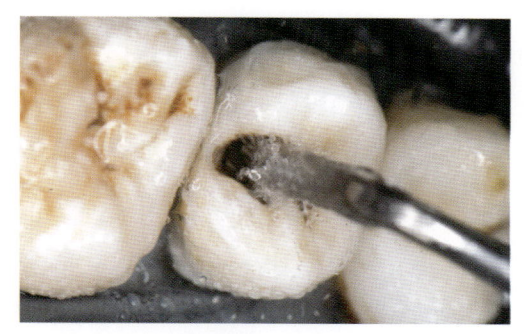　　　　　図 3-40　音波切削装置による切削

するものである．したがって"噴射切削"ともよばれる．

　この切削法は 1945 年に紹介されたが，当時は修復のために厳格な箱形の窩洞を形成しなければならず，本法を窩洞形成に応用することは原理的に不可能であった．また実際，装置自身にも問題が多く，結局実用化には至らなかった．

　しかし，最近は窩洞に厳格な保持形態などの諸形態を付与する必要がなくなり，病的な歯質の除去が確実に行われるならば問題がないとされ，レーザーの応用が進んだのと同じく，1990 年代に入ってからふたたび広く検討され，臨床応用も進められてきている（図 3-39）．

　本法の特長は，回転切削に比べ振動，発熱，不快音の発生がなく，疼痛も少ないことである．しかし，噴射した微粉末は専用装置を使用するなどして回収しなければならず，この点が最も大きな問題といえる．しかし，噴射する微粉末のサイズ，形状，噴射圧などを調整することによって病的な歯質を選択的に切削できることも示唆されていて，レーザーによる切削と同様に，今後に期待がもてる切削法である．

E　音波切削

　音波切削（sonic cutting）は，切削器具に音波振動を伝え，切削器具の振動によって歯の硬組織を摩耗，切削する方法である．従来，音波振動装置は主にスケーリング用に開発されて臨床で使用されてきた．このスケーリング用のチップを，ダイヤモンド粒子を塗布した各種形態，サイズの切削器具に変えることによって歯の硬組織を切削する．

　このダイヤモンドを塗布していない部分の切削器具が歯面に触れてもその部分は切削されないし，また非常に細かな振動であるので接触部の深部組織には影響を与えることなく，きわめて小範囲の浅い窩洞の形成に適している．また隣接面の切削についても，隣接歯を傷害することがないので歯質保存的な切削法といえる（図 3-40）．

F　化学的溶解または薬液溶解

　齲蝕歯質，特に齲蝕象牙質を薬液によって化学的に溶解（chemical caries removal）させ除去する方法である．1970 年代に Goldman らによって紹介された．国内の臨床現場にも広く紹介されたが，除去の効率がきわめて悪かったこと，あるいは接着修復が十分に普及していなかったこともあり，そ

の後顧みられることがなかった．しかし，Ericson らによってふたたびカリソルブ（Carisolv, 商品名）という齲蝕歯質溶解，除去システムが紹介されて注目されている．

　このシステムは，次亜塩素酸ソーダと 3 種類のアミノ酸（グルタミン酸，ロイシン，リジン）を使用直前に混合し，齲窩において齲蝕象牙質を軟化させてから，専用の手用器具で取り除くものである．

　開発者やメーカーによると，齲蝕象牙質除去に要する時間は以前の薬剤に比べ大幅に改善されている．

　また，本法は回転切削やそのほかの切削方法とは異なり，振動，不快音，発熱はまったくなく，疼痛の発生も少ないので切削に強い恐怖心をもつ患者などへの適応が期待される．

（千田　彰）

6 窩　洞

　窩洞（prepared cavity）とは，歯の硬組織の病巣部分を削除しただけでなく，窩洞修復する人工材料の特性に合わせて，口腔環境においてこれら修復物が長期間維持されることを期待して，健康歯質である病巣削除後の穴（窩）にさらに必要な形態を付与し，歯面処理を行ったものをいう．

A 窩洞の分類

　窩洞の分類方法（classification of prepared cavity）は，窩洞形成部の名称，形成された歯面の名称，窩洞の占める歯面数，修復される材料名，窩洞の形態などによっていくつかある．

　これらの分類名は混同して使用されることが多いが，それぞれ分類基準に従って整理しておく必要がある．

1．形成部の名称による分類
1）歯冠部窩洞（coronal cavity）
2）根面窩洞（root surface cavity）

2．形成部の歯質組織による分類
1）エナメル質窩洞（enamel cavity）
2）象牙質窩洞（dentin cavity）

3．形成歯面の名称による分類 （図 3-41）
1）咬合面窩洞（occlusal cavity）
2）隣接面窩洞（approximal cavity）
3）頰（側）面窩洞（buccal cavity）
4）舌（側）面窩洞（lingual cavity，下顎歯）
5）口蓋（側）面窩洞（palatal cavity，上顎歯）

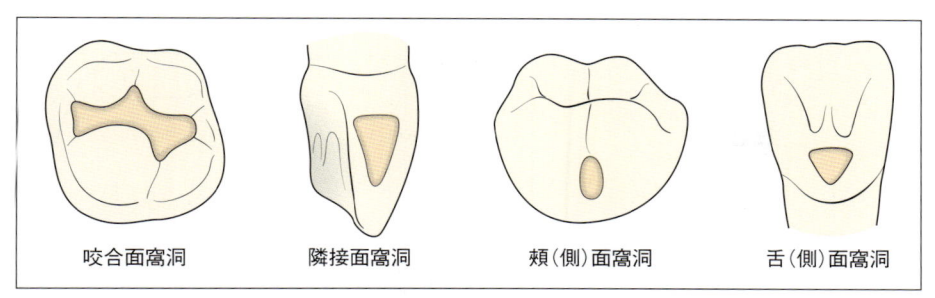

図 3-41 形成歯面の名称による分類

咬合面窩洞　隣接面窩洞　頰(側)面窩洞　舌(側)面窩洞

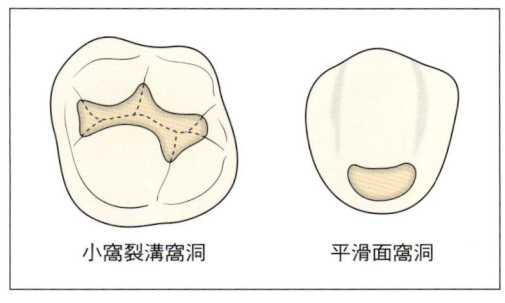

図 3-42 形成歯面の形態による分類

小窩裂溝窩洞　平滑面窩洞

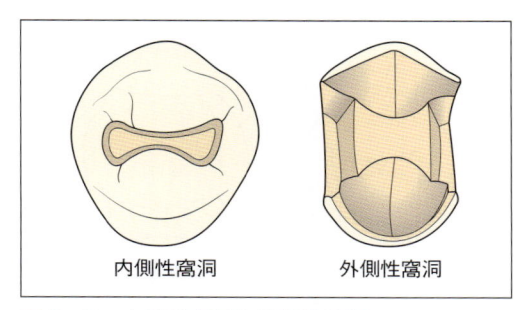

図 3-43 内側性窩洞と外側性窩洞

内側性窩洞　外側性窩洞

4．形成歯面の解剖学的形態による分類（図 3-42）
1）小窩裂溝窩洞（pit and fissure cavity）
2）平滑面窩洞（smooth surface cavity）

5．窩洞の占める歯面数による分類
1）単純窩洞（simple cavity）
　一つの歯面に限局している窩洞をいう．1面窩洞ともいわれる．
2）複雑窩洞（complex cavity）
　二つ以上の歯面にまたがる窩洞の総称である．その歯面数によって2面，3面，4面，あるいは5面窩洞とよばれる．

6．修復材料の名称による分類
1）コンポジットレジン窩洞（composite resin cavity）
2）インレー窩洞（inlay cavity）
3）アマルガム窩洞（amalgam cavity）

7．窩洞の形態による分類（図 3-43）
1）内側性窩洞（internal cavity）
2）外側性窩洞（external cavity）
3）被覆形窩洞（covered cavity）
　外側性窩洞あるいは被覆形窩洞は，窩洞という名称ではなく，支台歯とよばれることも多い．こ

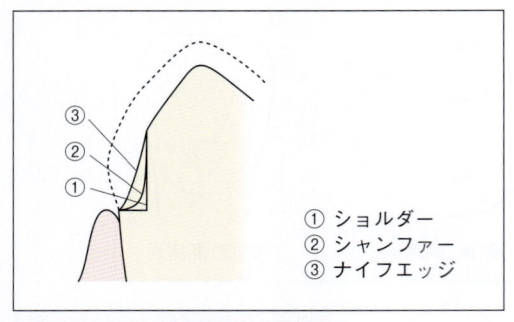

① ショルダー
② シャンファー
③ ナイフエッジ

図 3-44　外側性窩洞の辺縁形態

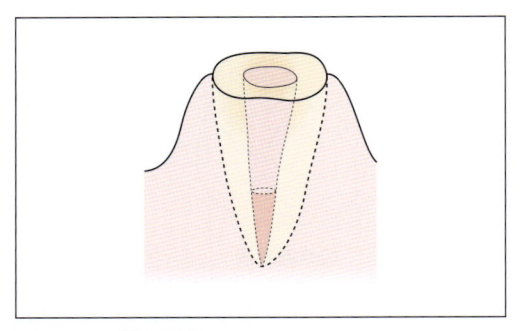

図 3-45　根面形態

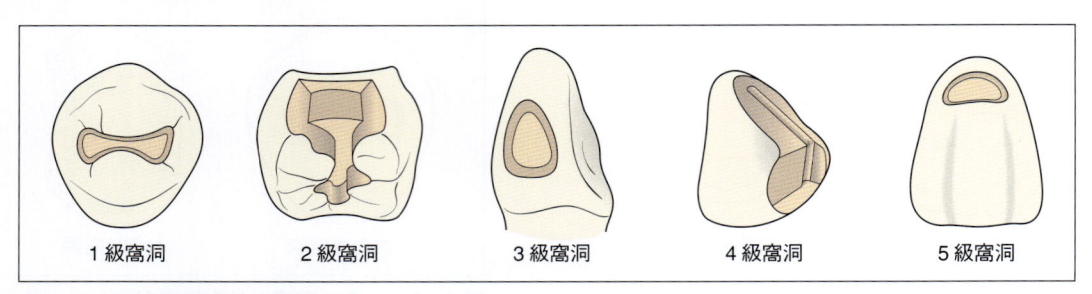

1級窩洞　　2級窩洞　　3級窩洞　　4級窩洞　　5級窩洞

図 3-46　Black の窩洞分類

れはブリッジの支台装置となるような大型の陶材，あるいは鋳造修復物用に形成された窩洞であり，3/4 冠，4/5 冠あるいは全部被覆冠用などの外側性窩洞がある．鋳造修復法によって修復されるため，これら外側性窩洞の辺縁形態にはいくつかの形態がある（図 3-44）．

また，前歯，小臼歯などの単根歯で歯質欠損が大きな場合には歯冠部をすべて除去し，残した根部の髄腔・根管に金属製の支台ポストを挿入・合着して保持装置として人工歯冠で修復する方法がある（図 3-45）．この場合に形成されたものも一種の被覆形窩洞である．

8．Black の分類（図 3-46）

Black G.V. は，齲蝕の好発部位と技術的特性との関連から，窩洞を 1 ～ 5 級に整理・分類した．

1）1 級窩洞（class 1 cavity）

臼歯の咬合面の小窩裂溝部，あるいは前歯の舌面小窩に限局する窩洞である．臼歯咬合面の小窩に限局，またはこれが裂溝部で連続する窩洞などである．

2）2 級窩洞（class 2 cavity）

小臼歯および大臼歯の隣接面窩洞をいうが，通常は窩洞の諸条件（後述）から咬合面窩洞と連続する複雑窩洞となることが多い．

3）3 級窩洞（class 3 cavity）

前歯および犬歯の切縁隅角を含まない隣接面窩洞である．

図 3-47 窩壁の名称
A：単純窩洞（咬合面窩洞），B：単純窩洞（隣接面窩洞），C：単純窩洞（唇側窩洞），D：複雑窩洞

4）4級窩洞（class 4 cavity）
前歯および犬歯の切縁隅角を含む隣接面窩洞である．

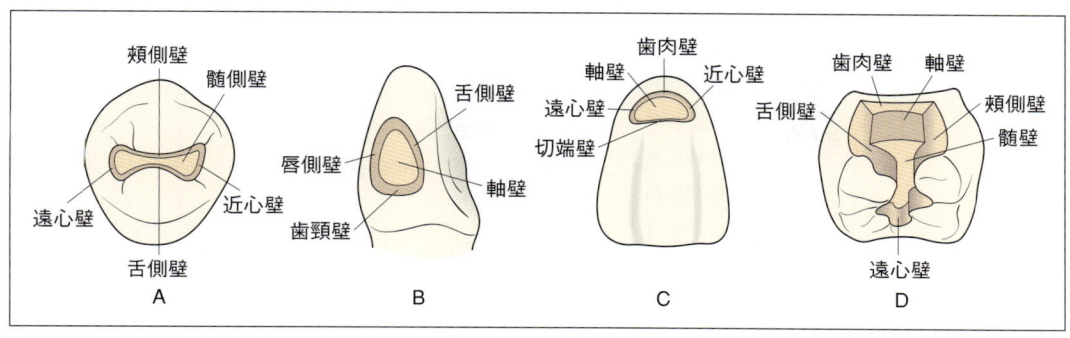

5）5級窩洞（class 5 cavity）
歯冠部の唇，頰および舌（側）面の歯肉側寄り1/3までにある窩洞である．

　Blackの窩洞分類は5級までであるが，そのほかにDavisが追加したいわゆる6級窩洞（class 6 cavity）がある．これはDavisが前歯切縁部あるいは臼歯咬合面の摩擦によって生じた欠損を修復するために考案した窩洞である．
　Blackの窩洞分類に含まれる窩洞はすべて歯冠部の窩洞であり，根面に形成される窩洞などは含まれていない．また，齲蝕処置のための窩洞であるので，くさび状欠損窩洞なども含まれていない．

B　窩洞の構成と各部分の名称

　窩洞は窩壁と隅角から構成される．

1．窩　壁（cavity wall）
　窩洞の周囲の壁面を窩壁といい，通常，対応する歯面の名称をつけてよぶ．また，窩壁は構成する歯質組織によってエナメル質壁（enamel wall），あるいは象牙質壁（dentin wall）などとよぶこともある．
　単純窩洞には五つの窩壁がある．小臼歯咬合面窩洞の場合の各名称を図 3-47A に示す．
　舌側壁は，上顎歯では口蓋側壁（palatal wall）ともいい，咬合面窩洞では髄側壁（pulpal wall）を窩底（cavity floor）ということもある．また，歯髄除去後の髄床底が窩底となっているときは，これを髄下壁（subpulpal wall）という．
　単純窩洞でも隣接面窩洞と唇（頰）側窩洞では，窩洞の形態によって四つあるいは五つの窩壁となる．それぞれの名称を図 3-47B，C に示す．この場合，いずれも窩底は軸（側）壁（axial wall）となる．なお，この切端壁（incisal wall）は臼歯では咬合面壁（occlusal wall）という．
　複雑窩洞では壁の数が増えるが，その数と名称は窩洞によって異なるので，図 3-47D に上顎第一

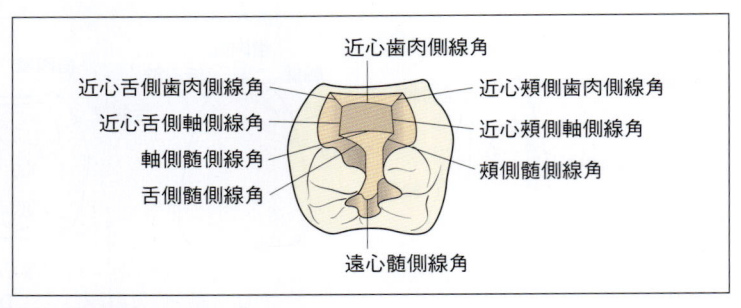

図 3-48 線角の名称

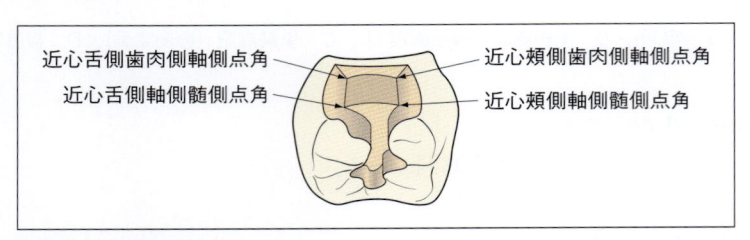

図 3-49 点角の名称

大臼歯の 2 級窩洞を一例として示す．

2．隅　角（angle）

窩壁が接合する部分にできる隅角には，線状と点状のものがあり，二つの窩壁が接する部分を線角（line angle）または稜角，三つの窩壁が接する部分を点角（point angle）または尖角という．これらの隅角には突出した隅角（凸隅角：convex angle）と，へこんだ隅角（凹隅角：concave angle）とがある．

1）線　角（line angle）

二つの窩壁が連接することによって生じる線状の隅角を線角という．線角は，連接する二つの窩壁の対応する歯面の名称を連ねたあとに線角という名称つけてよぶ（図 3-48）．

2）点　角（point angle）

三つの窩壁が接合する部分に生じる点状の隅角を点角という．点角は接合する窩壁の対応する歯面の名称を連ねたあとに点角という名称つけてよぶ（図 3-49）．

7 窩洞形態に具備するべき諸条件

窩洞を修復した修復部の永続性をはかるには，病巣部を取り除いたのちの歯質を形成して，適切な窩洞とするために具備すべき条件がある．
この条件として考えられているものは，以下の六つである．
① 適正な窩洞外形を有すること

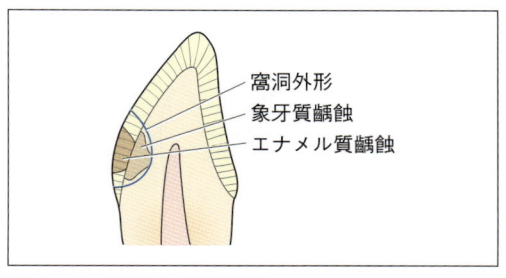

図 3-50　齲蝕と窩洞外形

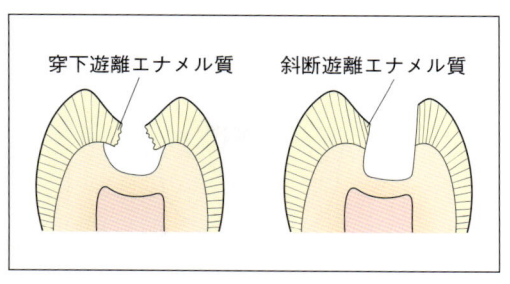

図 3-51　遊離エナメル質

②適正な保持形態を有すること
③十分な抵抗形態を有すること
④必要な便宜形態を有すること
⑤適正な窩縁形態を有すること
⑥窩洞が無菌的であること

　これらの条件の必要性は，歯質に対して接着能力のある修復材，合着材を使用する場合には多少の修正を余儀なくされる．しかし，依然として窩洞形成の基本原則であることに変わりはない．

A　窩洞外形

　窩洞の外縁を連ねたものが窩洞外形（outline form of cavity）であり，その形態を示す線を外形線（outline）という．この窩洞外形は修復物の審美性や予後と大きく関連するので，その設定には慎重でなければならない．
　窩洞外形を規定する因子は以下の通りである．

1．疾患の位置および範囲
　窩洞外形はまず硬組織疾患の位置と範囲によって制約される．小さな窩洞にしたいと考えても，病巣部が大きければそれに合わせた窩洞外形とならざるをえない．また，窩洞外形は疾患の外観とは異なることがある．たとえば，疾患が齲蝕であるとき，特に咬合面の齲蝕の場合，**齲蝕円錐**といわれる特有な病巣の進行状況から，エナメル象牙境で側方に広がっていることが多い．このようなときは窩洞外形は外観よりも大きくなる（図 3-50）．

2．遊離エナメル質（free enamel, unsupported enamel）
　エナメル質自体は健康であっても，その基底部で健康な象牙質の支持が失われたエナメル質を遊離エナメル質という（図 3-51）．遊離エナメル質は外部からの力に抵抗力がなく，エナメル小柱の走向に合わせて剝離するように破壊されるのが特徴である．したがって，遊離エナメル質の存在は窩洞外形の決定に大きな影響を与えるものであり，一般的に窩洞の外縁から遊離エナメル質を除去する必要がある．特に臼歯部咬合面のように，外力が普遍的に加わる部分にこの遊離エナメル質を残すのは危険である．しかし，例外として接着性レジン修復では，その基底部が接着性レジンの裏打ちによって強化されるので遊離エナメル質を残す場合がある．

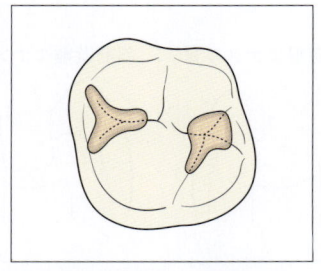

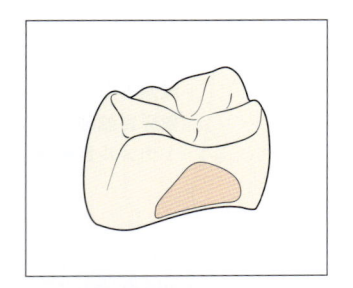

図 3-52 窩洞を二つに分けた場合

図 3-53 隣接面での不潔域

3．予防拡大

予防拡大とは修復物辺縁からの**二次齲蝕**の発生を防止するために，窩洞の外形線が不潔域内にとどまっている場合にその周囲の健康歯質を削除して，外形を二次齲蝕の発生しにくい自浄域にまで拡大することをいう．したがって，この予防拡大も窩洞外形を規定する要因の一つである．

1）小窩裂溝の予防拡大

小窩裂溝はすべて**不潔域**とするのが基本である．したがって，硬組織疾患の病巣を除去したときに，その窩洞が一部でも小窩裂溝にかかる場合には，それに連結する小窩裂溝をすべて削除し，これを窩洞内に取り込む必要がある．同時に咬頭隆線部への拡大は可及的に避け，すべての窩縁を仕上げ・研磨の容易な**自浄域**におく．

しかし，例外的に小窩裂溝の連続状態によっては窩洞外形を途中で止めることもある．上顎第一大臼歯の遠心小窩と中心小窩との間に存在する咬頭隆線の発達によって裂溝が不連続になっている場合などがその例である（図 3-52）．

2）隣接面の予防拡大

隣接面の不潔域は，接触点（contact point）を頂点とし，歯肉縁を底面とする三角形あるいは台形の部分である（図 3-53）．しかし，この不潔域の範囲は小窩裂溝のように歯面上に固定されたものではなく，歯肉縁の状態や隣在歯の萌出状況によって個々の歯で異なる．さらに，患者の口腔清掃状態，口腔衛生思想の程度，食習慣などによっても大きく違ってくる．

予防拡大は個々の患者の個々の歯の不潔域を基準にして行われるので，隣接面の場合は患歯によってその範囲が異なる．しかし一般的な頰舌的予防拡大の範囲の基準としては，総山の歯間鼓形空隙の開放角 60°の原則（図 3-54）や Tanner の拡大法などがある．またこれらの基準の適用が困難な場合，臨床ではプラーク染色液などを用いて不潔域を確認し，窩洞を形成後，隣接面に形成された側室から頰側あるいは舌側に，バーやインスツルメントを通して確認することが行われている．

歯肉側への予防拡大については，修復物に起因する歯周疾患の発症リスクを小さくするために，修復物辺縁は歯肉縁下に入れず，歯肉縁と一致あるいは歯肉縁よりも咬頭あるいは切縁寄りに設定する．

3）咬頭隆線の保存

咬頭隆線は石灰化が良好で，歯冠部のなかで最も強固な部分であり，自浄域であるのでこの部分は可及的に残さなければならない（図 3-55）．

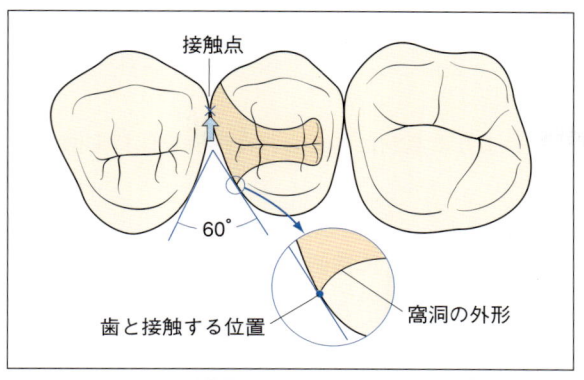

図 3-54 　総山の歯間鼓形空隙の開放角 60°の原則

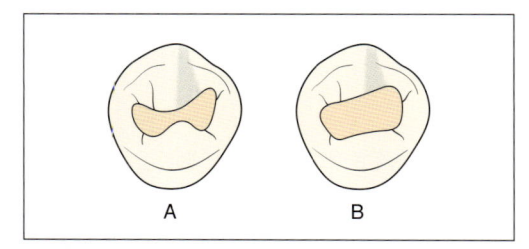

図 3-55 　咬頭隆線の保存　A：良好例，B：不良例

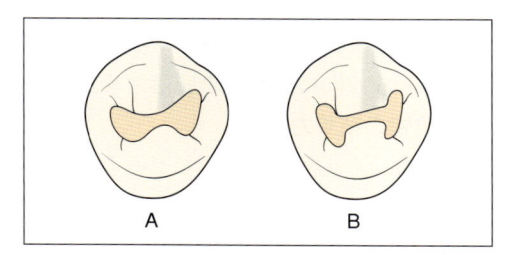

図 3-56 　滑らかな曲線　A：良好例，B：不良例

4）滑らかな曲線
　適合をよくし，窩縁歯質あるいは修復物辺縁の破折を防ぐために，窩洞外形は滑らかな曲線（**図 3-56A**）でまとめる．切削バーの半円状の形が不良例（**図 3-56B**）のように残りやすいので注意して切削する．

5）審美性の配慮
　歯冠色と異なる色の修復材料を使用するときには，可及的に外観に触れないような窩洞外形をとる配慮が必要である．また，歯冠の形態と調和した窩洞外形とすることも重要である．

6）咬合関係に対する配慮
　修復物辺縁ならびに窩洞辺縁はどのような材料で修復しても機械的な力に弱く，ここが破折すると二次齲蝕などのトラブルが非常に発生しやすくなる．したがって，対咬歯の咬頭頂や切縁が修復物辺縁に接触しないように窩洞外形を設定する必要がある．

B 保持形態

修復物が窩洞から脱落しないように窩洞に与えられた形態を保持形態（retention form）という．

1．修復物脱落の因子
修復物を窩洞から脱落させる因子には，直接的なものと間接的なものとがある．

1）直接因子
（1）咬合圧（咀嚼圧：occlusal stress）
　咬合圧は修復物脱落に直接的に大きくかかわる因子である．その圧力は個人差があるが，大臼歯で最大 60〜80kgf にも及んでいる．この咬合圧は窩洞の位置，形態によっては垂直あるいは水平などさまざまな方向に修復物を脱落させる力となる．
（2）食物の粘着力
　餅，飴，チューインガムなどのような食物の粘着力は修復物を脱落させる力として働く．
（3）外力
　上記以外に修復物を脱落させる力として直接働くものに外力がある．歯ブラシやデンタルフロスによる清掃時の外力，あるいはスポーツ，事故などによる転倒，打撲時の外力などである．

2）間接因子
　修復物を脱落させる直接的な因子は上記の通りであるが，窩洞における修復物の保持力がさまざまな因子によって低下していると修復物の脱落は容易になる．この保持力を低下させる因子を修復物脱落の間接因子という．
（1）再発性齲蝕
　修復物周囲の歯質に再発性齲蝕が発症すると，修復物を保持している歯質基盤が劣弱となり，特に窩洞形態による保持力が低下する．そこに直接因子が働くと修復物の脱落につながる．
（2）歯質，修復物の破壊
　修復物に隣接する窩洞辺縁の歯質や修復物の一部が咬合圧，外力などで破壊されると，修復物の保持力は低下する．
（3）合着材の溶解
　修復材料自体に歯質接着性のない修復物は，合着材を介して窩洞に合着されている．通常，合着材としてはセメント類が使用されるが，合着用セメント類は程度の違いはあるもののいずれも唾液には可溶性である．したがって，唾液に接するセメントラインの幅が大きいとセメントの溶解が進み，修復物の保持力は低下する．
（4）歯質との接着層の破壊
　歯質との接着層が破壊されると，歯質接着性のある修復物の保持力は低下する．この接着層の破壊の原因としては，修復物の硬化時の収縮，口腔環境による修復物の膨潤，唾液や滲出液の接着層への浸透，咬合圧など反復される機械的圧力による修復物の収縮，変形などがある．これらの原因によって歯質界面との間に生じたずれが接着層の破壊につながる．

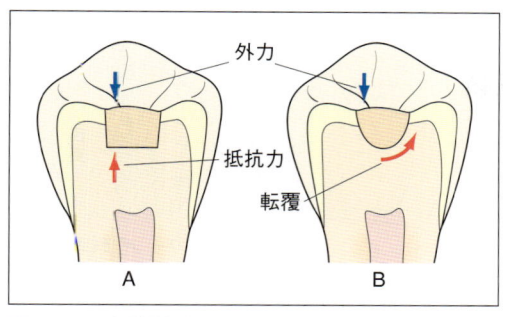

図3-57　転覆防止　A：良好例，B：不良例

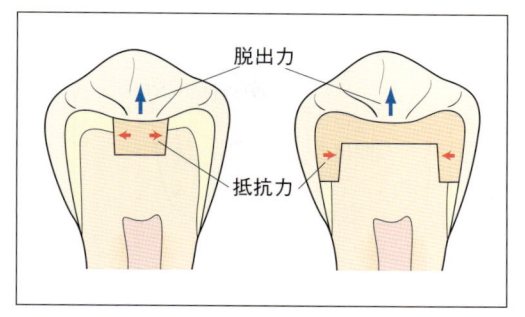

図3-58　把持形態

2．修復物保持の原理

修復物が窩洞に保持される原理は，窩洞形態による抵抗力と合着材の介在による結合力の強化である．

1）窩洞形態による保持

（1）安定形態

窩洞から修復物が転覆して脱落したり滑落することのないように，窩洞に設定された形態である．基本的な形態は，外力に対して垂直な底面と平行な窩壁をもった箱形である（図3-57）．

（2）把持形態

窩洞からの修復物の脱出を，相対する二つの窩壁の摩擦によって防止するために窩洞に設定された形態である．したがって，相対する壁面は可及的に平行にしなければならない（図3-58）．

（3）拘止形態

修復物が窩洞の開放側へ脱出することを防ぐために，窩洞に設定された形態である．基本的には開放側よりも内側で，窩洞を大きくし，脱出力に対する歯質の引っかかりを付与した形態である．この拘止形態には，垂直性と水平性のそれぞれの脱出力に抵抗する形態がある（図3-59）．

2）合着材による保持

合着材による保持は二つの因子から構成される．一つは，合着材自身による窩壁あるいは修復物に対する接着力である．接着には理論的に，一次結合としてイオン結合と共有結合が，二次結合としてファンデルワールス力やそのほかの水素結合などの結合が関与する．そのうち二次結合の接着力は一般に低いものである．

もう一つの因子としては，合着材が窩壁や修復物の微細な凹凸に入り込んで硬化することによって生じる嵌合による結合力である（図3-60）．すなわち，この微細な凹凸部に侵入して硬化した合着材が，修復物の脱出力に対してカンヌキのような効果を発揮して修復物を物理的に保持する．

この二つの因子の修復物合着力に占める割合は合着材の種類によって異なるが，代表的なリン酸亜鉛セメントでは，化学的因子による接着効力は低く，15％以下であるとされており，ほとんどが物理的因子である嵌合効力である．しかし，最近は歯質あるいは修復物との化学的接着を目標としたグラスアイオノマーセメントやレジンセメントなどの合着材が主流を占めており，この比率は変わってきている．

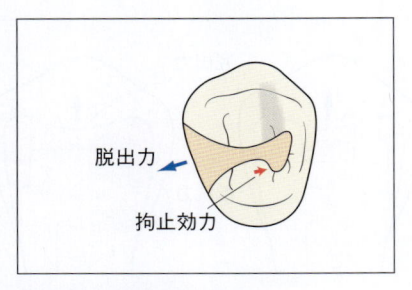

図3-59　拘止効力

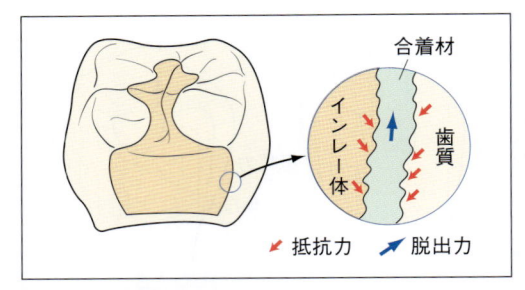

図3-60　嵌合効力

3．窩洞の保持形態

窩洞の保持形態の一般的原則は，健康な象牙質内に窩底と側壁の一部を設定することである．通常の窩洞の深さは象牙質内に0.5〜1.0mm程度である．しかし，小窩あるいは裂溝部に限局するエナメル質齲蝕では，エナメル質内に限定して窩洞を形成することもある．

1）基本的保持形態

修復物保持のための基本的な保持形態は箱形である．しかし，使用する修復材の特性や窩洞の形成部位によって，内開き形および外開き形もある（図3-61）．

（1）箱形（box form）

箱形窩洞は，平行な側壁とそれに直角となる平坦な底面で構成され，線角，点角を明瞭にしたものである．修復の保持形態としてこの形態は基本的なものである．

（2）内開き形（undercut form）

窩洞の入口から窩底にかけて広くなっている形態である．この形態は成形修復窩洞に多く用いられている．

（3）外開き形（tapered form）

内開き形とは逆に窩洞の入口から窩底にかけて狭くなる形態である．エナメル小柱が外側に傾斜している部分では，遊離エナメル質の出現を避けるために，必然的にエナメル質壁は外開きになる．インレー窩洞では象牙質の窩底部から完全な外開きとなる形態が用いられることが多い．しかし，この外開きの程度が大きすぎると，修復物の保持効果が低下することに注意する必要がある．

2）補助的保持形態

基本的保持形態のほかに，使用する修復物の特性，形成部位に合わせて，修復物の保持を確実にするために考案された各種の保持形態が補助的に用いられている．

（1）階段（step）

箱形保持力をより強くするために，階段を形成し窩壁の面数と隅角の数を増加させた形態である．この形態は健康な歯質の切削量を少なくする利点もある（図3-62）．

（2）鳩尾形（dovetail form）

修復物の側方脱出力に抵抗する拘止形態として考案されたものである．鳩の尾と類似した形態であることからこの名称がある（図3-63）．

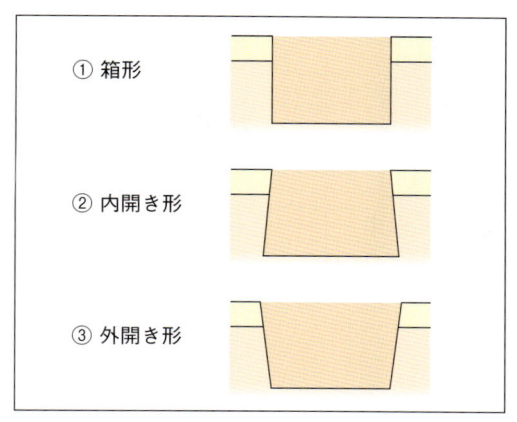

図 3-61　基本的保持形態
① 箱形
② 内開き形
③ 外開き形

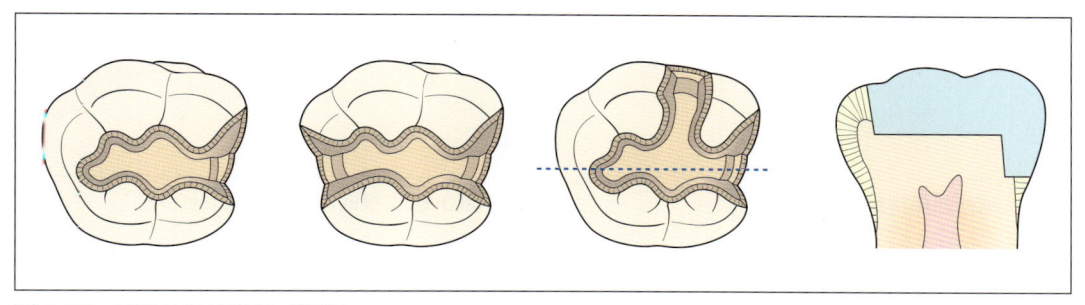

図 3-62　補助的保持形態（階段）

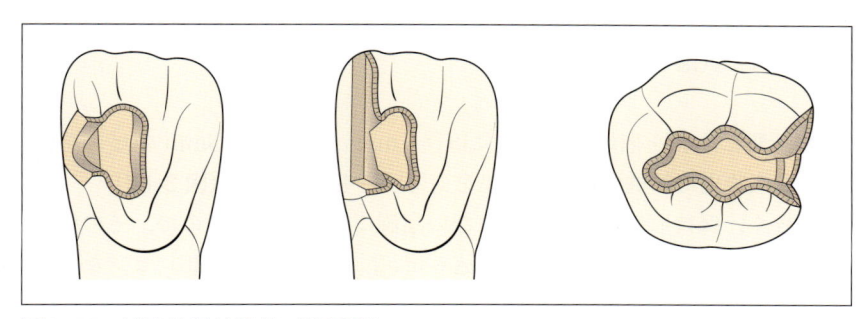

図 3-63　補助的保持形態（鳩尾形）

(3) 溝 (channel)

修復物の側方脱出力に抵抗するために，窩壁面に半円形，三角形，四角形などの断面形態として形成される溝である（図 3-64）．

歯軸に対して垂直方向に付与された溝を横溝 (transversal channel)，平行方向に形成する溝を縦溝 (longitudinal channel) という．

(4) 穿下 (undercut)

窩洞の象牙質に付与され，多くは側壁と窩底との隅角部に形成する凹窩である．修復物の側方あるいは垂直脱出力に抵抗するものであり，次の種類がある（図 3-65）．

① 角形穿下：倒円錐形バーによって形成された穿下

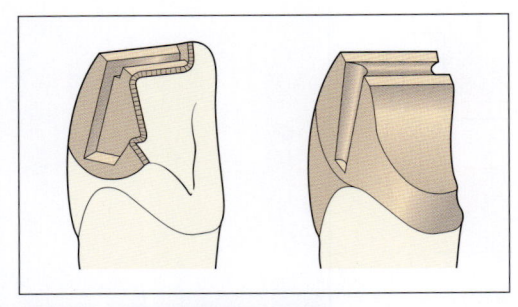

図 3-64　補助的保持形態（溝）

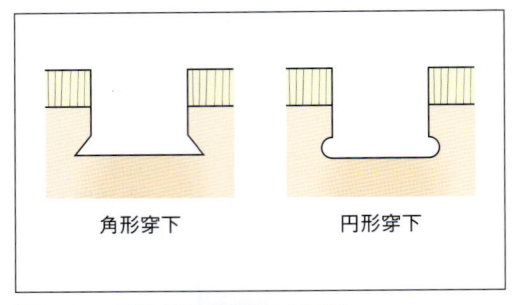

図 3-65　補助的保持形態（穿下）

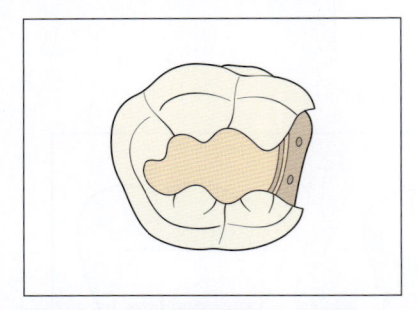

図 3-66　補助的保持形態（小窩）

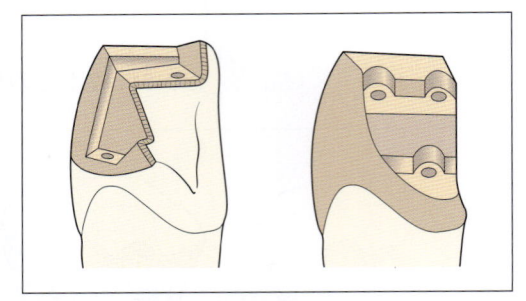

図 3-67　補助的保持形態（ピン）

　② 円形穿下：球形バーによって形成された穿下
(5) 小窩 (pit)
　修復物の側方脱出を防ぐため，窩底，歯肉壁などの象牙質に付与される小孔である．小さな球形バーなどを用いて形成される（図 3-66）．
(6) ピン (pin)
　窩洞の底部の象牙質に小孔を形成し，そこに直径 1mm，長さ 2～3mm のピンを植立して，修復物の側方あるいは垂直脱出に抵抗する保持効果を期待するものである（図 3-67）．
　歯質の欠損が大きく，保持形態が十分にとれない窩洞に応用されるもので，その種類としては，ピンの植立方法によってセメント合着ピン，打ち込みピン，ねじ込み（TMS）ピンなどがあり，複数のピンを植立する症例では，ピンの植立の相対方向によって平行ピン，非平行ピンがある．
(7) ポスト (post)
　無髄歯の髄室あるいは根管に金属製のポストを植立した保持形態である（図 3-68）．このポストによる保持形態は，失活歯で広範な歯質欠損のある窩洞に応用される．
(8) 被覆把持形態 (covering and grasping form)
　歯質を複数の窩洞歯面で被覆・把持する形態で，外側性窩洞に多く用いられる保持形態である（図 3-69）．歯質に接着性のある修復材，合着材を使用する．この保持形態については，後述の「4. 歯面処理による保持」のように，その材料特有の処理法を使用すれば形態としては省略することが可能な場合もある．

4．歯面処理による保持
　歯質に接着性を有する修復材では，健康歯質を削除して付与する保持形態を形成する必要はない．

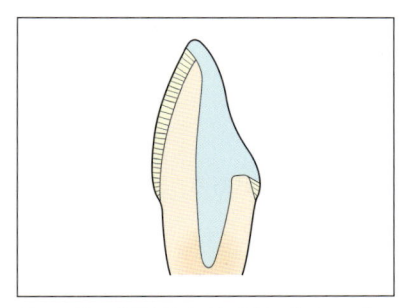

図 3-68　補助的保持形態（ポスト）

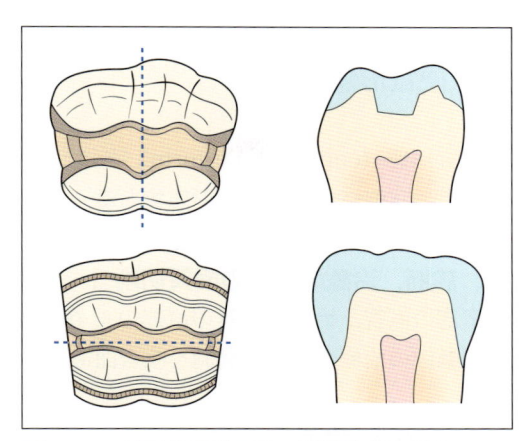

図 3-69　補助的保持形態（被覆把持形態）

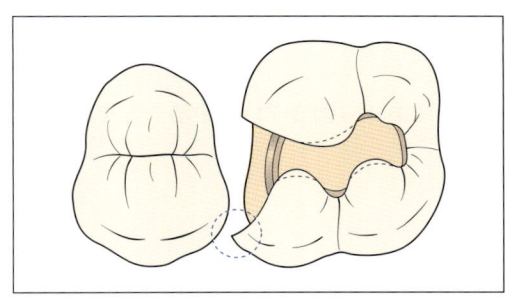

図 3-70　抵抗形態（リバースカーブ）

歯面を化学処理することによって修復物との接着による保持効果を求める．

C 抵抗形態

　修復操作中あるいは修復後に加わる外力によって歯質または修復物が変形，破壊，脱落しないように窩洞に付与される形態を抵抗形態（resistance form）という．したがって，この形態は歯質と修復物の両面から配慮する必要がある．
　① 基本的な抵抗形態は箱形である
　② 側壁は十分な厚みを有する健康な象牙質で構成される
　③ 健康な歯質は可及的に保存する
　④ 咬頭隆線，切縁は可及的に保存する
　⑤ 窩底は咬合圧を分散する必要から平坦とする
　⑥ 無髄歯や老年者の歯質は，強靱でないことが多いので特別の配慮が必要である．たとえば，臼歯の咬頭が二分されるようなMOD窩洞では，この咬頭を被覆する処置が望ましい
　⑦ 物性の低い修復材には，その特性に沿った配慮が必要である．その例としては，アマルガムの2級窩洞における峡部のリバースカーブ（図3-70）などがある．
　以上のように抵抗形態は，特に保持形態と密接な関連がある．個々の窩洞においては，その症例の状況によって両者が相互に調整されたものでなければならない．

D 便宜形態

便宜形態（convenience form）とは，窩洞形成あるいは修復操作を行うにあたって技術的必要性のために窩壁に付与される形態である．

1．診断，治療のための歯質切削
患部の直視，治療用器具の直達のために窩洞外形を健康歯質に拡大することがある．たとえば，隣接面齲蝕の治療のために窩洞を咬合面あるいは唇舌側面に拡大することなどである．

2．インレー窩洞
窩洞の外開き，ワックスパターン抽出方向への開放，凹凸面および隅角の整理などである．

3．金修復窩洞
起始点（starting point）の付与である（図3-71）．金箔などを使用して直接修復を行うことは現在まれである．

E 窩縁形態

窩縁形態（marginal form）とは，窩洞形成によって生じた窩洞外縁の形態をいう．代表的な窩縁形態とその構成因子の名称を図3-72に示す．

1．窩縁隅角
窩縁隅角（窩洞歯面隅角：cavo-surface angle）を定める一般原則は，窩縁歯質，特にエナメル小柱の走向と使用する修復材の物性によって変化する．

エナメル小柱の走向は歯の部分によって異なっており，臼歯では咬頭を中心として放線状に走向している．この走向を意識せずに窩洞を形成すると，その窩縁に遊離エナメル質を残留させてしまうことがある．また，エナメル小柱は単純に直線状に配列しているものではなく，エナメル象牙境から左右に彎曲しながらエナメル質表層に走っているとされている．

窩縁のエナメル小柱は，健康な象牙質で支持されていなければならならないので，遊離エナメル質を除去した時点で，すでに窩壁の平行性が失われていることが多い．そこで，使用する修復材の物性によってその角度を決定することになる．

成形修復材のなかには脆性材料があり，辺縁を薄くすると破折しやすくなるので，修復物辺縁の厚さ角を鋭角にしてはならない．たとえば，アマルガムでは90°を基本としてエナメル小柱の走向に従うことが多い．

一方，延展性のある材料，たとえば金箔や金合金インレーなどでは，辺縁封鎖性を向上させるために修復操作時に修復物辺縁を槌打，圧接する．そのため窩縁隅角は135～145°とされており，修復物辺縁を窩縁斜面に圧接して辺縁封鎖性を向上させる．また，金合金インレーなどの鋳造修復物では，窩縁斜面を利用して鋳造時の収縮を補正する．

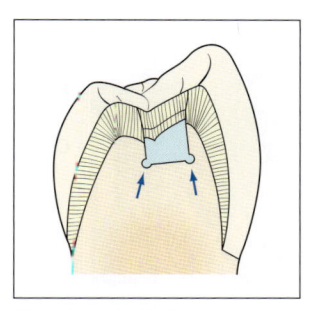

図 3-71　起始点

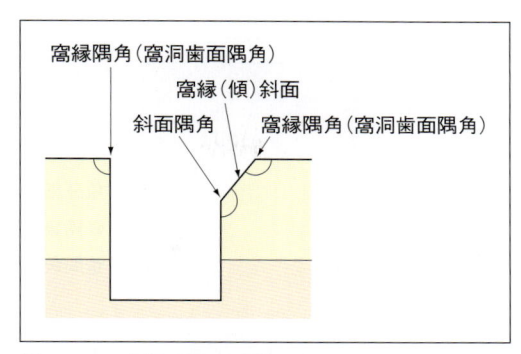

図 3-72　窩縁形態と名称

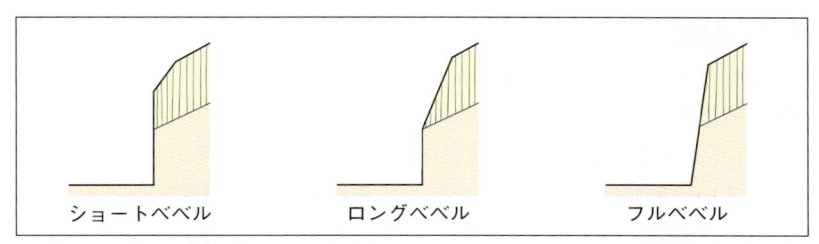

図 3-73　窩縁斜面の形態

2. 窩縁斜面

　窩縁斜面（marginal bevel）は平坦で滑沢とし，かつ明瞭に付与する必要がある．一般的にはその幅はエナメル質全層の 1/3 を占め 0.6〜0.7mm である．この場合はショートベベルとよばれる窩縁斜面であり，咬耗のない第一大臼歯（エナメル質層 1.5mm）を基準としている．

　しかし，エナメル質が摩耗されていたり，歯頸部などのようにエナメル質層が菲薄な部位では，窩縁斜面の幅はエナメル質の全層に及び，象牙質にまで及ぶものもある．この斜面をロングベベル，側壁全層にわたるものをフルベベルといい，これは外開き窩洞の側壁と同じである（図 3-73）．

窩縁斜面付与の目的
① 窩縁歯質の保護
② 辺縁封鎖性の向上
③ 鋳造収縮による適合不良の補正（鋳造修復の場合）
④ 歯質接着力の向上（レジン直接法修復における一部において）

F　窩洞の清掃

窩洞は以下にあげる理由から，常に清潔に保たなければならない．

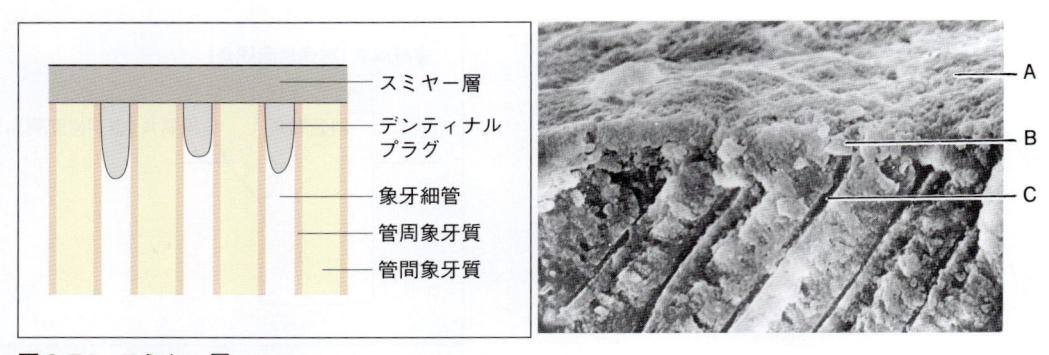

図 3-74　スミヤー層
　A：スミヤー層，B：デンティナルプラグ，C：象牙細管

1．微生物に対する配慮

　齲蝕は細菌性疾患であり，硬組織病巣部は多くの微生物に感染している．したがって，齲蝕の再発を防ぐためには感染病巣部の除去が重要である．

　また，プラークはもとより唾液中にも弱い化膿性菌あるいは齲蝕原性菌が多数生息している．したがって，歯髄への感染あるいは再発性齲蝕の発症を防止するために，窩洞形成が終了した窩洞に対して修復操作を行う際には，窩洞の防湿を含め，可及的に無菌的に行う必要がある．一方，抗菌剤やフッ化物などの齲蝕予防剤を窩洞に塗布することもあるが，その場合は薬剤の象牙質や歯髄に及ぼす影響を考慮しなくてはならない．

2．歯質接着性向上に対する配慮

　歯質を切削した部分には，静電的に，および機械的な圧力などで削片が付着した削片層が残留している．特に象牙質に残ったこの削片層は**スミヤー層**（図 3-74）とよばれ，修復材あるいは合着材の象牙質接着性を阻害しているとも考えられている．したがって，これらのスミヤー層をエッチング材，酸性のプライマーや EDTA のようなキレート化剤で清掃するステップが組み込まれた修復システムがある．

（片山　直）

8　歯髄傷害とその対策

A　修復時の歯髄傷害とその要因

　修復材料の**歯髄刺激**（irritation of materials to vital teeth）は，これまで特定の刺激によって生じると考えられてきた．しかし現在では，複数の刺激因子と生体側の条件によって生じると考えられている．すなわち，コンポジットレジンの歯髄刺激という表現は正確さを欠いている．この場合，コンポジットレジン修復をシステムとしてとらえ，窩洞形成，窩洞の処理，修復材料の応用などの操作ステップと器材利用方法の組み合わせによる刺激から歯髄傷害が生じると考えるべきである．

　たとえば，歯冠修復を行った場合の窩洞象牙質を介しての歯髄刺激は，窩洞形成刺激，修復材料の

刺激，辺縁漏洩刺激，生体側の条件など複数の因子で構成されており，一つだけを抜き出して評価することは難しい．

高齢者の歯の切片標本をみると，加齢に伴う変化，すなわち長期にわたる緩和な刺激または細胞の生活力や代謝機能の衰退による変化，たとえば咬耗や摩耗に伴う髄腔壁への第二象牙質の添加あるいは象牙芽細胞の萎縮，歯髄細胞の萎縮，歯髄組織への石灰浸潤などがみられる．

このような歯の象牙質に対して，窩洞形成のような急激な刺激を加えると，髄腔壁象牙質の破壊消失，直接傷害を受けた象牙芽細胞の萎縮やそのほかの変化，歯髄での血管拡張や出血などの循環障害，漿液滲出，円形細胞浸潤，化膿などの炎症性変化，象牙細管内への細胞の吸引，歯髄組織の実質欠損や萎縮，髄腔壁象牙質への第三象牙質の修復性添加などが起こる．

象牙質に達する修復は，歯の組織に対して急激な刺激を加えたことになるため，修復操作によって象牙質や歯髄が受ける傷害の程度と範囲，あるいは発生した傷害に対する歯髄の抑制力，回復力がどの程度のものであるかを知る必要がある．そうでないと，安全性の程度を知らないで修復治療を行ってしまうことになる．

1．切削被害

切削被害はエナメル質，象牙質，歯髄に生じる．エナメル質にとどまる歯質の損傷は歯髄に特に影響しないが，象牙質に加わった切削刺激は歯髄に傷害を生じやすい．

1）エナメル質の損傷

高速切削では，カーバイドバーのほうがダイヤモンドポイントよりも窩縁に亀裂を生じやすい．また，噴霧冷却（注水冷却）下で切削するほうが，空冷下よりも窩縁の亀裂発生が少ない．さらに，連続切削よりも間欠切削のほうが亀裂発生が少ない．

2）象牙質の損傷

切削によって，象牙質表層は数 μm の範囲が傷害の影響を受け，コラーゲン線維が変性する．切削による髄腔内温度の上昇は実験的に確かめられているが，冷却法を併用しないで生活歯を切削した場合，髄腔内温度がどの程度上昇するかは確かめられていない．しかし，高速切削時に空冷だけでは切削具の先端から火花が飛び散り，象牙質が焼け焦げる状態になることからかなりの傷害を受けることがわかる．また，切削は象牙細管内の象牙芽細胞突起を切断する．このような象牙質に加わる刺激や傷害は歯髄にも傷害を与えることになる．

3）スミヤー層

切削された表面には被削物の微細な削片の付着物が数 μm の厚みで層状に膠着しており，これをスミヤー層（smear layer）という．また，象牙細管開口部には切削片が押し込まれて，**デンティナルプラグ（dentinal plug：細管栓子）**が形成される（**図 3-74 参照**）．スミヤー層があるとレジンやセメントと象牙質との接着性・合着性が悪くなる．したがって，通常，修復操作に先立って除去される．スミヤー層を除去するにはオキシドール洗浄や水洗では不十分なので，EDTA 0.2％溶液あるいは酸処理液などが用いられている．スミヤー層を除去すると歯質と修復物との接着性が良好になり，また，スミヤー層内の細菌が除去されるため，スミヤー層除去を含めた修復システムが実用化されている．

しかし，象牙質の酸処理によってスミヤー層とともにデンティナルプラグが除去されて，象牙細管開口部が開大されると，外来刺激，処理液，修復材からの遊離物質などの刺激因子が歯髄に誘導されやすくなり，また微生物の細管内侵入を助長することがある．したがって，あえてスミヤー層を除去しなくてもよいとする立場もある．

最近では，象牙細管開口部の開大を避け，デンティナルプラグをそのままにして，スミヤー層だけを除去する方法がより理想とされ，各種の方法が提案されている．

4）切削による歯髄の傷害

象牙質や歯髄への刺激がすべて歯髄に傷害を与えるわけではない．刺激の強さがある限度を超えたとき，歯髄傷害を誘発する．

（1）切削装置，器材と切削法の影響

切削時に加わる機械的・物理的刺激は，象牙質または象牙細管を経由して歯髄に誘導される．機械的・物理的刺激の大きさに関与する因子は，切削器械の回転数，切削器具の形状と大きさ，切削圧，切削面積，切削歯面数，冷却方法などである．これらの因子と歯髄傷害との関係は，実験的にある程度証明されている．

ⅰ）切削器械の回転数

低速切削（4,000rpm）のほうが，高速切削（300,000rpm）より損傷が大きい．

ⅱ）器具の形状，直径の大きさ

カーバイドバーのほうがダイヤモンドポイントより傷害の程度が大きく，炎症性変化などの傷害性病変や臨床的不快症状を起こしやすい．また，直径の大きいほうが小さいものより，鈍な器具は鋭利なものより傷害の度合が大きい．

ⅲ）切削圧

強すぎると傷害を与える．

（2）修復面積，修復歯面数と傷害

修復面積が広いと，それだけ象牙細管の切断数が多いので，象牙芽細胞突起が直接傷害される数も増大し，歯髄組織の破壊が大きくなる．

窩洞形成を取り上げた研究によると，単純窩洞よりも複雑窩洞のほうが刺激が大きくなり，損傷が大きくなることが確認されている．したがって，広い範囲の修復を行った場合には，歯髄傷害の範囲も広がり，反応性変化が増大する傾向を示す．

（3）窩底象牙質厚径と傷害性変化

形成された窩底と歯髄腔との間に介在する象牙質の厚みは，歯髄の傷害性病変の発生やその程度に影響するが，少数例の標本からこの傾向を読み取ることは難しい．

しかし，実験的に一定条件で100症例を集めて検討した結果，各種傷害性病変は，いずれも窩底象牙質の厚みが0.1mm以上1mm未満の場合のほうが，1mm以上2mm程度の場合よりもその発現率が高かった．病変の種類によって影響の受け方は多少異なるが，いずれにしても象牙質が厚いほうが変化が少なく（図3-75），必要以上に窩洞を深くすることは有害性を推定できる．

（4）臨床的不快症状の程度

自発痛（違和感），冷熱による誘発痛，咀嚼時痛（打診不快感）などがある．このなかでは冷刺激による誘発痛の発生頻度が高く，自発痛，咀嚼時痛，温熱刺激による誘発痛の順に頻度が少なくなる．

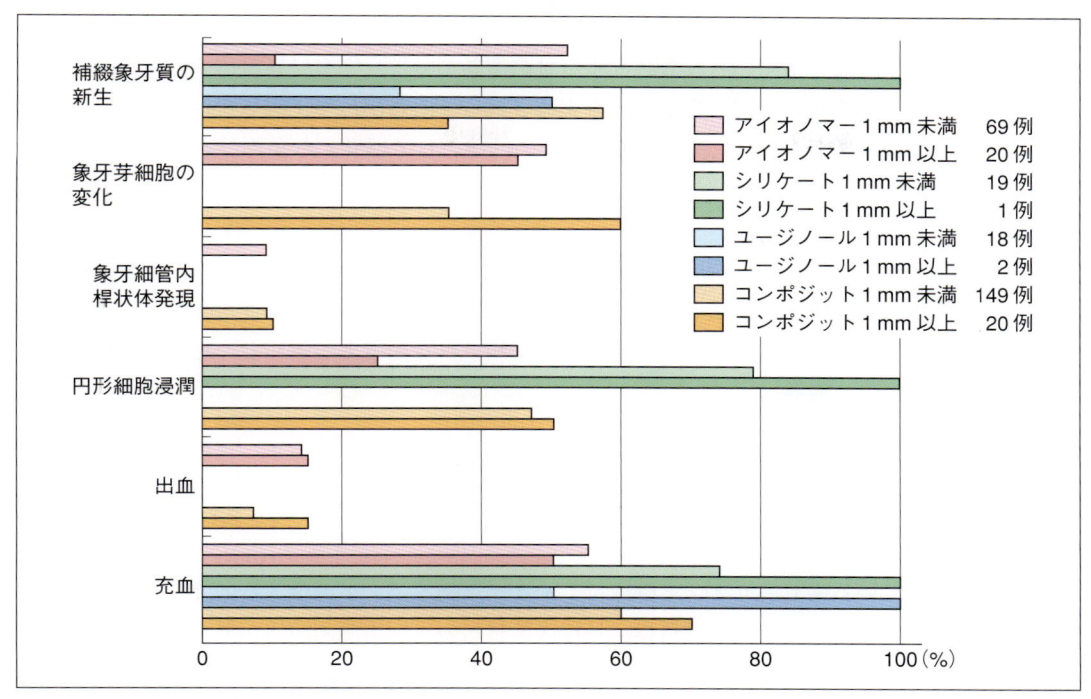

図 3-75　窩底象牙質最薄厚径と病変発現頻度（イヌ歯髄）

切削刺激による不快症状は軽度で，術後数日から1週間程度で消退するものが多い．
　一般に臨床的不快症状は次の歯髄病変と関連づけられている．
① 自発痛：化膿性歯髄炎
② 冷刺激による誘発痛：歯髄充血や単純性歯髄炎
③ 温熱刺激による誘発痛：進行した単純性歯髄炎や化膿性歯髄炎
④ 打診による不快感：根尖性歯周炎
　窩洞形成刺激による充血や単純性歯髄炎によって軽度の自発痛（違和感），咀嚼時痛（打診不快感）などが術後数日間発生することがあるが，この場合には歯髄や根尖の重篤な傷害を示唆しているとはいえない．一方，不快症状を示さない症例のなかにも，充血や単純性歯髄炎を起こしている場合がある．

(5) 窩壁の処理と刺激性

　窩洞形成を行ったのちには，窩壁の清掃を行う．「流水洗浄」，「オキシドール→流水洗浄」，「次亜塩素酸ナトリウム液→オキシドール→流水洗浄」などが一般的に用いられてきた．しかし，コンポジットレジン修復が行われるようになると，レジンの窩洞への塡入に先立って，30〜40％リン酸水溶液による窩縁酸処理を応用する方法や，窩洞象牙質を含む全窩壁をリン酸溶液で処理する方法が提唱された．
　さらにクエン酸・塩化第二鉄液で象牙質窩壁を処理する方法，EDTA 0.2％液で清掃する方法，そのほかパラビニル安息香酸液で処理する方法，クエン酸・塩化カルシウム液→サリチル酸誘導体モノマー，マレイン酸などで処理する方法などがある．
　また，グラスアイオノマーセメント修復に先立つ窩壁処理には，ポリアクリル酸液も用いられる．
　これらの処理法は象牙質に対する修復材の接着力増強や歯髄に対する傷害性を少なくすることを目標としている．

2. 修復材の歯髄刺激

　成形修復，鋳造修復などに用いられる各種修復材の歯髄刺激は，修復材料自体や修復方法ばかりでなく，その前の窩洞形成法や窩洞の処理法にも影響される．したがって，臨床では材料だけの刺激性というよりも，修復システム全体に関連する刺激性の問題として理解する必要がある．

1) アマルガム

　アマルガム合金組成の種類，割合，粒子の形状，大きさなどにほとんど関係なく，比較的歯髄組織に対して無刺激性に推移する修復法とされている．しかし，冷熱刺激の伝導性がよく，また口腔内のほかの金属との間で，ガルバニックアクションとして知られる起電力が働くと一過性の疼痛を生じることがある（ガルバニー疼痛）．

2) 修復用セメント

　歯冠色セメント修復には，シリケートセメント修復およびグラスアイオノマーセメント修復がある．

(1) シリケートセメント

　古くから使われている歯冠色セメント修復材で，フッ化物イオンを遊離するので二次齲蝕の抑制に役立つといわれてきた．しかしこの材料は，各種修復材料のうち歯髄刺激性が最も強いとされ，修復材の歯髄刺激試験では，刺激性が強い水準を示すコントロール材料として用いられている．

(2) グラスアイオノマーセメント

　細胞毒性試験では，各種修復材中で組織刺激性が最も少ないが，このセメントが直接歯髄に接触したときは，歯髄に化膿などの炎症性変化を生じることが多い．しかし，象牙質を介して応用する場合，窩底象牙質厚径が極度に薄くても歯髄傷害性が少ないので，裏層材として用いることもできる（図3-76，77）．

3) 修復用コンポジットレジン

　修復後の歯髄の病変の評価をみると，酸化亜鉛ユージノールセメントの術後経過が最も良好で，シリケートセメントの評価が最も悪く，コンポジットレジンはその中間にある．

　コンポジットレジンは製品によっても歯髄刺激性に差があるが，全般的には，コンポジットレジン修復時の歯髄傷害性はさほど顕著ではない．しかし，少数とはいえ不良または不良に近い重篤な病変をきたす症例に遭遇することがある．

(1) ボンディング材の応用による辺縁封鎖性の向上

　まず，コンポジットレジンの窩壁への接合状態をよくするために，粘性の低いレジンを窩壁に塗布する．このレジンすなわちボンディング材を処理した窩壁に応用することによって窩縁の封鎖性が向上し，辺縁漏洩刺激が抑制され，その結果，歯髄傷害が少なくなったといわれている．

　最近では，ボンディング材として接着性モノマーが利用されている．

(2) コンポジットレジン，ボンディング材の組成成分の刺激性

　歯髄への刺激性がやや強いものは，過酸化ベンゾイル，ベンゾインメチルエーテル，MMAモノマーなどで，Bis-GMA，TEGDMA，ハイドロキノンなどは弱いとされている．しかし，一方では，Bis-GMAの細胞毒性を指摘した報告もあり，またEDMA，TEGDMA，UDMAの歯髄細胞に対する刺激性は無視できないという報告もある．

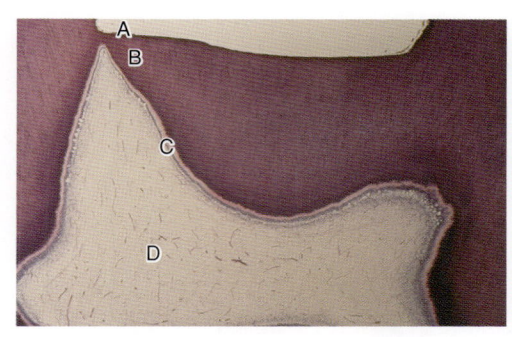

図3-76 フジアイオノマータイプⅠ間接応用例（女性，28歳，⑧，観察期間187日）
A：窩洞，B：窩底象牙質（象牙質最薄厚径0.2mm），
C：象牙質肥厚傾向，D：歯髄（大橋原図，1986年）

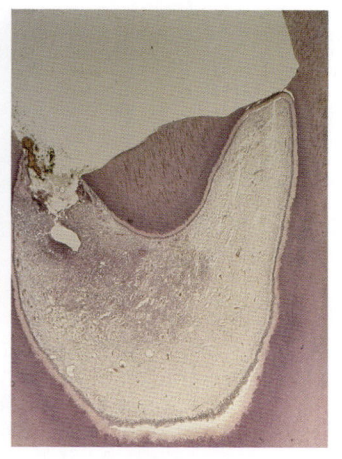

図3-77 フジアイオノマータイプⅠ直接応用例（男性，39歳，⑧，観察期間14日）

　また，単一成分での刺激性は弱いが，過酸化ベンゾイルと3級アミンの組み合わせで生じる遊離基は組織傷害の可能性をもつといわれ，さらに反応生成物の組織傷害性も疑われている．また，アレルギー反応も考えられている．しかしながら，現状では象牙質を介して歯髄を確実に刺激する因子は特定されていない．

4）金属鋳造体および陶材焼成体

　インレー，クラウンなどの修復物はセメントによって合着されて用いられるので，それ自体が直接歯質に接触することはない．したがって，それらの歯髄反応は合着材の歯髄反応に近いものになるはずである．しかし，修復物の熱伝導性，断熱性，セメントの辺縁封鎖性，崩壊性なども歯髄刺激の強弱に影響するので，修復物の差，セメントの差，修復物とセメントの組み合わせの差によって歯髄刺激の程度が異なると思われる．

5）合着・裏層用セメント

（1）ケイリン酸セメント

　歯冠色に近い色調をもつセメントである．シリケートセメントより歯髄刺激が少ないが，若干の刺激性がある．合着用以外に修復用もあるが，現在ではいずれもほとんど利用されていない．

（2）リン酸亜鉛セメント

　古くからインレーやクラウンの合着に使われてきた．カルボキシレートセメントに比べればやや強い歯髄刺激性をもっているが，歯髄に対する傷害性は比較的少ない．

（3）カルボキシレートセメント

　歯質との間で接着性を発揮するセメントである．象牙質形成面に応用した際，歯髄に対する刺激性は少なく，グラスアイオノマーセメントと同程度である．

（4）グラスアイオノマーセメント

　組成成分は修復用グラスアイオノマーセメントとほとんど同じであるが，粉末の粒度が小さい．歯

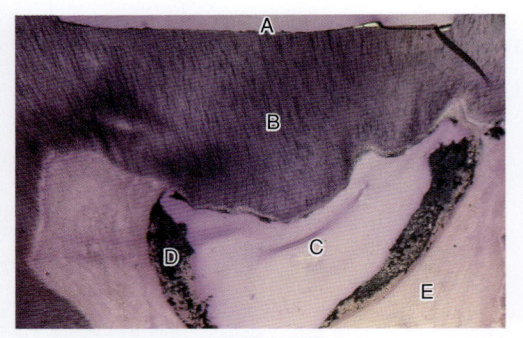

図 3-78 第二世代接着性コンポジットレジン修復にみられた歯髄膿瘍と膿瘍内細菌（グラム組織細菌染色）（女性，25 歳，8̄，観察期間 11 日，臨床成績・病理成績不良）
A：窩洞，B：窩底象牙質，C：歯髄膿瘍，D：膿瘍内細菌，E：歯髄（高森原図，1986 年）

表 3-3 修復材の違いによる微生物の発現率

修復材	症例数	存在例数	存在状況*				
			1	2	3	4	5
コンポジットレジン群	321	125	68	2	41	12	2
酸化亜鉛ユージノール群	75	5	5				
シリケート群	75	35	19	1	7	8	
グラスアイオノマーセメント群	136	8	5	1	2		

*1：窩壁の一部に微生物が存在したもの，2：窩壁の全面に微生物が存在したもの，3：象牙細管内浅層に微生物が存在したもの，4：象牙細管内深層に微生物が存在したもの，5：歯髄内に微生物が存在したもの（**大曽根 1991 年，中澤 1992 年，牟田 1997 年**）

髄に対する刺激性，歯質に対する接着性などは修復用のものと同様，比較的少ない．

(5) レジンセメント

このセメントには，ある程度の歯髄刺激性が認められるものもあるので，必要に応じて裏層法を用いたのち，合着したほうが安全である．

3．窩洞内微生物増殖と刺激性

修復物と窩壁との間隙，象牙細管内，さらに歯髄内に微生物が侵入・増殖し，歯髄炎を起こすことがある（図 3-78，表 3-3）．

接着が不完全なコンポジットレジン修復の場合には，窩壁とレジンの剥離間隙に微生物の増殖が起こりやすい．リン酸処理で象牙細管を開大させたときには，窩壁の微生物が，より深部に侵入する傾向もみられる．微生物の侵入がただちに歯髄傷害を引き起こすわけではないが，侵入細菌による歯髄炎と推定される症例もみられる．

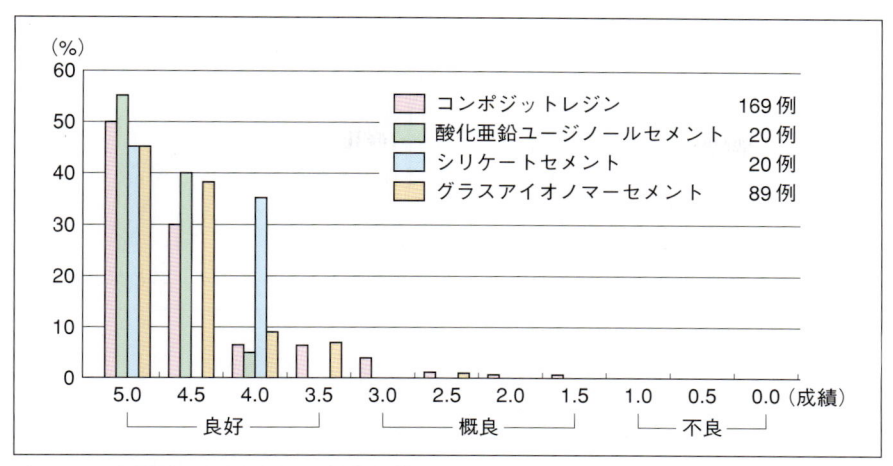

図 3-79　各種修復法別病理成績（イヌ長期例）

4. 歯髄傷害因子と歯髄傷害

　修復物による歯髄傷害に関する研究では，剝離間隙から窩壁や窩底象牙質中に侵入した細菌が歯髄傷害の主要な原因であると考えられ，窩壁沿いの修復物剝離の発生防止が大切であるとされてきた．たしかに，これに該当すると思われる歯髄傷害はあるが，この原因に該当しない症例も認められる．
　一般に，切削，修復材，修復操作などで構成される修復システムによる歯髄の治癒成績は，修復の種類別に明らかに固有の傾向を示している．このことは，個々の症例では反応条件の差によって損傷病変の程度や併発状況が異なるが，修復法別に生体側の抵抗力や回復力のおおまかな特徴がとらえられる（図 3-79）．

B　修復システムと歯髄保護

　生活歯では，象牙質形成面に歯髄保護処置が行われる．修復に伴って発生する歯髄刺激因子を遮断あるいは緩和し，象牙質や歯髄を健康に生存させるためである．
　一般に歯髄保護処置の目的としては，次のことがあげられる．
　① 外来刺激の遮断
　② 修復材由来の刺激遮断
　③ 歯髄の生活機能の鼓舞
　④ 形成面に対する制腐ないし防腐効果
　歯髄保護は，これらのいずれかまたは複数の目的を期待して行われる．現行の歯髄保護処置法を用いて，すべてを完全に達成できるとはいえないが，外来刺激および修復材由来の刺激をある程度遮断する効果がある．
　歯髄の生活機能を鼓舞する性質，形成面で制腐ないし防腐的に作用する性質は，歯髄保護法のすべてにみられるものではないが，このような性質も兼ね備えていることが望ましい．

1. 歯髄保護法の種類

　裏層，間接覆髄法（間接歯髄覆罩），暫間的間接覆髄法（暫間的間接歯髄覆罩），直接覆髄法（直接

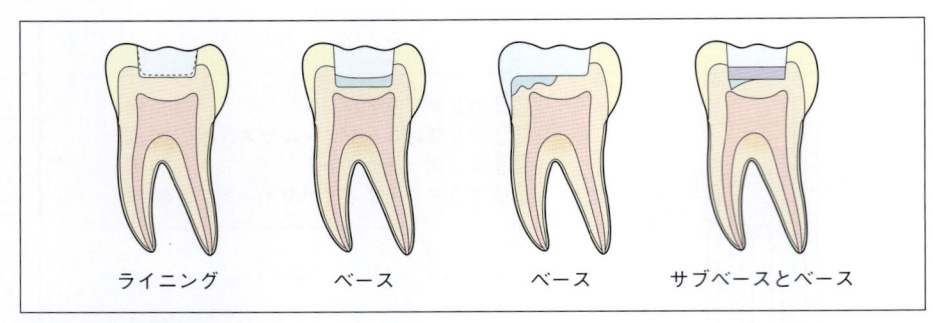

　　　　ライニング　　　ベース　　　　ベース　　　サブベースとベース

図 3-80　各種裏層法

歯髄覆罩）などがある．わが国では裏層と間接覆髄法をほぼ同じ意味で使用することが多いが，明確に区別して用いることもある[*1]．したがって，どの意味で使用しているかを理解することも必要である．

1）裏　層

裏装ともいう．使用材料や用い方によって細別される（図 3-80）．

（1）ライニング（lining）

セメント類，硬化型水酸化カルシウム，天然樹脂，接着性高分子裏層材[*2]などで一層被覆して，形成面を保護することで，比較的浅めの窩洞に応用される．天然樹脂を有機溶剤に溶解させたバーニッシュ（varnish；歯科以外では一般にニスという）による方法を**バーニッシング**（varnishing）というが，これもライニングの一種である．

（2）ベース（base）

ベースとしては，リン酸亜鉛セメントや EBA セメントなどがあり，深い窩洞の窩底部の補強あるいは窩洞形態の修正を目的として用いられる．もちろん外来刺激の遮断にも役立つ．リン酸亜鉛セメントで歯髄に接近した窩洞のベースを行う場合には，形成面に直接リン酸亜鉛セメントが接触するのを避けるため，セメント応用に先立って形成面に硬化型水酸化カルシウムや酸化亜鉛ユージノール，バーニッシュなどを被膜状に応用する．このような操作を**サブベース**（sub-base）とよぶ．

2）暫間的間接覆髄（Indirect Pulp Capping：IPC）

深在齲蝕に対する処置法で，軟化象牙質をできるだけ除去した窩底に酸化亜鉛ユージノール，または硬化型水酸化カルシウムを応用，その上に酸化亜鉛ユージノールセメントを積層し，アマルガムなどで修復して数週間経過を観察する．

その後，エックス線検査によって第三象牙質の形成を確かめ，再び開拡してさらに深部まで歯質を除去し，水酸化カルシウムによるサブベースとリン酸亜鉛セメント，EBA セメントなどによるベー

[*1] 裏層を歯髄刺激の物理的遮断，覆髄を物理的遮断と薬物作用による歯髄の生活力の鼓舞として区別する立場がある．しかし最近の研究結果からいえば，その違いを具体的に（機能的および組織的）かつ明確に指摘することは難しい．

[*2] カルボン酸樹脂系裏層材

スを行い，修復を完了する方法である．

3）直接覆髄（direct pulp capping）

窩洞形成中の髄角部露出のように，ごく小範囲（2mm幅以内）の非感染状態の露出歯髄を生じたときに，水酸化カルシウム製剤のような硬組織形成性の薬剤で被覆し，硬組織被蓋の形成を促進させる方法である．

硬化型(solid type)よりは非硬化型(soft type)の水酸化カルシウムのほうが硬組織形成能力が高い．水酸化カルシウム含有酸化亜鉛ユージノールを用いる場合もあるが，硬組織形成能力は低い．直接覆髄を行ったときには1～3か月程度の術後経過の観察が望ましい．

2．歯髄保護の術式

感染歯質除去の確認，窩洞あるいは形成面の清掃，乾燥，裏層材の応用などの操作ステップを慎重に行う．

1）感染歯質除去の確認

齲窩の開拡時に遊離エナメル質や感染歯質の除去を徹底して行う．肉眼で切削面の色調の変化をよく観察し，慢性象牙質齲蝕では茶褐色の着色部を除去する．急性の象牙質齲蝕では主として象牙質の硬度を目安として除去する．また，齲蝕検知液を用いて識別を試みる．

感染象牙質の識別には以下のことが利用される．
① 象牙質の硬度：切削時の抵抗感，歯科用探針の擦過による抵抗感
② 象牙質の色調：急性齲蝕のときには淡色，慢性齲蝕のときには茶褐色，濃褐色
③ 齲蝕検知液の利用：1%アシッドレッドプロピレングリコール液による着色
④ そのほかの象牙質着色法：ヨードチンキ，クレオソート，キシロールなどによる感染象牙質の濃褐色あるいは暗色化
⑤ エックス線検査：近遠心的なエナメル質，象牙質の脱灰状態の透過像観察

2）窩洞，支台歯形成面の清掃

齲蝕感染歯質は切削操作によって除去されているので，原則的には窩洞洗浄を行えばよい．噴霧による洗浄と乾燥後，齲窩内にオキシドールを滴下し，歯科用探針やスプーンエキスカベーターで窩壁をスクラッチングする．NaClOとH₂O₂を用いたのちは水洗を十分行う．その後乾燥する．

窩洞清掃法には，アルコール清拭，EDTA清掃，温水洗浄，酸処理液による清掃など各種の方法がある．

3）裏層術式

清掃乾燥した窩洞内に裏層材を薄層被覆する．バーニッシュ類はスポンジ小片を用いて窩壁に塗布する．セメント状に硬化するタイプの裏層材による被膜裏層は，セメントを窩底部に輸送してから薄く引き伸ばしていく．補強裏層は窩洞の深い場合や形成形態が複雑な場合，あるいは歯質の欠損部を補う場合に行われる．

裏層法の術式の一つにサンドイッチテクニック（sandwich technique）あるいは接合修復といわ

れる方法がある．窩洞象牙質部分をグラスアイオノマー系セメントで緊密に補塡する．これを人工象牙質による補塡とする解釈もある．

3．修復法と歯髄保護法との関係
1）歯髄保護効果
　裏層に用いる材料や薬剤は，象牙質を介して間接的に歯髄に応用した場合には歯髄保護に有効であるが，歯髄に直接接触すると傷害を与えるものが多い．水酸化カルシウムといえども例外ではないが，のちに歯髄の瘢痕治癒や硬組織被蓋を誘発するので特に問題とはならない．

2）レジン材料と歯髄保護材の反応
　酸化亜鉛ユージノールセメントや酸化亜鉛クレオソートセメントは，レジンモノマーに接すると，最大200μm程度の重合異常層を生じる．また，コーパルバーニッシュはレジンモノマーやプレモノマーによって溶解されるので，歯髄保護には役立たない．
　酸処理液は，裏層したセメントの表面に流れるとそこを若干粗糙化する．サンドイッチテクニックではグラスアイオノマー系のセメントで象牙質部分を塡入したのちに，セメント表層を含めて窩洞全体を酸処理する．ただし，酸処理しない方法も利用されている．
　インレー修復では，裏層材が合着材を兼ねることができるので，歯髄保護効果があり，しかも合着用セメントとしての性質の優れた材料を応用する．

3）形成面への密着性，強度および化学的安定性
　操作時には裏層材ができるだけ窩壁や形成面に密着するように応用する．グラスアイオノマー系セメントやプロテクトバーニッシュは象牙質形成面から剝離しにくい裏層材である．また，裏層材が化学的変化を起こしたり，経時的に強度の低下を生じることは好ましくない．

4）色　調
　浅い窩洞にレジン材料を塡入したときには，セメント裏層材が浮き上がってみえることがある．リン酸亜鉛セメントの明度は大きいので，グラスアイオノマー系裏層用セメントのほうが色調に及ぼす影響が少ない．

9 修復時の留意点

A 滅菌・消毒と感染予防

　歯科治療は，患者の血液，唾液，滲出液などの体液や切削片に接触する機会が多く，感染の可能性がある．滅菌・消毒は，日常の診療において欠かすことのできないものであり，病原微生物や滅菌・消毒に関する正確な知識と適切な感染予防対策はきわめて重要である．

1. 滅菌法と消毒法

　滅菌 (sterilization) とは，病原菌および非病原菌を問わず，すべての微生物を殺滅または除去することをいう．消毒 (disinfection) とは，有害な微生物または目的とする対象微生物だけを殺滅させるもしくは発生増殖を阻止して病原性を発揮できない程度にまで病原性微生物数を減らすこと，つまり病原性をなくすことを目的とし，非病原性微生物については特に問題としない．

　しかしながら，最近では，抵抗力の低下した易感染性宿主 (compromised host) 患者が増大傾向にあり，健康体であれば通常感染しえない弱毒あるいは非病原微生物が原因となる日和見感染症 (opportunistic infection) が増加しているため，消毒操作は慎重に行う必要がある．

　歯科治療には多種の器材を用いるため，目的が滅菌であるか消毒であるかを確認し，適切な方法を選択する．一般に歯科における滅菌・消毒処理は，「清拭→集積→分別→薬剤浸漬→洗浄→乾燥→収納・パッキング→滅菌→保管」という流れで行われることが多い．

　臨床で用いられる消毒ならびに滅菌方法は，以下のように分類できる．

1）温熱による方法

(1) 乾熱滅菌
　大気圧下で空気を加熱することによって微生物を殺滅する方法で，主にガラス器具や陶器などの滅菌に用いる．135～145℃で3～5時間，160～170℃で2～4時間，180～200℃で0.5～1時間加熱する．いわゆる乾熱滅菌器とガラスビーズを応用した簡易型乾熱滅菌器がある．

(2) 火炎滅菌
　直接火炎中で微生物を殺滅する方法で，ガスバーナーやアルコールランプを用いて行うのが一般的である．

(3) 煮沸消毒
　沸騰水中で15～20分以上加熱し微生物を殺滅する方法である．1～2％の炭酸ナトリウムを加えると殺菌効果が増すが，すべての微生物を殺滅することはできない．

(4) 高圧蒸気滅菌
　適当な温度および圧力の水蒸気中で，芽胞やウイルスを含めて微生物を殺滅する方法で，最も確実な滅菌法の一つである．歯科器材のうちガラス製，金属製，紙もしくは繊維製などの滅菌に用いられ，使用頻度も高い．滅菌条件として，115℃で30分，121℃で20分，126℃で15分，130℃で10分，134℃で8分となっている．最近，滅菌時間が短縮された急速型の滅菌器も市販されている．

(5) 洗浄滅菌法（ウォッシャーディスインフェクター）
　80～40℃の熱水で洗浄し，洗浄と消毒を同時に行う方法である．

2）ろ過滅菌法
　薬液などに混入している微生物をろ過する方法で，フィルター法，逆浸透法，限外ろ過法がある．厳密には滅菌法とはいえず，ほかの方法と併用することが望ましい．

3）紫外線殺菌灯による方法
　紫外線の殺菌力を利用したもので，各種紫外線殺菌灯付きキャビネットが市販されている．滅菌後の診療用トレー，検査用具，印象用トレー，外科用鉗子などの保管に使用する．紫外線の殺菌効果は，

表 3-4 消毒剤の化学的分類

ハロゲン系薬剤	ヨード系：ヨードホルム，ヨードグリセリン，ポビドンヨード 塩素系：次亜塩素酸ナトリウム
酸化剤	オキシドール
アルコール類	エタノール，消毒用エタノール，イソプロパノール，ブロノポール
アルデヒド類	ホルマリン，グルタールアルデヒド
フェノール類	フェノール，クレゾール，クレゾール石鹸
四級アンモニウム塩 （陽性石鹸，逆性石鹸）	塩化ベンザルコニウム，塩化ベンザルコニウムチンキ，塩化ベンゼトニウム
両性界面活性剤	塩酸アルキルジアミノエチルグリシン，塩酸アルキルポリアミノエチルグリシン
クロルヘキシジンチンキ	グルコン酸クロルヘキシジン，クロルヘキシジンチンキ

影の部分では無効であるので注意を要する．

4）エチレンオキサイドガス（EOG）滅菌法

耐熱性がなく，高圧蒸気滅菌できない器具類（プラスチック，ゴム，ビニル製品など）の滅菌に用いられる．EOG は浸透力が大きいので，シールされた器材は長い滅菌有効期間が得られる．

使用にあたっては，引火性があること，有毒ガス（水に溶解すると無毒化）であること，発がん性および環境汚染物質であることを認識しておく必要がある．

5）低温プラズマ滅菌法

過酸化水素をプラズマ化することによって発生するエネルギーを利用した滅菌法である．

6）消毒剤による方法

微生物を構成するタンパク質を変性させて殺菌する方法で，使用条件によって効力にかなりの差が生じるため，目的に合わせた消毒剤を選択する．分類としては，化学的分類（表 3-4），対象別分類（表 3-5），効果による分類（表 3-6）などがある．
消毒剤の使用にあたっては，以下のことに注意する必要がある．
① 消毒剤を過信しない
② 病原微生物を考慮し，適応消毒剤を選択する
③ 有効濃度を確保するために，希釈調製は正確に行う
④ 作用時間に留意する．効力を発揮するためには微生物との一定の接触時間が必要である
⑤ 作用温度に留意する．消毒剤は通常 20℃以上で使用する．5℃以下になると効力は期待できない
⑥ 消毒剤の不活性化，細菌による汚染に注意する
⑦ 薬剤師など専門的立場からの協力を得る

2. 院内感染予防対策
1）感染経路

医療従事者が医院や病院内において感染症に罹患すること，および患者が医療施設内で原疾患とは別の感染症に罹患することを院内感染（hospital-acquired infection, nosocomial infection）という．院内感染を理解するためには，まず感染形式〔①接触感染（直接・間接），②媒介物感染（水），③空

表 3-5　消毒剤の対象別分類

人体に用いる消毒剤 （手指・皮膚・粘膜・手術野・創傷）	医療用器具消毒剤	院内環境等消毒剤
アルコール類 グルコン酸クロルヘキシジン ヨウ素剤 四級アンモニウム塩 両性界面活性剤など	グルタールアルデヒド ホルマリン 四級アンモニウム塩 両性界面活性剤 アルコール類など	フェノール類 次亜塩素酸ナトリウム 四級アンモニウム塩 両性界面活性剤など

表 3-6　消毒剤の効果による分類

高度	中等度	低度
グルタールアルデヒド	ホルマリン，次亜塩素酸ナトリウム，ポビドンヨード，消毒用エタノール，クレゾール石鹸液など	逆性石鹸，両性界面活性剤，グルコン酸クロルヘキシジンなど

気感染（飛沫・塵埃），④自家感染〕や感染経路（①医療従事者から患者へ感染する場合，②患者から医療従事者へ感染する場合，③患者から患者へ感染する場合，④器材から感染する場合）を把握する必要がある．

歯科治療において感染する可能性のある主な疾患は，B 型肝炎，C 型肝炎，HIV（human immunodeficiency virus：ヒト免疫不全ウイルス）感染症，梅毒，結核などであり，そのほかにヘルペスウイルス，インフルエンザウイルス，麻疹ウイルス，MRSA（methicillin resistant *Staphylococcus aureus*：メチシリン耐性黄色ブドウ球菌），緑膿菌などによる感染症があげられる．

そのなかでも医療従事者への感染（職業感染：occupation infection）として，B 型肝炎ウイルス（HBV），C 型肝炎ウイルス（HCV），HIV など血中に存在する微生物による感染（血液感染：blood-borne infection）が大きな問題となる．

(1) ウイルス性肝炎

わが国では，肝障害の約 80％がウイルス性肝炎といわれており，HBV，HCV を含む血液，唾液，体液などを介して感染する．また，HBV キャリアが全人口の 1.1～1.3％，HCV キャリアが 1.5～1.7％存在するといわれている．医療従事者のこれらのウイルスへの感染率は一般に比べて高い．

B 型肝炎は，HBs，HBc，HBe 抗原および抗体の検出により，感染の状況が確認できる．HBV の感染には一過性と持続性の 2 種類があり，一部は急性 B 型肝炎として発病し，そのうち約 2％が劇症肝炎となる．また，慢性肝炎へ移行するものは全体の約 10％で，そのうち約 10％が 2～20 年の経過で肝硬変に移行する．HBs 抗原陽性，HBe 抗原陽性の場合，感染性は高く，HBs 抗原陽性でも HBe 抗体陽性の場合は感染性は低い．

C 型肝炎は，HCV 抗体の検出により，感染の状況が確認できる．HCV 抗体は B 型肝炎の場合と異なり，中和抗体ではなく，HCV 抗体陽性は感染状態であると考えられている．B 型肝炎と比べて慢性化率が約 50％と高く，肝硬変，肝細胞癌患者の HCV 抗体陽性率も高い．

感染経路として問題なことは，輸血などの血液を介するものがあることであるが，近年，提供血液のスクリーニング検査により，輸血後の感染は減少傾向にある．

(2) HIV感染症

HIVに感染し，細胞性免疫能が極度に低下して，日和見感染症や悪性腫瘍が発生した状態をAIDS（acquired immunodeficiency syndrome：**後天性免疫不全症候群**）という．感染経路は，①性行為，②血液，血液製剤の輸注，③汚染された注射針（器）の共用，針刺し事故，④母子感染といわれている．

AIDS治療法は確立されていないが，抗HIV薬が開発され，進行を遅らせることは可能である．また，AIDSの主要な日和見感染症のうち，歯科に関連するものとして，口腔カンジダ症，単純ヘルペスウイルスによる口内炎，口唇ヘルペス，口腔毛状白板症，カポジ肉腫などがある．

2）医療従事者の感染予防対策
(1) 一般的注意事項

来院する患者の多くは，感染の可能性のあるウイルスキャリアかどうか不明であり，初診時にすべての患者に対し，スクリーニング検査を行うことは難しい．したがって，健康調査表と感染の既往などについて綿密な問診を行ったうえで，感染の疑われる場合には検査を行い，診療を進めていく．また，感染が明らかである場合は，内科医との連絡を密にして医療情報を得ることが大切である．

診療室における感染事故の大部分は，医療従事者の手指に創傷があったり，患者に使用した注射針や鋭利な器具を誤って刺す（針刺し事故）というような経皮感染である．歯科診療室では特に先端の鋭利な器具を多く用いるので，その取り扱いには十分な注意を払わなければならない．

感染予防の基本的な考え方として，感染経路を確実に遮断すること，診療室内ではあらゆる血液，唾液は，HBV，HCV，HIV，そのほかの血液由来の病原菌に感染しているものとして対処する**スタンダードプレコーション**（standard precautions：**標準予防対策**）を実施することが重要である．

HCVはHBVに比べて感染力は弱く，HIVはHBVと同様な処理で感染性が不活化されるので，感染予防対策はHBVに対するものが基本となる．

また，B型肝炎についてはHBs抗体陰性者に対してのワクチン投与が効果的である．いずれにしても，医療機関の規模や実情に合った感染予防対策マニュアルを作成し，対応することが重要である．

(2) 感染経路対策

感染経路の遮断には，手洗い・手指の消毒（**表3-7**），診療時のバリアプロテクション（グローブ，マスク，眼鏡，フェースガード，ガウンの着用），診療器材の滅菌・消毒（**図3-81**），ディスポーザブル製品の使用，ゾーニング，粉塵処理，給排水などの配管管理，廃棄物処理などが関係する．

手洗いには，社会的手洗い（日常生活における手洗い），衛生的手洗い（消毒剤を用いた手指消毒），手術時手洗いがある．患者の診療に際して，消毒剤を併用した手洗いの励行は必須の条件であり，日常の習慣づけが大切である．また，汚染した手指で安易に周囲の器材などに触れることは感染源を増やすことになるため，注意を払う必要がある．手指が触れる部分をラッピングするのも一つの方法である．

ディスポーザブルの器材は，コストの問題はあるが，できるだけ整備しておくことが望ましい．特に，注射針についてはリキャップは行わず，専用容器に収納し破棄する．

(3) 汚染対策

① 患者の血液や体液で手指が汚染された場合は，ただちに流水で十分洗浄する．塩素系消毒剤やエタノールなどの消毒剤を併用するとより効果的である．

② 眼に汚染血液が入ったと思われる場合には，ポリビニルアルコールヨウ素剤で消毒する．

表 3-7　手指に用いられる主な消毒剤

アルコール類	エタノール，イソプロパノール
クロルヘキシジンチンキ	グルコン酸クロルヘキシジン，クロルヘキシジンチンキ
ヨウ素剤	ヨードチンキ，ポビドンヨード
四級アンモニウム塩	塩化ベンザルコニウム，塩化ベンゼトニウム
両性界面活性剤	塩酸アルキルジアミノエチルグリシン
乾燥性消毒剤	塩化ベンザルコニウム・エタノール ポビドンヨード・エタノール グルコン酸クロルヘキシジン・エタノール

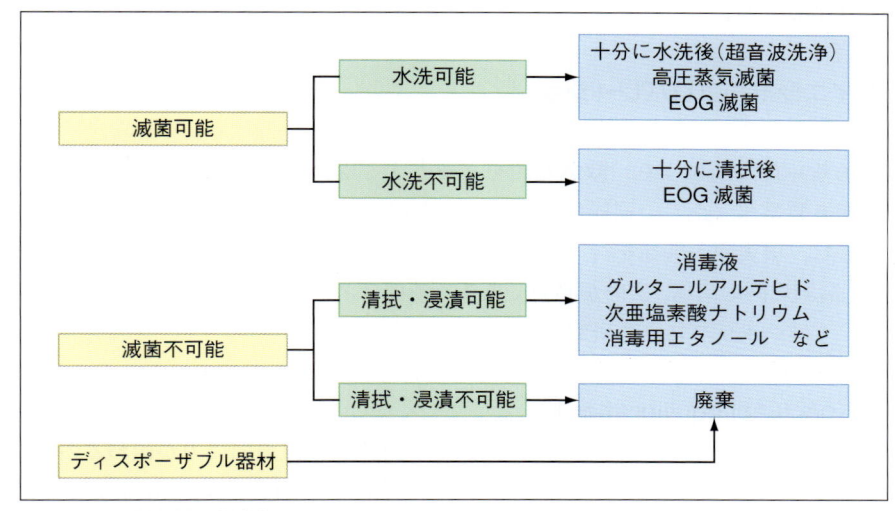

図 3-81　器材消毒方法指針

滅菌可能
- 水洗可能 → 十分に水洗後（超音波洗浄）高圧蒸気滅菌　EOG 滅菌
- 水洗不可能 → 十分に清拭後　EOG 滅菌

滅菌不可能
- 清拭・浸漬可能 → 消毒液　グルタールアルデヒド　次亜塩素酸ナトリウム　消毒用エタノール　など
- 清拭・浸漬不可能 → 廃棄

ディスポーザブル器材 → 廃棄

③ ディスポーザブルのものは使用後廃棄処分とする．再利用するリネン類，医療用器材は流水で十分洗浄したのち，次亜塩素酸ナトリウムやグルタールアルデヒド，エタノールなどの適切な薬剤を選択し，消毒してから高圧蒸気滅菌を行う．

④ ユニットチェアは可能な限り感染症患者専用のものを設置する．血液や唾液の飛散のおそれのある部分はシートで覆い，ディスポーザブルにする．診療後はこれらを破棄して，チェアを次亜塩素酸ナトリウムやグルタールアルデヒド，エタノールなどで清拭する．

⑤ 患者の口腔粘膜の消毒には，ポビドンヨードなどを使用する．汚染物は，ビニル袋にあらかじめティッシュペーパーを入れておき，そのなかに入れて処理する．

⑥ 印象材は付着している血液や唾液を十分に水洗し，0.5％次亜塩素酸ナトリウムに 15 分程度浸漬する．グルタールアルデヒド溶液も有効であるが，アルジネート印象材の面のあれや寸法変化を起こしやすいため，ラバー系印象材に用いたほうがよい．

(4) 針刺し事故発生時の対応

ⅰ) HBV 感染が疑われる場合

受傷後，ただちに血液検査を行い，抗原，抗体の有無を確認したうえで，抗 HBs ヒト免疫グロブリン（HBIG）を事故後 48 時間以内で，できるだけ早い時期に投与する．HBe 抗原陽性患者の血液によって汚染された場合は，上記のほかに HB ワクチンを投与し，追跡期間を設けて血液検査を行っ

ていく．

　ⅱ）HCV 感染が疑われる場合

　HCV 感染に対してはグロブリンやワクチンなどの対処法が確立していないため，肝機能検査，抗体検査を定期的に実施し，感染および肝炎の発症がないかを確認する．

　ⅲ）HIV 感染が疑われる場合

　血液検査を行い，感染の危険度（刺傷部の深さ，明らかに血液が付着した器材によるものかなど）を判断して抗 HIV 薬 3 剤を 1～2 時間以内に服用する．その後は専門医の指示をあおぐ．

B 修復時の前準備

1．修復時のイニシャルプレパレーション

1）歯面清掃

　患者の主訴あるいは診断により，救急処置を必要とする場合を除き，修復を行う前に患歯を含め，口腔の清掃状態を観察し，正しい刷掃指導を行う．そして少なくとも患歯，隣在歯を含めて，プラーク，歯石を除去し，歯表面の清掃を行う．さらに亀裂の存在なども精査する．特に歯冠色修復材を用いる場合には，窩洞周囲の清掃，研磨が必要である．清掃はスケーラーの使用，歯磨剤を用いたトゥースブラッシュ，ラバーチップによる研磨の順に行う．

2）咬合調整（occlusal equilibration）

　正常な歯列の場合，咬合力は全歯に均一に分散され，さらに垂直方向に力が伝わるのが原則である．しかし，生涯このバランスが保たれる者はまれである．齲蝕，咬耗，摩耗，歯周疾患，歯列異常，歯の欠損などによってこのバランスが崩れる．したがって，修復を施す際にも十分な咬合状態の検査，診断を行い，歯の動揺を減少させ，正しい歯の接触関係を保ち，安静をはかることが必要である．

　咬合調整には，歯の選択削合による方法，歯列矯正による方法，歯冠補綴による方法などがあるが，保存領域では選択削合が一般的である．

　適応としては，外傷性咬合，不良修復物，歯ぎしりやくいしばりなどの習癖，歯の動揺，早期接触や咬合干渉，顎関節症状，捻転歯，歯の位置異常などがあるときである．

　選択削合法としては，中心位，咬頭嵌合位，前方位，側方位，後方嵌合位などで調べ，咬合器上で対合関係を再現したうえで，慎重に削合調整する．

　調整の原則として，以下のことがあげられる．

① 咬合圧を歯の長軸方向に誘導する
② 点接触とする
③ 咬頭をシャープに形成する
④ 垂直顎間距離の短縮を避ける
⑤ 咬頭の運動路，食片の進路を考慮して裂溝を調整する
⑥ 切削量はエナメル質の範囲にとどめ，数回にわたり調整を行う

　歯冠形態の修復法については，前歯部では切縁部の調整，臼歯部では咬頭斜面，頰舌径，辺縁隆線の高さや形態，咬合彎曲の修正などを行い，適切な接触関係を確立することが必要である．

3）MTM（Minor Tooth Movement）

歯の小移動のことで限局矯正ともよばれる．歯周治療の効果をあげるために数歯を小移動させる処置をMTMとよんでいたが，現在では補綴的処置，口腔外科的処置，小児歯科治療，保存修復領域でも応用されている．保存修復の場合には，正常な歯間距離の回復，あるいは適正な接触点の回復が要求される場合にも用いられる．さらにプラークコントロールの確立のためにMTMが行われることもある．

方法として，可撤式矯正装置でレジン床に種々の矯正用補助弾線を付与するものをはじめ，固着式矯正装置のダイレクトボンディング法を応用したものまで種々に応用されている．MTM後の保定には十分に時間をかけ，暫間固定か永久固定かの慎重な判断が必要である．

4）歯肉のマネジメント

歯の健康を保つためには，プラークコントロールがきわめて重大な意義をもっている．保存修復の場合には，歯肉側辺縁の歯表面への平滑な移行が，その予後を左右する重要な因子であり，歯の寿命を決定すると考えられる．

したがって，修復の予後に，歯表面だけでなく歯肉の状態をも定期的に観察し，患者の刷掃法の適否を綿密にコントロールし，適正な指導を行う．また，患者には歯垢染色剤の使用による口腔内清掃状態の検査や，部位によっては修復歯の状況の検査が自身でも可能であることを説明しておく．

疾患や加齢によって歯肉が退縮すると，治療困難な根面齲蝕が発生する危険性が増大する．したがって，定期的なリコールによって，適正な診断と処置を施し，歯および歯肉両面の健康の維持をはかり，場合によってはプラークや歯石除去などの処置を施す必要がある．

2．術野の隔離法，防湿法

歯の処置を施す際に，唾液や舌，頰粘膜などを排除して，水分との接触を防ぎ，患歯を無菌的かつ乾燥状態に保つための方法を防湿法といい，**ラバーダム防湿法**と**簡易防湿法**がある．

1）ラバーダム法

1864年，米国のBarnum S.C.の考案した方法で，ラバーダムシートを歯頸部にかぶせ，歯冠部だけを露出させて口腔内の唾液や湿気，粘膜などを排除する方法である．ラバーダム法の長所と短所は以下の通りである．

① 長所
- 患歯を唾液や呼気による湿潤から隔離できる
- 頰粘膜，舌，周囲歯肉を排除し，しかも保護できる
- 施術野を明示することができ，操作を容易にする
- 患歯の乾燥状態を保つことができるので，薬剤の貼布や，修復操作を完全にすることができる
- 貼薬の不要部への流出，小器具の誤飲など偶発事故を防止できる

② 短所
- 操作に多少の時間を要する
- 歯軸方向が不明瞭になる
- 鼻呼吸困難な患者には不適である

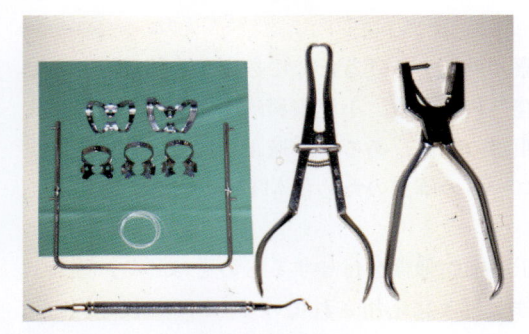

図 3-82　ラバーダム用器具

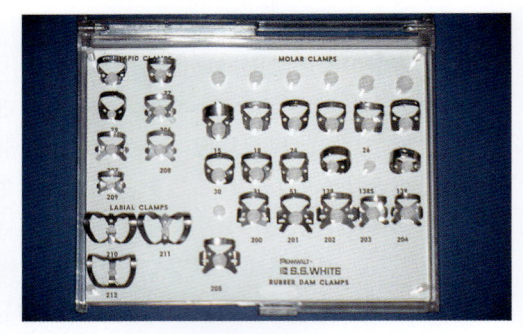

図 3-83　ラバーダムクランプ

- クランプ装着によって脆弱な歯質の破折を招くことがある
- ラバーのにおいに不快感を訴える場合がある

(1) ラバーダム用器具，材料（図 3-82）

ⅰ) ラバーダムシート
通常，既製品で約 15×15cm，および 15×12cm の大きさのものが用いられ，厚さもライト，ミディアム，ヘビー，エキストラヘビーと種々のものがある．保存修復には，厚手のものを用いると歯肉排除も可能であり，便利である．また，歯内療法には薄手のものが用いられる．

ⅱ) ラバーダムパンチ
ラバーダムシートの穿孔に用いられ，歯種に合わせて穿孔の大小を決める．

ⅲ) ラバーダムクランプ（図 3-83）
ラバーダムシートの患歯への固定に用いられ，歯肉排除，舌の保護がはかられる．有翼型，無翼型の 2 種類があり（図 3-84），有翼型では翼によって強固にラバーダムシートの固定が得られる．無翼型は多数歯を露出し，広い視野を確保する際に用いられることが多く，残根歯に装着しやすい利点がある．さらに，クランプは前歯部用，小臼歯部用，大臼歯部用などがあり，刃部の彎曲によって上下顎，左右に分かれている．
そのほか，特殊なものとして歯肉排除専用のハッチのクランプがある．

ⅳ) クランプホーセップス
クランプの装着と撤去に用いる．

ⅴ) ラバーダムホルダー，フレーム
ラバーダムシートを張る枠で，ストラップ型（牽引型）とフレーム型があるが，近年は Young 型，Östby 型フレームが多用されている．ストラップ型は安定性はよいが，操作が複雑である．

ⅵ) ラバーダムナプキン
ラバーダムシートが直接肌に触れないためのナプキンで，大小のものがある．ラテックスアレルギーの患者にも有効であるが，ラテックスを用いないラバーダムシートもある．
そのほか，デンタルフロス，成形充填器，排唾管，ハサミなどが用いられる．

(2) 術式
装着前に術野の清掃，消毒や歯石除去などを行う．

ⅰ) ラバーダムシートの穿孔
ラバーダムパンチを用いて歯種の大きさに合わせて穿孔する．穿孔の位置は，ラバーダムテンプレー

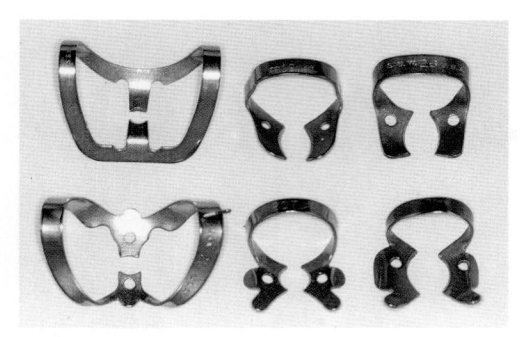

図 3-84 ラバーダムクランプ（上段：無翼型，下段：有翼型）

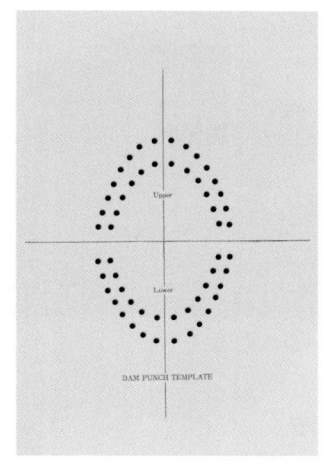

図 3-85 ラバーダムテンプレート

ト（図 3-85）を用いて決める．また，ラバーダムシートを上下三つに折りたたみ，その隅角部を上下顎左右第一大臼歯の位置の目安にする場合もある．

　ⅱ）クランプの試適

　クランプの誤飲を防ぐためにデンタルフロスをつけたうえで，歯肉を損傷しないよう歯頸部に適合することを確認する．歯頸部の適合が不良の場合は，カーボランダムポイントを用いて削合する．

　ⅲ）装着（図 3-86）

　有翼型クランプの場合は，ラバーダムシートの穿孔部に翼をかぶせ，フォーセップスでクランプを歯頸部に固定して，ラバーを翼から外して歯頸部に密着させる．無翼型クランプでは，弓部にラバーダムシートをかぶせて装着するか，まずクランプだけを歯頸部に固定しておき，その上からラバーダムシートを，穿孔部を広げてクランプを通過させてから歯頸部に密着させる．隣在歯との接触が強固であり，穿孔部を通すことが困難な場合には，デンタルフロスを用いて押し込むようにする．数歯にわたって連続露出を行う場合，中間歯の部分は，デンタルフロスを用いて歯頸部で結紮する．そして，歯肉溝部にラバーダムシートの穿孔部の辺縁を押し込み密着させる．ついでラバーダムホルダーを用いて，ラバーダムシートを緊張させる．ラバーが直接皮膚に接して不快感を与えるときは，ラバーダムナプキンをおく．装着されたラバーダムシートの下方から排唾管を挿入する．

　ⅳ）撤去

　排唾管，ラバーダムホルダーを外して，クランプと結紮したデンタルフロスをハサミで切断し，除去してからラバーダムシートを歯冠部を通して外す．場合によってはハサミで切断することもある．

2）簡易防湿法（図 3-87）

　巻き綿花，ガーゼなどを患歯の唇頰側や舌側におき，一時的に患歯を唾液から隔離する方法である．しかし，呼気による湿気や，歯肉溝液による汚染は防止できない．上顎前歯部の唇側や上顎臼歯部の頰側では比較的固定しやすいが，下顎唇頰側や舌側では固定が困難である．この方法は，ラバーダム防湿が困難な場合に略式防湿法として用いられる．

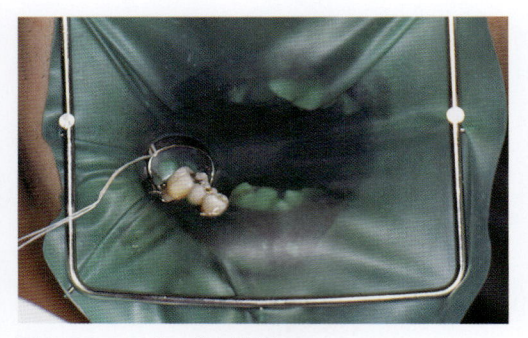

図 3-86　ラバーダム防湿

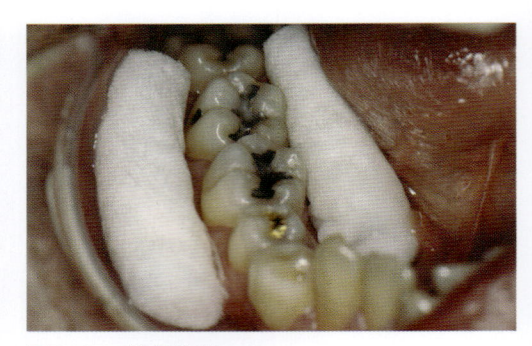

図 3-87　簡易防湿

3. 歯間分離法

隣接面の検査，修復操作を的確に行うために隣接する歯間を分離する方法である．歯間分離の目的は次の通りである．
① 隣接面の検査を的確にする
② 隣接面の窩洞形成，填塞，仕上げ・研磨の操作を容易にする
③ 隣接面の欠損によって短縮した歯間距離を回復させ，正しい接触状態とする
④ 隔壁の使用を容易にし，ラバーダムを完全に行えるようにする

歯間分離の方法は即時歯間分離法と緩徐歯間分離法に大別できる

1）即時歯間分離法

分離効果がただちに得られる方法で，臨床上頻用され，前歯部，小臼歯部に応用される．この分離法には，wedging（くさび）の原理と traction（牽引）の原理によるものの 2 種類がある．いずれ場合も，歯や歯周組織に損傷を与えないように，分離操作をゆっくりと慎重に行う必要がある．

（1）くさび分離型のセパレーター

くさび状の木片やプラスチック製器具を指頭や圧入器で，歯間に挿入してする最も簡単な方法である．この際，歯間乳頭を傷つけないように注意する．

専用のものとしてはエリオットのセパレーター（図 3-88）や，アイボリーのシンプルセパレーター（図 3-89）がある．主として，前者は臼歯部に，後者は前歯部に用いられる．

（2）牽引型のセパレーター

フェリアのセパレーターとトルーのセパレーターが代表的である．特にフェリアのセパレーター（図 3-90）は，大部分の歯の分離が可能である．使用に際してモデリングコンパウンドを併用すると歯肉損傷を防止できるので，いっそう安全，確実に分離効果があがるとされている（図 3-91）．

2）緩徐歯間分離法

通常，即時分離が困難な臼歯部に用いられる．ゴム，木片，結紮線などを歯間に挿入し，患者の次回来院時までに，分離効果を期待する方法である．材料としてはデンタルフロスと綿花，弾力ゴム，金属線（0.4〜0.5mm の結紮線），ストッピングなどが用いられる．

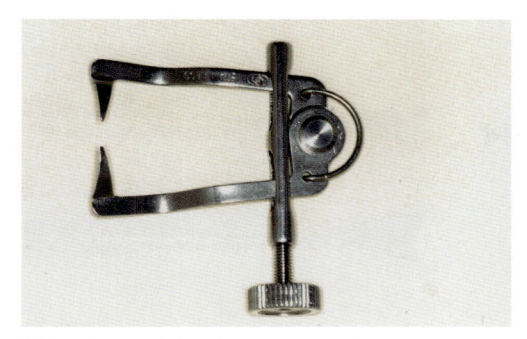

図3-88　エリオットのセパレーター

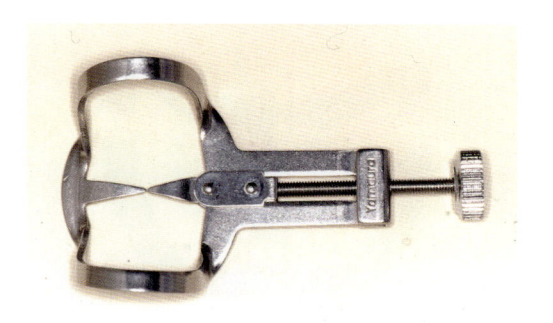

図3-89　アイボリーのシンプルセパレーター

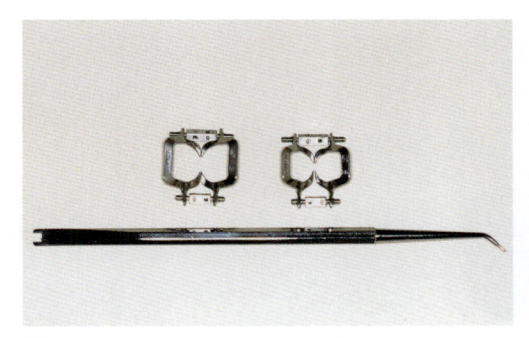

図3-90　フェリアのセパレーター

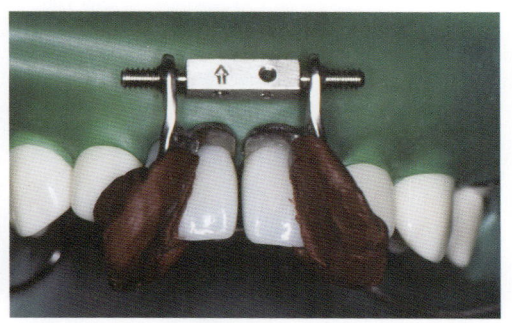

図3-91　フェリアのセパレーターを用いた歯間分離

4. 歯肉排除法

歯肉縁に接する歯面，あるいは歯肉縁下の硬組織疾患の検査や修復を行うために，一時的に歯肉を排除する方法をいう．排除された歯肉は，元の位置に戻らなければならないが，歯肉の増殖が著しい場合には，外科的に切除することもある．即時排除と緩徐排除がある．

歯肉排除の目的は次の通りである．
① 歯肉縁下の歯面を適切に検査する
② 歯肉縁下まで窩洞外形を適切に拡大する
③ 歯肉縁下まで及ぶ窩洞を適切に修復する
④ 歯肉縁下まで及ぶ窩洞を適切に印象する

1）即時歯肉排除法
（1）ラバーダムクランプなど小器具による排除法

ラバーダムクランプ（図3-92），ガムリトラクター（図3-93）などを用いて，唇（頰）側や舌側歯肉を排除する方法で，主に前歯の5級またはくさび状欠損窩洞の修復時に用いられる．使用するクランプの種類としては，アイボリーの#9，#6ラビアルクランプ，フェリア類型クランプ，ハッチのクランプがある．

（2）綿糸による排除法（図3-94）

薬液を含む乾燥した綿糸を歯肉溝部に数分間押し込み，圧入された綿糸自体の機械的な歯肉排除効果と，歯肉溝滲出液に浸されて溶出した薬液によって，歯肉収斂効果を示すものである．クランプを

9. 修復時の留意点 | 141

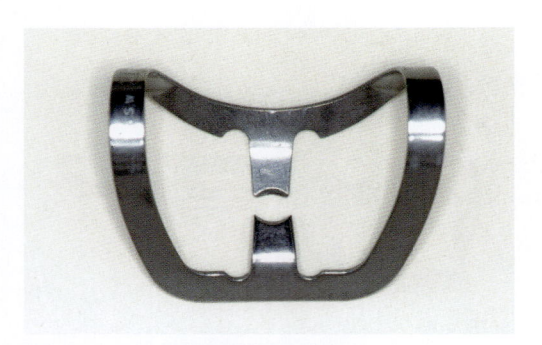

図 3-92　歯肉排除用前歯のクランプ

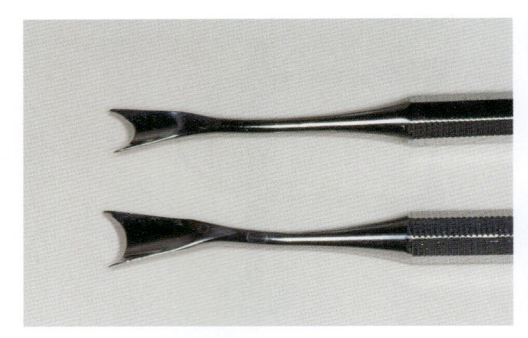

図 3-93　ガムリトラクター

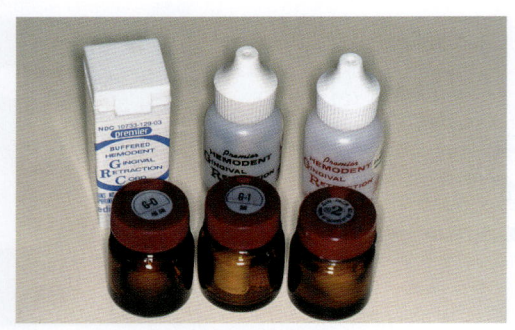

図 3-94　歯肉排除に用いる綿糸

用いる方法と比較すると，歯の全周にわたって排除効果が得られるので，隣接面歯頸部の歯肉排除に有効である．薬剤としては従来，2～5％程度のクロル亜鉛が用いられていたが，腐蝕作用が強いので，収斂薬としてはタンニン酸，アルミニウム化合物，血管収縮薬としてエピネフリンが用いられている．

　術式としては，簡易防湿下で手術野を軽く乾燥させる．必要に応じて表面麻酔を施したのち，歯肉溝の幅や深さに適した太さの綿糸を選び，歯頸部の外周より少し長目に切断して，専用の圧入器や先端の鈍な成形充塡器を用いて上皮付着を破壊しない程度の力で歯肉溝部に圧入する．数分間そのまま放置したのち，これを撤去し，ただちに形成，印象，修復操作を行う．排除された歯肉は時間の経過とともに元の位置に戻る．

（3）歯肉の外科的切除法

　齲蝕が歯肉縁下に進行している場合，あるいは歯肉の増殖肥大が著しい場合，齲窩に歯肉がポリープ状に入り込んでいる場合には，これを外科的に切除する必要がある．外科用メス，高周波電気メス，レーザーなどを用いる方法がある．

　高周波電気メスを用いる場合は，簡易防湿下で，切除に適したチップを利用し，接触時間はなるべく短く，数秒の間隔をおいて間欠的に切除する．この方法は切除時の出血が少なく，施術直後に修復操作を行うことができる利点があるが，心臓ペースメーカーを装着している患者への使用は禁忌である．一方，普通の外科用メスで切除すると，止血に時間を要する．また，創面の治癒を待って修復操作を行う．

2）緩徐歯肉排除法
　患者の次回来院時までに，歯肉排除の効果を得ようとする場合に用いられる．
(1) ストッピングによる歯肉排除
　隣接面を含む窩洞や歯頸部窩洞で，窩洞形成後，次回来院時までに歯肉を排除しなければならないときには，ストッピングをやや過剰に塡入して歯肉排除することができる．ただし，歯肉を傷害しないように注意し，過度の排除や長期間の排除は避けなければならない．
(2) 暫間インレーおよび暫間クラウンによる歯肉排除
　即硬性レジンで作製した暫間インレー，あるいはアルミニウム，レジン，ビニルなどの暫間クラウンを仮着する際に，その辺縁を歯肉縁下に入れて，次回来院時まで歯肉を排除しておく方法である．仮着材としては，仮封用セメント，ストッピングなどが用いられる．

5．隔壁法
　マトリックスバンドとマトリックスリテーナーを用いて，複雑窩洞に対して一時的に人工の隔壁を設けて窩洞を単純化し，修復物の塡塞，圧接，付形を容易にする方法である．

1）隔壁法の目的
① 側方に開放された複雑窩洞に人工的な隔壁を設けて単純化し，操作を容易にする
② 特に成形修復材料の側方または歯肉側への溢出を防ぎ，圧接ができるようにする
③ 修復物の付形を容易にする
④ 隣接面窩洞形成時に隣在歯を保護する
⑤ ラバーダムシートや歯肉の窩洞内への侵入を防ぐ
⑥ ときに線型の圧接や付形を容易にする

2）隔壁材料の所要性質
① 薄くて滑沢で，強さが十分あること
② 付形が容易で，その形態が保持できること
③ 着脱の操作が容易なこと
④ 修復材料と反応せず分離が容易なこと

3）隔壁の種類
(1) 既製の隔壁
　専用の保持装置を用いるものとして，トッフルマイヤー型とアイボリー型が代表である（図3-95）．トッフルマイヤー型保持装置（リテーナー）は歯の豊隆に合わせたステンレススチール製のマトリックスバンドを装着して使用する．歯に固定する際は歯間乳頭部にくさびを挿入し，歯頸部の密着とバンドの厚みの補正をはかる必要がある．そのほかに，隔壁自体の弾力によって固定するヘルプスト型，ミラー型や，クランプで保持するウッドワード型，クレンショー型，隔壁と保持装置が一体となったワルサー型，コークオートマトリックスなどがある．
(2) 即製の隔壁
　主に前歯隣接面窩洞，歯頸部窩洞などにコンポジットレジン修復やセメント修復を行う場合に用い

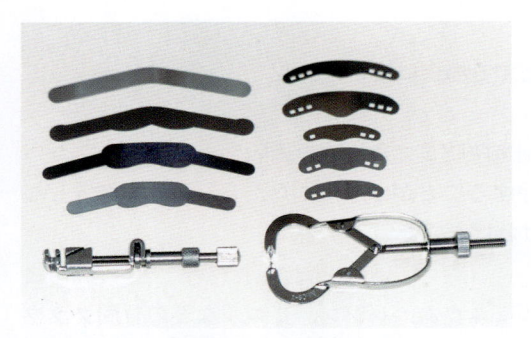

図3-95 隔壁に用いるリテーナーとマトリックスバンド
左：トッフルマイヤー型，右：アイボリー型

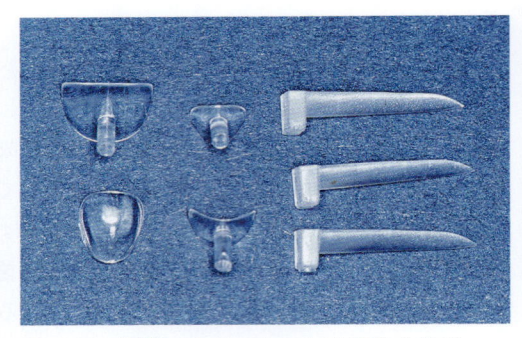

図3-96 透明マトリックスと光導型くさび

る．プラスチック製，アルミニウム製のものがあり，欠損部位や範囲により選択し，チェアサイドで必要に応じて調整する．最近頻用されている光重合型コンポジットレジンや，レジン添加型グラスアイオノマーセメント修復では，透明性のあるマトリックスや光導型くさびが用いられる（図3-96）．

6．除痛法

　生体の痛みの受け止め方を減弱あるいは遮断することを除痛というが，ここでは修復処置の前準備として，窩洞形成時，深部齲蝕病巣の除去時の疼痛を避けるための方法を述べる．現在は麻酔法の発達と高速切削器具の改良により，歯の切削による苦痛を患者に与えないですむようになった．除痛方法も，昔は失活法が日常臨床で多く用いられていたが，現在では局所麻酔法が行われている．そのほか，広範な麻酔を必要とする際には，前投薬や鎮静法も行われている．

　歯質切削時の刺激に対する知覚の鋭敏な部位としては，エナメル象牙境（enamel-dentin junction），歯髄近接部，トームス顆粒層，軟化歯質と健康歯質の境界部があげられる．これらの部分の切削は慎重に行うべきである．

1）局所麻酔法

　生体の一定部位を支配する末梢神経の機能を，一時的に可逆的に麻痺させて，その部位からの知覚刺激の伝導を遮断する方法である．末梢神経が遮断される部位によって，表面麻酔法，浸潤麻酔法，周囲麻酔法，伝達麻酔法に分類される．

（1）表面麻酔法

　局所麻酔薬を粘膜表面に作用させ，その部の知覚神経終末を麻痺させる方法であり，注射用と比較して高濃度のものを用いることが多い．液状，ゼリー状，スポンジ状，スプレー式などがあり，歯肉排除時，針刺入点，嘔吐反射の強い患者の粘膜表面などに用いることが多い．

（2）浸潤麻酔法

　局所麻酔薬を目的とする組織内に注入，浸潤させて，その部位の知覚神経終末を麻痺させる方法である．歯科臨床では歯根尖相当部あるいは歯肉頰移行部または歯間乳頭部に注射して，薬液の拡散によって歯根膜，根尖孔を経て知覚神経終末に作用させる．現在，歯科領域では保存上の安定性に加えて浸透性も高く，少量で十分な麻酔効果が得られるので，アミド型のリドカインが用いられることが多い．また，効果の持続や止血作用をはかる目的でエピネフリンが添加されている．

麻酔を行うにあたっては，患者の全身状態の把握，特にアレルギー，循環系に対する配慮が必要である．場合によっては術前に皮内テストを行うことも必要である．

浸潤麻酔法としては，傍骨膜（骨膜周囲）浸潤麻酔法，骨膜下浸潤麻酔法，歯根膜腔内浸潤麻酔法があり，現在は，30Gディスポーザブル針を用いた傍骨膜浸潤麻酔法が一般に行われている．この方法は麻酔薬の注入を骨膜上に行うため，骨膜下注射と比較して骨膜剝離による疼痛がなく，圧を加えないで注入することができる．針の刺入は表面麻酔下で歯肉頰移行部に行い，注射針の切り口は骨面に向けて行う．まず粘膜内に少量注入し，数秒たってから針を進めるか，指でつまんでおいた唇，頰を少しかぶせるようにして，ゆっくり麻酔薬を注入する．

(3) 伝達麻酔法

神経の伝導路の途中に局所麻酔薬を作用させ，その部位から末梢側を麻痺させる方法である．近年，浸潤麻酔用薬剤の効力が優れてきたので，修復の分野では上顎神経に対する伝達麻酔は行われなくなり，主として27Gのディスポーザブル針を用いて，下顎大臼歯に対する伝達麻酔が行われている．

下歯槽神経は下顎枝内側を下降し，下顎孔から下顎管に入る．したがって，下顎孔のわずか手前の翼突下顎隙の部に麻酔薬を注入する．一般に口内法による直接法が用いられ，後臼歯三角部の外斜線と内斜線の中央部を刺入点とし，針先を下顎孔部の最終位置まで進め，血管内に針が刺入していないことを確かめたうえで麻酔薬を注入する．一口腔単位の治療が行われる数歯にわたる修復処置に有効であり，麻酔効果は長時間持続する．

2) 全身麻酔法

現在は麻酔薬の進歩によって，情緒不安定な恐怖心や不安感のある患者や心身障害者で局所麻酔が奏効しにくい場合でも，前投薬による精神鎮静法を併用すると奏効するようになった．しかし，まれに治療に非協力な患者，局所麻酔薬に対するアレルギーのある患者，不随意運動のある心身障害者または1回に多数歯の治療を要する患者には全身麻酔法を応用することがある．全身麻酔は現在，主として吸入麻酔，特に気管挿管麻酔が用いられているが，麻酔医の管理が必要である．

3) 精神鎮静法

恐怖心や不安感のある患者の精神的安静を得るために，ジアゼパムなどのトランキライザーを静脈内注入する方法と，20〜30％の笑気（亜酸化窒素）ガスを吸入する方法が行われている．

4) 失活法

かつてはわが国でも抜髄を前提とした歯髄炎に対する除痛法としてさかんに用いられたが，現在ではほとんど応用されない．これにはヒ素を主剤としたものと，ホルムアルデヒドを主剤にしたものとがある．応用にあたっては，貼付時間を厳守する，緊密仮封を行う，急性症状を認めるときに応用しない，などの注意事項を厳守する必要がある．

そのほかの除痛法としては，催眠法，ハリ麻酔法，聴覚アナルゲジア，電気麻酔法などがある．

C 修復物の具備すべき形状と面の性質

　修復物の形態の良否はその修復治療の予後に重大な影響を与える．修復物は歯面と等高平坦になる辺縁形態をもち，機能的，審美的な歯冠外形が回復するような形態でなければならない．さらに隣接面形態については適切な接触点の回復と，隣接面歯頸部の歯面との平滑な移行が必要である．

1．歯冠形態
1）咬合面の形態
　咬合面の形態は，上下顎の綿密な咬合検査を行い決定する．咬合の高低，対合歯との接触部位および面積，咬頭斜面の形状，小窩裂溝の形態，辺縁隆線の高さなどに注意する．

　咬合面の形態が不良であると，咬合異常，歯周疾患の誘発，食片圧入，修復物の破折や対合歯の摩耗，頰粘膜や舌の咬傷，さらに咬合運動が妨げられ，顎関節に傷害を与えるようになる．

　初期齲蝕で，窩洞の外形が小窩裂溝に限局している場合には，比較的単純な形態に回復して，常時清潔に保つことを心がける．

2）辺縁の形態
　修復物辺縁は，窩洞周囲の歯面と段差のないように，等高平坦に滑沢に移行させなければならない．過剰溢出あるいは不足で段差が存在すると，二次齲蝕，歯肉炎，破折，変色の誘因となる．特に歯冠色修復を行う際には，窩洞周囲に着色したバーニッシュを塗って，移行部を明瞭にする．歯肉側窩縁は特に慎重な操作が肝要である．

3）唇（頰）面の形態
　修復物は解剖的，審美的配慮のほかに，食物の流動を円滑にし，歯肉の障害を防ぎ，不潔域をつくらない形態であることが必要である．歯冠豊隆（**カントゥア**）が不足すると歯肉縁に食物の衝突が起こりやすくなり，歯肉炎や歯肉退縮を起こす．逆に豊隆が強すぎると歯肉縁に食物の停滞が起こり，プラークが沈着して齲蝕の原因となる．したがって，年齢，歯種，歯頸部の状態によって歯冠歯頸部の豊隆の位置と程度を決定し，自浄作用が有効に行われ，食物流による歯肉のマッサージを受けやすい形態にすることが重要である．

2．隣接面の形態
　隣接面の形態では，隣在歯との位置関係と接触点が重要である．

1）隣在歯との位置関係
　正常歯列では，両隣接歯の歯頸部の間隙で最も広い部の距離を**歯間距離**（interdental distance）といい，接触点を頂点として，歯頸部間を底辺とするプリズム形の空隙を形成している．これを歯肉側鼓形空隙とよび，正常な場合は健康な歯間乳頭で満たされている．

　歯間距離が短縮すると不潔域が拡大し，齲蝕罹患性が高まるとともに，咬合異常，歯周疾患を引き起こすようになる．歯間距離を短縮させる原因としては，歯列不正，隣接面特に接触点部齲蝕，隣接

面咬合面の摩耗などである．したがって，修復に際しては，歯間分離やMTMによって，正常な歯間距離の回復をはかる必要がある．

また加齢，歯周組織疾患などにより，歯肉が退縮して，鼓形空隙が拡大すると，不潔域が拡大して根面齲蝕の原因となる．

2）接触点（コンタクトポイント）

両隣在歯の接する部分を接触点とよび，正常歯列は点状であるが，加齢とともに摩滅して接触面積が増大する．歯冠隣接面の最大膨隆部にあるが，歯の捻転，摩耗，傾斜などによって移動する．

正常な接触点の位置として，前歯では唇舌的に歯の厚径のほぼ中央で，長軸方向では歯冠歯頂側1/4～1/5にある．臼歯部では頰舌的に頰側寄り1/3で，長軸方向では咬合面寄り1/3～1/4にある．また接触点の具備すべき重大な条件として，緊密，点状，滑沢であることがあげられる．

臨床的には，50μmの厚さのコンタクトゲージがかろうじて通過できるのがよいとされ，修復物で接触点を回復する場合には，小面状あるいは線状に回復する場合もある．

接触点が不良であると，食片圧入，歯肉炎，歯肉の退縮，歯槽骨吸収を誘発し，また隣在歯に齲蝕も併発する．したがって，咀嚼障害が継発する．また接触点の位置の不良は，歯の捻転，位置異常を起こし歯列不正の原因となる．

3．修復面の性状と仕上げ・研磨
1）修復面の性状

修復物は歯冠形態が機能的，生理的に回復され，過剰溢出部がなく，辺縁は残存歯面と等高平坦に移行しなければならない．表面が粗糙な場合，以下のような問題が生じるため，表面は滑沢に仕上げなければならない．

① 食物残渣やプラークが停滞しやすくなり，二次齲蝕，修復物の変色，歯肉炎が生じる
② 不快感，異物感が生じ，著しい場合は舌や粘膜部に傷をつくる可能性がある
③ 金属製修復物の場合，腐蝕を起こしやすい
④ 審美的な光沢が得られない

また，修復物は窩壁に適合し，緊密性を保つことが重要である．不十分であると，保持力低下による修復物の脱離，辺縁漏洩による二次齲蝕や歯髄刺激の原因となる．修復物の封鎖性に関与する因子としては，以下のことがあげられる．

① 修復物の適合性
② 修復物の接着性
③ 修復材料の硬化時の膨縮
④ 修復材料の温度膨縮
⑤ 修復後の年数
⑥ 窩壁の清掃度
⑦ 窩壁の粗さ

2）修復物の仕上げ・研磨

仕上げ・研磨は，修復物が生体の一部として適応し，長期にわたり保持できるようにするために行

うもので，仕上げ操作と研磨操作に分けて理解する必要がある．

　仕上げ操作には，修復物の形態修正，過剰溢出部の除去，辺縁のすり合わせなどを行うトリミング（trimming）と，凸凹傷を除去して下地をつくるフィニッシング（finishing）がある．研磨（polishing）は，仕上げの完了した修復物の表面粗さを小さくして滑沢にする操作で，粗磨きとつや出しの2段階がある．

3）仕上げ・研磨用具
　仕上げ・研磨方法には，機械的方法，化学的方法，電解法などがある．保存修復においては，通常，機械的仕上げ・研磨法を行う．仕上げ・研磨に用いる器具には以下のようなものがある．

(1) 仕上げ用
　ダイヤモンドポイント，フィニッシングバー，カーボランダムポイント，ホワイトポイント，粗粒のポリディスク，メタルストリップス，仕上げ用ヤスリとナイフ（直接金修復用）などが用いられる．

(2) 研磨用
　微粒子の研磨ディスクやストリップス，シリコーンポイント，研磨用ペースト，ラバーカップ，ロビンソンブラシ（ブラシコーン），ブラシホイール，フェルトコーン，フェルトホイール，スキン（鹿皮）ホイール，バーニッシャー（直接金修復用）などが用いられる．

　そのなかで，ラバーカップ，ロビンソンブラシ，ブラシホイールは研磨用ペーストと，フェルトコーン，フェルトホイール，スキンホイールはルージュ（酸化鉄や酸化クロムをワックスで固めたもの）と併用して用いられる場合が多い．

（平井義人，髙瀨保晶）

第4章 直接修復

1 コンポジットレジン修復

A コンポジットレジン修復とは

1. コンポジットレジン修復法の特色

　コンポジットレジンは合成樹脂（レジン）とフィラーを組み合わせた「複合的な＝composite」成形修復材料である．コンポジットレジン修復の最大の特徴は天然歯と調和するその色調と歯質に対する高い接着性である．

　しかし，コンポジットレジン自体は歯質と接着しない．コンポジットレジンを物理的・化学的に歯質に接着させるために，修復に先立ちレジン接着システムを用いて窩洞内を処理する．この処理により歯とコンポジットレジンが一体化し強固な接着が得られる．これらレジン接着システムの進歩はめざましく，その接着性能や機能性の進歩は留まることを知らない．

　一方，Black G.V. が提唱した非接着性修復のための窩洞概念は，コンポジットレジン修復を代表とする歯質接着性修復の確立とともに払拭された．また窩洞形成法においても，齲蝕検知液の併用により歯質削除量が最小限に抑えられるようになった．

　さらに，コンポジットレジン修復の進歩は，2000年にFDI（国際歯科連盟）が提唱した「Minimal Intervention」の「齲窩が形成された症例には最小限の外科的介入を行う」という一項目を具現化させる一翼を担っている．

2. コンポジットレジン修復の歴史

　前述の通り，レジン自体には歯質接着性はない．1955年にBuonocore M. によりリン酸水溶液を用いたエナメル質を対象とした歯面処理法が初めて考案された．その後，歯面処理はシステム化され，エッチャント・プライマー・ボンディング材を基本構成とし，現在では各処理材がさまざまな形で相互に組み合わされ製品化されている．また，レジン接着システムの操作性はステップ数の簡略化により改善されており，その結果，術者や患者への負担は軽減された．さらに，レジン接着システム本来の役割である歯質接着性においても常に改善がはかられてきた．

　コンポジットレジンが登場する以前の歯冠色成形修復材料は，主にケイ酸セメントやアクリル系常温重合レジンなどが使用されていた．しかし，ケイ酸セメントには歯髄刺激性，溶解性，変色などの問題点があり，今日ではグラスアイオノマーセメントにとって代わられている．また，アクリル系常

温重合レジンも脱落，変色，摩耗などの問題点があった．アクリル系常温重合レジンのこれら欠点を補うべく，Bis-GMA を主成分としたマトリックスレジンにフィラーを混入したコンポジットレジンが 1962 年 Bowen R.L. により開発された．その結果，アクリル系常温重合レジンと比較して重合収縮は 1/4 程度減少，また熱膨張係数も 1/3 程度低下し，さらに機械的強度や耐摩耗性も大幅に改善された．

当初，コンポジットレジンの重合方式は化学重合型が主流であったが，今日では色調安定性，操作性あるいは物性などに優れる可視光線重合型コンポジットレジンにその座を譲った．現在では多くの症例をコンポジットレジン修復でカバーできるようになり，最も適応症例が豊富な修復法となった．

しかし，コンポジットレジン修復は完全無欠ではない．歯質接着性の長期安定性，重合時の収縮など，改善の余地は残されている．

B コンポジットレジンの組成

コンポジットレジンは，マトリックスレジン，フィラー，フィラー表面処理剤，重合開始剤・重合促進剤，およびそのほかの成分を主な組成とした構造（図 4-1）を有している．

1．マトリックスレジン（matrix resin）

ベースレジン（base resin），基質・基材レジンともいう．近年のコンポジットレジンの多くは，マトリックスレジンとして Bowen の開発による Bis-GMA を用いている．

Bis-GMA（図 4-2）は，アクリルレジンのグリシジルメタクリレート（glycidyl methacrylate）とエポキシレジンのビスフェノール A（bisphenol-A）との合成によって得られた 2 官能性メタクリレートであり，その性状は粘稠度の高い水飴状を呈している．重合によって，構造式両端の二重結合が解離・架橋し，網目状のポリマーとなることから，1 官能性の MMA 系線状ポリマーより強く硬く，重合収縮の少ない硬化物となる．分子中に親水基である OH 基を有しているため，性質としては親水性であると同時に，吸水性が高くなる．

そこで，OH 基をなくし吸水性を抑えることによって物性や接着安定性を高めることをはかった Bis-MEPP〔2,2-ビス（4-メタクリロキシジエトキシフェニル）プロパン〕（図 4-3）や構造内にウレタン結合（–NHCOO–）を有し強靱な基質を形成する UDMA（ウレタンジメタクリレート）（図 4-4）などの疎水性レジンが開発され，マトリックスレジンとして用いられる．

また，Bis-GMA をはじめとするマトリックスレジンの高い粘稠度の調整やフィラーとのなじみ向上をはかるため，TEGDMA（トリエチレングリコールジメタクリレート，別称：3G）（図 4-5）が希釈剤として添加されている場合が多い．

2．フィラー（filler）
1）フィラーの役割と材質

複合材料であるコンポジットレジンの特徴的な物性は，マトリックスレジンに配合するフィラーによって大きな影響を受けている．

フィラーの役割としては，
・機械的強度の向上

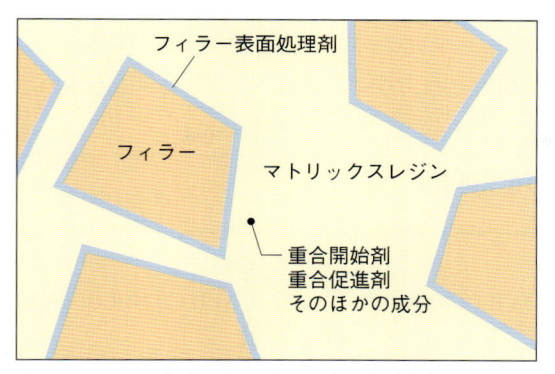

図4-1 コンポジットレジンの組成と構造

図4-2 Bis-GMAの合成と重合および化学構造

・重合収縮の減少
・耐摩耗性の向上
・熱膨張率や吸水膨張率の低下

などがあげられ，熱膨張係数が小さい無機物の石英，水晶（クオーツ），シリカ，コロイダルシリカ，

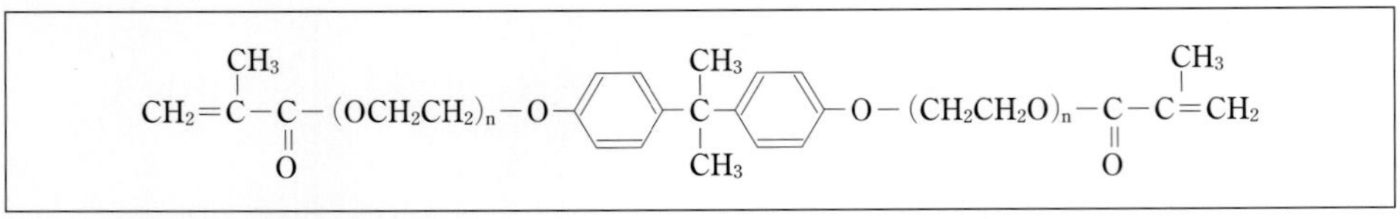

$$CH_2=\underset{\underset{O}{\|}}{\overset{CH_3}{C}}-C-(OCH_2CH_2)_n-O-\underset{\underset{CH_3}{|}}{\overset{CH_3}{C}}-O-(CH_2CH_2O)_n-\underset{\underset{O}{\|}}{\overset{CH_3}{C}}-C=CH_2$$

図 4-3 Bis-MEPP の化学構造

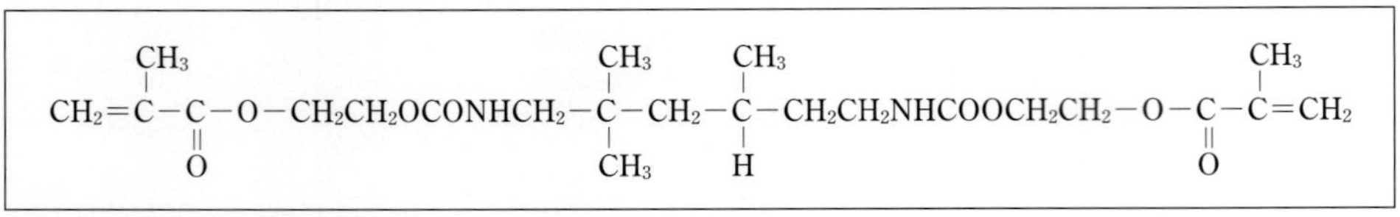

$$CH_2=\underset{\underset{O}{\|}}{\overset{CH_3}{C}}-C-O-CH_2CH_2OCONHCH_2-\underset{\underset{CH_3}{|}}{\overset{CH_3}{C}}-CH_2-\underset{\underset{H}{|}}{\overset{CH_3}{C}}-CH_2NHCOOCH_2CH_2-O-\underset{\underset{O}{\|}}{\overset{CH_3}{C}}-C=CH_2$$

図 4-4 UDMA の化学構造

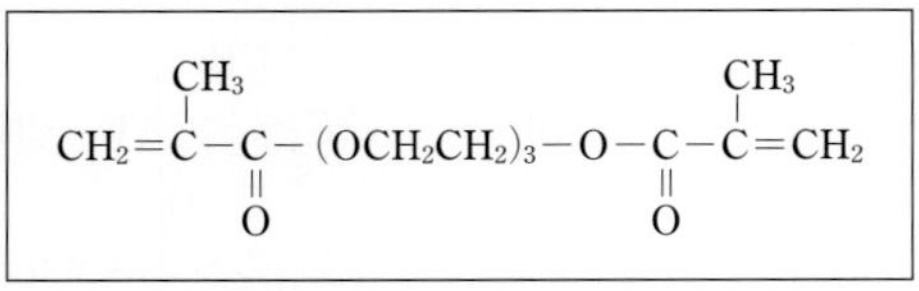

$$CH_2=\underset{\underset{O}{\|}}{\overset{CH_3}{C}}-C-(OCH_2CH_2)_3-O-\underset{\underset{O}{\|}}{\overset{CH_3}{C}}-C=CH_2$$

図 4-5 TEGDMA の化学構造

ガラスなどがフィラーとして用いられている．

また，エックス線造影性を付与させるためのフィラーとしては，バリウムガラス，ストロンチウムガラス，アルミノシリケートガラス，ジルコニアシリカなどがある．

2) フィラーの種類
(1) マクロフィラー
石英，水晶，アルミノシリケートガラスなどを 100μm 以下に粉砕した不定形のフィラーが当初用いられた．近年の製品では，平均粒径数～数十 μm のフィラーが配合されており，その配合量は約 70～80wt%（重量%）である．

(2) マイクロフィラー
平均粒径約 0.04μm のコロイダルシリカが主に用いられている．コロイダルシリカは，マトリックスレジンへの配合に際し，その表面積の大きさから粘稠性が高まり，配合量は約 40wt% に留まる．

そこで，コロイダルシリカ配合コンポジットレジンの優れた研磨性を保ちつつ，物性の向上を目的として，レジンブロック作製後に微粉砕して得たフィラー，すなわち有機質のマトリックスレジンと無機質のコロイダルシリカからなる「**有機複合フィラー**」を追加配合することによって，フィラー配合量を約 60wt% としている場合が多い．

(3) サブマイクロフィラー
サブミクロンフィラーともいう．平均粒径約 0.2～0.3μm の球形あるいは不定形のフィラーが用いられている．現在の製品では有機複合フィラーとしても活用され，そのフィラー配合量は約 60～70wt% となっている．

(付) ハイブリッド型コンポジットレジン配合フィラー
粒径の異なる (1)～(3) のフィラーを混合配合させることによって，フィラーの高密度填塞を達成させ，その配合量は約 70～85wt% となっている．

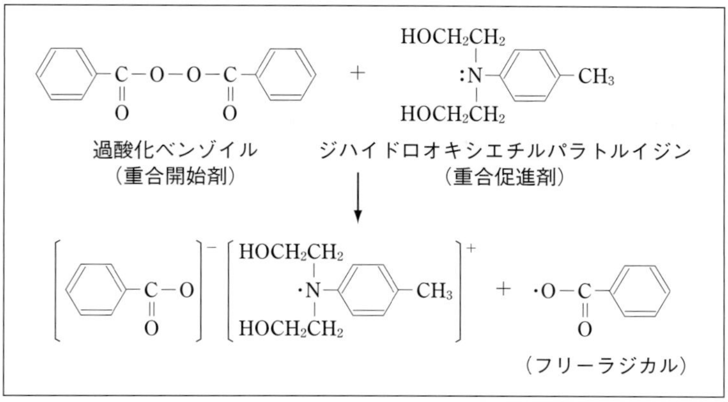

図4-6 過酸化ベンゾイルとジハイドロオキシエチルパラトルイジンによるラジカル発生機序

3. フィラー表面処理剤

無機質のフィラーと有機質のマトリックスレジンとを化学的に結合させ，複合材料としての機械的性質を向上させるために，フィラー表面に**シランカップリング剤**による**シラン・ボラン処理**が施されている．代表的なシランカップリング剤としては，ビニルトリクロロシラン（vinyl trichlorosilane）やγ-メタクリロキシプロピルトリメトキシシラン（γ-methacryloxypropyltrimethoxysilane）などがあげられる．

4. 重合開始剤・重合促進剤
1) 化学重合方式

化学重合方式のコンポジットレジンでは，重合開始剤としての**過酸化ベンゾイル（BPO）**と重合促進剤としての**3級アミン**による重合起媒方式（BPO-アミン起媒方式：redox system）が一般的である．代表的な3級アミンとしては，ジハイドロオキシエチルパラトルイジンやジメチルパラトルイジンなどがあげられる．

本方式によるラジカル発生機序は，3級アミンによるBPOの分解→フリーラジカル（一次ラジカル）の生成（図4-6）→マトリックスレジンモノマーの活性化→活性化レジンモノマーの網目状連結→高分子化→重合・硬化となる．

2) 光重合方式

光（可視光線）重合方式のコンポジットレジンでは，473nmの波長をピークとする可視光線を吸収し，フリーラジカルを発生させる光増感剤（重合開始剤として働く）と還元剤（重合促進剤として働く）による重合起媒方式が一般的である．

代表的な光増感剤としては**カンファーキノン**（camphorquinone：CQ）が，還元剤としては3級アミンのジメチルアミノエチルメタクリレートがあげられる．なお，紫外線重合型コンポジットレジンの光増感剤としてはベンゾインメチルエーテルが用いられていた．

本方式によるラジカル発生機序は，カンファーキノンが470nm付近の可視光を吸収→カンファーキノンの励起→フリーラジカルの生成→重合開始，また同時に，還元剤が励起カンファーキノンに作

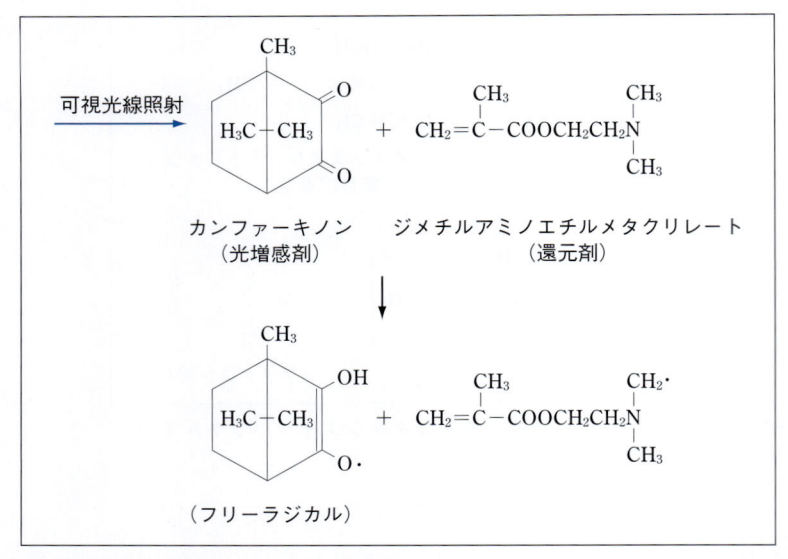

図4-7 カンファーキノンとジメチルアミノエチルメタクリレートによる
ラジカル発生機序

用→フリーラジカルの生成（**図4-7**）→重合促進→レジンモノマーの高分子化→重合・硬化となる．

5．そのほかの成分

コンポジットレジンに含まれるそのほかの成分としては，重合禁止剤としてのハイドロキノン，色素（顔料），酸化防止剤，紫外線吸収剤，エックス線造影剤などが微量ながら配合されている．

C　コンポジットレジンの種類

1．フィラーによる分類（図4-8）

フィラーの材質，粒径，形状，配合量・状態などは，コンポジットレジンの機械的強度，研磨性，耐摩耗性，膨縮性，吸収性などの材料学的性質に大きな影響を与えている．

1）マクロフィラー型コンポジットレジン（従来型）

コンポジットレジン開発当初の形式で，石英やアルミノシリケートガラスなどを粒径約数～50μmの不定形に微粉砕し，フィラーとして約70wt％配合していた．フィラーの配合によって従来のレジンより機械的強度は向上したが，前歯部への応用に際してはフィラー粒径が大きいため研磨性に劣り，また臼歯部への応用に際してはマトリックスレジン部の選択的な摩耗に基づくフィラーの突出・脱離が生じやすく，耐摩耗性に劣る欠点があった．

2）マイクロフィラー型コンポジットレジン（MFR型）

平均粒径0.04μmのコロイダルシリカを有機複合フィラーとして約60wt％配合している場合が多い．マクロフィラー型レジンが有する研磨性の欠点が大きく改善されている．有機複合フィラーの活

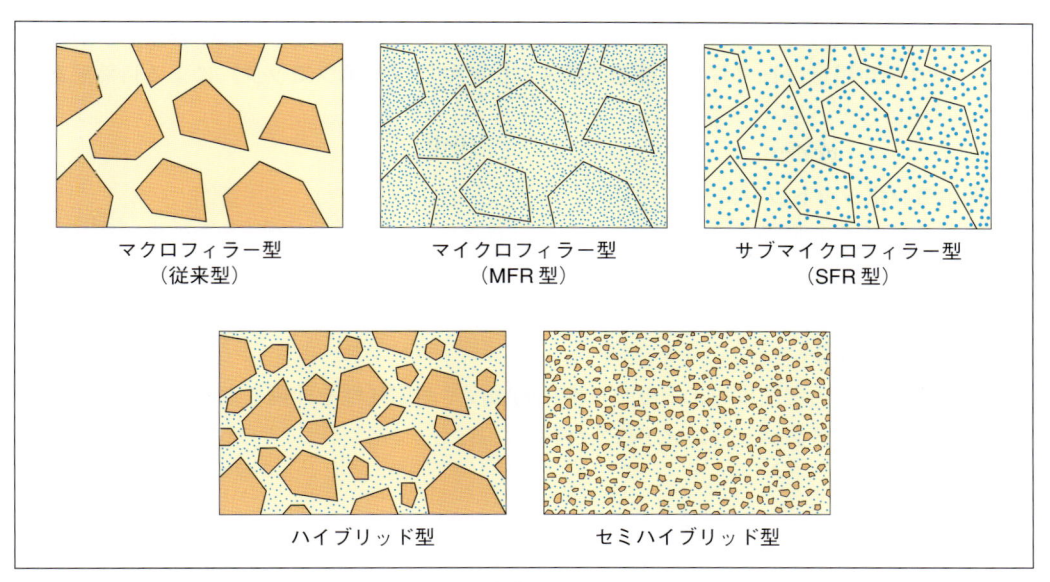

図 4-8 コンポジットレジンのフィラーによる分類

用によって機械的強度も向上し，研磨性・表面滑沢性を含め審美性が重視される前歯部用として主に使用されている．

3) サブマイクロフィラー型コンポジットレジン（SFR 型）

平均粒径約 0.2 〜 0.3 μm の球形または不定形のフィラーを有機複合フィラーとして活用しながら約 60 〜 70wt%配合している．MFR 型レジンと同様に審美性を優先する部位に使用される場合が多い．

4) ハイブリッド型コンポジットレジン

ハイブリッド（hybrid）の語意である「混成物」が示す通り，マクロフィラーとマイクロフィラーを混合させることで約 70 〜 80wt%の配合量としている．マイクロフィラーの配合は，コロイダルシリカをマトリックスレジン中に分散させる方法，あるいは有機複合フィラーとして配合させる方法をとっている．2 種のフィラーの配合によって機械的強度と審美性の兼備がはかられ，前歯・臼歯部両用として使用されている．

5) セミハイブリッド型コンポジットレジン

マクロフィラーの粒径を約 0.1 〜 数 μm に微粉砕後に配合することによって，フィラー間距離の減少をはかり，配合量を約 80 〜 85wt%に高めている．高密度填塞型コンポジットレジンとも呼称され，研磨性，耐摩耗性を含めた材料学的性質に優れ，前歯・臼歯部両用として使用されている．

2．修復部位による分類
1) 前歯部用コンポジットレジン

前歯部用には，研磨性や色調再現性などをはじめとする優れた審美性が機械的強度や耐摩耗性より重視される傾向にあり，マイクロフィラー型（MFR 型），サブマイクロフィラー型（SFR 型），およ

びハイブリッド型，セミハイブリッド型のコンポジットレジンが該当材料となる．豊富な色調（シェード）やオペーク色が用意されており，**積層塡塞法（レイヤリングテクニック）**による自然感あふれる色調再現を可能にしている．

2）臼歯部用コンポジットレジン

臼歯部用には，咬合・咀嚼力に対応できる機械的強度や耐摩耗性が審美性より優先される傾向にあり，ハイブリッド型，セミハイブリッド型のコンポジットレジンが該当材料となる．

3）前歯部・臼歯部両用

良好な研磨性や色調再現性に加え，優れた機械的強度や耐摩耗性を兼備したハイブリッド型，セミハイブリッド型のコンポジットレジンが該当材料となる．

4）築造用

化学重合型，光重合型および両重合方式を兼備するデュアルキュア型がある．光重合型は重合深度を高めるため透明性を強めている場合が多い．

3. 重合方式による分類

1）化学重合型コンポジットレジン（chemical cured resin composite）

重合開始剤の過酸化ベンゾイルと重合促進剤の3級アミンによる重合起媒方式をとる常温重合型のコンポジットレジンである．当初は粉・液型，ペースト・液型が市販されていたが，現在はキャタリストペースト（重合開始剤含有）とユニバーサルペースト（重合促進剤含有）をプラスチック製スパチュラで練和する2ペースト型が一般的である．

化学重合型コンポジットレジンの特徴としては，

① 長所
・窩洞深さやアンダーカットの有無にかかわらず均一に重合
・光照射器などの特殊な器械の併用なしに重合可能

② 短所
・練和によって混入した気泡に基づく物性低下と重合阻害
・重合開始剤（過酸化ベンゾイル）の影響による変色
・塡塞や賦形に必要な操作時間の制限
・光重合型より小さい機械的強度

などがあげられる．

2）光重合型コンポジットレジン（light cured resin composite）

歴史的には1970年代初頭に，紫外線（波長366nm付近）の照射によって重合硬化する紫外線重合型コンポジットレジンが照射器とともに開発されたが，紫外線による発癌性の危惧，眼への障害，浅い重合深度などの問題からしだいに使用されなくなった．その後，1980年頃に可視光線（波長473nm）の照射によって重合硬化する可視光線重合型コンポジットレジンが照射器とともに製品化され，現在のコンポジットレジン修復における主座的材料となっている．

重合起媒方式は，可視光線を吸収しフリーラジカルを発生させる光増感剤（カンファーキノン）と重合を促進させる還元剤（3級アミン）との反応に基づいている．

光重合型コンポジットレジンの特徴としては，
① 長所
・練和不要に基づく気泡混入が少ない
・複雑な解剖学的形態を再現後に光照射による急速硬化が可能
・複数歯の同時修復が可能
・多数の色調供給に基づく優れた色調再現性
・積層填塞が可能
・修復後の変色が少ない
・化学重合型に比べ機械的強度が優れている
・材料のむだが少ない
② 短所
・光照射器が必要
・照射光の不到達部には応用が不可能
・深い窩洞やアンダーカット存在下における重合が不十分（積層填塞が必要）
・照射側に向けての重合収縮に基づく窩底象牙質界面部のギャップ発生
・材料保管に遮光が必要
などがあげられる．

3）デュアルキュア型コンポジットレジン（dual cured resin composite）

ポスト窩洞に対する支台築造やアンダーカットが存在する症例などでは，照射光が十分に到達せず，完全な重合硬化を期待できない場合が生じる．そこで化学重合と光重合の両起媒方式を兼備したデュアルキュア型が開発され，2ペースト型が基本となっている．

付1．稠度による分類
1）フロアブルコンポジットレジン（flowable resin composite）

名前が示す通り，流動性に長けたコンポジットレジンである．填塞操作性や窩壁適合性の向上を目的として，フィラー配合量を少なく，希釈モノマー量を多く設定し，物性的には劣る傾向にあるが，近年では機械的強度に優れた製品も登場しはじめている．供給形態としては，シリンジから直接応用部位へペーストを填塞できるダイレクトアプリケーションシリンジが一般的である．

2）パッカブルコンポジットレジン（packable resin composite）

フィラー配合量とマトリックスレジン粘稠度の調整によって，加圧填塞を比較的行いやすくしたコンポジットレジンである．

付2．供給形態による分類（図4-9）
1）シリンジタイプ

MFR型，SFR型，ハイブリッド型，セミハイブリッド型のコンポジットレジンの多くが採用して

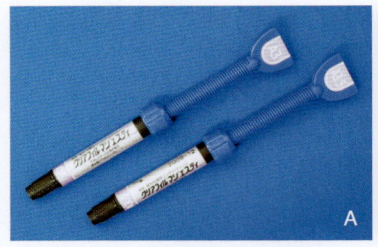

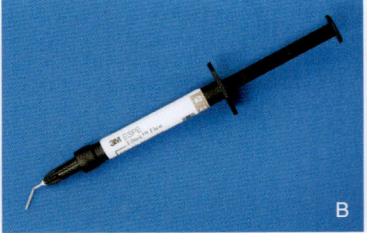

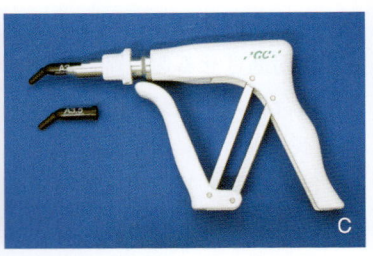

図4-9　供給形態による分類
　A：シリンジタイプ，B：ダイレクトアプリケーションシリンジタイプ，C：コンピュールタイプ

いる供給形態であり，多くの色調とオペーク色が提供されている．

2）ダイレクトアプリケーションシリンジタイプ
　低粘稠性で流動性に長けたコンポジットレジンの供給形態であり，シリンジから直接窩洞や応用部位へ注入塗布することが可能である．

3）コンピュールタイプ
　一定量のコンポジットレジンが封入されたチップをシリンジに装填して応用する供給形態である．ダイレクトアプリケーションシリンジタイプと同様に窩洞へコンポジットレジンを直接填塞することも可能であり，露光の危険性が少なく保管が容易であり，また感染予防の一助になりえる．

D 光重合型コンポジットレジン修復の特徴

　光重合型コンポジットレジン修復の長所と短所を以下にあげる．
　① 長所
・審美的である
・歯質接着性を有する
・多数歯修復が行える
・辺縁封鎖性に優れる
・修復後の変色が少ない
・補修修復が可能である
・修復操作が容易である
・即日修復が可能である
・無痛的な治療が可能である
・口腔内で化学的に安定している
・歯質削除量を最小限に抑えることができる
・鋳造修復用金属を用いた修復と比べ安価である
・同じ接着性審美修復であるグラスアイオノマーセメントより強度の点で勝る
　② 短所
・光照射器が必要である

- 金属製修復に比べ機械的強さに劣る
- 無影灯や天然光下でも重合硬化が生じる
- 術者の習熟度により予後が左右されやすい
- 経年的に摩耗・辺縁破折を生じることがある
- 表面の光沢度や滑沢性はセラミック修復に及ばない
- 重合収縮によりコントラクションギャップが発生することがある

E レジン接着システム

コンポジットレジン修復に際しては，「修復材としてのコンポジットレジンペースト自体には接着性がない」という事実を認識して取り組むことが大切である．したがって，コンポジットレジン修復における最大の特徴ともいえる接着性を付与させるためには，レジンペーストの塡塞操作前に修復（被着）面に対し各種材料によるシステム化された処理を行うことが必要である．これらレジン接着システムの選択や臨床的操作法は予後に大きな影響を与える．

1．歯質への接着

患歯にコンポジットレジン修復を行う場合，被着面となる窩洞内歯面はエナメル質または象牙質それぞれの単独もしくは両者の連接によって構成されている．したがって，歯質への接着に際しては，組織学的にも大きく異なるこれら2種被着面の特徴や用いる材料の特性を理解し，的確に操作することが必要である．

1）歯質接着に求められる三つのプロセス
（1）エッチング（etching）

酸処理，前処理とも表現され，脱灰効果を発揮する酸性溶液などを用いて被着面を処理する行為をいう．良好な歯質接着を獲得するためには，エナメル質と象牙質の両者に求められるプロセスである．エッチングに用いる材料のことを**エッチャント**（etchant），エッチングエージェント（etching agent），酸処理材，前処理材といい，エナメル質には30〜40％リン酸（正リン酸・オルトリン酸）や10％マレイン酸の水溶液が，象牙質にはリン酸・マレイン酸水溶液のほか，50％クエン酸水溶液，EDTAがよく用いられる．エッチャントによる適正時間のエッチング後には，水洗が必要である．エナメル質と象牙質を同一のエッチャントを用いて一括同時にエッチングする方法をトータルエッチング，ユニバーサルエッチングという．組織為害性の少ないトータルエッチング材としては，10％クエン酸−3％塩化第二鉄溶液や10％クエン酸−20％塩化カルシウム溶液をあげることができる．

エッチングによって，以下の三つの効果を得ることができる．

ⅰ）歯面の粗糙化と機械的嵌合力の獲得

エナメル質面ではエッチングによる脱灰効果によってエナメル小柱構造に基づく凹凸が生じ，表面積が増大する．また，陥凹部にはボンディング材のレジンモノマーが侵入硬化することによって**レジンタグ**（resin tag）が形成され，その投錨効果によって機械的嵌合力が生じる．

一方，象牙質表面ではスミヤー層の除去や象牙細管開口部の漏斗状拡大が生じ，細管内にレジンモノマーが侵入硬化することによって象牙質レジンタグが形成される．また，管間象牙質と管周象牙質

には脱灰によってコラーゲン線維の露出や網目状構造の露呈が生じ，レジンモノマーが浸透硬化することによって**樹脂含浸象牙質**（resin impregnated dentin，樹脂含浸層：hybrid layer）が生成され，その微小投錨効果によって機械的嵌合力が生じる．

　ⅱ）歯面の清掃効果とぬれの向上

　脱灰によってスミヤー層が除去され，レジンモノマーのぬれが向上する．

　ⅲ）歯面の極性化

歯質構成成分の末端基（-OH, -NH$_2$, -COOH）が配向し極性化され，レジンモノマーの極性基との間に水素結合が生じる状態となる．

(2) プライミング（priming）

　デンティンプライミング（dentin priming）とも表現され，ボンディング材（レジンモノマー）の象牙質親和性や浸透性を高めることを目的に象牙質を改質する行為をいう．良好な歯質接着を獲得するために，象牙質に求められるプロセスである．

　プライミングに用いる材料のことを**プライマー**（primer），デンティンプライマー（dentin primer），象牙質改質材といい，HEMA（ハイドロキシエチルメタクリレート）をはじめとする接着性レジンモノマーを水，アセトン，エタノールなどに溶解し，必要に応じて光重合触媒などが添加されている．なお，プライミングの対象は象牙質であるが，エナメル質が処理を受けても接着性に影響はない．

　プライマーによる適正時間のプライミング後には乾燥を行い，水洗は不要である．

(3) ボンディング（bonding）

　エッチングやプライミングを行った歯面に対しレジンモノマー主体の溶液を塗布，重合硬化させ，その後に填塞するレジン系材料との接着性向上をはかる行為をいう．良好な歯質接着を獲得するためには，エナメル質と象牙質の両者に求められるプロセスである．

　ボンディングに用いる材料のことを**ボンディング材**，**ボンディングエージェント**（bonding agent），**アドヒーシブ**（adhesive），**接着材**といい，Bis-GMA, TEGDMA などに HEMA をはじめとする接着性レジンモノマーや光重合触媒が添加されている．なお，ボンディング材の機械的強度を向上させるためにマイクロフィラーを配合した製品もある．

　ボンディング材が光重合型である場合には，塗布後に適正時間の光照射を行い，接着材層として，まず重合硬化をはかることが大切である．

　ボンディング材中に配合されている接着性レジンモノマーは，接着機能性モノマー，接着増強モノマーとも呼称されている．このレジンモノマーは，歯質との親和性や反応性の向上に寄与する親水性基，修復材であるコンポジットレジンとの親和性や接着の耐久性向上に寄与する疎水性基，各種レジンモノマー間やコンポジットレジンとの重合向上に寄与する重合基によって構成されている．

　代表的な接着性レジンモノマーとして，以下のものがあげられる．

① HEMA（2-hydroxyethyl methacrylate）

親水性のモノマーであり，エッチングによって露出したコラーゲン線維間への浸透性に優れ，ボンディング材やプライマーの成分として多用されている．

② NPG-GMA（N-phenylglycine-glycidyl methacrylate）

歯質中のカルシウムとのキレート結合による接着を期待したモノマーであり，HEMA と同様にコラーゲンネットワーク中への浸透性に優れている．

③ Phenyl-P（2-methacryloxyethyl phenyl hydrogen phosphate）

象牙質接着性を世界で初めて可能とした日本開発の先駆的モノマーである．リン酸基をもつ酸性モノマーであることからセルフエッチングプライマーの成分としても利用されている．
④ 4-META（4-methacryloxyethyl trimellitate anhydride）
テトラブチルボラン（TBB）起媒方式メチルメタクリレート（MMA）への配合によって優れた接着性を発揮するモノマーである．世界初の接着性レジンセメントの成分として利用されている．
⑤ MDP（10-methacryloyloxydecyl dihydrogen phosphate）
Phenyl-Pよりも優れた象牙質接着性を示すリン酸基をもつ酸性モノマーであり，セルフエッチングプライマーの成分として利用されている．
⑥ 4-AET（4-acryloxyethyl trimellitic acid）
歯質中のハイドロキシアパタイトとの化学結合を期待したカルボキシル基をもつ酸性モノマーであり，セルフエッチングプライマーの成分として利用されている．
⑦ 4-MET（4-methacryloyloxyethyl trimellitic acid）
4-METAの加水分解によって得たカルボキシル基をもつ酸性モノマーであり，セルフエッチングプライマーの成分として利用されている．
⑧ MAC-10（11-methacryloxy-1,1-undecanedicarboxylic acid）
カルボキシル基をもつ酸性モノマーであり，セルフエッチングプライマーの成分として利用されている．

2）代表的なレジン接着システムの特徴と組成
（1）エッチングボンディングシステム
　象牙質接着性をうたった当初のレジン接着システムが採用した形式であり，歯質接着に求められる三つのプロセスのうち，エッチングとボンディングの2ステップによってエナメル質・象牙質双方への接着を期待したシステムである（表4-1①）．このタイプのシステムは，エッチングに30〜40%リン酸や10%クエン酸＋3%塩化第二鉄によるエッチャントを用いたトータルエッチングを採用し，水洗・乾燥後に接着性レジンモノマー（Phenyl-P，4-META，HEMAなど）を含む接着材によってボンディングをはかる処理操作としている．
（2）3ステップシステム
　酸処理象牙質面へのプライミングの有用性が確認されたことによって，エッチング，プライミング，ボンディングの各プロセスを3回のステップで着実に行うシステムである（表4-1②）．このタイプのシステムは，エッチングにリン酸やマレイン酸を用いたトータルエッチングを採用し，水洗・乾燥後に接着性レジンモノマー（HEMAやNPG-GMA）を含むプライマーによって象牙質改質を行い，接着性レジンモノマー（HEMAやBPDMなど）を含む接着材によってボンディングをはかる処理操作となっている．しかし，処理ステップ数が多く煩雑であり，その後開発された2ステップ型システムに比べ接着性が勝るとはいえないため，現在では頻用されていない．
（3）セルフエッチングプライマーシステム
　酸性（pH約1〜2）を示す接着性レジンモノマーをプライマーに配合することによって，歯質接着に求められる三つのプロセスの前二者，すなわちエナメル質・象牙質両者のエッチングと象牙質のプライミング（改質）を一括同時処理によって行い，ついでボンディングすることによって接着を獲得する2ステップ型システムである（表4-1③）．このタイプのシステムはエッチングプライミング

表 4-1 レジン接着システムの構成と歯面処理操作法

	構　成	歯面処理ステップ	歯面処理操作法
①	エッチャント ボンディング材（アドヒーシブ）	2ステップ	エッチャント塗布（トータルエッチング）→水洗→乾燥→アドヒーシブ塗布→光照射
②	エッチャント プライマー ボンディング材（アドヒーシブ）	3ステップ	エッチャント塗布（トータルエッチング）→水洗→乾燥（余剰水分除去・ブロットドライ）→プライマー塗布→乾燥→アドヒーシブ塗布→光照射
③	セルフエッチングプライマー ボンディング材（アドヒーシブ）	2ステップ	セルフエッチングプライマー塗布（エナメル質・象牙質一括同時処理）→乾燥→アドヒーシブ塗布→光照射
④	エッチャント セルフプライミングアドヒーシブ	2ステップ	エッチャント塗布（トータルエッチング）→水洗→乾燥（余剰水分除去・ブロットドライ）→セルフプライミングアドヒーシブ塗布→光照射
⑤	セルフエッチングプライミングアドヒーシブ	1ステップ	セルフエッチングプライミングアドヒーシブ塗布（エナメル質・象牙質一括同時処理）→乾燥→光照射

に際し，水，HEMA，リン酸基を有する接着性レジンモノマー（MDP）やカルボキシル基を有する接着性レジンモノマー（4-AET，MAC-10，4-METなど），光重合触媒などを含む処理液を用いて行い，水洗せずに乾燥後，同じ接着性レジンモノマーを含む接着材によってボンディングをはかる処理操作となっている．また，プライマーの塗布中に"こする"操作（ラビング，アクティブ処理）を実施することによって，接着性が向上するシステムがある．供給形態としては，1ボトルまたは2ボトルのセルフエッチングプライマーと1ボトルのアドヒーシブによるタイプが一般的であり，フッ化物徐放性や抗菌性を期待したシステムも製品化されている．

(4) セルフプライミングアドヒーシブシステム

プライミングアドヒーシブとも呼称され，歯質接着に求められる三つのプロセスの後二者，すなわち象牙質のプライミングとエナメル質・象牙質両者のボンディングを一括同時処理によってはかる2ステップ型システムである（表4-1④）．このタイプのシステムは，エッチングにリン酸エッチャントを用いたトータルエッチングを採用し，水洗・乾燥後に接着性レジンモノマー（HEMA，BPDMなど），ポリカルボン酸共重合体，溶媒としてのエタノール・アセトン，光重合触媒などを含む処理液によってプライミングボンディングをはかる処理操作となっている．また，プライミングボンディングの効果を向上させるために，エッチャント水洗後に完全乾燥せず，余剰水分の除去あるいは"潤い"のある湿潤状態にとどめるブロットドライ（blot dry）を採用した**ウェットボンディング法（wet bonding technique）**が推奨されている．供給形態としては，エッチャント，セルフプライミングアドヒーシブ各1ボトルによるタイプが一般的であり，後者にマイクロフィラーを配合し接着材層の強度向上を期待した製品がある．

(5) オールインワンアドヒーシブシステム

ワンステップ接着（アドヒーシブ）システムとも呼称され，エッチング，プライミング，ボンディングのプロセスを一つの処理液によって一括同時に行うことで歯質接着をはかるシステムである（表4-1⑤）．このタイプのシステムは，接着性レジンモノマー，水，溶媒としてのアセトン・エタノール，光重合触媒などを含む処理液によってエナメル質・象牙質両者との接着を獲得する．供給形態としては2ボトルタイプ，1ボトルタイプ，1ボトルと特殊ブラシによるタイプ，ブラシ付きブリスターパッ

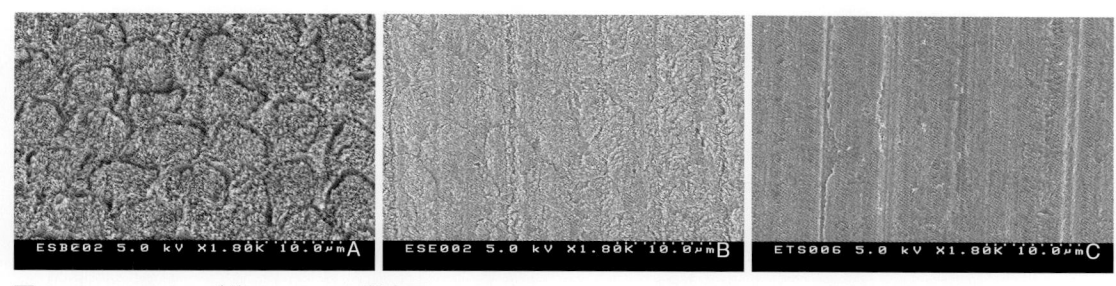

図4-10 エッチング後のエナメル質表面
A：リン酸エッチャント処理面，B：セルフエッチングプライマー処理面，C：オールインワンアドヒーシブ処理面

ケージタイプがあり，処理液中にフルオロアルミノシリケートガラスを配合し，強度の向上を期待した製品がある．

3）接着メカニズム
（1）エナメル質との接着

　30〜40％リン酸水溶液をはじめとするエッチャントを用いたエッチングによって，エナメル質表面に膠着したスミヤー層は溶解除去される．また同様に，エナメル小柱構造に基づく凹凸やハイドロキシアパタイト結晶の石灰化度に基づく微小な凹凸が形成されることによって表面積の増大が生じる．これらの部位にボンディング材が浸透硬化することによってエナメルレジンタグが形成され，その機械的嵌合力（微小投錨効果）によって堅固な保持力が得られる．

　セルフエッチングプライマー（pH1.2〜2.8程度）による脱灰効果は，リン酸エッチャント（pH0.6程度）よりマイルドであるため，エナメル質表面に形成される凹凸構造は軽度となり，また**オールインワンアドヒーシブ**（pH1.6〜2.7程度）によって得られる同構造はセルフエッチングプライマーよりさらに軽微になっているのが一般的である（図4-10）．

（2）象牙質との接着

　象牙質との接着は，管間象牙質表層部に生成される樹脂含浸象牙質（樹脂含浸層）の微小機械的保持（micromechanical retention）が主体と考えられている．また，ボンディング材が象牙細管内で浸透硬化したレジンタグの機械的嵌合力も寄与しているといわれる．

　象牙質の接着メカニズムは，エッチング，プライミング，ボンディングのプロセスを踏む3ステップシステムを基本としてとらえると理解しやすい（図4-11）．すなわち，切削された象牙質では，管間象牙質表面にスミヤー層が生成され，象牙細管はスミヤープラグによって塞がれている（図4-11①）．ついで，エッチングによってスミヤー層とスミヤープラグは溶解除去されると同時に，管間・管内象牙質のハイドロキシアパタイトをはじめとする無機成分は脱灰溶出し，コラーゲン線維の露出が生じる（図4-11②）．その後の水洗によって，エッチャント，酸処理による反応生成物，残渣などが除去され，網目状構造を有するコラーゲン線維が水中で"そよぐ"状態となる（図4-11③）．次に乾燥を行うと，水分の蒸発によってコラーゲン線維は収縮し，レジンモノマーの浸透を妨げる状態となる（図4-11④）．この状態を回避する方法として，完全乾燥を行わず，余剰水分の除去あるいは"潤い"のある湿潤状態にとどめるウェットボンディング法が推奨されている．その後，プライミングによって収縮傾向にあったコラーゲン線維は元の状態に膨潤し，網目状の三次元的構造を回復する（図

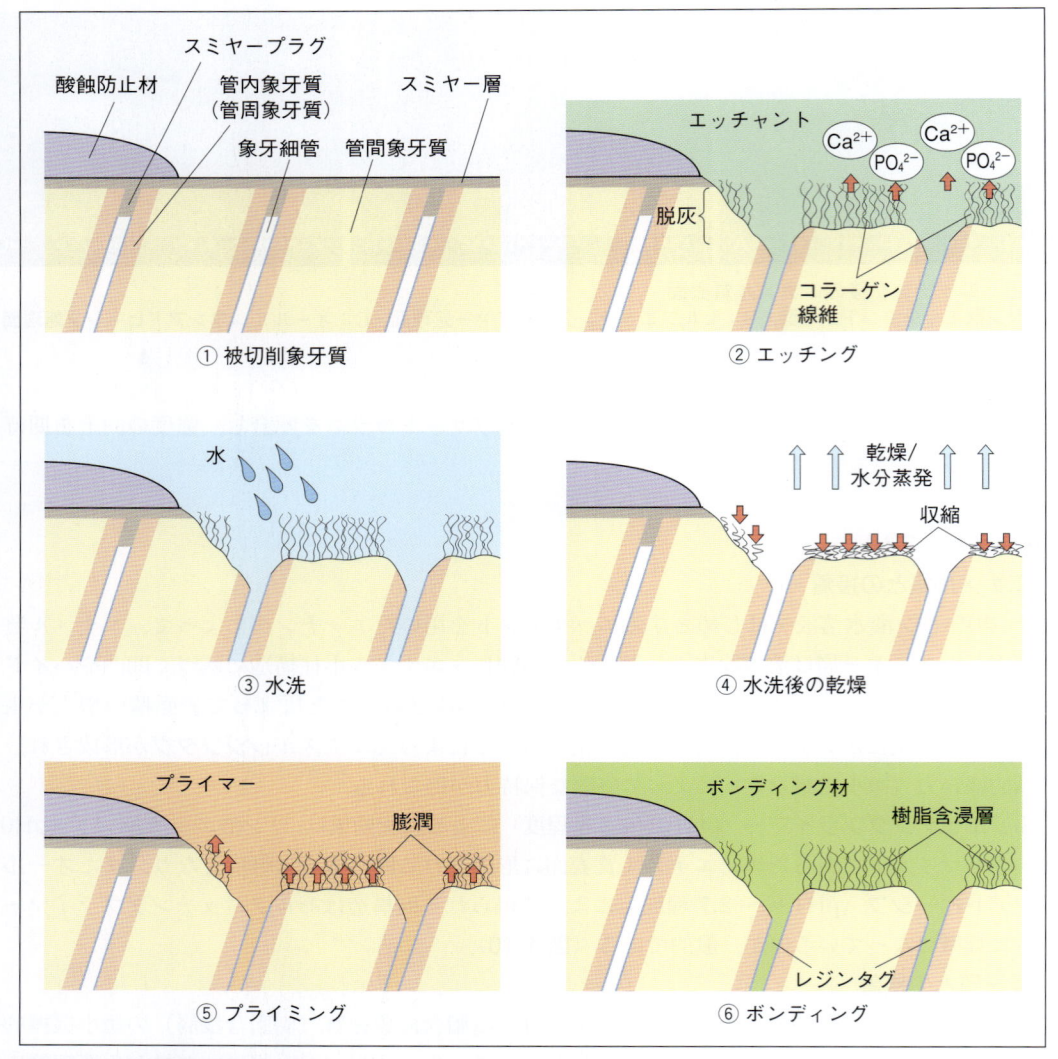

図4-11 象牙質の接着メカニズム

4-11⑤)．続いてのボンディング材塗布によって，プライマー中の各種成分と混合置換しながらレジンモノマーがコラーゲン線維の三次元構造中へ浸透拡散し，重合硬化することによって樹脂含浸象牙質（樹脂含浸層）が生成される（図4-12）．また，象牙細管内では，レジンモノマー成分が重合硬化することによってレジンタグが生成される（図4-11⑥）．

象牙質との良好な接着を獲得するためには，レジンモノマーの浸透拡散や重合硬化後の強度に影響を与える水分への対応が重要となっている．特に樹脂含浸層深部において不十分なレジンモノマーの浸透硬化が生じた場合には，水や各種イオンなどの浸入経路となりうる空隙（**ナノリーケージスペース：nanoleakage space**）が生じ，接着耐久性を損なうことが懸念されている．したがって，酸性を示す接着性レジンモノマーの脱灰作用によって象牙質のエッチングをはかり，水洗することなくプライミングの効果が期待できるセルフエッチングプライマーシステムの活用は，過剰な水分の関与を回避できるシステムとして注目されている．

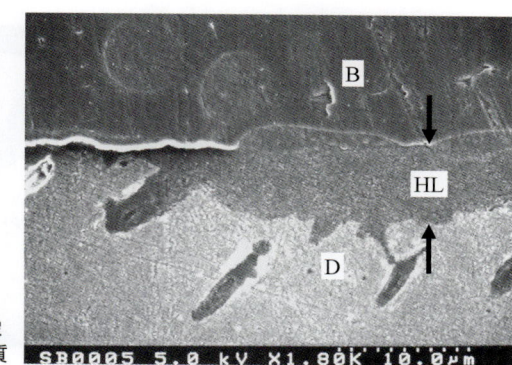

図4-12 レジン象牙質接合界面部のSEM像
B: ボンディング材, HL: 樹脂含浸層, D: 象牙質

また，臨床において修復対象となる齲蝕罹患象牙質やくさび状欠損部露出象牙質は，象牙細管の狭窄や閉塞が生じ，組織学的にも変化が生じていることから，健全象牙質とは異なる接着挙動を示す．

2. 修復材料への接着

口腔内の各種修復物への補修修復に際しては，修復材料に応じて前処理を行い，レジン接着システムを活用することによって良好な予後を求める場合が多い．

1）金　属
① 被着面に対しサンドブラスト処理を行う
② 口腔外の処理が可能な場合には，超音波洗浄を行う．また，貴金属合金の場合にはスズ電析によるメッキ層の生成が有効である
③ イオウ基を含むプライマーを塗布し，乾燥させる

2）ポーセレン
① 被着面に対しリン酸処理を行い，接着面の清浄と本来の凹凸面を露出させる
② シランカップリング剤を塗布し，乾燥させる
③ 口腔外の処理が可能な場合には，フッ化水素酸の応用が有効である

3）コンポジットレジン
① 重合硬化前や直後である場合には比較的良好な接着を得られるが，重合硬化後に長時間を経た場合には難度が高まる
② 被着面への対応は，接着の対象をマトリックスレジン中の無機フィラーとすることから，基本的にポーセレンに準じる

F 光照射器

1. 概　要

光重合型コンポジットレジンの重合硬化には可視光線を発する光照射器が必要である．
可視光線とは，人間の目に光として感じる波長範囲の電磁波である．この電磁波は短い波長のもの

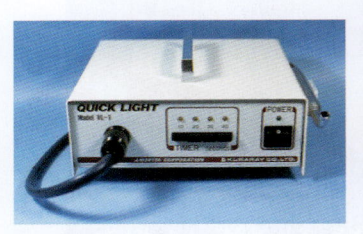

図 4-13 コンダクタータイプ光照射器 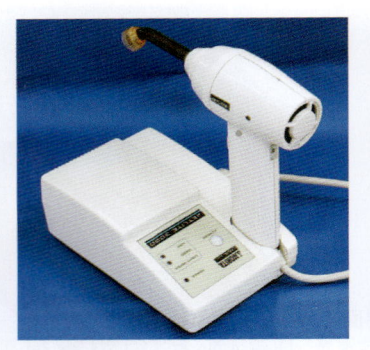　　図 4-14 ガンタイプ光照射器 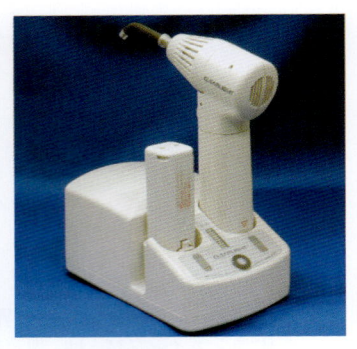　　図 4-15 コードレスタイプ光照射器

からγ線・エックス線・紫外線・可視光線・赤外線・マイクロ波・電波と続き，可視光線の波長領域は 400〜750nm 程度とされる．

この可視光線により，レジンの光増感剤であるカンファーキノンが 470nm 前後の波長を吸収し励起され，重合開始剤である 3 級アミンに働き重合が始まる．

可視光線の長所は，①光の透過性がよい，②人体に安全である，③照射装置が比較的安価である，などがあげられる．一方，短所としては，①紫外線などと比較し光のエネルギーが低い，②そのためレジンの表面硬化性が悪く，酸素による重合阻害が生じる，などがあげられる．

光照射器の光源としてはハロゲンランプ，キセノンランプ，LED（Light Emitted Diode：発光ダイオード）などがある．

2．種　類
1）形態による分類
（1）コンダクタータイプ（図 4-13）
本体部は光源や冷却装置などが内蔵されており，比較的大型である．

本体部内の光源から連結している光ファイバーケーブルによって光を照射口まで伝達する．強力な冷却装置を配備しているため，長時間の連続照射に適している．しかし大型であるため，運搬や収納に不便である．また，光ファイバーケーブルは太く，柔軟性がなく操作性に劣る．

（2）ガンタイプ（図 4-14）
光源や冷却用ファンがハンドピースに内蔵されている．ハンドピースは把持しやすいピストル（ガン）型を呈しており，操作性に優れている．一方，ハンドピース内の冷却用ファンの空冷能力は低く，長時間の連続照射はランプの損耗につながる．

（3）コードレスタイプ（図 4-15）
本体部とハンドピースをつなぐコードがないため操作性に優れている．現在市販されているコードレスタイプの光照射器は，主に LED を光源としたものである．

2）光源による分類
（1）ハロゲン光照射器（図 4-16）
ハロゲンランプを光源とする光照射器である．現在臨床で，最も用いられている光照射器である．

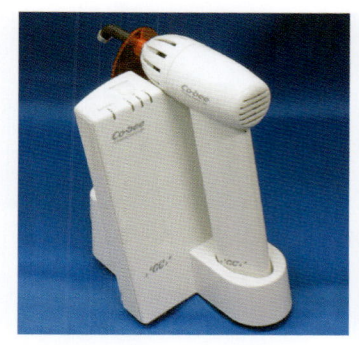

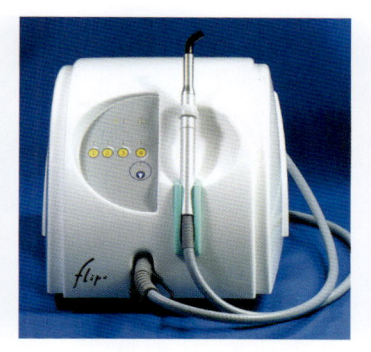

図4-16　ハロゲン光照射器　　図4-17　キセノン光照射器　　図4-18　LED光照射器

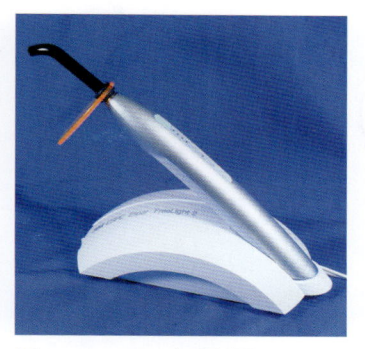

ハロゲンランプは安価であり，発せられる光の強度は高いが，発熱や消費電力がやや多いことが難点とされる．

(2) キセノン光照射器（図4-17）

キセノン放電管を光源とする光照射器である．高出力の光照射により，照射時間の大幅な短縮が可能である．そのため，多数歯へのレジン修復や生活歯への漂白には有用である．一方，問題点として，器械本体や替えランプが高価であること，また照射時の発熱による歯髄への影響が危惧されることなどがあげられる．

(3) LED光照射器（図4-18）

LEDを光源とする光照射器である．LEDは発光する光自体の波長域がカンファーキノンの反応する450～500nmと一致するため，ハロゲンやキセノン照射器のように紫外線域や赤外線域の波長をカットするフィルターを必要としない．また発熱量が少なく，LED自体の寿命も長い．

LED光照射器の多くはコードレスタイプで，充電式電池にはニッケル水素電池，リチウムイオン電池，ニッケル・カドミウム電池などが用いられている．

3) そのほか

(1) 段階照射型光照射器（図4-19）

レジンの重合収縮緩和を目的として段階的に光照射を行う機能をもつ照射器である．

最初の照射は低出力で行い，2回目の照射を高出力で行うことにより，レジンの重合収縮を緩和することができる．

(2) 照射筒の種類

照射範囲や窩洞形態に応じて，各種サイズの照射筒をそろえた照射器もある．

また特殊な形態の照射筒として，照射筒先端を細くすることにより光を集束し，有効照射出力を向上させるターボタイプの照射筒，あるいは二つの照射筒が患歯を挟み込むようにして頰舌あるいは唇舌両方向から同時に照射するデュアルキュアタイプの照射筒などがある（図4-20）．

3．応用時の留意点

レジンへの光照射が不十分だと重合硬化に影響を及ぼす．口腔内に挿入する照射筒先端部分の滅菌・消毒はいうに及ばず，同部へのレジンをはじめとする付着物の有無や破損などの事前確認，ライトチェッカーを用いた光量の確認など，準備に怠りがないようにする．

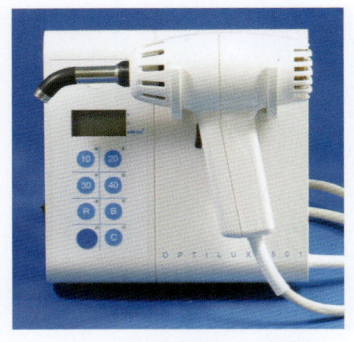

図 4-19　段階照射型光照射器

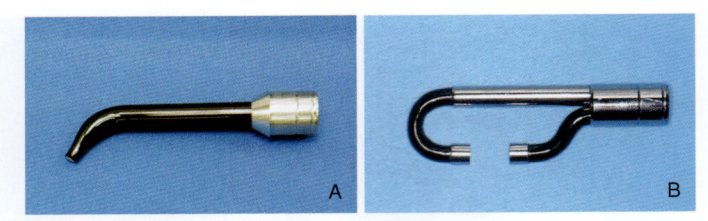

図 4-20　各種照射筒　A：ターボタイプ，B：デュアルキュアタイプ

レジンの重合が不十分となる要因として，以下のものがあげられる．

1）光照射器
　・ランプの劣化
　・フィルターの汚れ
　・ファイバーの断線など（図 4-21）
　・チップ先端の汚れ・損傷

2）照射方法
　・照射時間の不足
　・レジン表面と照射筒先端の距離

3）被照射面
　・窩洞の深さ
　・レジンの厚さ
　・レジンの色調
　・被照射面の範囲
　・歯質透過光応用時の歯質の厚さ

　照射強度は照射中心部が最も強い．光照射は被照射面に対して垂直に，またできるだけ近接させる．部位により照射筒先端部を照射面に対し垂直的に位置づけできないとき，あるいは照射筒先端の口径よりも広い範囲を照射するときは多方向から分割照射を行う．また窩洞が深いときは，照射時間の延長や分割積層塡塞法を行い確実な重合を行う．

G そのほかの周辺器材

　Minimal Intervention の概念の普及により，コンポジットレジン修復の需要もますます高まってきている．それに伴い，同修復に用いる関連器材も次々と開発されている．

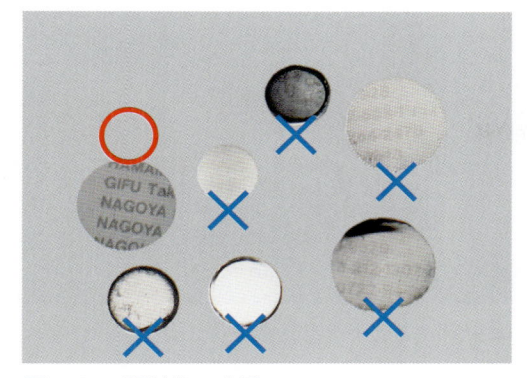

図 4-21 照射筒の破損
○は正常な照射筒を，×は照射筒のファイバーが断裂・損傷しているものを示す

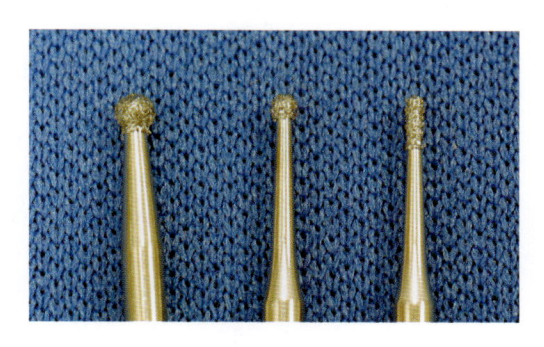

図 4-22 Minimal Intervention 用ポイント
通常のポイント（左）と Minimal Intervention 用のポイント（中央，右）

① 通常のポイント　　② Minimal Intervention 用のポイント

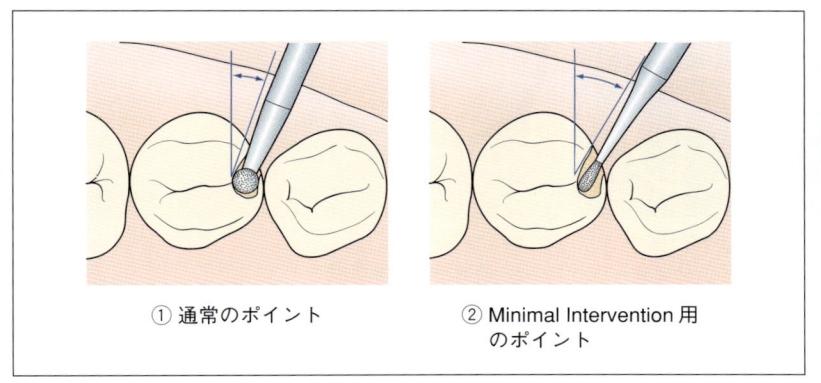

図 4-23 隣接面部におけるポイントの可動範囲

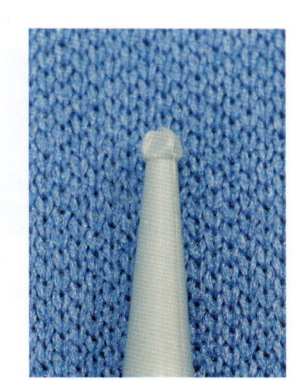

図 4-24 ポリマー樹脂バー

1．回転切削器具

　通常のポイントと比べ，Minimal Intervention 用に頭部が小さく，頸部軸が細いラウンド（球）やペア（洋梨）形ダイヤモンドポイントがある（図 4-22）．すなわち，図 4-23 が示すようにポイントの頭部が小さく，頸部軸を細くすることによりポイントの口腔内における可動範囲が広がり，必要以上に健全歯質を削除することなく齲窩の開拡ができるように設計されている．

　また，齲蝕象牙質のみを選択的に削除するポリマー樹脂製のバーも市販されている（図 4-24）．

2．マトリックス

　隣接面を含む 2 面以上の複雑窩洞を修復するとき，側方開放面に隔壁を設けることにより窩洞を単純化し，修復操作や形態回復の簡便化をはかる．

　① 2 級窩洞：隔壁は保持装置と組み合わせて用いる．代表的な組み合わせとして，マトリックスバンドとトッフルマイヤー型リテーナー（図 4-25）あるいはアイボリーのリテーナーなどがある．また隔壁と保持装置が一体化したオートマトリックスなどもある（図 4-26）．

　最近では操作性がより簡便で，歯間分離も同時に行える空豆型マトリックスとリング状リテーナーからなる装置もある（図 4-27）．

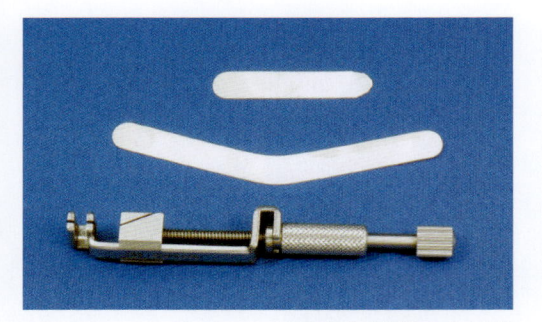

図4-25　トッフルマイヤー型の保持装置（手前）とマトリックスバンド（奥）

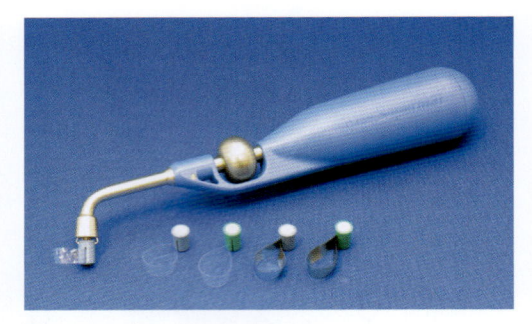

図4-26　オートマトリックス

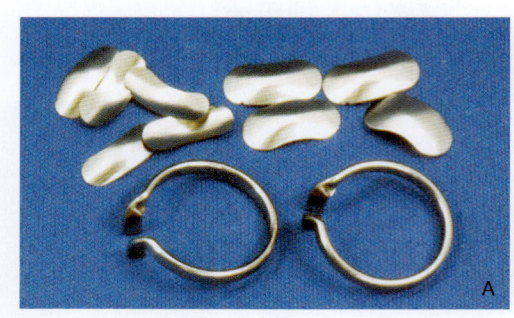

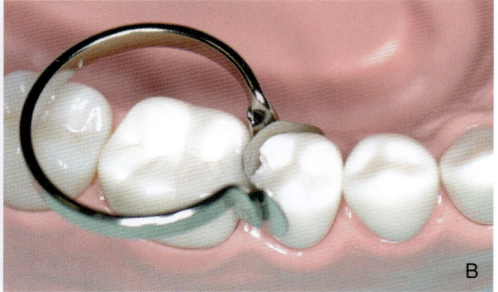

図4-27　リング状リテーナーおよび付属マトリックスバンド
　　　A：リング状の保持装置と空豆型マトリックスバンド，B：装着時の状態を示す

　②3級窩洞：ポリエステル製の透明ストリップスなどを用いる．
　③4級窩洞：3級窩洞と同様にポリエステル製の透明ストリップス，あるいはコーナーマトリックスやクラウンフォームなども有用である．
　④5級窩洞・くさび状欠損：透明サービカルマトリックスなどを用いる．

3．光透過性のウェッジ

　光透過性のウェッジの使用目的は従来型の木製ウェッジと同様，マトリックスを保持し，歯間分離を行うことである．このウェッジは光透過性に優れることから，照射器からの照射光を透過させ側室部に填塞されたレジンを確実に重合させ，適合性の向上を高めることができる．

4．ファイバーポスト（図4-28）

　無髄歯に対し，審美性や歯質接着性を有するという優れた特性を活かし，ファイバーポストを併用してレジンによる支台築造を行うことがある．ファイバーポストは金属ポストと比較し，
　①　光透過性をもつため審美性の向上につながり，また歯肉や残存歯質を変色させることがない
　②　象牙質と弾性率が近似しているため歯根破折が生じにくい
　③　金属アレルギーをもつ患者に対して有用である
などの利点を有する．

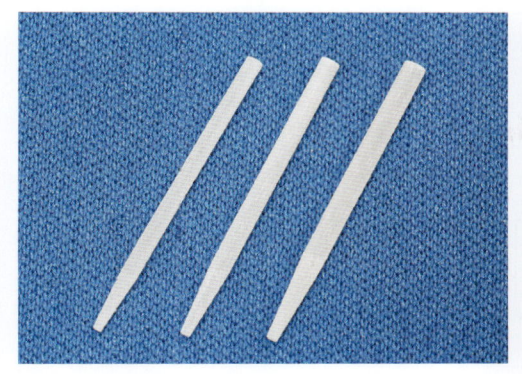

図 4-28　ファイバーポスト

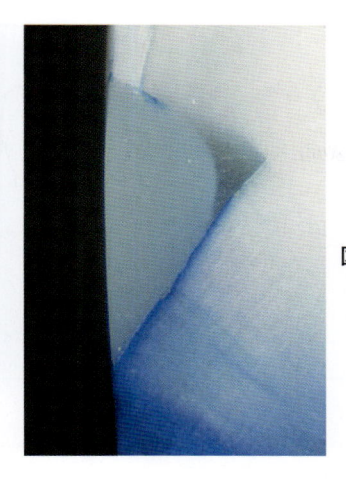

図 4-29　辺縁漏洩
小臼歯歯頸部V字状窩洞にレジン修復後、サーマルサイクリング繰り返し荷重同時負荷後の辺縁漏洩．青い色素がギャップや象牙細管に浸透している

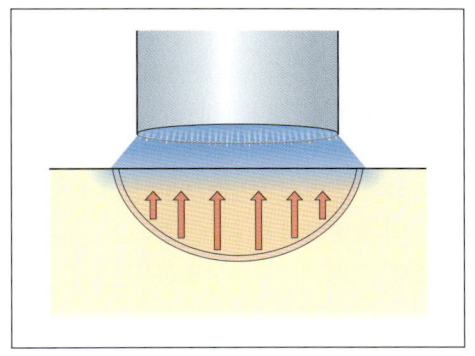

図 4-30　コントラクションギャップの形成

H 光重合型コンポジットレジン修復の臨床的特徴

1．コントラクションギャップ（重合収縮による間隙）

　窩洞に塡塞されたコンポジットレジンは重合時に収縮する．その際，歯質－レジン間の接着力とコンポジットレジンの重合収縮力との間で"綱引き"が生じる．そして，重合収縮力が接着力を上回ると歯質とレジンの間に間隙が生じる．この間隙をコントラクションギャップという．

　コントラクションギャップが生じるとその間隙に細菌，口腔液などが侵入する．いわゆる二次齲蝕や歯髄炎の原因となる辺縁漏洩が生じる．この辺縁漏洩は，口腔内における咬合力やサーマルサイクリングによりさらに加速される（図 4-29）．

　コンポジットレジンの重合方式により，重合収縮の様式は異なる．光重合型コンポジットレジンの重合は光照射面から開始される．そのため照射面に向かい重合収縮が生じ，レジンと窩底部との間にコントラクションギャップが生じやすくなるという報告もある（図 4-30）．

　一方，化学重合型コンポジットレジンの場合，重合はレジンの中心部から開始する．しかし体温により窩壁周辺部のレジンもほぼ同時に重合するため，収縮応力は分散されコントラクションギャップは生じにくい．

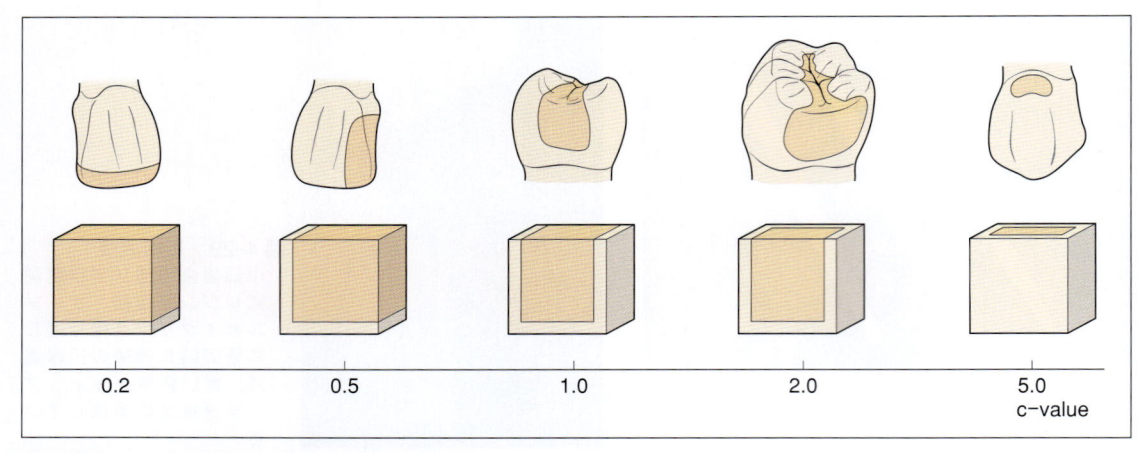

図4-31 c-value（c-factor）と窩洞形態

　コントラクションギャップの原因となる重合収縮応力は窩洞形態によって異なる．重合収縮応力はc-value（c-factor），すなわち接着面積/非接着面積，によって大きな影響を受ける（図4-31）．具体的には，レジンと窩洞が接着していない面（非接着面積）が多いほどc-valueの値は小さくなり，重合収縮応力の影響を受けにくい．逆に，多くの面が窩壁と接する1級窩洞や5級窩洞は，c-valueの値が大きくなり，重合収縮応力の影響を受けやすい．このようなc-valueの値が大きい窩洞を修復する場合は，レジンの分割積層填塞法や低粘性レジンを併用することにより，できるだけ重合収縮応力の緩和に努める．

　また，修復当日は接着界面部，すなわちボンディング材層やコンポジットレジン内では，重合収縮によるひずみが生じているため，接着界面部の経時的な重合収縮応力の解放やレジンの吸水膨張によって応力が緩和するまで，研磨は回避すべきである．

　一方，頰側壁あるいは舌側壁が残存する3級窩洞修復などでは，重合収縮が光照射される方向に収縮するという特性を活かし，窩洞内レジンへの光照射を頰側壁あるいは舌側壁を介した光，いわゆる歯質透過光により重合させることによって同部でのコントラクションギャップの発生を回避する（図4-32）．

　また，コントラクションギャップが生じたときの対処法は，ギャップに毛細管現象を利用してレジンボンディング材を流し込む，**レジンインプレグネーションテクニック**が効果的である．

2．ホワイトマージン

　レジン接着システムの歯質接着性の向上に伴い，レジンの重合収縮応力は大きくなる．

　一方，劈開性を有するエナメル質は脆弱で，エナメル小柱に沿って剝離しやすい．そのため，レジンの重合収縮応力に窩縁部のエナメル質が耐えることができずに亀裂が生じ，窩縁に沿って白線が出現することがある．これをホワイトマージンという（図4-33）．

　予防法は，窩縁部にベベルを付与し，窩縁部コンポジットレジンを薄層化することにより重合収縮応力の緩和をはかる．

　また，ホワイトマージンが生じたときの対処法は，コントラクションギャップ発生時と同様，レジンインプレグネーションテクニックが有効である．

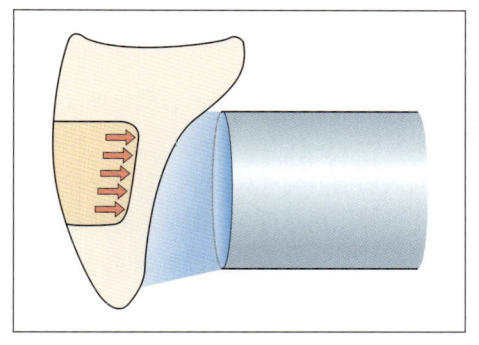

図 4-32　歯質透過光を用いての光照射

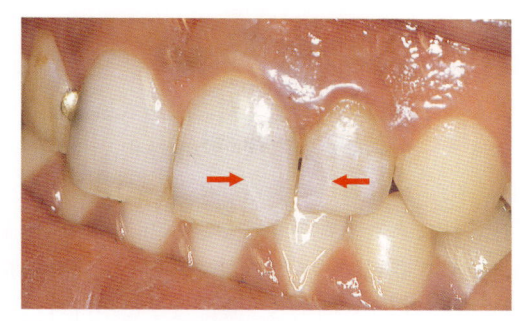

図 4-33　ホワイトマージン
矢印で示される部位にホワイトマージンが認められる

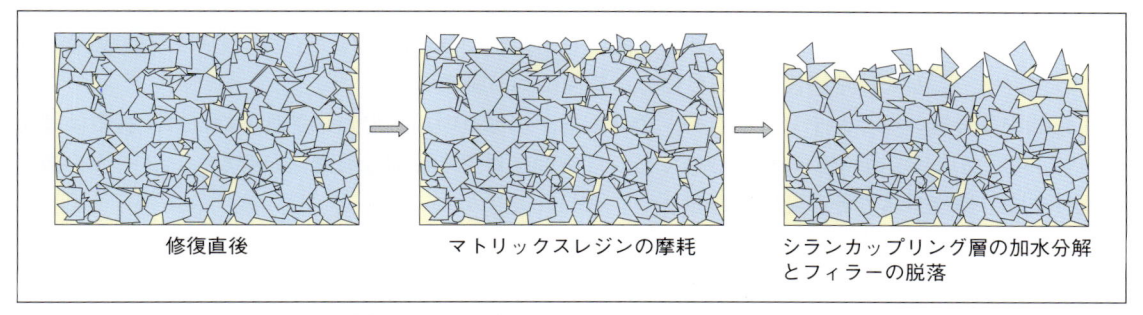

図 4-34　コンポジットレジンの摩耗のメカニズム
（左から）修復直後／マトリックスレジンの摩耗／シランカップリング層の加水分解とフィラーの脱落

3．耐摩耗性

　コンポジットレジンの一般的な摩耗は，図 4-34 のようにまずマトリックスレジンに摩耗が生じ，ついでフィラーとマトリックスレジン間のシランカップリング層が加水分解し，さらにフィラーが脱落することにより進行する．

　しかし，現在ではコンポジットレジンの機械的性質が大きく改善されていることから，以前に比べ摩耗量が臨床的に問題となることは少ない．

　レジンの摩耗への対応としては，補修修復などが行われる．

4．色調と色調安定性

　最近のコンポジットレジンは色調安定性が向上しており，レジン自体の変色は少ない．

　しかし，修復物表面に気泡や研磨不足による粗糙面が存在すると，飲食物などの色素が付着しやすくなる．また，窩縁外にレジンが溢出し過剰填塞となると，レジンと歯質表面の間に着色物が沈着し，褐線が生じることがある．これらは形態修正や研磨などで対処することができる．

　一方，辺縁漏洩による辺縁性二次齲蝕や着色物の沈着などが原因で審美障害が生じたときは，症例に応じて修復物の完全除去による再修復か，部分的に着色部や感染歯質を削除し補修修復を行う．

5. 歯髄刺激性
1) 酸処理
　レジン修復において歯質を脱灰させるという行為は必須である．特にエナメル質への酸処理は，①スミヤー層の除去，②歯面の極性化，③歯面の清掃，④歯面の粗糙化，に有効である．

　一方，象牙質への酸処理においてもスミヤー層の除去や象牙質表層部の脱灰などが，レジンの歯質接着性に大きく寄与する．その際，作用時間を厳守し，その後十分な水洗を行う．過度の酸処理は歯髄刺激を惹起するので厳禁である．メーカー指示通りに取り扱えば，レジンの歯質接着強さ，さらには辺縁封鎖性も向上し，良好な予後が得られる．

2) ボンディング材／コンポジットレジン
　以前はBis-GMAやTEGDMAなどの未反応モノマーをはじめ，3級アミンや過酸化ベンゾイルなどの重合開始剤・促進剤により歯髄刺激が惹起され，レジン修復時にはライニングや裏層が必須と考えられていた．しかし，その後レジン自体による歯髄への刺激は軽微であることが判明した．

　また残存象牙質の厚さが十分な場合や，象牙細管が無機質の結晶で封鎖されていれば，刺激は遮断される．したがって，通常のレジン修復であれば歯髄に対する特別な配慮は必要ない．メーカー指示の操作を守り修復することが肝要である．

3) 細　菌
　当初コンポジットレジン修復時の歯髄刺激は前述の通り，レジン成分が疑われていた．しかし，Brännströmらによりレジン修復時の歯髄刺激の原因は象牙細管への細菌侵入であることが判明した．すなわち，コントラクションギャップの発生などにより辺縁漏洩が生じると，細菌がそのギャップを経て象牙細管内に侵入し，二次齲蝕や歯髄炎の原因となる．

　さらに，今日ではスミヤー層内の細菌，再発性齲蝕やレジン填塞前に窩洞内へ侵入した細菌なども歯髄刺激の原因であると考えられるようになった．

4) 術者のテクニック
　レジン接着システム，コンポジットレジンの発展により歯質接着性は大幅に改善された．しかし，優れた材料も，その製品の取り扱い説明書の遵守を怠ったり，感染歯質を取り残したり，あるいは窩洞が血液や唾液により汚染されたまま修復操作を行ったりしては，良好な予後は期待できない．これらはいずれも術者の技術，意識の問題である．

光重合型コンポジットレジン修復の適応症

　修復材料としてのコンポジットレジンと接着材料としてのレジン接着システムの改良開発が進み，コンポジットレジン修復の審美性，機械的強度，耐摩耗性などは当初に比べ飛躍的な向上を果たした．その結果，齲蝕，摩耗症，咬耗症，歯の破折などによる実質欠損をはじめ，形態や色調の改善が求められる症例においても歯種・歯面・部位にかかわらず適応となっている．
　① 平滑面・根面・歯頸部の修復
　② 小窩裂溝部の修復

③ 前歯隣接面・切縁部の修復
④ 臼歯隣接面の修復
⑤ 咬耗歯の修復
⑥ 歯の形態・位置異常の修復
⑦ 変色歯の修復
⑧ 裏層・支台築造
⑨ 補修修復

J コンポジットレジン修復窩洞の一般的特徴

1. 窩洞外形
接着性修復は基本的に予防拡大を行わない．
齲窩の開拡を行い，感染歯質である齲蝕象牙質外層を取り除いた状態が窩洞外形となる．
また窩洞外形は緩徐曲線とし，歯肉側窩縁は縁上にとどめる．

2. 保持形態
コンポジットレジン修復は接着性修復なので，特に保持形態を考慮する必要はない．
窩縁へのベベル付与は，エナメル小柱の横断面あるいは斜断面を露出させることにより，接着強さや辺縁封鎖性の向上に寄与する．

3. 抵抗形態
歯質と修復物の両面から，抵抗形態を考慮する．
① 歯質に対する抵抗形態：コンポジットレジン修復の場合，遊離エナメル質はレジンと接着させることにより補強されるので保存できる．ただし，咬合力などの外力が強く加わるような部位に存在する遊離エナメル質は除去を行う場合がある．
② 修復物に対する抵抗形態：体部破折や辺縁破折が生じないように，レジンにある程度の厚みをもたせる．
③ 歯質および修復物に対する抵抗形態：咬合接触部位に窩縁を設けない（図 4-35）．

4. 便宜形態
齲蝕除去，填塞，仕上げ・研磨が行いやすいように3級窩洞では唇面あるいは舌面に窩洞を開放し，また2級窩洞では咬合面あるいは頰舌面に窩洞を開放する．

5. 窩縁形態（図 4-36）
エナメル小柱の縦断面は劈開性を有し，脆弱である．エナメル質窩縁部では窩壁をエナメル小柱と平行とせず，ベベルを付与し横断面を露出させることにより小柱の剝離を防ぐ必要性がある．またエナメル小柱の横断面は，縦断面よりも酸処理による効果が得られやすく，高い歯質接着性が獲得できる．

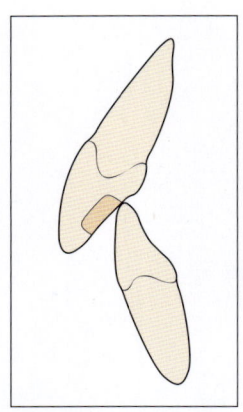

図 4-35 咬合接触と窩縁

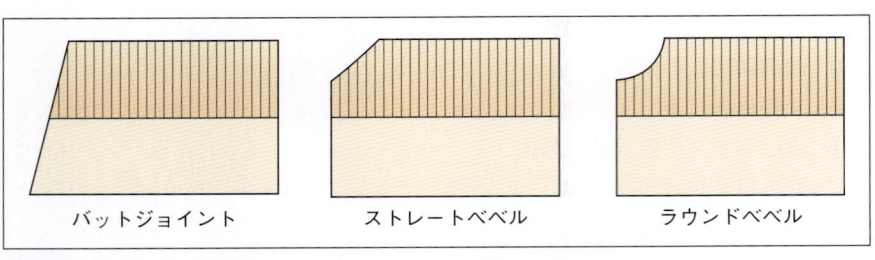

図 4-36 コンポジットレジン修復における各種窩縁形態
（バットジョイント／ストレートベベル／ラウンドベベル）

K 臨床的操作法

1. 修復前の前準備

　良好な予後を得るために，緊急処置を要する場合を除き，修復に先立ちまず口腔衛生指導を行う．歯肉の状態が不良であると，歯肉からの出血や歯周ポケットからの滲出液により窩洞は汚染されてしまう．

　また，コンポジットレジンはプラークが付着しやすいため，口腔内清掃状態が不良であると二次齲蝕の危険性は高くなる．

　必要に応じ，ブラッシング指導，プラークコントロール，スケーリング，さらには着色や沈着物の除去などを行い，口腔内環境を改善してから修復処置を行う．

2. 修復時の前準備

1）歯面清掃・口腔内消毒

　修復直前にはブラシコーンやラバーカップなどを用いて歯面清掃を行う．さらに抗菌性洗口剤などを用いて口腔内消毒を行い，口腔内細菌数を減少させることによって患者への術中感染や，切削時などの細菌飛散を防ぎ診療室内の汚染予防をはかる．

2）咬合検査

　レジン自体は縁端強度が弱いので，咬合状態によっては修復したレジンの辺縁破折を招く．したがって，窩洞外形は窩縁を対合歯と咬合接触させないように設定する必要がある．修復に先立ち，咬合紙などを用いて対合歯との咬合関係をチェックする．

3）除痛法

　削除すべき齲蝕象牙質外層は知覚を伴わないので，基本的には除痛は不要である．しかし，患者が痛みを訴え，除痛を希望するのであれば必要に応じて行う．

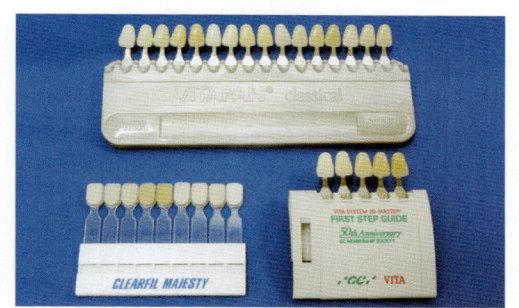

図 4-37　各種シェードガイド
　　　　『VITA PAN CLASSICAL SHADE』（上段）各種コンポジットレジン付属のシェードガイド（下段）

4）色合わせ

　コンポジットレジンには多数の色調がそろえられている．色合わせ（**シェードテイキング**）は，シェードガイドすなわち各製品の色見本を参考にしながら行う（**図4-37**）．

　最近のコンポジットレジンの色調表示は『VITA PAN CLASSICAL SHADE』で統一されている．このシェードガイドはA（A1，A2，A3，A3.5，A4），B（B1，B2，B3，B4），C（C1，C2，C3，C4）およびD（D2，D3，D4）の4系統から構成されている．

　同一歯でも切縁部と歯頸部とでは透明感や色調が異なる．広範囲の修復が求められる場合は，複数のシェードのレジンを組み合わせながら積層法で填塞を行う，レイヤリングテクニックが非常に有効的である．最近ではエナメル質色・象牙質色・オペーク色・トランスペアレント（透明）色などから構成されるレイヤリング修復用のコンポジットレジンセットも市販されている．

　色合わせは，①ラバーダム装着前に行う，②歯面を濡らした状態で行う，③明るい自然光あるいはユニットの無影灯下で行う，④短時間で行う，などの点に留意して行う．

5）防湿・術野隔離（ラバーダム法）

　コンポジットレジン修復を行う際はラバーダムによる防湿を行う．修復を行う患歯が1本であっても，患歯を含み多数歯を露出させたほうが術野を広く確保でき，また隣在歯や反対側同名歯の解剖学形態を賦形時に参考とすることができる．

　ラバーダムの目的は，①切削中に軟組織を傷つけないようにする，②唾液，血液，滲出液などから窩洞を保護する，③クランプによる歯肉排除，などがあげられる．

6）歯間分離

　通常，患歯に隣在歯が存在する場合，隣接面齲蝕の検査あるいは修復操作などを行うことは容易ではない．歯間分離は隣接する歯と歯を分離することにより，隣接面の検査を容易にし，窩洞形成時の隣在歯隣接面や歯肉乳頭の損傷を防ぐ．

　さらに隔壁の厚み分の隙間を補償し，確実な接触点の回復を行うことができる．

　歯間分離には以下の器材が用いられる．

① 即時歯間分離：セパレーター（アイボリーのシンプルセパレーター，エリオットのセパレーターなど），くさび（木製ウェッジ，光透過性のウェッジなど）など
② 緩徐歯間分離：矯正用ワイヤー，弾力ゴム，ストッピングなど

7）歯肉排除

歯肉側窩縁部の修復では，遊離歯肉が存在すると，歯周ポケットからの滲出液や歯肉からの出血などにより窩洞が汚染される．また填塞に際し，過不足が生じやすく予後が不良となりやすい．このような遊離歯肉が存在する場合，以下の方法：器材で歯肉排除を行う．
　① 即時排除法：排除用クランプ，綿糸など
　② 緩徐排除法：ストッピング，即時重合レジンなど
　③ 外科的排除法：電気メス，レーザーなど

8）圧子の調整

光が透過するように透明な材料を用いて圧子を作製，調整する．圧子の目的は，①レジン填塞後，上方から圧力を加え，窩壁とレジンをより密着させる，②最表層レジンの酸素による低重合層を抑制，③賦形を容易にする，などがあげられる．

3．窩洞形成

1）齲窩の開拡

齲窩の開拡は，エアタービンに装着したラウンド（球）形あるいはペア（洋梨）形ダイヤモンドポイントやペア形カーバイドバーを用いて注水下で行う．

齲蝕はエナメル象牙境に沿って穿下性に進行する．したがって，齲窩の開拡はまずエナメル象牙境に沿って進行した罹患歯質を完全に除去することが重要である．このことにより齲窩の大きさはある程度予測でき，さらに視野の確保が可能となり操作は容易となる．

2）感染歯質の除去

齲蝕象牙質の削除は，マイクロモーターにスチールラウンドバーを装着し，低速回転で行う．

齲蝕象牙質は外層と内層に分けられる．外層は細菌侵入が認められ，再石灰化不能な感染層であるため積極的な除去が必要であるが，内層は細菌侵入が認められず，再石灰化が可能であるため保存すべき層である．

この2層を識別する指標としては，歯の硬さや色，あるいは齲蝕検知液がある．

しかし，歯の硬さや色だけでは感染歯質除去の絶対的な指標とはなりえない．齲蝕検知液を併用しながら赤染部を注意深く除去するのが最も信頼性がある方法である．

4．歯髄保護

残存歯質の厚みが十分な場合は，特に歯髄保護を考慮する必要はない．さらに理論的には，残存象牙質の齲蝕象牙質内層の象牙細管は無機質の結晶で封鎖されており，刺激は遮断される．

しかし，不顕性露髄が疑われる場合，あるいは偶発的な露髄が生じた場合は，窩洞を次亜塩素酸ナトリウム水溶液と過酸化水素水で交互洗浄（chemical surgery）し，水酸酸化カルシウム系セメントやリン酸カルシウム系セメントで覆髄を行い，第三象牙質形成の促進をはかる．

なお，酸化亜鉛ユージノールセメントは，レジンの重合を阻害させるので裏層材として用いることはできない．

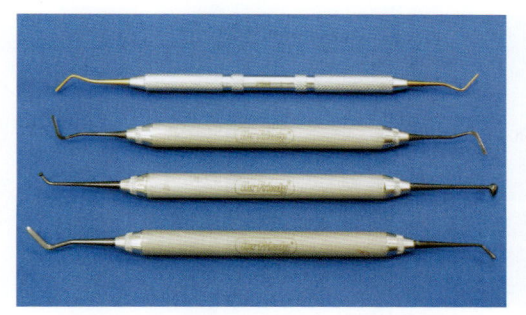

図4-38　各種コンポジットレジン充填器および形成器

5．コンポジットレジン塡塞

1）隔壁の準備

通常，隣接面を含んだ複雑窩洞では隔壁を設け窩洞を単純化する．

2）接着システムの応用

コンポジットレジン自体には歯質接着性はない．そのためコンポジットレジンを塡塞する前に歯面処理を行う．その際，必ず取り扱い説明書を遵守して使用する．

なお，歯面処理中に唾液や血液などにより窩洞が汚染されると接着強さは著しく低下する．対応としては，窩壁表面を再度一層削除し，新鮮面を得たのちに歯面処理を再び行うことが望ましい．

3）塡　塞

レジンを適量シリンジから採取し，練和紙上に出す．続いて，レジンと剝離性がよいテフロン加工あるいはチタンコーティングされたレジン充填器（図4-38）を用いて窩洞に塡塞する．

レジンの重合深度は3mm程度である．深い窩洞では重合収縮応力を緩和する目的で低粘性レジンを象牙質に一層塗布，あるいは**分割積層塡塞法**によるレジン塡塞を行う．

4）賦　形

器具をレジン側から歯質側へ軽くたたくように移動させ，レジンを窩縁に対しわずかに被覆（ラップジョイント）させるように操作し，賦形を行う．

事前に圧子を作製した場合は，レジンを塡塞した上から圧接する．

5）光照射

光照射の際は，術者，アシスタントおよび患者は遮光板や保護用眼鏡で目を保護する．

6．仕上げ・研磨

レジン修復した当日は重合反応が完全に終了していない．さらに，重合収縮応力が界面に働いており，ボンディング材層やコンポジットレジン内にはひずみが生じており，塡塞当日に界面部にさらなるストレスを加えることは避けなければいけない．接着界面の重合収縮応力が吸水作用により緩和するまで仕上げ・研磨は回避すべきである．

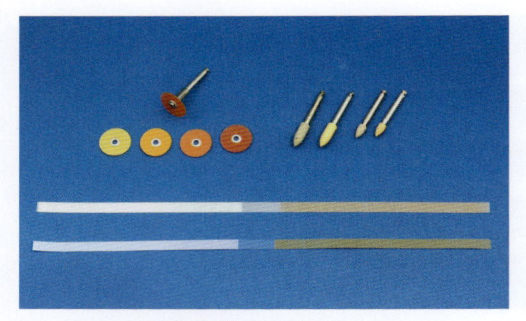

図 4-39　各種仕上げ研磨用器具
隣接面に有用なストリップスタイプ（手前），平滑面に有用なディスクタイプ（左奥）および咬合面などに有用なポイント類を示す

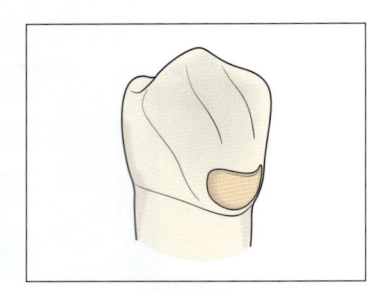

図 4-40　5 級修復窩洞

　填塞当日は，窩洞から大幅に溢出したレジンの除去と咬合調整にとどめる．レジンナイフ，ホワイトポイント，ダイヤモンドポイント，カーバイドバーなどを用いて行う．

　形態修正・仕上げ・研磨は原則として，填塞後 24 時間以上経過してから行う．形態修正には超微粒子ダイヤモンドポイント，ホワイトポイントなどを用いる．その際，必ず注水下で行い摩擦熱の発生を防止する．

　一方，仕上げ・研磨は修復部位に応じて，図 4-39 に示す研磨用ディスク，白あるいは灰色のシリコーンポイント，研磨用ストリップスなどを，目の粗いものから細かいものへと順に用いて行う．なお，仕上げ・研磨用の器具は製品により湿式（注水）研磨用と乾式研磨用とがあるので，取り扱い説明書をよく読み，確認してから使用する．また，形態修正や仕上げ・研磨に用いるバーやポイント類は窩縁に対して直角となるように使用する．

7．経過観察・術後管理

　修復後，数日以内に患者を来院させ術後の状態，すなわち歯髄状態，咬合状態，色調の調和などを検査する．さらに 6 か月あるいは 1 年ごとのリコールを実施し，辺縁適合性，二次齲蝕の有無，摩耗状態，修復物や歯質の破折の有無，色調の調和，歯髄状態などを検査する．

L　コンポジットレジン修復のさまざまな症例への適応

　光重合型コンポジットレジン修復システムを用いた修復は，前項の一般的な臨床的操作法を基本としつつ，各種適応症それぞれの留意点に配慮することが大切である．

1．平滑面・根面・歯頸部の修復
1）5 級修復
　齲蝕をはじめとする罹患部が，エナメル質に限局する症例では，窩洞を浅い皿型とする．エナメル象牙境を越えて罹患部が進行している症例では，齲蝕検知液を併用しながら，齲蝕象牙質外層を完全に除去し，進行程度によってお椀型やさらに深く広い窩洞となる（図 4-40）．歯肉側壁や隅角部付近では，斜断された遊離エナメル質が生じやすく，ホワイトマージンの原因となりうることに留意し，

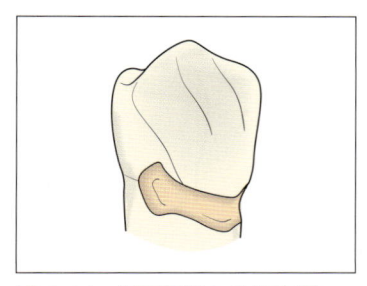

図 4-41　根面齲蝕の修復窩洞

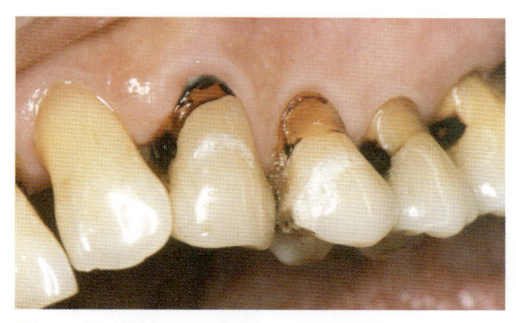

図 4-42　隣接面に波及した根面齲蝕症例

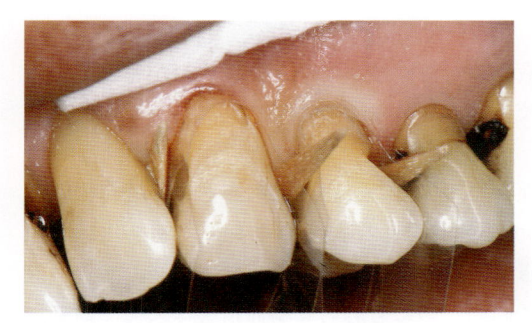

図 4-43　サービカルフェンスの敷設

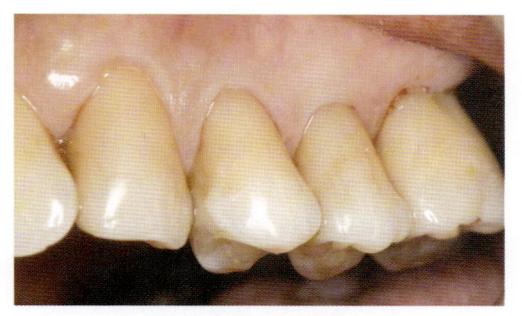

図 4-44　隣接面に波及した根面齲蝕修復症例

外開きを強めに付与する．また，窩縁にはエナメル小柱を横断するストレートベベルやラウンドベベルを付与し，辺縁封鎖性の向上をはかる．レジンペーストの填塞後に，圧子（サービカルマトリックス）を用いて加圧しつつ光重合を行う方法は，等高移行的で緊密な填塞の一助となる．

2）エナメル質減形成・酸蝕症（侵蝕症）の修復

　これら症例に対しては，罹患部表層を一層除去し，凹面窩洞のなかにエナメル質横断面が自然に存在するような形成とする．レジンペーストの填塞に際してはヘラ型充填器が有用であり，修復面が広範な症例では圧子が効果的である．また，外因性の場合にはリコールなどによる術後管理が大切となる．

3）根面齲蝕の修復

　唇・頬・舌面に限局した症例では，感染歯質の完全除去をもって窩洞外形とする（図 4-41）．また，齲蝕が隣接面に波及した症例（図 4-42）では，感染歯質の取り残しに注意しなければならない．
　修復に際しては，ラバーダム装着が困難な場合も多く，歯肉溝からの滲出液や血液による汚染を受けやすい．このような症例では，既製の透明ストリップスを適宜調整後，両隣接面から修復部を包み込むようにストリップスを挿入し，歯肉排除と同時に等高移行的なレジンペーストの填塞を容易にする一つの方法としてサービカルフェンスの敷設（図 4-43）が有効となる場合がある（図 4-44）．
　さらに，修復前後を通し，口腔衛生指導による口腔環境の改善が大変重要である．

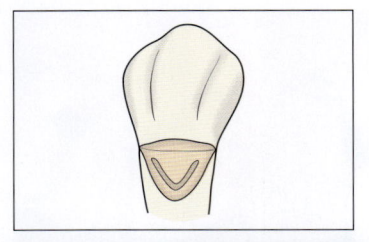

図4-45　くさび状欠損の修復窩洞 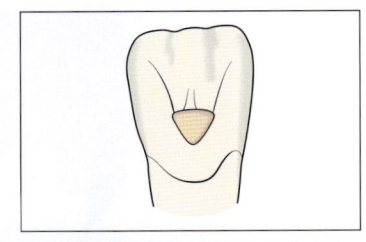　　図4-46　前歯舌面1級修復窩洞 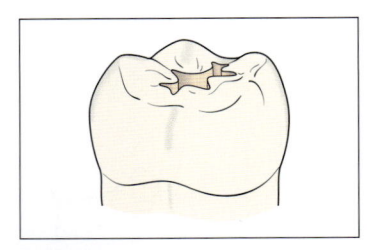　　図4-47　臼歯1級修復窩洞

4）くさび状欠損の修復

　歯列の彎曲部，すなわち犬歯・小臼歯部を中心に複数歯の唇側歯頸部にくさび状欠損が生じている場合がある．原因としては，歯ブラシによる誤刷掃や咬合ストレスによるアブフラクションがあげられ，露出象牙質では知覚過敏を認めることがある．

　齲蝕を併発していない症例では，露出面に対し新鮮面を得る程度の一層削除にとどめ，場合によっては填塞時におけるレジンペーストの落ち着きをよくするために，小径のラウンドバーを用いて保持安定溝を付与することがある（図4-45）．また，本修復においてもサービカルフェンスの敷設（図4-43）は有効な手段となる場合が多く，さらに，再発予防のためにも適切な刷掃指導は大切である．

2．小窩裂溝部の修復

1）前歯舌面1級修復

　上顎の切歯，特に側切歯基底結節の前方には盲孔が認められることがあり，齲蝕の好発部位となっている．盲孔に生じた齲蝕は外観より深く進行している場合が多く，感染歯質除去の際には露髄を念頭におきつつ，小径のラウンドバーを用いながら慎重に行うことが求められる（図4-46）．

　また，レジンペースト填塞後の賦形に際しては，特徴的な陥凹の再現が望ましい．

2）臼歯1級修復

　臼歯咬合面，頬・舌側面の小窩裂溝部は代表的な齲蝕好発部位となっている．近年のコンポジットレジン修復システムをはじめとする接着性修復材料の進歩によって，罹患歯質の除去をもって外形とし，予防拡大は必ずしも必要でなく，窩洞幅も可及的に狭くする（図4-47）．また，非接着性修復とは異なり，罹患部がエナメル質内にとどまる場合には，あえて象牙質まで切削する必要はないが，修復物の脆弱化防止のための窩洞深さや対合歯の咬合調整は求められる．

　咬合面小窩裂溝部の齲蝕症例においては，エナメル小柱の走行に基づき罹患歯質が内開き形を呈し，さらに象牙質へ進行した症例では，部位にかかわらずエナメル象牙境に沿って側方へ齲蝕が波及しており，感染歯質の除去の際には注意を要する．

　また，窩縁部においては遊離エナメル質を生じさせない形成が望ましく，咬合面では特に咬合力の負荷を想定し，ラウンドベベルの付与が推奨されている．さらに，対合歯との咬合接触が窩縁に生じる場合には外形を拡げ，修復物によって接触圧を負担するようはかる．

　広く大きな窩洞や窩洞が深い症例では，レジンペーストの重合収縮や硬化不全に配慮し分割積層填塞を行う．また，窩底が歯髄に近接した症例では，窩底部のギャップ発生や気泡の封入などが原因と

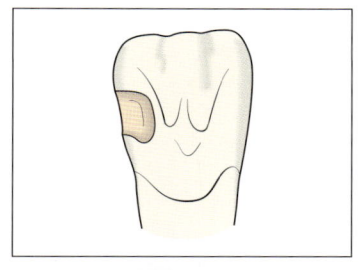

図 4-48　3 級修復窩洞

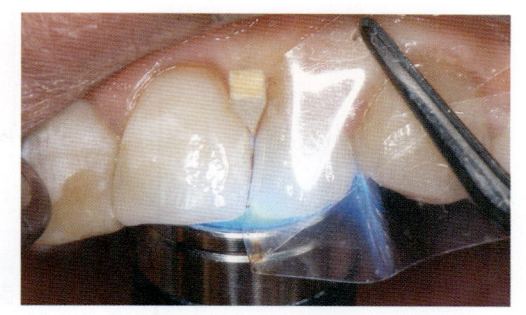

図 4-49　歯質透過光による窩洞内レジンの重合

なって生じるとされる術後の咬合痛発生を抑制するために，低粘性レジン（フロアブルレジン）の併用が有効である．

3. 前歯隣接面・切縁部の修復
1）3 級修復

　前歯隣接面を対象とした 3 級修復は，最適応症としてあげることができるが，事前に罹患部の波及状態や隣在歯隣接面の齲蝕の有無などについて精査する必要がある．

　齲窩の開拡に際しては，小径の球形ダイヤモンドポイントや洋梨（ペア）形カーバイドバーを用いる．開放の向きは，実質欠損側あるいは歯質削除量を抑えることができる唇・舌側いずれかとする．唇側への開放は，処置中の直視直達に寄与するが，修復後の審美性の観点からは舌側への開放が長けている（図 4-48）．

　遊離エナメル質は隅角部に生じやすいが，審美性の向上，解剖学的形態の再現性，修復物の保持増強，咬合接触部の保存などの点から保存する場合が多い．

　また修復に際しては，透明ポリエステル製ストリップスを用いた隔壁を設け，ウェッジによって歯間分離を行うと同時に，マトリックスの歯肉側壁への圧接をはかりながら歯面処理・レジン填塞を行うことが大切である．さらに，唇・舌側いずれかの窩壁を保存できた症例では，光重合型コンポジットレジンの宿命ともいえる"照射筒側に向かう重合収縮"を逆利用し，保存した窩壁歯質を透過させた光（歯質透過光）によって窩洞内レジンの初期硬化をはかり，窩壁に密着する方向に重合収縮させることによって，ギャップの発生抑制をはかる（図 4-49）．唇側から舌側へ貫通した症例では，異なる複数の色調ペーストを層状に填塞・硬化させるレイヤリングテクニックが質の高い審美性の獲得に寄与する．

2）4 級修復

　修復後に咬合力などの比較的大きな外力の負荷が予想できることから，脆弱な遊離エナメル質は除去し，窩縁には良好な接着の獲得を期待し，エナメル小柱横断面を有する幅広のストレートベベルまたはラウンドベベルを付与する（図 4-50）．

　切縁隅角部の実質欠損が大きな症例に際しては透明ポリエステル製のコーナーマトリックスやクラウンフォームの併用が有効である．

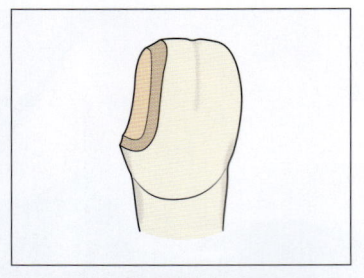

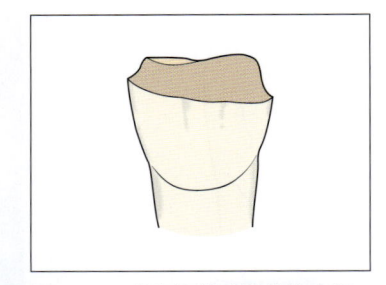

図 4-50　4 級修復窩洞　　　　図 4-51　前歯切縁破折修復窩洞

3）前歯切縁部破折の修復

　修復に先立ち，歯髄電気診によって歯髄の生死を確認しておくことが大切である．また，露髄の有無や破折面の歯髄近接状態について精査し，必要に応じて直接または間接覆髄を行う．4 級修復と同様，修復後に比較的大きな外力負荷を予測できることから，窩洞全周にわたりエナメル小柱横断面を有する長めのシャンファーを付与する（図 4-51）．

　実質欠損が大きな症例の修復に際しては，透明ポリエステル製クラウンフォームの併用が有効であり，また修復後の定期的リコールと経過観察が大切である．

4．臼歯隣接面の修復
1）隣接面に外形をとどめた 2 級修復（2 級単純修復）

　隣在歯が欠損し，隣接面限局の齲蝕に直接的アプローチが可能な症例では，5 級修復に準じた修復を行うことができる．また歯肉が退縮し，隣接面の接触点直下に齲蝕が存在する症例では，前歯 3 級窩洞に準じた形成を行うことによって修復できる場合がある（図 4-52）．

　このような症例では，歯質削除量を必要最小限に抑えることができ，咬合関係や隣在歯との接触関係を保ちながら修復できる利点がある．

2）咬合面に開放した 2 級修復（2 級複雑修復）

　隣接面の罹患歯質除去に際し，直接的アプローチが不可能な症例では齲窩を咬合面に開拡して修復を行う場合が多い．しかし，非接着性修復とは異なり予防拡大の必要性はなく，咬合力などの外力に対する抵抗形態を考慮した窩洞に仕上げる（図 4-53）．咬合面の窩洞形態はラウンドベベルあるいはノンベベル（バットジョイント）とし，隣接面では辺縁封鎖性の向上を期待してエナメル小柱横断面を有するストレートベベルの付与が望まれる（図 4-54A）．

　修復に際しては，透明ポリエステル製ストリップスを用いた隔壁を設け，ウェッジによって歯間分離と歯肉側壁窩縁部の圧接をはかり，適切な接触点の回復と歯肉側壁窩縁部の移行的適合に努める．また照射光が届きにくい歯肉側壁付近に重合不全が生じた場合には，辺縁封鎖性の低下や二次齲蝕の発生が危惧されるため，分割積層填塞法の活用や光透過性のウェッジを介した光照射によって確実な重合硬化をはかった修復に仕上げる（図 4-54B）．

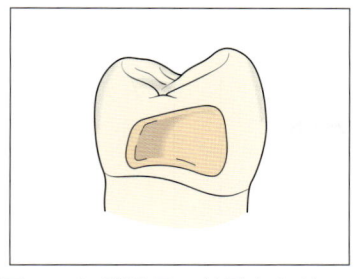

図 4-52　隣接面に外形をとどめた 2 級修復窩洞

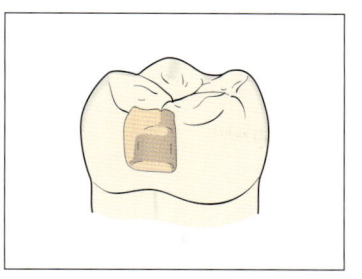

図 4-53　咬合面に開放した 2 級修復窩洞

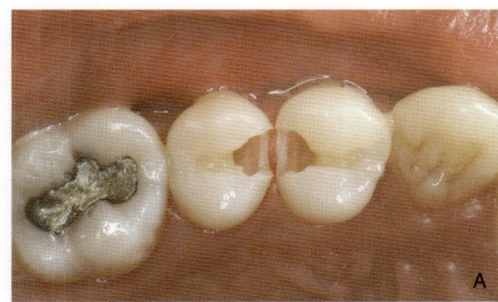

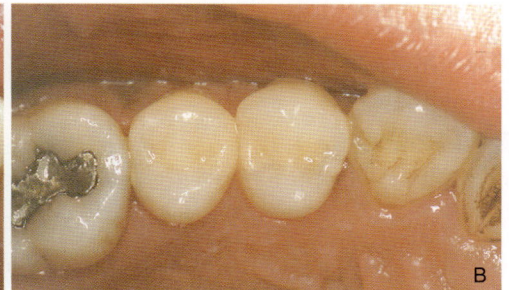

図 4-54　咬合面に開放した 2 級修復症例　A：窩洞，B：修復直後

5．咬耗歯の修復

　下顎前歯切縁や臼歯咬合面では，歯と歯または食物と歯の接触によって慢性的損傷としての咬耗が生じる．一般にエナメル質にとどまっている場合には，滑沢な平滑面を呈しているが，咬耗が象牙質に及ぶと選択的な損傷によって陥凹を呈するようになり，症例によっては齲蝕を併発する場合がある．また，咬耗によって対合歯と面接触している症例では歯列全体にわたる咬合関係に留意した対応が求められ，特に臼歯咬合面における面接触症例では，コンポジットレジン修復に加え機械的強度に長けたほかの修復法も選択肢として考慮する必要がある．

　象牙質に陥凹が生じている場合には，小径のラウンドバーを用いて新鮮面を得るための一層削除を行い，窩縁部エナメル質にはベベルを付与する（図 4-55）．象牙質陥凹部に齲蝕が存在する症例では感染歯質の完全除去をはかる．また，咬耗歯の修復では，修復後の咬合力をはじめとする比較的大きな外力の負荷を想定し，修復物の破折・脱落などを抑制する対応が求められると同時に，修復後の咬合調整を必ず行う．

　なお，隣在歯との長期的接触によっても咬耗症は生じ，接触点が面状となり食片圧入や食渣残留をきたす場合には，隣接面の修復に準じ，歯質削除量を控えた修復を行う場合がある．

6．歯の形態・位置異常の修復

　エナメル質形成不全に基づく実質欠損を有する歯を含め，矮小歯，ハッチンソン歯，フールニエ歯などの形態異常を呈する歯，さらに正中離開歯をはじめとする捻転歯，傾斜歯などの位置異常を呈する歯については，エナメル質表面の一層削除後に接着処理し，修復を行う．形態・位置異常の歯に対する修復に際しては，患歯単独のみならず隣在歯や対合歯との形態的・色調的バランスを考慮した審

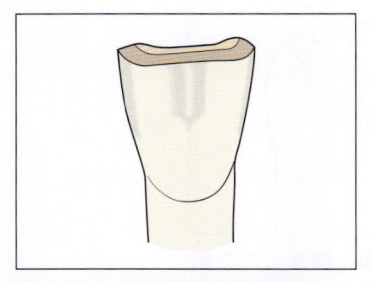

図 4-55　咬耗歯の修復窩洞 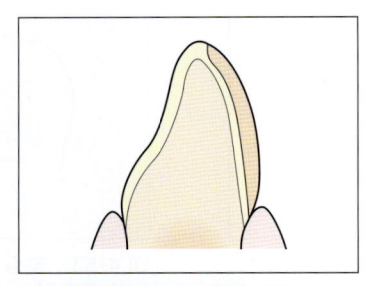　　　図 4-56　変色歯の修復窩洞 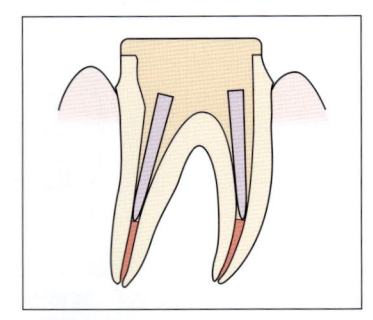　　　図 4-57　ポスト併用の支台築造

美的修復が求められる．

7．変色歯の修復

　修復に先立ち，患歯の生死や変色の範囲について確認し，対応を考える必要がある．生活歯の変色においては，テトラサイクリン長期服用症例（Feinman の分類のF1，F2）を含めオフィスブリーチ，ホームブリーチによる生活歯漂白法を，一方，失活歯の変色においては，ウォーキングブリーチを含めた漂白法を選択肢に見据え対応することが望ましい．また，変色が唇面・頬面の一部に限局する症例では，平滑面の修復に準じた修復を行うことで対応できる．特に，前歯部唇面の全面にわたる症例では，コンポジットレジンを用いた直接法によるベニア修復が可能であり，エナメル質内にとどめた形成を行う（図 4-56）．修復に際しては，患歯の背景色を遮断するオペークレジンの併用が効果的であり，研磨時にはディスク状研磨システムが有用である．

8．ベース・支台築造

　間接法による修復に際し，軸壁にアンダーカットが生じている場合には接着処理後にコンポジットレジンによってベースを行うことができる．
　また歯冠崩壊が著しい無髄歯では，ピンやポストの併用によって保持・抵抗力の向上をはかった支台築造が行える（図 4-57）．近年ではファイバーを素材としたポストが製品化され，接着の活用と促進がはかられている．

9．補修修復

　修復物の部分的欠損や限局性の二次齲蝕に対する修復に際しては，MI（Minimal Intervention：最小限の修復）に基づく歯科治療に沿った局所的補修によって対応する機会が増加している．
　修復物の部分的欠損症例では，欠損部表面を一層削除し，修復物の素材に対応した前処理・接着処理を行い，ついでコンポジットレジンの填塞を行う．一方，限局性の二次齲蝕症例では，歯面・部位・範囲などに留意しつつ各齲蝕症例に準じた補修修復を行う．

（奈良陽一郎，貴美島　哲）

2 グラスアイオノマーセメント修復

A グラスアイオノマーセメントとは

　グラスアイオノマーセメント（glass ionomer cement）は，従来からシリケートセメントの基礎的性質の改良を中心に研究していたイギリスの国立科学研究所の主任研究員であるWilson A.D.が，同僚のKent B.E.とともに1969年に開発したものである．彼らが，シリケートセメントの長所をそのまま生かし，短所を補い，さらに歯質接着性をもった新しい素材（new translucent cement）として歯科界に送り出したものである．

　このセメントが開発される前に，カナダのUniversity of TrontoのSmith D.C.（1968）によってポリカルボキシレートセメントが開発されており，この新しいセメントがグラスアイオノマーセメントをつくり出す一つのアイデアソースになったものと考えられる．すなわち，グラスアイオノマーセメントの液は，歯質接着性を有するポリカルボキシレートセメントの液と同じである．

　開発当初は，粉末のアルミノシリケートガラス（alumino-silicate glass）と液のポリアクリル酸（polyacrylic acid）の頭文字をとってASPAと略称され，ASPAセメントの名称で修復用として欧米に普及した．また，わが国ではジーシーが同様なセメントを開発し，1977年にFuji Ionomer Type Iの名称で合着用セメントを製品化した．

　その後，これらのメーカーの改良が進むと同時に，ほかのメーカー（ESPE，松風など）も製品化している．

1．従来型グラスアイオノマーセメント（図4-58）

　粉末成分の基本はカルシウム・アルミノシリケートガラスが中心であるが，使用目的によって着色剤やエックス線造影性のあるバリウムガラスなどを混入したり，アマルガム合金である銀粉末あるいはタンニン・フッ化物を含有した製品もある．

　また，液の主成分はポリアクリル酸水溶液であるが，そのポリアクリル酸を除いた水硬性セメントが出現したり，イタコン酸の代わりにマレイン酸が用いられるようになった．

　エチレン二重結合をもつ不飽和カルボン酸‒アルケン酸の高分子電解質溶液を用いているのでISOでは**ポリアルケノエートセメント**（polyalkenoate cement）と名づけているが，一般的にはグラスアイオノマーセメントという名称が定着している．

　このグラスアイオノマーセメントは，その優れた性質から修復用のみならず合着用，裏層用および裂溝封鎖用など多用途に用いられている．

　修復用セメントはその後，ジーシーからグラスアイオノマーセメントの普及に貢献したFuji Ionomer Type IIが製品化され，De Treyは水硬性のChemfilを発表し，ESPEがKetac-Fil（カプセル入り）とChelon-Filを製品化し，松風もタンニン・フッ化物合剤混入のHY-Bond Glass Ionomer Cementを発表した．最新の製品としては，咬合面にも応用できるジーシーのFuji IXがある．

　合着用セメントとしては，ジーシーのFuji Ionomer Type IやDe TreyのChembond，Aqua Cement，ESPEの水硬性Ketac-Cementなどが発表され，金属との接着性も向上するなど進歩して

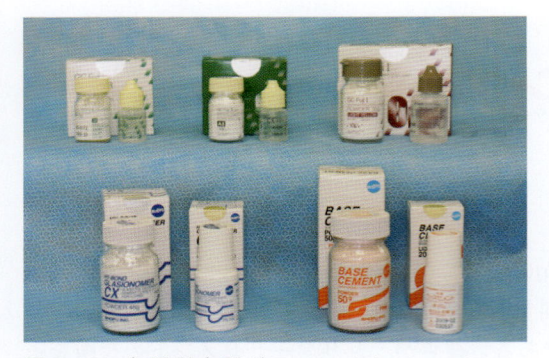

図 4-58　各種従来型グラスアイオノマーセメント

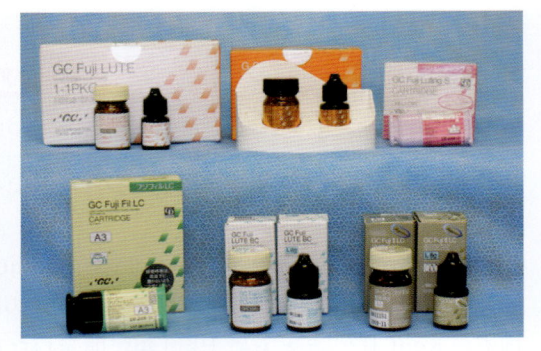

図 4-59　各種レジン添加型グラスアイオノマーセメント

きた．

　さらにまた，このグラスアイオノマーセメントを窩底部に可能な限り薄く引き延ばして，コーティングするような目的で，ライナー材としてジーシーから Lining Cement が製品化された．これは，基材に酸化亜鉛を混入したり，液の粘稠度を低くするなどのアイデアを凝らし，エックス線不透過性があるということで，多くの臨床家に愛用された．また，同様の目的をもった製品として ESPE の Ketac Bond，松風の HY-Bond Liner などがある．

　ベース材として本セメントが最初に発表されたのは松風の Base Cement であり，象牙質に近い弾性率を有し，支台築造にも応用できるものである．ESPE でも，同じころ，Ketac Silver を欧米で発表し，ベース材としてだけでなく，臼歯部の暫間修復にも使用可能とし，大きな評判をよんだ．

　このほかに，同様な目的でグラスアイオノマーセメントの粉末とアマルガムの粉末を等量に混和したものを粉末とし，ポリアクリル酸と練和する方法を考えたアメリカの開業医 Simmons J.J. の Miracle Mixture 法をもとに，GC が製品化した Miracle Mix はアメリカで愛用されている．

　歯頸部・歯根部用セメントとしては，知覚過敏治療用に粘稠度を低く調整したサービカルセメントの商品名で，GC が製品化した．

　裂溝封鎖材としては，フッ化物徐放によるエナメル質の齲蝕抵抗性の付与に重点をおき，粘性を低くした Fuji Ionomer Type III がある．

2．レジン添加型グラスアイオノマーセメント（図 4-59）

　グラスアイオノマーセメントは生体親和性をはじめとする優れた性質のために多用途の製品が開発，市販されたが，硬化時に水分に触れると感水（water sensitivity）があり，審美性が阻害されること，硬化物が脆弱であること，操作時間がコントロールできないことなどから，本来の組成にレジン系成分，光硬化反応システムを加えたレジン添加型の製品が開発された．成分的には従来型とメタクリレート系モノマーからなり，練和することで反応が進行するため，**レジンモディファイドグラスアイオノマー**（resin-modified glass ionomer）と表現されるタイプである．

　現在では，世界各地でレジン添加型グラスアイオノマー（以後，レジン添加型）系の修復材として，種々製品化されてきた．このレジン添加型は従来型グラスアイオノマー（以後，従来型）の欠点を改善したセメントであり，特にレジン成分を含有するため，歯質接着性に関しては，歯面処理材を併用することによって向上するとされている．

表4-2 各種グラスアイオノマーセメントの硬化機構

種類	硬化機構
従来型グラスアイオノマーセメント	酸-塩基反応
レジン添加型グラスアイオノマーセメント 　①光・化学硬化型グラスアイオノマーセメント 　②レジン強化型グラスアイオノマーセメント	 酸-塩基反応 レジンの重合反応（光，化学） 酸-塩基反応 レジンの重合反応（光，化学，デュアルキュア） レジン基の重合反応（光，化学，デュアルキュア） （メタクリロキシ基）

　製品としてFuji II LC（ジーシー），Vitremer（3M），Photac-Fil（ESPE）と，Fuji II LCの改良版のFuji II LC Improved（ジーシー）などがある．また，最近では，接着性モノマー4-METとリン酸エステルモノマーを配合した合着用セメントがG-CEMの商品名でジーシーにより製品化された．

付．コンポマー（polyacid-modified composite resin）
　コンポジットレジンにグラスアイオノマーセメントの概念を導入したもので，硬化後，口腔内の水分により酸-塩基反応が二次的に起こるといわれており，成分中には水は含まれていない．またグラスアイオノマーセメントが有する生体親和性やフッ化物徐放性などの特徴を有する．1993年にDentsply（De Trey）により製品化され，その後いくつかの製品も紹介されたが，現在はあまり利用されていない．

B　グラスアイオノマーセメントの種類と組成および硬化機序

　従来型は，アルミノシリケートガラス粉末とポリアクリル酸水溶液とによる酸-塩基反応によって硬化するセメントである．
　レジン添加型は，従来型にレジンの概念を導入したもので，resin-modified glass-ionomer cement（hybrid cement）とよび，2種類に分類される．
　一つは，従来型にレジン成分を単に物理的に添加配合し，酸-塩基反応と光重合反応をそれぞれ別個に起こさせる光・化学硬化型グラスアイオノマーセメントである．
　他方は，このレジン光・化学硬化型グラスアイオノマーセメントの液成分のポリカルボン酸にレジン基を結合させ，その重合反応も利用して硬化物のネットワークの強化をはかったレジン強化型グラスアイオノマーセメントである（表4-2）．

1．従来型グラスアイオノマーセメント
1）組　成
（1）粉末成分
　粉末の構成成分は表4-3のように，フッ化物を含むアルミノシリケートガラス粉末である．このセメントの粉末はシリケートセメントの粉末と同様に，主成分であるシリカ（SiO_2）とアルミナ（Al_2O_3）

表4-3 従来型グラスアイオノマーセメント（G 200）の粉末と液成分

粉末（％）		液（％）	
シリカ（SiO$_2$）	29.0	ポリアクリル酸とイタコン酸	47.5
アルミナ（Al$_2$O$_3$）	16.6	（またはマレイン酸）の共重合体水溶液	
フルオライト（CaF$_2$）	34.2	酒石酸	5.0
クリオライト（Na$_3$AlF$_6$）	5.0	水	47.5
フッ化アルミニウム（AlF$_3$）	5.3		
リン酸アルミニウム（AlPO$_4$）	9.9		

の混合物にフラックスとしてフッ化カルシウム（CaF$_2$，フルオライト），氷晶石（Na$_3$AlF$_6$，クリオライト），フッ化アルミニウム（AlF$_3$），リン酸アルミニウム（AlPO$_4$）を混合して，1,100～1,300℃で溶融したものを冷却し，粉砕微細化したものである．

粉末の粒度は20～50μmで，修復用や裏層用セメント粉末には比較的粒度の大きい45μm前後の粉体が主に用いられる．合着用やシーラント用としては25μm以下の粒度のものが多く用いられている．

粉末溶融（焼結）の際，焼結温度が低い（1,100℃）とガラス中のフッ素濃度が高いが，高温焼結（1,300℃）するとフッ素はSiF$_4$となって気化するので，フッ化物が少ない，硬化時間の速い粉末となる．また，焼成温度条件によって粉末成分が異なってくるため（SiO$_2$：Al$_2$O$_3$比），セメントの硬化時間にも影響が生じてくる．

(2) 液成分

セメントの液には，平均分子量23,000程度のポリアクリル酸の50%水溶液を使用していたが，硬化時間が遅いこと，液の保存寿命が数か月と短いこと，液の粘稠度が高すぎて使用の際に不便であることなどから，種々の改良が加えられてきた．そして，ポリアクリル酸とイタコン酸の共重合物（分子量10,000～17,000）の水溶液（約50wt%）が用いられるようになった．

このイタコン酸を用いることによって，液が保存中にゲル化しにくくなった結果，保存寿命も約6年と長くなった．液がゲル化すると粘稠度が極端に高くなって使用できなくなるが，このゲル化を抑えるために5%酒石酸を入れることで硬化性も良好となった．また，イタコン酸の代わりにマレイン酸を用いたポリアクリル酸とマレイン酸の共重合物も，同様にゲル化せずに安定である．なお，この共重合物（copolymer）はポリカルボキシレートセメントのものと同様，粉末に配合した水硬式のものもある．

(3) 硬化機序

グラスアイオノマーセメントの硬化機序はほかのセメントと同様に，粉末と液を混和することによって酸-塩基中和反応が起こって硬化する（図4-60）．この硬化反応は一次と二次とに分けられる．

ⅰ）一次硬化反応

セメントの粉と液を一緒にして練和すると泥状になる．セメント粉末は塩基性で，容易に液成分の高分子酸と反応する．反応の初期段階では，液相中のカルボキシル基（COOH）がイオン化して，COO$^-$（カルボキシレートイオン）とH$^+$になり，このH$^+$が粉末粒子表面を侵蝕して陽イオンのCa^{2+}，Al^{3+}を放出する．

この場合，Al^{3+}は，液中の陰イオンF$^-$と結合し，比較的安定な錯イオンAlF^{2+}，AlF$_2^+$とを形成し，

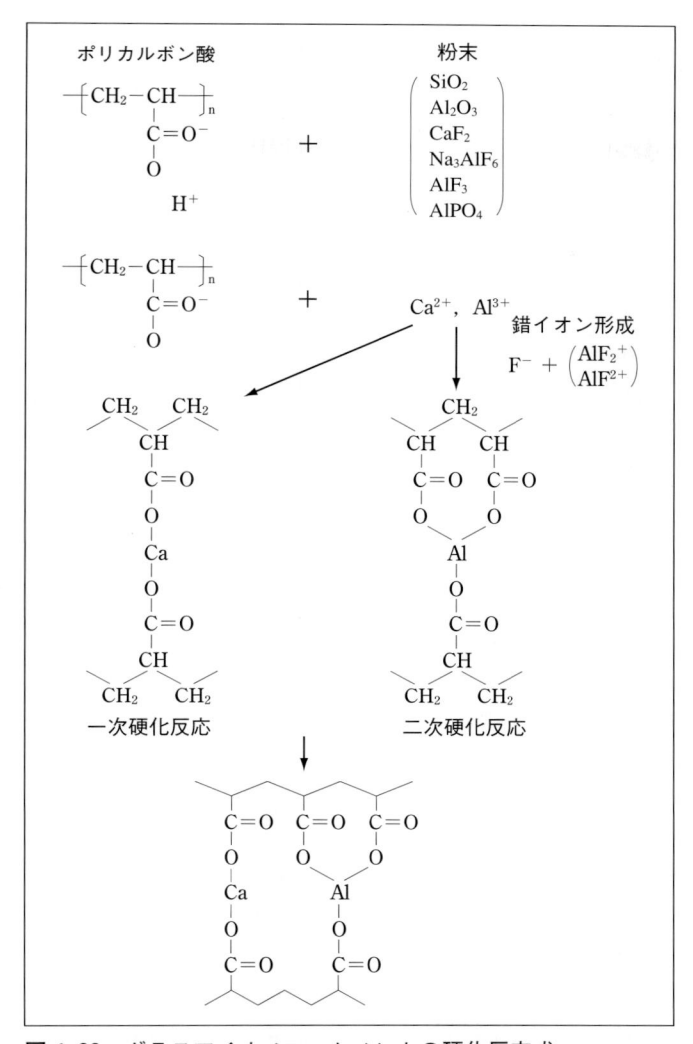

図 4-60　グラスアイオノマーセメントの硬化反応式

ポリアクリル酸多価アニオンとの結合が阻害されるため，練和開始直後では，主に Ca^{2+} がポリアクリル酸多価アニオンであるカルボキシル基を介して分子間にイオン型架橋結合することによってゲル化を生じ，硬化する（図 4-61）．

この反応は数分以内で起こるが，主に Ca^{2+} による反応であり，ポリアクリル酸カルシウム（calcium polyacrylate）ゲルの生成によって一次硬化が起こる．

ⅱ）二次硬化反応

一方，錯イオン AlF^{2+}，AlF_2^+ はマトリックス内に解離し，Al^{3+} として二次的に未反応のカルボキシル基と反応し，ポリアクリル酸アルミニウム（aluminium polyacrylate）が多量に生成され，不溶性塩となって硬化する．

これらの硬化反応によって，ポリアクリル酸塩，特にアルミニウム塩の沈殿とそれに伴う硬化は練和開始後1時間くらいから始まり，24時間以上継続し，透明度が増してくる．この硬化の過程はその後，

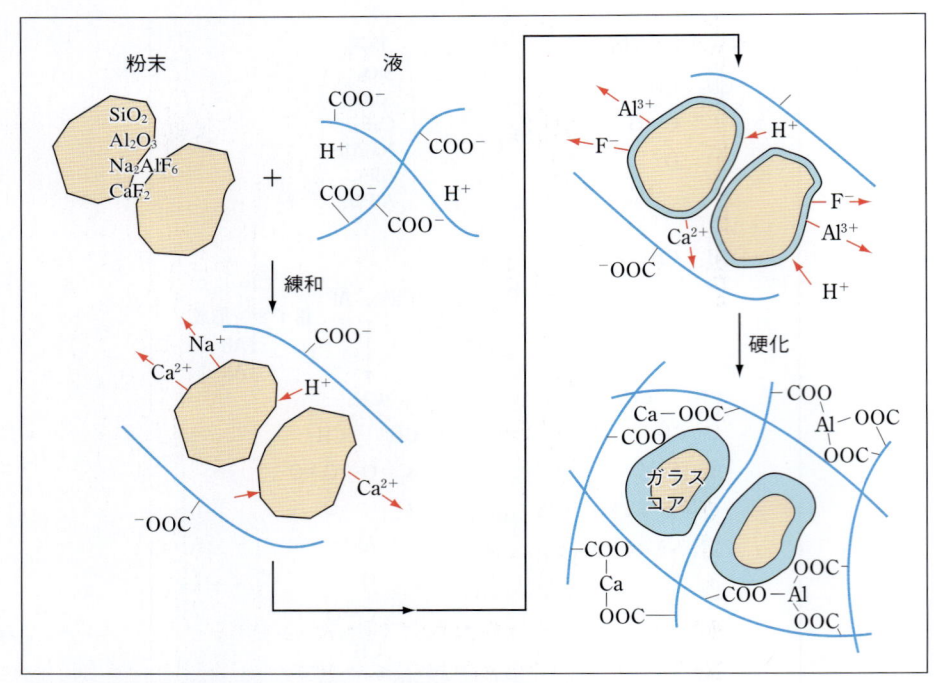

図4-61 グラスアイオノマーセメントの硬化模式図

わずかではあるが1年程度続く．硬化したセメントは2〜3日で透明度が上昇し，乾燥にも耐え，十分な強さと硬さを発揮する．

この強さと硬さの増強は，硬化セメント体のなかにポリアクリル酸アルミニウムが多量に生成され，十分な架橋結合を示すためと，それら金属塩が水和して水和物ゲルの組織がいっそう発達していくためである．

このセメントの硬化反応中に特に注意すべきことは，初期凝結直後のセメントが水に影響されやすいということである．この初期のセメント内には，まだポリアクリル酸と反応しない金属イオン（特にAl^{3+}）やフッ化物，またはポリアクリル酸と反応途中のイオン，さらには生成したばかりのポリアクリル酸カルシウムなどが可溶性の状態にあり，ひとたび水に接触すると，それらが溶出して丈夫なマトリックス（基質）形成が妨げられる．その結果，セメントの白濁を生じる．

グラスアイオノマーセメント硬化体のSEM（走査電子顕微鏡）像を図4-62に示す．これは，Fuji II，Ketac-Silver，HY-Bondの3種類のグラスアイオノマーセメントの硬化体の表面と破断面を撮影したSEM像である．3種類のセメントとも気泡が多く認められるが，これは練和によりセメント泥中に混入された気泡である．

2）硬化反応に関与するフッ化物と酒石酸の効用
（1）フッ化物の効用

フッ化物の混入はセメントの操作性を向上させ，その混入量によっては操作性に大きな影響を及ぼすことがわかった．フッ化物の存在，特にF^-は液相中に放出される金属イオンとの錯体形成に大きく寄与しており，CaF^{2+}，AlF_2^+，AlF^{2+}となってポリアクリル酸塩を形成する陽イオン（Ca^{2+}，Al^{3+}）

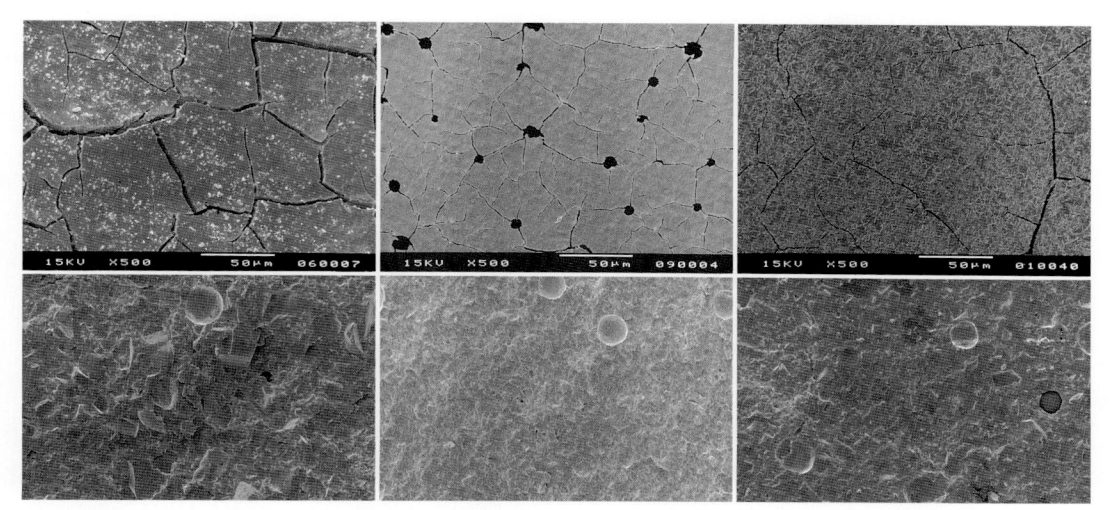

図 4-62　グラスアイオノマーセメント硬化体の SEM 像
　上：表面　　下：破断面
　左：Fuji Ⅱ　中：Ketac-Silver　右：HY-Bond

と高分子酸であるポリアクリル酸，またはその共重合物の鎖に存在する COO⁻ との結合を遅延させる．それゆえ，ゲル化の進行が遅れて操作時間を長くすることができる．

(2) 酒石酸の効用

粉末と液を混和すると，ガラス表面から真っ先に放出される Ca^{2+} は，酒石酸と選択的に反応して酒石酸カルシウムを形成し，初期凝結に寄与しているが，この酒石酸添加により次のような利点が得られる．

① セメント泥の練和性が改善され，適当な操作時間が得られる
② 硬化がシャープになる．すなわち，ある時間に達すると急激に硬化する
③ セメントの強さが向上する
④ フッ化物含有量を減らすことができるので，セメントの透明性，審美性が向上する

2．レジン添加型グラスアイオノマーセメント

従来型の大きな欠点の一つである感水性を主に克服するため，光照射によるシャープな硬化性を考えて開発されたものである．このレジン添加型には組成がやや異なる 2 種類があるが，いずれも同じ範疇に入るものである．

1）組成 I

(1) 粉末成分

レジン添加型グラスアイオノマーセメント（組成 I）は，従来型グラスアイオノマーセメントにレジンモノマーを物理的に配合したもの，すなわち，フッ化アルミノシリケートガラス粉末にレジンの重合促進剤を添加したものである（**表 4-4**）．

(2) 液成分

液はポリカルボン酸にレジン成分としてハイドロキシエチルメタクリレート（HEMA），ウレタン

表4-4 レジン添加型グラスアイオノマーセメントの組成

粉末成分	液成分
フッ化アルミノシリケートガラス 重合促進剤	ポリカルボン酸水溶液 ハイドロキシエチルメタクリレート（HEMA） ウレタンジメタクリレート（UDMA） 機能性モノマー 重合開始剤（光，化学） 酒石酸

ジメタクリレート（UDMA），そのほかに機能性モノマーや重合開始剤を添加している（表4-4）．

(3) 硬化機序

　液と粉末の混和によってグラスアイオノマーセメントの酸-塩基反応が始まり，次に470nm付近の波長域の光照射によってラジカルが発生し，レジン成分の重合反応が起こる．酸-塩基反応は硬化が終了するまで進行する．硬化物はグラスアイオノマーセメントのネットワークとレジンのポリマーによるネットワークが，粉であるガラスコアのまわりに均一化してマトリックスを形成していると考えられている（図4-63）．

2）組成Ⅱ

(1) 粉末成分

　レジン添加型グラスアイオノマーセメント（組成Ⅱ）は，前述のレジン添加型グラスアイオノマーセメント（組成Ⅰ）と同様，フッ化アルミノシリケートガラスと重合促進剤を配合したものである．

(2) 液成分

　液成分としては，前述のレジン添加型グラスアイオノマーセメント（組成Ⅰ）と同様であるが，ポリカルボン酸にレジン基（メタクリロキシ基）を結合させたものを配合している．

(3) 硬化機序

　グラスアイオノマーセメントの酸-塩基反応によって形成されたネットワークと，配合されたレジンのポリマーによって形成されたネットワークが混在し，マトリックスが形成される．さらにレジン基の重合も同時に起こり，ネットワークはグラスアイオノマーセメントの酸-塩基反応と同時進行して，いっそう硬化する（図4-64）．

C グラスアイオノマーセメント修復の特徴

修復用グラスアイオノマーセメントのもつ性質としては以下のことがあげられる．

1．機械的性質

　本セメントは圧縮に強く，引張りに弱い材料で，いわゆる脆弱性の材料である．したがって，咬耗など機械的摩耗の生じる臼歯の咬合面や切歯の切縁には適用しないほうがよい．

　修復用グラスアイオノマーセメントの圧縮強さは157〜226MPaで象牙質と同程度あり，アマルガムの343〜490MPaに比べかなり低い．

　最近では，臼歯咬合面にも応用できるほどの機械的強度を向上させたグラスアイオノマーセメント

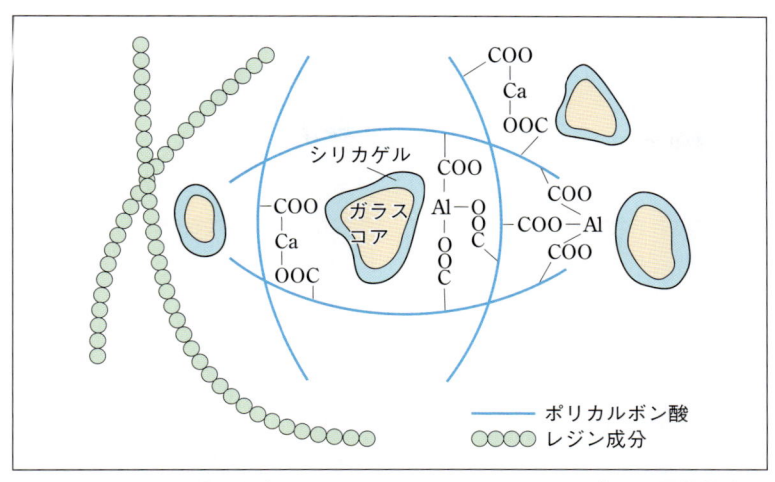

図 4-63 レジン添加型グラスアイオノマーセメントの組成Ⅰの硬化機序

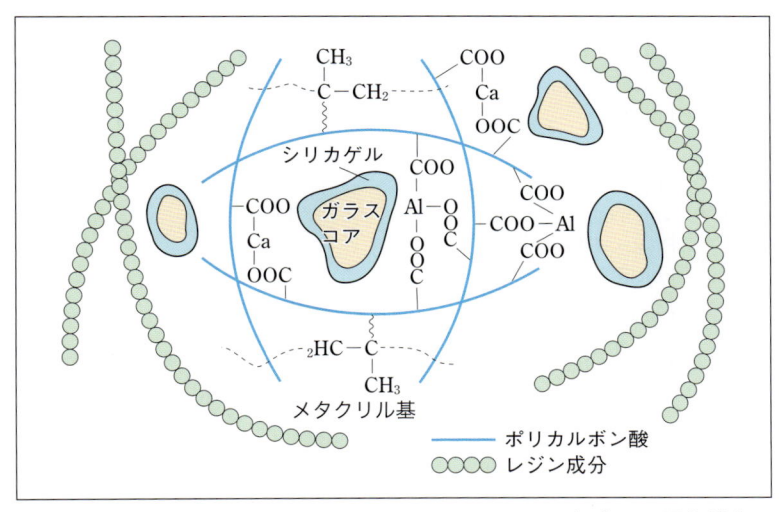

図 4-64 レジン添加型グラスアイオノマーセメントの組成Ⅱの硬化機序

も開発されている（**表 4-5**）．

2．寸法変化

　寸法変化には，硬化時のものと硬化後の水分や熱によるものとがある．臨床上，修復物の辺縁漏洩性と関連して問題になるのは，硬化後の温度刺激による膨縮変化である．

　しかし，グラスアイオノマーセメントでは，熱膨張係数が $13\times10^{-6}/°C$ に近似しているため，歯質に類似した寸法変化を示す材料であることが知られている．さらに，優れた歯質接着性もこの寸法変化を少なくしている一因であると考えられている．

表4-5 修復用グラスアイオノマーセメントの物理・化学的性質

商品名	Fuji Ⅱ (ジーシー)	Fuji Ⅱ-F (ジーシー)	HY-Bond F (松風)	Shofu F (松風)	Ketac-Fil (ESPE)	Ketac-Silver (ESPE)
標準粉液比(粉g/液g)	2.7/1.0	2.2/1.0	2.5/1.0	2.5/1.0	カプセル	カプセル
初期硬化時間	4分00秒	2分15秒	4分00秒	4分00秒	3分00秒	3分00秒
圧縮強さ(24時間, MPa)	202.02	185.35	225.55	225.55	192.99	166.71
間接引張強さ(MPa)			15.49	15.49		
溶解度(1日, %, 純水)	0.07	0.15	0.31	0.31	0.10	0.12
エックス線不透過性	＋	−	−	−	＋	＋
接着強さ(MPa) 　エナメル質 　象牙質	 4.61 4.31	 3.73	 2.34	 2.34	 4.90 	 4.90

表4-6 歯質との接着強さと曲げ強さおよびエナメル質窩縁との間隙(1日間水中浸漬後)

	商品名	エナメル質 平均値 (MPa)	象牙質 平均値 (MPa)	曲げ強さ 平均値 (MPa)	間隙 平均値 (μm)
従来型グラス アイオノマー	Fuji Ⅱ	3.8	4.3	34	3.6
レジン添加型グ ラスアイオノマ ー	Fuji Ⅱ LC Vitremer Photac-Fil Aplicap Fuji Ⅱ LC Improved	13.8 6.4 14.1 14.9	13.0 12.3 1.1 18.1	59 73 40 69	0 0.4 9.1 7.7
コンポマー	Dyract Xeno Paste (SR-5111)	9.9 16.7	15.6 9.6	130 119	0.1 0.3

(入江正郎:AD, 15:90-96, 1997)

3．審美性

　近年は修復物に対して審美的な要求が非常に高く，修復材料にもエナメル質と同様の色調，透明性，光沢が望まれているが，グラスアイオノマーセメントはこれらの要求を満たす特性を有している．
　また，歯質との化学的接着によって修復物辺縁に褐線などの生じることが少ない．さらに，レジン添加型ではレジンによる歯質接着が増強され，修復物辺縁と窩縁との間隙がきわめて少なくなった(**表4-6**)．

4．感　水

　硬化途中のグラスアイオノマーセメント修復物は，脱水または湿潤によってその表面が白濁する．これは，練和することでゲル化したセメントは窩洞に填塞されたのちに初期硬化するが，その直後(二次硬化反応までの)数分間は水分の出入りに敏感な時期があるためである．この時期を一般に感水期というが，この時期に適切な処置を怠ると，白濁したり，セメントの性能が低下したりする．
　したがって臨床の場では，修復直後のセメント表面に樹脂溶液(バーニッシュ)を塗布して被膜を

表4-7 グラスアイオノマーセメントの接着性

	処理法	接着強さ（MPa）
エナメル質	未処理（H_2O_2で清掃）	2.56
	50％クエン酸	4.05
	37％リン酸	2.89
象牙質	未処理（H_2O_2で清掃）	1.46
	50％クエン酸	2.92
純　金	未処理	0.05
	スズメッキ	0.42
ポーセレン	未処理	0
コンポジットレジンとエナメル質	37％リン酸	13.56

つくり，セメントの乾燥および感水の防止処置を施している．

5．歯髄為害性

歯髄刺激性の面で，グラスアイオノマーセメントは，当初から刺激性が少ないのではないかと考えられていた．逆に，それ自体のpHが低いことから，その刺激性を危惧する声もあるが，Wilsonのいうように，同一pHであっても有機酸と無機酸では分子量の違いから象牙質への透過性が異なり，その結果，歯髄への刺激性も少ないと考えられる．

また，ヒトやイヌの歯髄を用いたグラスアイオノマーセメントの歯髄反応をまとめた間接応用では良好な病理成績が得られたが，直接応用された場合には，歯髄組織に対して若干刺激的に働くといわれている．すなわち，象牙質を介して応用された場合は，組織無刺激性であると考えられている．

しかしながら，不顕性露髄の疑われる場合には，グラスアイオノマーセメントを直接窩洞に填塞すべきではなく，直接覆髄剤の応用が必要である．

6．歯質接着性

従来型グラスアイオノマーセメントは，コンポジットレジンのような酸処理法を併用しなくてもエナメル質，象牙質の両方に接着性をもっている（**表4-7**）．また，レジン添加型は，従来型の接着力にレジン成分を添加したことで歯質接着力がプラスされ，エナメル質，象牙質にも非常に優れた歯質接着性を有する．

しかしながら，このセメント使用の際には酸処理が必要である．このことは修復物辺縁の着色や辺縁漏洩の抑制，さらには二次齲蝕発生の予防が期待できると同時に，次のような特徴が考えられる．

① エナメル質，象牙質に対する接着力の差が少ないため，5級窩洞のような歯頸部窩洞においては歯頂側への修復物の引張り現象が少なく，歯肉側での漏洩が減少する
② 歯頸部窩洞や根面窩洞のような浅い窩洞にも，裏層効果のある修復材として用いられる
③ 前処理や酸処理なしでも歯質に接着する（**図4-65**）
④ グラスアイオノマーセメントは象牙質に近い強さを有する（**図4-66**）

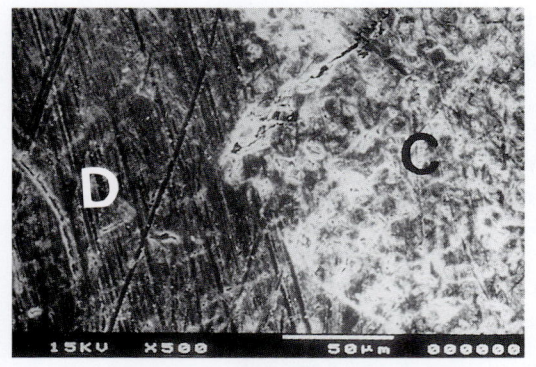

図4-65　きわめて薄い研磨標本でもグラスアイオノマーセメント（C）と象牙質（D）はよく接着している

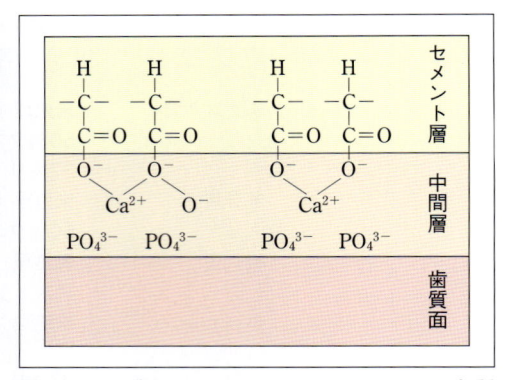

図4-66　グラスアイオノマーセメントの歯質面との接着機構

7．操作性

粉末と液体の練和がスムーズであり，機械練和も可能である．シリンジの使用が可能で，填塞操作が容易である．

8．熱伝導性

修復後，修復材料の熱の伝導性が高いと歯髄に対して無用の刺激を与えることになるが，グラスアイオノマーセメントは熱伝導性が低いため，歯髄に刺激を与えることが少ない．

9．フッ素徐放性

グラスアイオノマーセメントから溶出するフッ素の齲蝕予防効果としては，①細菌の発育を抑制する，②歯質の耐酸性を向上させる，などの作用があるといわれている．長期にわたってフッ素が溶出することは，隣接する歯質の耐酸性を向上させ，二次齲蝕に対して抑制的に作用することが予測される．また，特に歯質に対しては，ハイドロキシアパタイトの水酸基とフッ素イオンが置換してフルオロアパタイトを生成し，酸に対する溶解性が低下する，いわゆる耐酸性の向上や再石灰化の促進が知られている．

したがって，このセメントは3級や5級窩洞などの齲蝕に罹患しやすい歯頸部寄りの窩洞や，根面部窩洞に最適であると考えられる．さらに，長期間にわたってフッ素を溶出する作用を有するグラスアイオノマーセメントは，周囲が不潔域となる根面齲蝕の修復にも適している．

10．フッ素の取り込み（リチャージ）

グラスアイオノマーセメントから溶出するフッ素は，填塞直後には大量の溶出がみられるが，徐々にセメント内部のフッ素濃度が低下するため，長期にわたってフッ素の溶出を期待することはできない．しかしフッ素を塗布することによりセメント内部にフッ素を取り込む（リチャージ）ことができ，再びフッ素を溶出する．

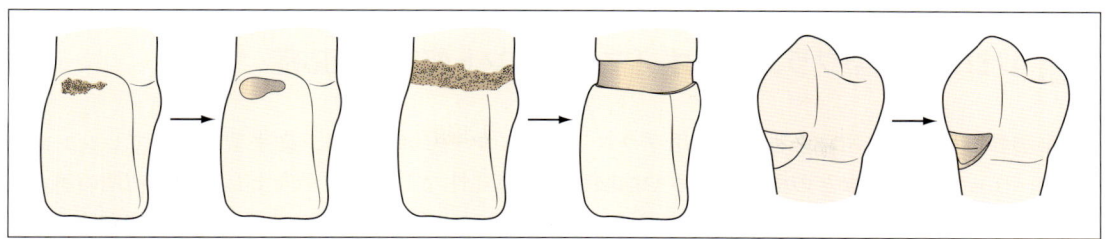

図 4-67　グラスアイオノマーセメント修復適応窩洞

11. 金属接着性
　グラスアイオノマーセメントは，歯質のみならず金属にも接着性を有する．貴金属には弱いが，金属の表面を処理または銀メッキなどすることにより，エナメル質に対するのと同程度の接着力が得られるといわれている．

12. グラスアイオノマーセメント修復窩洞の特徴（図 4-67）
　① 外形線は円滑でスムーズな曲線とし，健全歯質の保存をはかる．歯頸側形成線は歯肉縁上におく
　② 特に保持形態を付与する必要はない．歯質との接着力を有することと，咬合圧の加わる部位での修復には適用されないため，保持形態を付与する必要がなく，小さな窩洞は皿状窩洞でもよい
　③ 窩縁形態はその隅角を 60°〜90°（バットジョイント）とする．もろい材料なのでグラスアイオノマーセメント修復の辺縁部が菲薄にならないように注意する必要がある．したがって窩縁隅角を最小 60°とし，セメントで窩縁を保護することはできないため，エナメル窩壁の小柱方向に平行なバットジョイントとする．

13. 裏層材としての適用
　歯質接着性を有する裏層材として愛用され，レジン修復時のサンドイッチテクニックにおける裏層材として知られている．

14. グラスアイオノマーセメント修復の特徴
　① 歯髄為害性がきわめて低い
　② 歯質に対して接着性がよい
　③ 透明度が高く，色調が歯質に近い
　④ 辺縁封鎖性がよい
　⑤ 熱膨張係数が歯質に近い
　⑥ 抗齲蝕性を有する
　⑦ 保持形態を付与する必要がない
　⑧ 窩縁隅角は 60〜90°程度とする
　⑨ 外形線は円滑でスムーズな曲線で終始する
　⑩ 金属にも接着する
　⑪ 裏層材として用いられる

D レジン添加型グラスアイオノマーセメント修復の適応症

　審美修復材として用いられる修復用グラスアオイノマーセメントは，従来型に対してレジン添加型では，圧縮，引張りなどの機械的強さや崩壊率，耐摩耗性などの性質が向上し，硬化初期の感水も大幅に改良されたが，歯肉縁下などの窩洞や，咬合力が直接加わる1級，2級，4級，接触点を含む3級など力の加わるところ，また乾燥により亀裂を生じることから，唇面の広範囲な修復は避けたほうがよい．

　しかし，コンポジットレジン修復に比べ，修復術式が単純で，材料自体に歯質接着性があり，さらにフッ化物の取り込みにより，耐酸性となる歯質の強化（フルオロアパタイトの形成），再石灰化の促進作用，プラークの糖代謝の抑制などから抗齲蝕性も期待でき，生体親和性をもち，吸水率も低いという長所を有している．

　適応窩洞は，接触点を含まない3級，5級，くさび状欠損，根面齲蝕などの窩洞であり，歯頸部露出による知覚過敏に対しても応用される（図4-68）．

　トンネル窩洞や辺縁隆線を残した頬側開放の2級や，乳臼歯の1級，2級窩洞にも用いられる．また特殊な用途（発展途上国向けで，診療設備がなくても，スプーンエキスカベーターなどで齲蝕を除去，修復する緊急避難的修復法）ではあるが，永久歯である臼歯1級に適応できる製品もある．

　このほかの適応窩洞に加えて，裏層や支台築造にも用いられる．

E グラスアイオノマーセメント修復の手順 (図4-69)

1．窩洞形成

　グラスアイオノマーセメントは歯質接着性を有し，辺縁封鎖性もよく，抗齲蝕作用も期待でき，さらに歯髄刺激性の少ない生体親和性修復材である．したがって，窩洞形成は齲蝕罹患部のみの削除を行い，健康歯質の削除量を極力少なくするMI（Minimal Intervention）の概念を実践する．

　くさび状欠損などでは，窩洞形成が必要でない場合もあるが，歯質表面の清掃のため，ペーストを使用し，低速のラバーカップやブラシで清掃したのち，洗浄，乾燥する．

1）窩洞外形

　くさび状欠損窩洞などでは欠損部の窩洞外形でよい．根面齲蝕では，齲蝕の範囲のみにとどめる接着性レジン窩洞と同様に行うのがよい．齲蝕象牙質はすべて除去し，健全な歯質面とする．明瞭で円滑な曲線を有する窩洞外形とする．2級では辺縁隆線を残して頬側に開放したり，トンネル窩洞とする．

2）保持形態

　特に付与する必要はない．

3）抵抗形態

　もろい材料であるので外力が直接加わる部位は避けるとともに，残存歯質も薄くならないようにする．グラスアイオノマーセメントは，コンポジットレジンに比べ理工学的性質が劣るため遊離エナメ

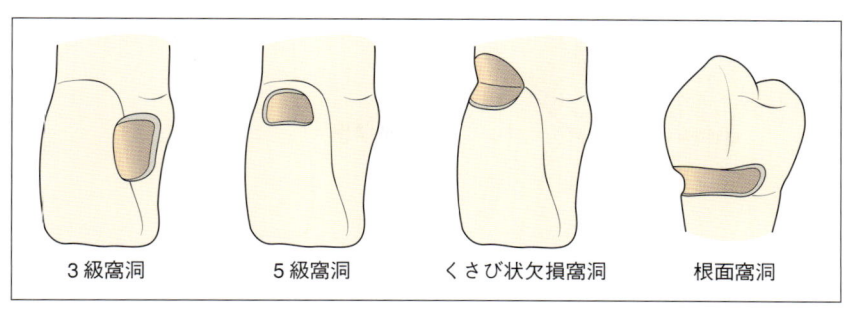

図 4-68　適応窩洞

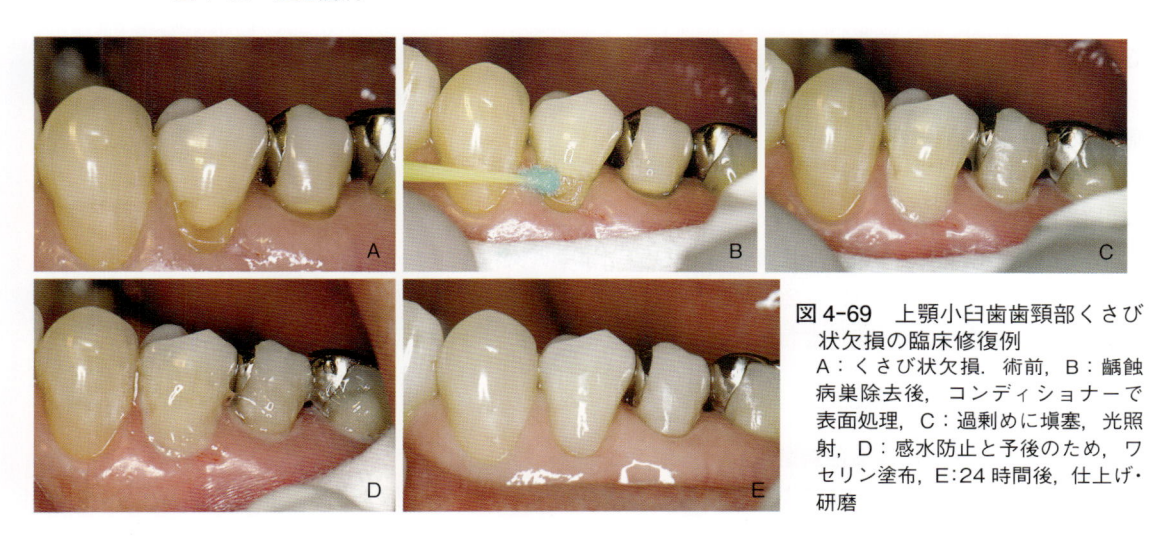

3級窩洞　　5級窩洞　　くさび状欠損窩洞　　根面窩洞

図 4-69　上顎小臼歯歯頸部くさび状欠損の臨床修復例
A：くさび状欠損．術前，B：齲蝕病巣除去後，コンディショナーで表面処理，C：過剰めに填塞，光照射，D：感水防止と予後のため，ワセリン塗布，E：24時間後，仕上げ・研磨

ル質の裏打ちはできないので，残さないほうがよい．窩洞内の線角は丸みをもたせると，線角部のセメント中に気泡が入らなくなり，保持もよくなる．

4）便宜形態

3級ではセメントの填塞を容易にするため，頰側や舌側を大きく拡大する場合がある．

5）窩縁形態

窩縁隅角は90°を目安とする．皿状の浅い窩洞では填塞を容易にし，セメント辺縁部を厚くして辺縁破折を防止するために歯頸側窩縁に半円の溝を設ける．窩縁が明瞭であることが大切である（図4-70）．

2．覆　髄

グラスアイオノマー修復窩洞は通常，覆髄の必要はないが，窩洞が特に深くて残存象牙質が非常に薄くなった場合や，不顕性露髄が疑われる場合に水酸化カルシウム系製剤などによる覆髄を行うこともある．

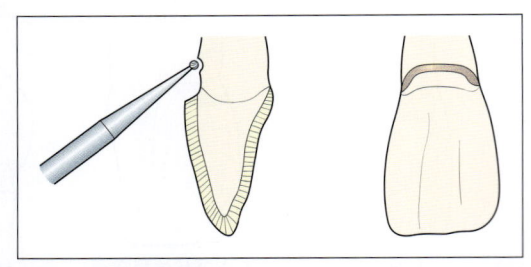

図 4-70　皿状の浅い窩洞では，歯頸部に溝を設ける

3．隔　壁（マトリックス）

　光硬化型のため，金属製のマトリックスは使用できない．透明プラスチックス製マトリックスが市販されている．

4．歯面処理

　水洗と乾燥を行う．セメントと象牙質の接着をより確実にするために，ポリアクリル酸（デンティンコンディショナー）を 10 〜 20 秒間塗布したのち，水洗，乾燥する清掃が勧められている．また，製品によってプライマー処理を行ったのち，プライマーに対して光照射を行うものがある．

5．練和・塡塞

1）シェードガイドによる色調選択

　ほとんどの製品がビタシェードを採用しており，粉末の色番を選択するのは容易である．ラバーダムを装着する前に採色しておく．

2）粉液の計量

　プラスチック表面加工（ワックス加工ではない）した練和紙に，粉末を専用の計量スプーンで正確に計量したのち液を練和紙に滴下するが，気泡が入らないように，またはじめの 1 〜 2 滴は少なめになりがちなので注意する．粉液比によって機械的強さに影響を与えるので，正確に計量することが大切である．粉末は，瓶中に一定時間堆積したものと，瓶を振って粉をほぐして計量したものとでは，前者が多くなる．液は，容器を垂直にもったものと，斜め（45°程度）にもって滴下したものとでは，前者が多くなる．

3）練　和

　計量が終われば，つぎにプラスチックスパチュラで練和する．粉末を 2 等分し，すばやく液に加え，円を描くように均一な乳泥状になるように練和し，残りの粉末を加えてさらに十分練和する．
　練和時間は 30 秒以内とする．操作余裕時間は 3 分間程度であるが，室温が高いと操作余裕時間は短くなり，室温が低いと長くなる．

4）塡　塞

　グラスアイオノマーと歯質との化学結合を得るためには，練和したセメントが流動性のある早期に

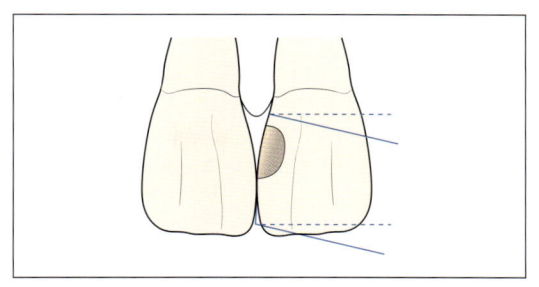

図4-71 ストリップスによる圧接
歯頸部の適合をよくするため，ストリップスをつける

歯質と接触しなくてはならないので，練和後はすみやかに塡塞操作に移る．塡塞にはコンポジット充塡器や探針が用いられる．箱形窩洞の場合は，シリンジを用いて塡塞したほうが，気泡の混入が少なくなり容易である．注入チップの先端は，気泡が混入しないように練和物から浮かせないように塡入する．

3級ではポリエステルストリップスによる圧接を行う．歯頸部よりも切縁部のほうが研磨は容易なため，歯頸部の圧接を優先する．歯頸部を隙間なく圧接するために，"く"の字のストリップスを選択する．ストレート型のストリップスを使用するときには歯と平行にせず，角度をつけて保持したほうが歯頸部をより隙間なく圧接できる（図4-71）．

5級ではサービカルマトリックスを歯頸部から圧接し，塡塞セメントを切縁側に押し出すようにして，切縁部を圧接する．サービカルマトリックスの使用が困難な場合は，歯肉排除法を用いて，窩縁を明示させ，歯肉からの溶出液を防止する．形態付与はセメントの流動性のあるうちに行うが，流動性が高いので多めに盛っておくか，積層塡塞を行う．

5）光照射
可視光線照射器を用いて，所定の時間，光照射を行う．厚く塡塞する場合は積層塡塞法で行う．

6）形態修正
微粒子ダイヤモンドポイントや研磨用ディスク，メタルストリップスなどを用いて，注水下で形態修正を行い，バーニッシュを塗布する．バーニッシュは長期の表面安定性にとって有効である．研磨は，照射直後に行うと吸水量が多くなり，従来型と同様に感水の影響を受けるので，またプラークの付着性や着色試験などからも次回来院時に行うのがよいとされている．

7）仕上げ・研磨
仕上げ用微粒子ダイヤモンドポイントを用い，十分に注水しながら行い，仕上げとともに研磨を行う．ついでアルミナスポイント，シリコーンポイントを十分な注水下で用いるが，ペーストとラバーカップまたはブラシによる研磨は修復物をオーバーヒートさせ，亀裂の原因となるので用いない．3級の場合は，プラスチックストリップスで行う．

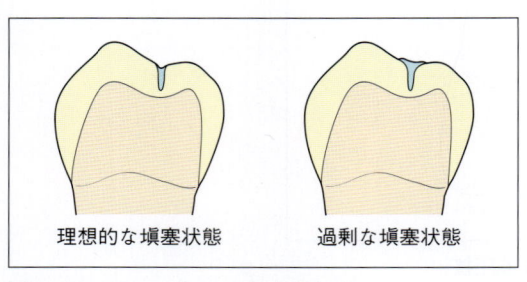

図4-72　フィッシャーシーラント（理想的な填塞状態／過剰な填塞状態）

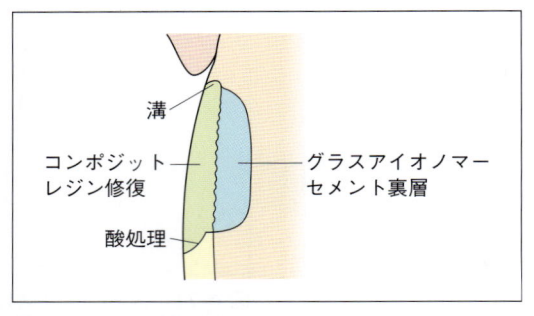

図4-73　サンドイッチテクニック（溝，コンポジットレジン修復，酸処理，グラスアイオノマーセメント裏層）

F そのほかの用途

1．フィッシャーシーラント

　齲蝕感受性の高い小窩裂溝を修復材で填塞し，齲蝕誘発性の口腔環境から遮断するのがシーラントの目的である．グラスアイオノマー系シーラントは単なる封鎖効果ばかりでなく，フッ素徐放による歯質の強化，齲蝕予防，齲蝕の進行抑制効果がある．酸エッチングが不要であり，ラバーダムができないような半萌出歯にも応用できる唯一のシーラントで，操作ステップも簡単である．填塞はセメントを少なめに取って，裂溝内に流入させ，過剰にならないように注意する．裂溝外の過剰部は除去する（図4-72）．

2．裏層用セメント
1）ライニング用
　裏層用グラスアイオノマーセメントは，裏層材に求められる所要性質と操作性を兼ね備え，生体親和性，歯質接着性，審美性およびフッ化物徐放性などの特性をもつ．
　レジン添加型グラスアイオノマーセメントは，30秒光照射を行うとセメント表面が安定化し，硬化初期における感水性が著しく低下し，次のステップまでの時間が節約できる．また，歯質に対する接着も強固になって，上部に塗布するボンディング材とも強固に接着する．

2）ベース，支台築造用
　欠損象牙質を補填し歯冠修復物の支え，象牙質代替層として用いられる．ベース，コア専用セメントは歯質に接着するので，セメントのための特別の保持形態を必要としない．辺縁封鎖性もよく，機械的強度も象牙質に近似し，操作性や生体親和性がよく，かつフッ素徐放性が期待できる．銀を融着したセメントや，単純にアマルガム粉末を混入したセメントもある．圧縮強度や歯質接着性の改善はみられないが，エックス線造影性や疲労に対して利点がある．

3．サンドイッチテクニック
　グラスアイオノマーセメントによるベース・ライニング後，エナメル質やセメント部分をエッチングしてコンポジットレジンで修復する術式を，特にサンドイッチテクニックというが（図4-73），レジン強化型グラスアイオノマーセメントの登場や，コンポジットレジンの歯質接着性が向上したため，

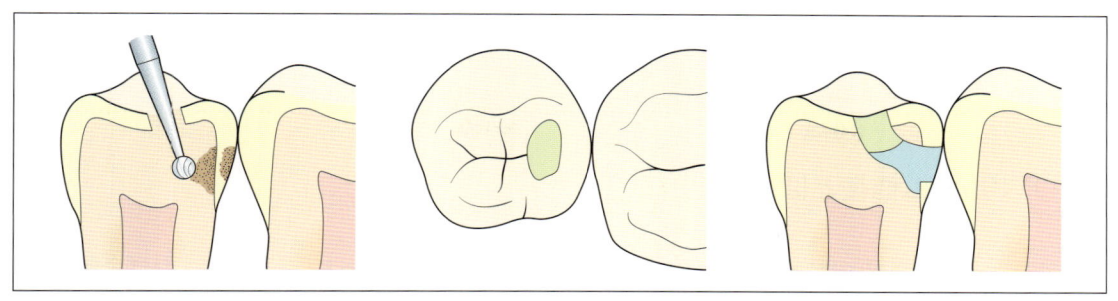

図4-74　トンネルテクニック
咬合面より小型の球形ダイヤモンドポイントにて開放，辺縁隆線の幅は2mm以上であることが望ましい．■はコンポジットレジン修復，■はグラスアイオノマーセメント修復

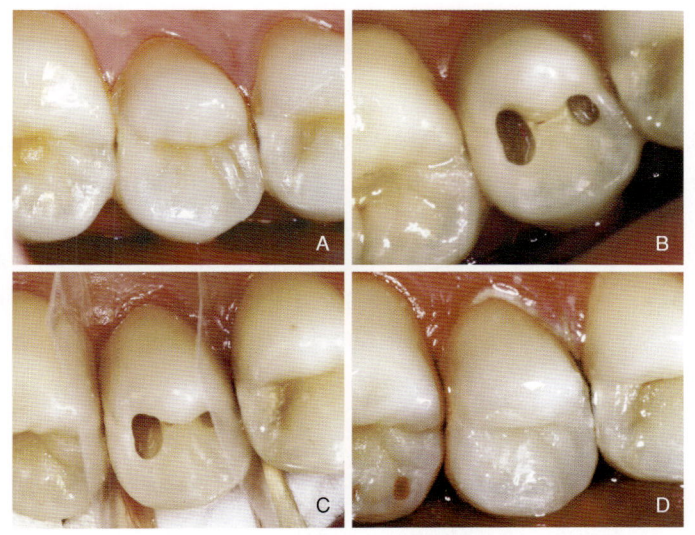

図4-75　上顎小臼歯隣接面齲蝕に対するMIを考慮に入れたトンネルテクニック修復臨床例
A：トンネル窩洞術前，B：窩洞形成，C：隣接部をストリップスで圧接，D：表面をコンポジットレジンで修復

図4-76　小さいスプーンエキスカベーター

応用されることはまれである．

4．トンネルテクニック

　2級窩洞について，WilsonやMcLean J.W.によって，micro conservativeまたはmicro-preparationとよばれる新しい術式の紹介本が出版されている．その一つとしてHunt P.R.は，隣接面の齲蝕処置法として咬合面を開放し，そこから内部を拡大し，辺縁隆線を保存しつつ"トンネル形成"によって齲蝕病巣を除去する方法を紹介した．これは辺縁隆線にひびが入っている歯や，トンネル形成して咬合面，隣接面にエナメル質が2mm以上残らないような歯には不適当である（図4-74，75）．
　しかし，歯質の侵襲をできる限り少なくするMI窩洞で注目されている．齲蝕除去時には小さいスプーンエキスカベーター（図4-76）の使用が有効である．

（山田和彦）

3 アマルガム修復

A アマルガム修復とは

　アマルガムとは水銀とほかの金属との合金を意味する．アマルガムは，一度硬化すれば金属としての理工学的強さを発揮する優れた成形修復材であるが，審美性，歯質接着性，脆性，水銀による環境への影響などに問題があり，臨床応用にはさまざまな制約を伴う材料でもある．

　現在のアマルガムの基礎を確立したのは Black G.V.（1836～1915）で，アマルガムに関する広範囲の研究を行った成果から 1929 年，米国歯科医師会規格（ADA）でアマルガム用合金の成分や使用法を規定した．

　その後，耐蝕性や辺縁破折の改良をめざして，1962 年には削片状合金よりも臨床特性のよい球状合金が，1963 年には従来型合金よりもはるかに銅の含有量が高く，物性のよい高銅型合金が開発された．しかし 1970 年前後から，わが国やスウェーデンで水銀による環境汚染が問題となり，アマルガムの使用が減少していった．

　しかし，100 年以上の長期にわたる多くの臨床データに裏付けされた特性には捨てがたいものがあり，その使用を擁護する臨床家も多い．アメリカではいまなお臼歯部修復物の 50％以上がアマルガム修復であるといわれている．したがって，その特徴を十分に理解し，有効に活用していくべきであろう．

B アマルガム修復の特徴

　アマルガム修復は成形修復であり，練和直後しばらくは軟らかい泥状で操作しやすく，その硬化物は理工学的な性質に優れた金属的特性をもっているということが最大の特徴である．しかし，金属であるために審美性に問題がある．アマルガム修復の長所と短所は以下の通りである．

① 長所
- ほかの修復材に比べて修復操作が簡単である
- 技工操作，合着操作が必要ない
- 物性がほかの成形修復材よりも比較的高い
- 歯髄に対する化学的刺激性がない

② 短所
- 辺縁破折を起こしやすい
- 銀色で審美的でない
- 歯質との接着性がない
- 熱，電気の良導体である
- 塡塞後，硬化するまでに長時間を要する
- 本体の腐蝕黒変や歯質の黒染を起こすことがある
- 修復操作の良否が予後を大きく左右する

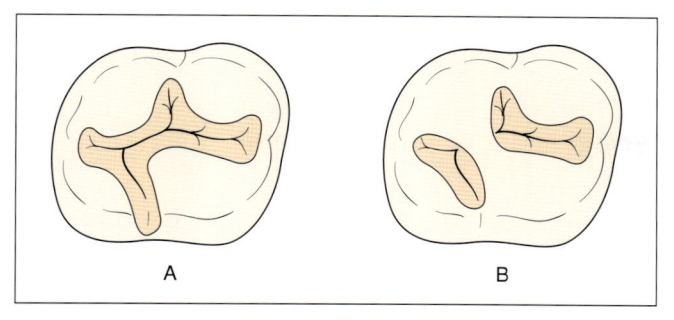

図 4-77　1 級窩洞形成
　A：窩洞が連続している場合，B：窩洞が分離している場合

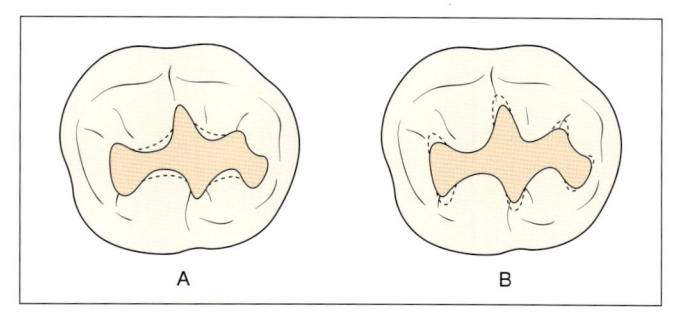

図 4-78　アンダーカット（穿下）の位置（点線部）
　A：窩洞が浅い場合，B：窩洞が深い場合

3. 窩洞の特徴

1）窩洞外形
　予防拡大の原則をふまえ，すべての外形線を滑らかな曲線とする．裂溝部分は十分に追及するが，近遠心の齲蝕が分かれている場合には別々の窩洞とすることも可能である（図 4-77）．
　2 級窩洞において，審美性を考慮しなければならない部位（上顎小臼歯近心窩洞）では，頰側の予防拡大を制限することもある．また，操作性を考慮した外形線を考えることも必要である．

2）保持形態
　箱形を基本とするが，内開きあるいは補助的に穿下（アンダーカット）を付与する．アンダーカットは，窩洞の深さによって咬頭隆線の直下か裂溝追及部につける（図 4-78）．2 級窩洞では側方脱出力に備え，咬合面に鳩尾形を付与したり，側室の軸側面の頰舌側線角部に半円錐形の保持溝を形成する（図 4-79A）．そのほか，補助的に階段，添窩，ピンなどを応用することもある．

3）抵抗形態
　アマルガムの物性を考えた場合，修復物にはある程度の厚みと幅が必要であり，基本的には保持形態と同様，箱形とする．しかし，近遠心壁は辺縁隆線直下で窩壁が薄くなりやすいので，必ず外開きとし，辺縁隆線に力が加わっても歯質が破壊しないように考慮しなければならない（図 4-80）．
　また 1 級複雑窩洞や 2 級窩洞の髄側軸側線角には丸みをもたせ，アマルガム本体に応力が集中しないようにして体部破折を防止する（図 4-79B）．

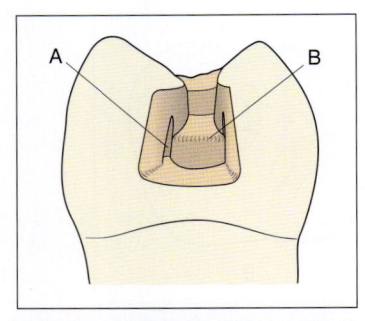

図 4-79 2級窩洞側室部の保持溝（A）と髄側軸側線角のベベル（B）

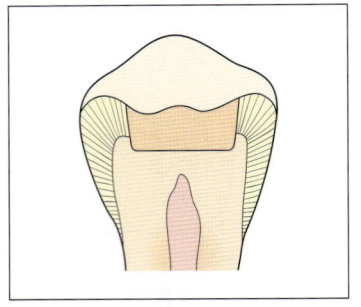

図 4-80 1級窩洞の近遠心壁外開きとし，窩縁斜面の形成はしない

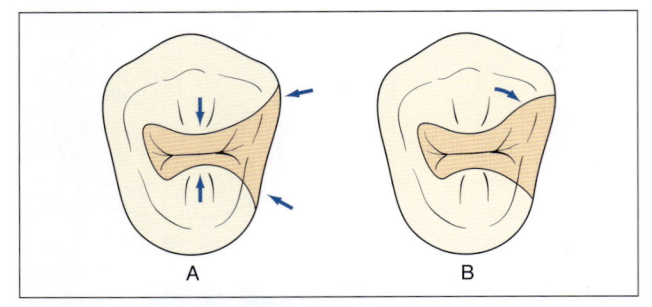

図 4-81 2級窩洞の窩洞外形
A：メタルインレー，B：アマルガム（リバースカーブ）

さらに，窩洞外形とも関連するが，2級窩洞では咬合面方向からみた側室の頰舌側外形線が外方に向かうラインを途中から内側にカーブさせ，アマルガム修復物と歯表面とが直角になるようにする．これを**リバースカーブ**という（図4-81）．

4）便宜形態

修復材の性質上，便宜形態で考慮することは少ない．便宜形態としてあげられるものは，修復，仕上げ・研磨の操作上，側室の頰舌幅を開くことや歯肉縁上にマージンを設定すること，2級窩洞の咬合面方向への開放である．

5）窩縁形態

アマルガムは脆性材料であるため窩縁形態は直角か，わずかに鈍角とし，メタルインレーのような窩縁斜面を付与しない．原則はエナメル小柱と平行にすることである（図4-80）．

C アマルガム修復の種類と組成

1．合金の組成

歯科用アマルガム合金は銀，スズを主成分とし，少量の銅，亜鉛，水銀などで構成され，水銀と混和してできるアマルガムは**銀アマルガム**とよばれる．1960年代には**高銅アマルガム**が出現し，多く

表 4-8 アマルガム合金の組成

	ADA 規格（1977 改訂）	JIS（1991）
銀（Ag）	アマルガム合金の組成は，主に銀，スズからなり，銅，亜鉛，金および水銀が，銀あるいはスズの含有量以下であればよい	40 以上
スズ（Sn）		32 以下
銅（Cu）		30 以下
亜鉛（Zn）		2 以下
水銀（Hg）		3 以下

の研究の結果，合金中の銅の量が 10 〜 30％のものが使用されるようになった（**表 4-8**）．

2．アマルガム合金の種類
一般に合金粒子の形状や合金の組成によって分類されている．

1）合金粒子の形状による分類
(1) 削片状合金（lathe-cut amalgam alloy）
　粒子形状が削片状のもの（図 4-82A）で，大きさによって**レギュラーカット合金**（平均粒径約 50μm），**ファインカット合金**（約 35μm），**マイクロカット合金**（約 25μm）に分類される．粒子が小さいほど混汞，硬化速度，物性，窩洞適合性，仕上げ・研磨面などの性質がよい．
(2) 球状合金（spherical amalgam alloy）
　微細な球状粒子のもの（図 4-82B）で，混汞時の水銀が少なくてよく，可塑性に富み，軽圧塡塞で窩洞に適合する．体積当たりの表面積が小さいので硬化速度，初期硬度，残留水銀量（約 45％）などの性質に優れ，削片状合金よりも物性のよいアマルガムが得られる．
(3) 混合型合金（admixed amalgam alloy）
　削片状合金と球状合金とを混合したアマルガム合金である．

2）合金組成による分類
(1) 従来型アマルガム合金（conventional amalgam alloy）
　約 100 年前に Black が考案したアマルガム処方を原形とするもので，銅の含有量が 6％以下のため低銅合金ともいう．このタイプのアマルガムには金属組織学でいう γ_2 相（硬化物の各相のなかで物性，耐蝕性ともに最も弱い相）が存在し，高銅アマルガムに比べると物性，耐蝕性に劣る．
(2) 高銅アマルガム合金（high copper amalgam alloy）
　銅の含有量が高く，10 〜 30％含有するものを高銅アマルガム合金という．このタイプには γ_2 相が存在せず，ノンγ_2アマルガム（non-γ_2 amalgam）ともよばれる．従来型アマルガムに比べると物性，耐蝕性に優れ，臨床的性質がよい．このアマルガムには銅の添加の仕方によって二つのタイプがある．
　　ⅰ）混合型高銅合金（admixed high copper amalgam alloy）
　削片状の従来型アマルガム合金粒子に球状の銀銅共晶合金粒子（Ag 72％，Cu 28％）を混合したものである．従来型合金 7 に対し，物性のよい共晶合金を 3 の割合で添加することで高銅化し，分散

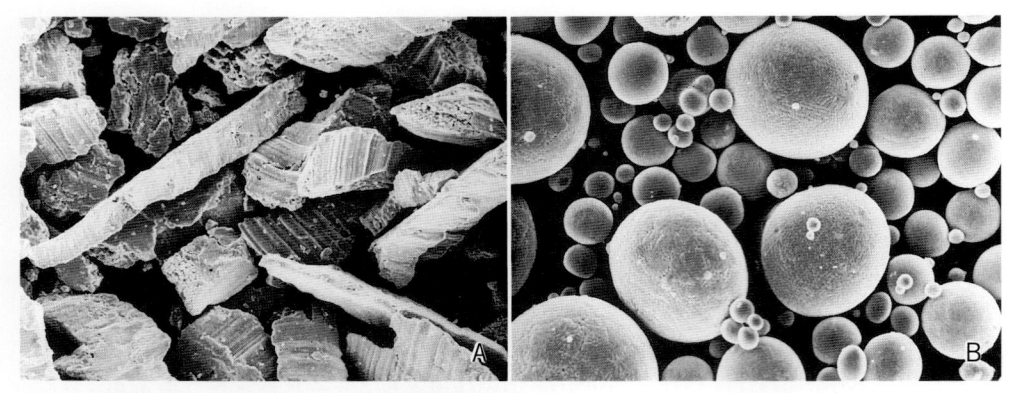

図 4-82　アマルガム用合金（走査電子顕微鏡像）
A：削片状合金，B：球状合金

強化しようとしたものである．分散強化型アマルガム（dispersion strengthened amalgam）ともいわれる．

　ⅱ）単一型高銅合金（single phased high copper amalgam alloy）
　合金製造時から 10〜30％の銅を添加して 3 元合金とした単一組成の球状合金である．組成が高銅合金で，形状は球状合金であるため両者の性質をもち，臨床成績がよいとされる．現在，日本で使用されているアマルガムはほとんどこのタイプのものである．

3．硬化反応と金属組織像

　アマルガム合金と水銀とを混水すると，合金粒子表面の酸化被膜が除去され，新鮮な面に水銀が反応して硬化を始める．これをアマルガメーション（amalgamation）という．
　指定された混水比では，合金粒子の表層部のみが水銀と反応してマトリックスとなり，未反応の中心部分（コア）を取り巻いて新しい相を形成する．このマトリックス中には γ_1 相（Ag–Hg 系），γ_2 相（Sn–Hg 系），η' 相（Cu–Sn 系）などの微小結晶が出現・成長し，徐々に塑性を失って硬化する．中心部分のコアは γ 相（Ag_3Sn）として残り，機械的強さの主体となる．

1）従来型アマルガム

　銅の含有する割合が少なく，合金粉末は主として $Ag_3Sn(\gamma)$ である．これは次のようにして水銀と反応する．

　　$Ag_3Sn(\gamma) + Hg \rightarrow Ag_2Hg_3(\gamma_1) + Sn$

　　$Sn + Hg \rightarrow Sn_8Hg\ (\gamma_2)$

　削片状合金では 6 時間，球状合金では 4〜5 時間かかってほぼ水銀が消費される．最終的に反応が終結するのは 1 週間以上かかるといわれている．これを反応式で示すと次のようになる．

　　$\gamma + Hg \rightarrow \gamma_1 + \gamma_2 + \gamma$

　アマルガム硬化物は未反応のコア（γ 相）と，それを取り囲むマトリックス（γ_1 相，γ_2 相）からなっている（図 4-83A）．マトリックスの大部分は γ_1 相で，このなかに γ_2 相が樹枝状に存在している．
　γ_1 相は機械的にも化学的にも γ 相につぐ強い相であるが，γ_2 相はアマルガム硬化物中，最も弱い相で機械的強度に劣り，耐蝕性も低い．

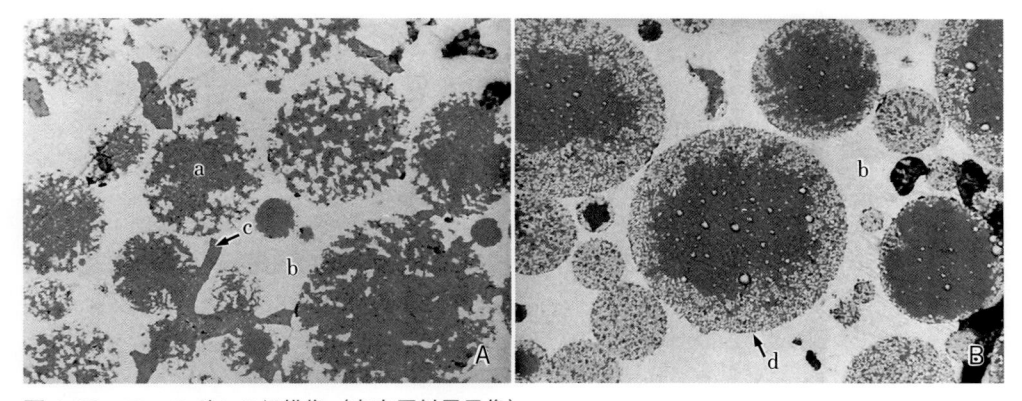

図 4-83 アマルガムの組織像（走査反射電子像）
A：従来型アマルガム，B：高銅アマルガム
a：γ相（合金粒子中央の未反応部分），b：γ_1相，c：γ_2相，d：η'相

2）高銅アマルガム

混合型高銅アマルガムでは，合金を水銀と混和すると，削片状の従来型合金成分の銀スズ合金粒子からはAg-Hg（γ_1）と一時的にSn-Hg（γ_2）が生じる．球状の銀銅共晶合金粒子からはAg-Hg（γ_1）が生じる．一時的に生じたSn-Hg（γ_2）のSnは銀銅共晶合金粒子の表面に拡散し，銅と反応してCu_6Sn_5（η'）となる．η'相は主としてSnが拡散した銀銅共晶合金粒子の表面に形成される．反応の初期にはγ_2相がわずかに形成されるが，最終的にはほとんど存在しない．これを反応式で示すと次のようになる．

$$(\gamma + Ag\text{-}Cu) + Hg \rightarrow \gamma_1 + \eta' + (\gamma + Ag\text{-}Cu)$$

単一型高銅アマルガムでは，合金を水銀と混和するとAg-Hg（γ_1）が晶出する．Snは多量のCuと反応してCu_6Sn_5（η'）となるため，Hgとは反応せず，Sn-Hg（γ_2）は形成されない．この場合，η'相は合金粒子の表層だけでなく，顆粒状構造物としてマトリックス中にも存在する．これを反応式で示すと次のようになる．

$$(Ag\text{-}Sn\text{-}Cu) + Hg \rightarrow \gamma_1 + \eta' + (Ag\text{-}Sn\text{-}Cu)$$

金属組織像では未反応合金粒子（γ）とそれを取り囲んで円形に広がったη'相，さらに全体をつなぐマトリックスからなっており，マトリックスの大部分はAg-Hg（γ_1）である（**図4-83B**）．γ_2相よりも硬さ，耐蝕性の高いη'相が点在しているため，高銅アマルガムの物性，耐蝕性は従来型アマルガムよりも明らかに高い．

4．アマルガムの理工学的特性
1）機械的特性
（1）強さ

アマルガムの圧縮強さは従来型削片状アマルガムで304〜417MPa，従来型球状アマルガムで269〜441MPa，高銅アマルガムで363〜568MPaであると報告されている．高銅アマルガムでは圧縮強さが増大したが，引張り強さの増大はあまり認められない．このように圧縮強さは比較的大きいが，引張り強さや曲げ強さが小さいので，アマルガムは脆性材料といわれている．

アマルガムは練和から7〜8時間（球状アマルガムでは5〜6時間）経過して最終的な強さの85

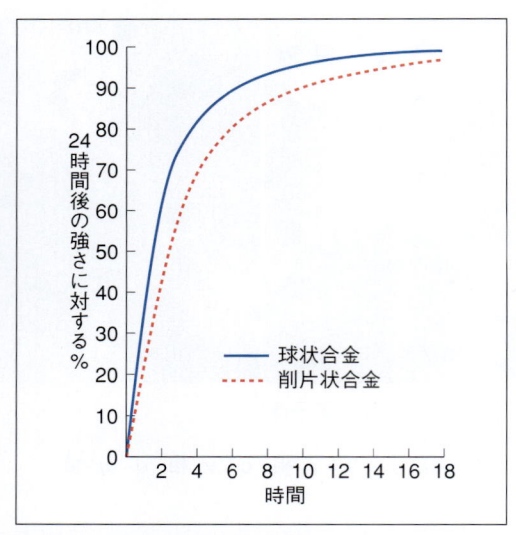

図 4-84　アマルガム硬化物の圧縮強さと時間経過（Craig, R.G. ら）

～90％に達し，約24時間経過してほぼ最終的な強さとなる（図4-84）．

アマルガム硬化物の強さは，その残留水銀量と空隙の影響を受ける．残留水銀量が多くなればそれだけγ_1相やγ_2相が多く晶出し，未反応合金であるγ相が少なくなるので弱くなる．

空隙を減少させるには，混汞比を可能なかぎり小さくして合金を練和する**ドライテクニック**（dry technique, Eames' technique；低水銀法）よりもむしろ，混汞比を大きくして余剰の水銀を塡塞中に除去する**ウェットテクニック**（wet technique）のほうが適しているという考え方もある．

(2) 硬さ

従来型アマルガムのヌープ硬さは象牙質（60～150KHN）とほぼ同じか，若干高い程度であったが，単一型高銅アマルガムでは象牙質とエナメル質（300～400KHN）の中間程度になった．

(3) クリープ（塑性変形）

アマルガムが硬化したのちの静的・動的荷重負荷による進行性の塑性変形をクリープとよんでいる．この値が小さいアマルガムは，変形，破壊が少ないといわれている．高銅アマルガムが従来型アマルガムと比べて特に異なっている点は，このクリープ値がきわめて小さいことである．

Mahler D.B. は高銅アマルガムの辺縁破折が少ないことと，クリープ値が小さいことに注目し，アマルガムの辺縁破折は咬合圧によってアマルガム修復物辺縁部が変形して窩縁から浮き上がり，さらに咬合圧が加わって破折するために起こる，すなわちアマルガムのクリープ値が小さいほど辺縁破折も少ない，と説明している．

(4) 寸法変化（硬化中の膨縮変化）

練和直後のアマルガムの初期収縮は，合金粉末に水銀が吸収されるときに生じる体積の減少であり，その後に続く膨張は，γ_1相やγ_2相が晶出・成長することによる体積の増加であり，すべての水銀が反応した段階で体積変化も止まる（図4-85）．

アマルガム修復は合着材を使用しない修復法であるから，修復物と窩壁との適合が辺縁漏洩と直結するため，硬化中に認められるわずかな膨張は，アマルガムの重要な特性のひとつと考えられる．

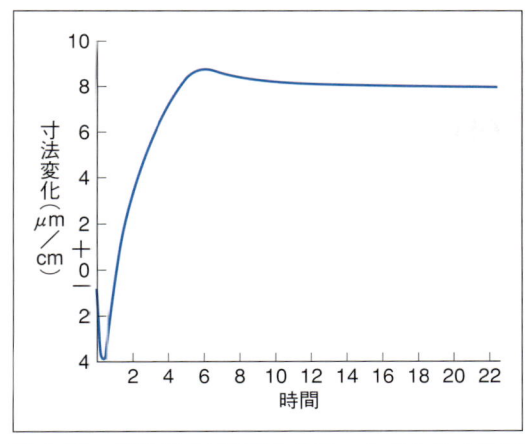

図 4-85　填塞後 24 時間内のアマルガムの寸法変化（Philips, R.W.）

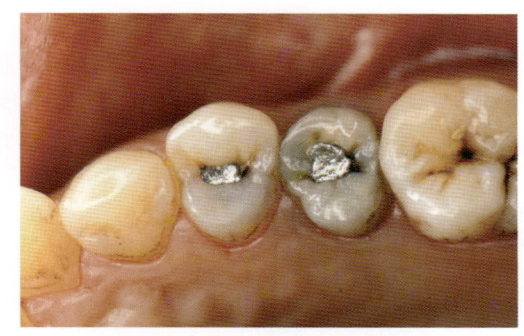

図 4-86　表面の腐蝕，辺縁破折，象牙質の着色，二次齲蝕を伴ったアマルガム修復物

2）化学的特性

(1) 口腔内安定性

　アマルガムは大きな変質や溶解性はなく，口腔内では比較的安定している．しかし，くもり（tarnish），変色（discoloration），腐蝕（corrosion）などの表面的な変化は避けられない（**図 4-86**）．これらは，アマルガムが多くの相で構成されているので，各相の界面に電位差を生じて局所電池を形成したり，表面と内部で通気差電池を形成するためである．

　Jørgensen K.D. は，アマルガム修復物辺縁部の腐蝕によって辺縁破折が生じると説明している．すなわち，アマルガム辺縁部に生じた通気差電池によって膨張し，修復物辺縁が窩壁からはがれて浮き上がる．そこに咬合圧が加わって辺縁破折を生じるというものである．

(2) 歯質の着色

　歯質の着色は，アマルガム成分（Sn と Zn）が遊離して象牙細管に侵入し，歯質成分と結合・沈着したもので，ほとんどが象牙質の着色である．アマルガムを填塞する前にバーニッシュをライニングすると，ある程度予防できるといわれている．

　臨床的には修復物の周辺部にエナメル質を通して黒灰色として観察され，再発性齲蝕と鑑別しにくいことが多い（**図 4-86**）．

(3) ガルバニー電流

　電解液中で異種金属が接触すると，金属間の電位差によってガルバニー電流（galvanic current）が流れる．口腔内においては唾液が電解液の役割を果たし，異種金属が接すると同様の電流が流れる．生活歯にアマルガム修復を行った場合にガルバニー電流が流れ，ときとして電撃痛を起こすことがある．これをガルバニー疼痛（galvanic pain），あるいはガルバニーショック（galvanic shock）という．アマルガムに対して電位差の大きい金合金が対合歯にあって，それが接触すると激痛を訴える場合が多い．しかし，この疼痛の持続期間は短く，数日で消退することから，歯髄や修復物に与える影響はほとんどない．

3）金属アレルギー

タンパク質と反応しアレルゲンとなる可能性の高い元素は Hg である．

アレルギー反応としての口腔内症状には扁平苔癬，舌炎，地図状舌，口唇炎，歯肉炎などが，全身症状には皮膚湿疹，水疱症，掌蹠膿疱症などがあり，いずれも難治性である．

D アマルガム修復の適応症

アマルガム修復は，ほとんどすべての窩洞に応用可能であるが，審美性，物性および技術的特性を考慮すると，臼歯部1級窩洞が最適応症といえる．

臼歯部の5級窩洞や前歯舌面1級窩洞などに応用されたこともあったが，コンポジットレジンやグラスアイオノマーセメントなどの審美性修復材の台頭で最近では適応されない．

2級窩洞では隣接面の調整，仕上げ・研磨などを完全に行うことが難しい場合は間接法による修復を選択するべきであろう．

無髄歯の窩洞には歯の破折の危険性があるためアマルガムを応用すべきではない．

E アマルガム修復の手順

1．術野隔離・ラバーダム

アマルガム修復においては，窩洞外に溢出した余剰アマルガムが患者の口腔内に落ちたり，またZn含有アマルガムでは水分が遅発膨張の原因になったりすることがあるので，ラバーダムは重要である．1級，2級窩洞にかかわらず，患歯の前後1歯ずつを含めて防湿すると塡塞操作が容易となる（図4-87A）．

2．窩洞形成

窩洞の具備条件に従って窩洞形成する．

1）1級窩洞

窩洞形成にはFG #330がよく用いられる．刃部の長さ1.7mmが窩洞の深さの目安となり，窩洞の原則である象牙質内0.5mmの深さと窩洞の内開きとが確保される．その後，低速のスチールバーや手用切削器具で修正を行う．FG #1557を用いる場合，刃部の1/2（約1.7mm）を目安にして窩洞形成したのち，#33 1/2，#34で補助的保持形態として要所に角形穿下を付与する．

2）2級窩洞

2級窩洞に応用する場合は，できるだけ内側性に近い窩洞に限ったほうがよい．つまり側室頰舌側の歯質の厚みが十分確保できる場合が条件となる．

窩洞形成にはFG #1557を用いて1級窩洞と同じ要領で咬合面の形成を行い（図4-87A），側室の辺縁隆線まで移動させ，隣接面部にエナメル質を一層（約0.5mm）残し，バーの刃部全体（約3.5mm）を沈める（図4-87B，C）．その後，バーのヘッドを扇形を描くように動かし，側室の外形を形成する（図4-87D）．スチールバーや手用切削器具を用いて窩洞各部の修正，抵抗形態，保持形態の付与を行い，

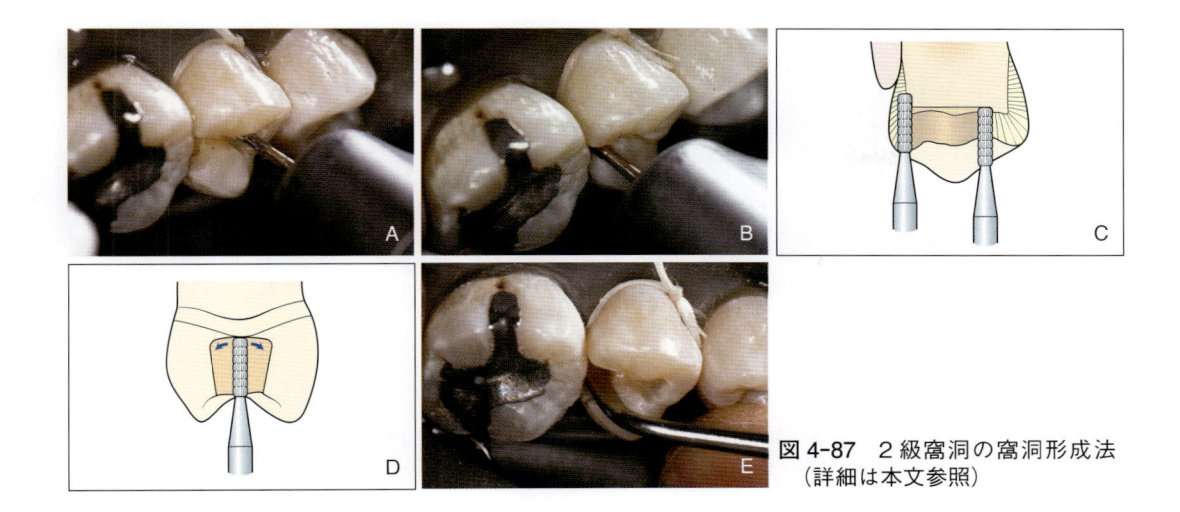

図4-87 2級窩洞の窩洞形成法
（詳細は本文参照）

窩洞を完成する（図4-87E）．

3. 歯髄保護（裏層）

　アマルガムには歯髄為害性がないと考えられるので，特別な歯髄保護の必要性はほとんどない．しかし，アマルガムは熱や電気の良導体であることから，断熱やガルバニー疼痛の予防のために裏層する場合もある．この裏層は，辺縁漏洩や修復物から溶出した成分元素による歯質の着色を防止する効果も期待される．

1）浅い窩洞

　窩洞全面にバーニッシュのライニングを行う．これによって初期の辺縁漏洩やアマルガム成分による歯質黒染が防止できる．最近ではライニングを兼ねた接着性のあるポリマーを用いた接着アマルガム修復も行われている．

2）深い窩洞

　歯髄に近接している場合は，覆髄あるいは裏層などの歯髄保護を行う．

4. 隔壁調整

　2級窩洞ではアマルガムが側方へ溢出するのを防ぐため隔壁を用いる．ステンレス製のマトリックスバンドとそれを保持するリテーナーがよく使用される．オートマトリックスや**トッフルマイヤーリテーナー**，アイボリー1号，9号などがその代表である．

　トッフルマイヤーリテーナー（図4-88A）の場合，まずマトリックスバンドの両端をそろえてリテーナー頭部からバイスに差し込み，止めねじを回し，しっかり固定する（図4-88B）．この状態で患歯にはめ，締めねじを回し，バンドとリテーナーをしっかりと患歯に固定する．窩洞側室の歯頸部からアマルガム泥を溢出させず，適合を確実にするためと，バンドの厚みを補償しコンタクトを回復するために，歯間部にウェッジを挿入する（図4-88C）．

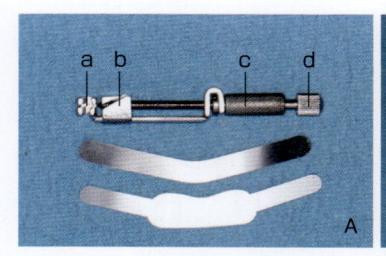

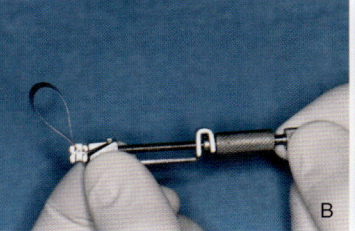

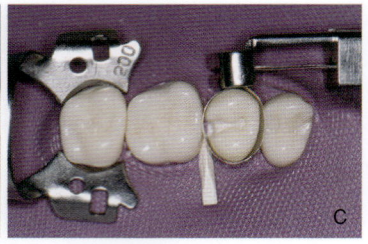

図 4-88　トッフルマイヤー式隔壁の調整・装着法（Aのa：頭部，b：バイス，c：締めねじ，d：止めねじ）

5．計量・混汞
1）合金と水銀の計量
　合金水銀比（混汞比）は合金の形状，大きさなどで異なる．通常，削片状合金では5：8（レギュラーカット），5：7（ファインカット），5：6（マイクロカット）で，球状合金では5：4である．
　水銀の量が不足すると混汞しても可塑性がなく，窩壁との適合が悪くなり収縮傾向を示し，多孔性の硬化物となる．これに対し，水銀が過剰の場合にはアマルガム泥の流動性が大きく，硬化に長時間かかり，修復物が弱く，膨張傾向を示す．

2）練和（混汞）（mixing, trituration）
　指定された量の合金と水銀とをカプセルに採取し，機械練和（図4-89）する．
　練和時間は通常10秒前後である．練和時間が不足するとアマルガム化が遅れ，多孔質で弱い修復物となり，窩壁適合性が悪く，硬化後の膨張が大きくなる．逆に練和時間が長すぎると初期収縮が大きく，弱い修復物となる．混汞比，練和時間は指示どおりで正確でなければならない．

6．塡塞・彫刻
1）塡　塞
　ミキサーで練和したアマルガム泥をスクイズクロス（あるいは鹿皮，アマルガムディッシュ）に取り出し，キャリア（図4-90）で窩洞に輸送し（図4-92A，B），充塡器（図4-91A）で十分に繰り返し加圧を行う（図4-92C）．気泡が残らないように積層塡塞を行いながらやや過剰に盛り上げる．過剰部には水銀の多いアマルガム泥が集まるので，形成器（図4-91C），バーニッシャー，カーバーなどを用いて圧接・除去する（図4-92D，E）．

2）彫　刻
　塡塞が終わったら直ちにカーバー（図4-93）を用いて彫刻形成を行う．咬合面，辺縁隆線の歯冠側鼓形空隙の概形成（図4-94A）が終わったら，注意深くリテーナー，マトリックスバンドを除去し（図4-94B，C），最終的に咬合面，辺縁隆線の高さ，側室部の調整を行う（図4-94C，D）．窩縁外に溢出したアマルガムは完全に除去する（図4-94E）．特に裂溝追及部のアマルガムは取り残しやすいので注意が必要である．
　その後，辺縁部の適合をよくするためにバーニッシャー（図4-91B）を用いて，アマルガム辺縁を歯質に圧接する．

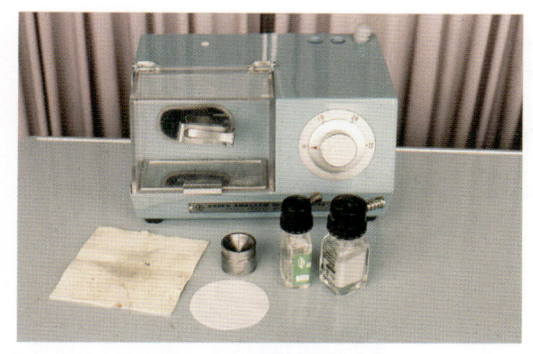

図4-89 アマルガム機械練和器，合金，水銀，ディッシュ，鹿皮，クロス

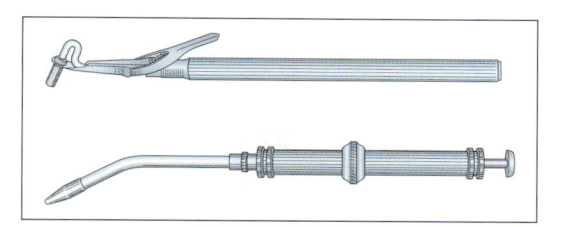

図4-90 アマルガムキャリア（輸送器）．フロントアクション式（上）とバックアクション式（下）

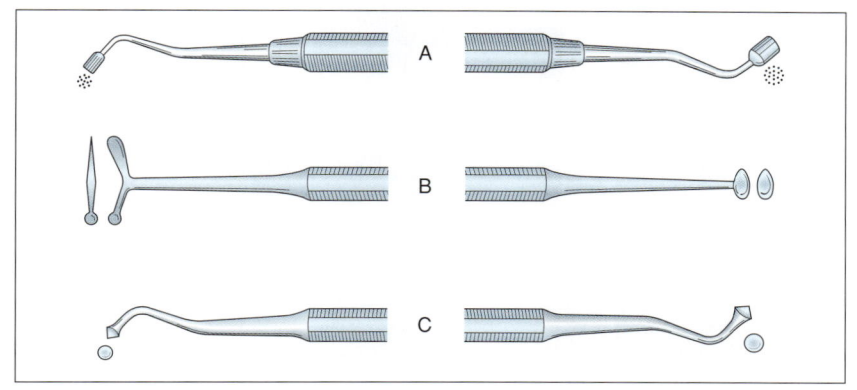

図4-91 アマルガム充填器（A），バーニッシャー（B），形成器（C）

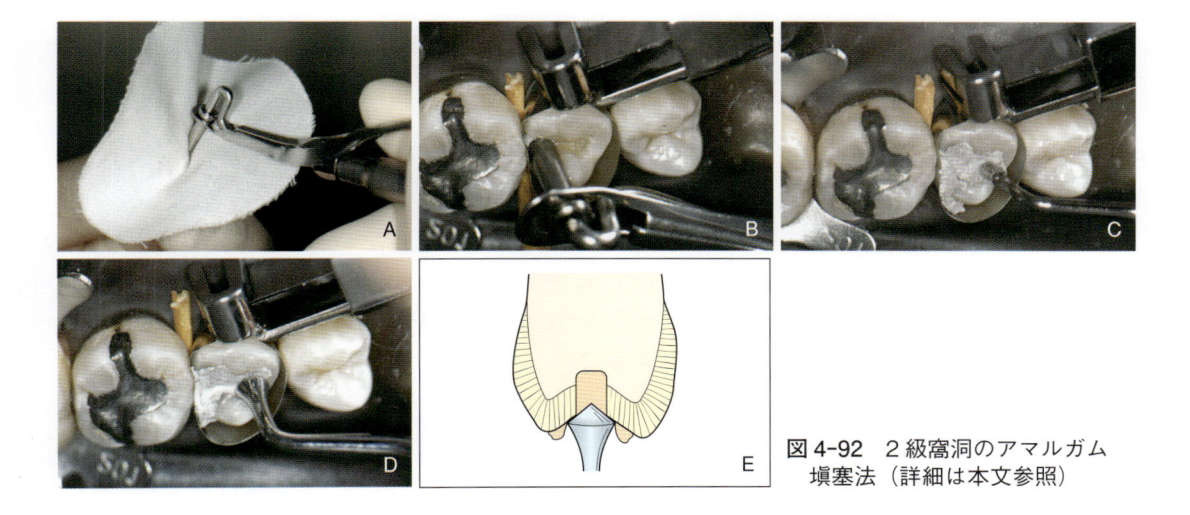

図4-92 2級窩洞のアマルガム塡塞法（詳細は本文参照）

7．咬合調整

　アマルガムの硬化が進んで彫刻時にチンクライ（tin cry＝スズ製容器を磨くときの"キュッキュッ"という音）の状態になったら咬合調整を行う．しかし，修復物の硬化はまだ不十分であることから，下顎の誘導は術者の力だけで行い，過高部の有無をチェックする（図4-94F）．

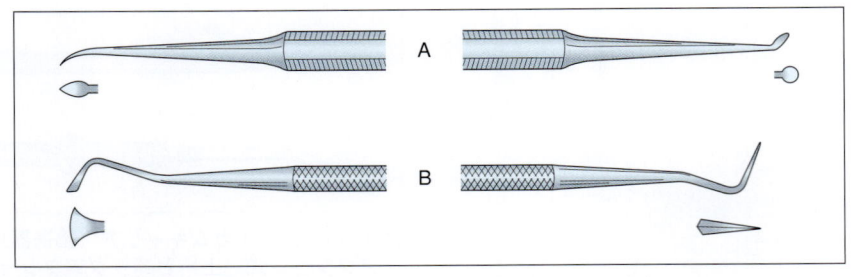

図4-93 クレオイドディスコイド（A）とビーチカーバー（B）

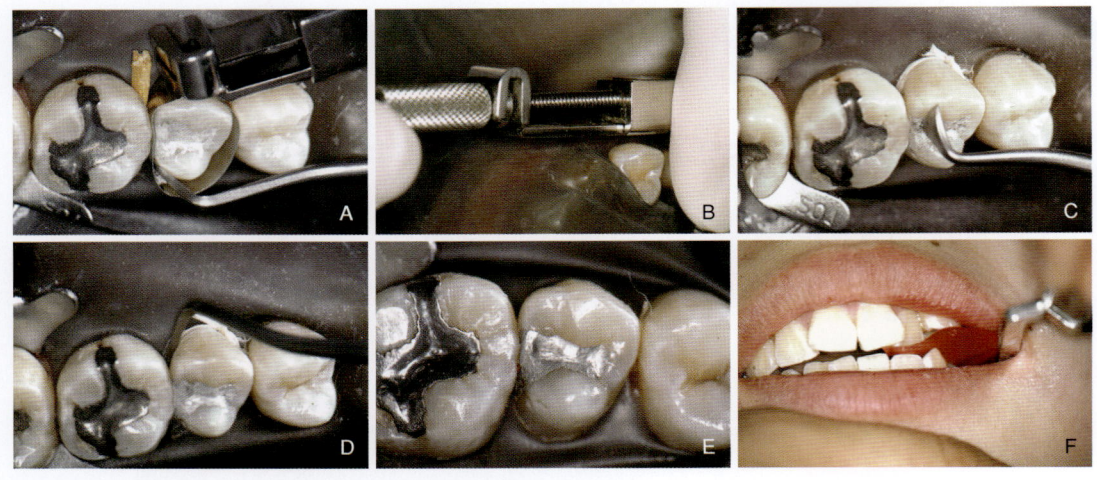

図4-94 2級窩洞の彫刻，形成法（詳細は本文参照）

アマルガム修復物は硬化完了までに長時間を要するので，填塞後最低1時間は咀嚼しないように，また7～8時間は硬いものを噛まないように指示する．研磨は次回来院時に行う．

8. 仕上げ・研磨
1）仕上げ
　形態の細部の修正と微細な傷を除いて研磨しやすくするのが仕上げで，①咬合調整，②辺縁のすりあわせ，③修復物と歯面との移行部を滑らかにする，④形態の修正，を目的とする．
　通常，咬合面では12枚刃の仕上げ用スチールバーを用い（**図4-95A, B**），隣接面ではプラスチックストリップスやポリディスクを用いる（**図4-95C**）．

2）研磨（つや出し）
　表面を滑沢にして光沢を出すことが研磨で，①プラークなどの付着をなくし，②舌感をよくする．
　咬合面ではラバーカップやブラシコーンに研磨材（酸化亜鉛泥など）を付けて行い（**図4-95D, E**），隣接面では細粒のプラスチックストリップスやポリディスクを用いる（**図4-95F**）．

3）仕上げ・研磨の時期とその注意点
　アマルガム修復物が十分硬化するまで最低7～8時間，できれば1週間程度経過してから行う．

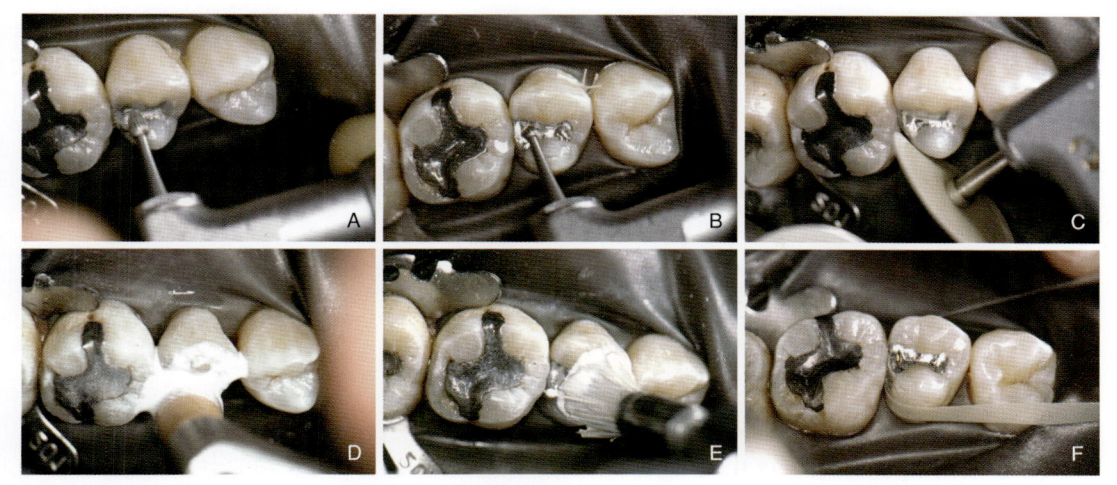

図4-95　2級窩洞の仕上げ・研磨法（詳細は本文参照）

研磨時の注意は発熱させないことである．アマルガム硬化物は熱によって分解され，水銀を遊離するといわれている．また，熱の伝導性がよく，歯髄を障害する可能性も考えられるからである．アマルガム修復物の障害は修復後，短期間に起こることが多く，6か月後，1年後のリコールが大切である．そのとき必要ならば再研磨を行うとよい．

F 術後の経過と管理

この修復法は成形修復のなかで最も長期にわたって使用されているもので，術式も定着し良好な経過を得ている．

術直後に多くみられる症状は一過性の疼痛である．これはアマルガムが接着性をもたないこと，熱伝導性がよいことや異種金属との接触によるガルバニー電流の発生などによるものと考えられる．この疼痛は経時的に軽減し，多くは消失する．

アマルガム修復の辺縁破折は避けられないものであるが，修復後半年（1年）経過後に辺縁を再研磨することで発生を遅らせることができる．また，辺縁破折が小さい範囲であれば再修復する必要はない．

長期には辺縁破折のほかに，アマルガムの腐蝕，体部破折，硫化黒変による歯質の黒染，歯質の破折，二次齲蝕などの問題点がみられる．再研磨による対応や再修復を施す必要がある．

G 水銀の取り扱い

アマルガム修復用の水銀は無機水銀であり，その取り扱いに誤りがなければ，アマルガムは安全で有益な修復材料であると認識されている．しかし医療従事者に対する影響が考えられることや，廃棄水銀による環境汚染への危惧から，無機水銀といってもその管理・取り扱いには十分に注意しなければならない．

水銀を取り扱う場合の注意点を以下に述べる．

① 診療室の換気をよくする
② 診療室には継ぎ目のない床材を使用し，定期的に掃除する．カーペットやじゅうたんは敷いてはいけない
③ 水銀は暖まる場所におかず，割れない容器で保管する
④ 水銀は受け皿の上で取り扱う
⑤ 素手でアマルガムに触れない
⑥ 機械練和時には密閉カプセルを用い，水銀の漏出を防ぐ
⑦ 誤ってこぼした水銀はすべて即座に捕集する
⑧ アマルガム修復物を除去する場合，注水下で完全な吸引を行う．けっして熱を発生させるような除去をしない
⑨ 余剰アマルガムはすべて回収し，水中に保管する

なお水銀蒸気の安全許容量は $0.05mg/m^3$（水銀飽和蒸気濃度は1気圧25℃で $19.8mg/m^3$）で，排水中の水銀許容濃度は $0.005mg/l$ である．

以上，注意点を列挙したが，要点は水銀蒸気を発生させないことと廃棄（たれ流し）しないことに集約される．

水銀を用いることの危惧から，水銀に代わるガリウム合金を使用したことがあったが，物性や価格の問題で現在では使用されていない．

付 接着アマルガム

アマルガム修復の欠点の一つは，アマルガム自体が歯質と接着性をもたないことである．このため，アマルガムと歯質との熱膨張係数の違いによる辺縁漏洩が懸念される．

また接着性をもたないために，窩洞には必ず保持形態を付与しなければならず，多少なりとも健全歯質が犠牲になる．そこでこれらの欠点を補うため，接着性レジンを用いた接着アマルガム修復が応用されるようになった．

以下にその要領，注意点などをあげる．

1．窩洞形成

基本的な窩洞形成は従来どおりであるが，穿下などの補助的保持形態を付与する必要がなく，できるだけ健全歯質の保存をはかる（図4-96A，B）．

2．窩洞の接着処理

製品により接着処理の方法は異なるが，ここでは歯質にも金属にも接着性をもつ 4-META 含有ボンディングライナー（Super Bond D Liner Plus）を用いて説明する．

窩洞を清掃したのち，メーカーの指示に従って歯面処理剤でエナメル質を30秒間，象牙質を10秒間処理する．処理面の水洗，乾燥の時点でアマルガムの練和を開始する．

窩洞全面にプライマーを塗布し，軽くエアブローする．ついでボンディング材の粉末と液とを別々にダッペンディッシュに採取し（図4-96C），窩洞に少量塗布（図4-96D），軽くエアブローして薄く全体に行きわたらせる．

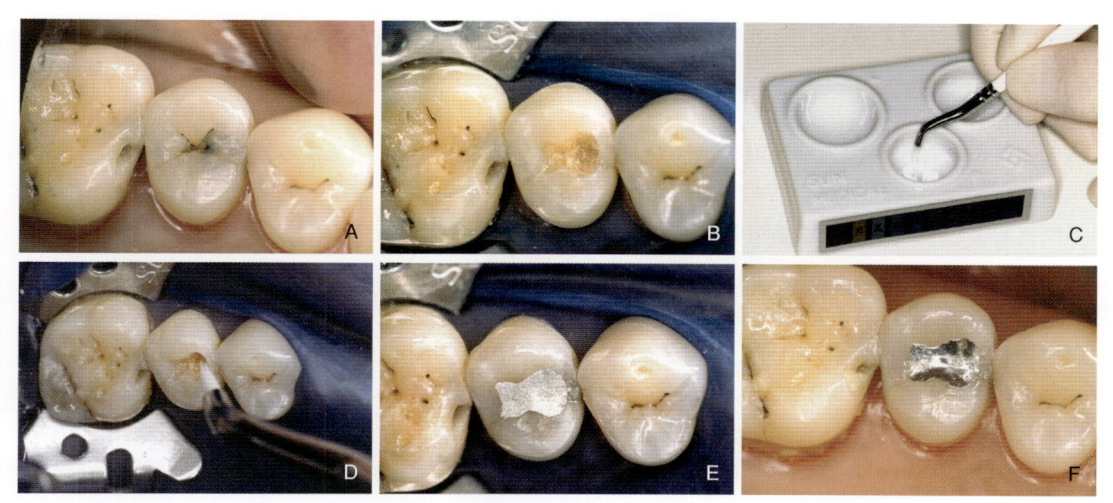

図 4-96　接着アマルガム修復の術式（詳細は本文参照）

3．アマルガムの塡塞

　ボンディングライナーを塗布した窩洞に，直ちにアマルガムを塡塞する（図 4-96E）．

4．仕上げ・研磨

　従来どおりの方法によって仕上げ・研磨を行う（図 4-96F）．ボンディングライナーが形成した窩洞からはみ出しているところでは，余分なアマルガムが窩洞外に薄く伸びて硬化付着していることがあるので，マージンは入念に仕上げる．

5．従来のアマルガム修復に比べ改善された点

　接着アマルガム修復が応用されることで，辺縁漏洩や健全歯質の削除量が減少すること以外に，塡塞したアマルガムが歯質と接着するため歯質と一体となり，アマルガム本体が薄くても体部破折や辺縁破折が減少すると考えられている．

（寺下正道，陳　克恭）

コラム　直接金修復

1. 直接金修復とは

　直接金修復とは小範囲の硬組織欠損に対して，純金を直接窩洞に填塞する修復法をいう．純金は歯髄・歯周組織に為害性がなく長期間にわたり高い安定性を有する．しかし填塞操作において槌打による不快感および長時間に及ぶ診療時間などから現在ではほとんど実施されなくなった修復法である．

2. 直接金修復に用いる金の種類

　直接金修復に用いる金の組成はほぼ純金であるが，その形態はさまざまなものが使用されている．箔状に展延した金箔のほかに金粉，マットゴールド，スポンジゴールド，さらに金粉を金箔で包みペレット状にしたペレット状金などがある．金箔は縄状，帯状，シリンダー状に加工して使用する．

　純金は相互に接触しただけで簡単に接合する性質があり，これを凝着性金という．純金の表面にアンモニアガスを吸着させて，一時的に接合性を失わせたものを準凝着性金といい，金箔はほとんどがこれである．鉄あるいは炭素で表面を被覆し，永久的に粘着性を失わせたものを非凝着性金という．

3. 直接金修復の長所，短所および適応症

　直接金修復の長所は純金の優れた展延性により窩洞に完全に適合し，歯の経年的摩耗に順応し，辺縁部は常に歯と密着していることである．なお純金は化学的に安定で，アマルガムのような腐蝕産物による歯の変色を起こさない．すべての処置はチェアサイドで行われ，1回の来院で処置を完了する．

　短所はほかの金属修復法と同様に審美的に劣ること，熱伝導率が高いことである．さらにほかの修復法に比較して適応範囲に限界があり，修復操作が難しく，診療が長時間に及ぶことが多い．

　1級，3級，5級窩洞の初期齲蝕，歯頸部侵蝕症，摩耗症，大きな咬合圧が加わらない部位が適応とされる．修復にラバーダムは不可欠であり，プラークコントロールの良好な患者に応用する．

4. 修復手順

　ほかの直接修復法の術式との大きな相違点は窩洞形態，填塞法である．窩洞はメタルインレーに比較して頰舌的に狭く，やや深い箱形の保持形態を与え，修復操作で槌打するため抵抗形態を考慮して残存歯質の保存を心がける．形成後にアングルフォーマーなどを用いラインアングルを明瞭に与える．直視可能な健康象牙質内に歯髄に近接する方向を避けて便宜形態として起始点与える．この起始点は線角を鋭角に形成するフェリアの窩洞（図）では必要としない．窩縁には 135〜140°の窩縁傾斜を与える．ラバーダムによる確実な防湿下に処置を行い，準凝着性箔は焼鈍して凝着性箔にし，唾液，ほかの器具による汚染を避けながら処置を行う．

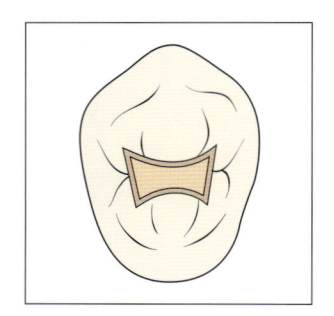

図　フェリアの窩洞

　填塞は金箔片またはペレット状金を起始点，または点角に固着させる．その後，圧接，槌打を繰り返し，金箔片またはペレット状金をこれに接続するようにし，積み上げる．窩洞全体を填塞したのち，窩縁部はさらにオーバーに金箔などを填塞する．窩縁部はバーニッシャーで最終的に圧接して，形態修正，仕上げ・研磨を行い，処置を完了する．

（平井義人，髙瀬保晶）

第5章 間接修復

1 メタルインレー修復

A メタルインレー修復とは

　ロストワックス鋳造法によって金属で修復物を作製し，歯科用セメントで窩洞に合着する修復法である．採得した印象から作製した模型上で窩洞に適合し，元の形態を再現したワックスパターンを埋没材中に埋入し，硬化後，電気炉で加熱してワックスを焼尽する．次にワックスパターン焼尽後の空洞に，溶融した金属を遠心力などにより流し込んで原型と同様な形の鋳造体を得るものである．
　この鋳造体を窩洞に試適したのち，隣在歯とのコンタクトポイント，対合歯との咬合関係，歯頸部マージンを調整し，金属表面を仕上げ・研磨する．その後，歯科用セメントによって窩洞に合着する．
　現在ではインレーワックス，埋没材，印象材などのさらなる改良がなされ，複雑な形態の窩洞に対しても適合性に優れ，二次齲蝕の発生の少ないメタルインレーの製作が可能となっている．
　また，鋳造法には溶融金属を流し込む方法によって，水蒸気圧などを応用した圧迫鋳造法，遠心力を応用した遠心鋳造法，吸引力を応用した吸引鋳造法があるが，遠心鋳造法が広く用いられている．

B メタルインレー修復の特徴

　鋳造修復の適用範囲はきわめて広く，単純窩洞から複雑窩洞およびクラウン，多数歯欠損のブリッジまで多岐にわたる．近年，コンポジットレジンやグラスアイオノマーセメントの物性や歯質への接着性が著しく向上したことに伴い，これら成形修復材も多く使われだしてはいるが，審美性が多少犠牲になっても強度面から鋳造修復に頼らざるをえない症例も多く，以下に述べるような長所から広く使用されている．
　① 長所
　・機械的に最も強靱な修復材料であるため広汎で複雑な実質欠損に応用できる
　・窩洞形成後は口腔外で作製されるのでチェアタイムが短い
　・複雑な咬合面形態回復，隣接面コンタクトポイントの回復，隣接面の形成が行いやすく歯の形態，機能を正確に再現できる
　・縁端強さが大きいので窩縁斜面を設け，エナメル質窩縁を保護できる
　・ブリッジの支台として用いることができる

② 短所
- 最低2回の治療回数を必要とする
- 窩洞の便宜形態上，外開きに形成しなければならず，また，両隣接面にまたがる窩洞やブリッジでは平行性が要求され歯質削除量が増える
- セメントラインが介在する
- 技工操作を必要とし，調整過程が複雑である
- 金属色で審美性がない

メタルインレーとほかの修復材の特徴を比較すると以下の通りである．
- 光重合型コンポジットレジン

メタルインレーは機械的強度，耐久性，耐摩耗性に優れ，大きな咬合力の加わる広汎で複雑な実質欠損に応用できる．一方，光重合型コンポジットレジンは歯質接着性，審美性に優れ，セメントラインは介在しない．歯質削除量は最小限に抑えることができ，1回の治療で修復可能である．
- 修復用グラスアイオノマーセメント

本セメントの特色は光重合型コンポジットレジンとほぼ同様であるが，フッ素を徐放し，抗齲蝕作用を期待できる．しかし感水性の問題が残されており，強度は光重合型コンポジットレジンよりさらに劣る．
- アマルガム

アマルガムと比べてメタルインレーは適用範囲が広く，強度が高いことから，歯質削除量は少なくてすむ．技工操作が必要となるが，種々の形態の付与が容易である．銀合金インレーではメタル自体が硫化してやや黒変することはあるが，一般に変色，腐蝕を起こしにくい．一方，アマルガムは歯質を黒染させることがあり，完全硬化まで時間がかかる．また水銀を使用しているので環境汚染に対する配慮も必要である．
- ポーセレンインレーおよびコンポジットレジンインレー

ポーセレンやコンポジットレジンに比べてメタルは機械的に最も強靱であるので，インレーは広汎で複雑な実質欠損に応用でき，歯質削除量は少なくてすみ，線角を明瞭に形成できる．ポーセレンインレーおよびコンポジットレジンインレーは，審美性に優れているが，窩洞の外開きを強くする必要があり，合着は通常，接着性レジンセメントで行われ，歯質およびインレー体に対する接着処理が必要となる．メタルインレーではいずれのセメントでも合着可能である．

C 鋳造用金属の種類と組成

鋳造用金属は金合金，銀合金が使われることが多い．そのほかにもニッケルクロム合金，コバルトクロム合金，純チタンあるいはチタン合金が用途に応じて使い分けられている．鋳造修復用金属は融点が1,000℃以下で鋳造しやすいこと，十分な機械的強度を有し，化学的に安定で腐蝕しにくく，変色，毒性がないことが望ましい．

1. 金合金

純金は鋳造修復物として用いるには軟らかすぎるので，白金，銀，銅，パラジウム，亜鉛などを加

表 5-1　金合金の種類と組成

タイプ	カラット	金(%)	銀(%)	銅(%)	Pd(%)	白金(%)	亜鉛(%)	融点(℃)	ビッカース硬さ 急冷 最低	ビッカース硬さ 急冷 最高	硬化	ブリネル硬さ	用途
タイプⅠ（軟質）	20〜22	80.2〜95.8	2.4〜12.0	1.6〜6.2	0〜3.6	0〜1.0	0〜1.2	930	50	90		40〜75	1級単純窩洞インレー
タイプⅡ（中硬質）	19〜20	73.0〜83.0	6.9〜14.5	5.8〜10.5	0〜5.6	0〜4.2	0〜1.4	900	90	120		70〜100	複雑窩洞インレー，アンレー，3/4冠，全部鋳造冠，ブリッジ，永久固定装置
タイプⅢ（硬質）	18〜19	71.0〜79.8	5.2〜13.4	7.1〜12.6	0〜6.5	0〜7.5	0〜2.0	900	120	150		90〜140	3/4冠，4/5冠，全部鋳造冠，ブリッジ，永久固定装置
タイプⅣ（超硬質）	19	62.4〜71.9	8.0〜17.4	8.6〜15.4	0〜10.1	0.2〜8.2	0〜2.7	870	150		220	130以上	鋳造床，バー，クラスプ，多数歯ブリッジ

えた合金とし，使用目的によって JIS や ADA ではタイプⅠ〜Ⅳに分類している（**表 5-1**）．

(1) タイプⅠ

軟質で，純金の含有量は 80.2〜95.8% で 20〜22 カラットに相当し，ブリネル硬さは 40〜75 である．1級単純窩洞の修復に用いられることがある．近年は審美性や接着性の観点から，接着性コンポジットレジンやグラスアイオノマー修復にその地位を譲っている．

(2) タイプⅡ

軟質と硬質の中間に位置し，中硬質とよばれている．純金の含有量は 73.0〜83.0% で 19〜20 カラットに相当し，ブリネル硬さは 70〜100 である．2面以上の複雑窩洞インレー，アンレー，3/4冠，永久固定装置，全部鋳造冠，ブリッジなど最も広く用いられる．

(3) タイプⅢ

硬質とよばれ，純金の含有量は 71.0〜79.8% で 18〜19 カラットに相当し，ブリネル硬さは 90〜140 である．タイプⅡ同様，3/4冠，4/5冠，全部鋳造冠，ブリッジ，永久固定装置などに用いられる．タイプⅡより硬さは増すが，展延性に劣る．

(4) タイプⅣ

超硬質とよばれ，純金の含有量は 62.4〜71.9% で 19 カラットに相当し，ブリネル硬さは 130 以上である．鋳造床，バー，クラスプ，多数歯ブリッジなどに用いられる．

2．14K 金合金

健康保険診療で前歯部での使用が認められている．金の含有量は 58.3% と少なく，上記4タイプに比べ耐蝕性などに問題がある．

付．添加元素の作用

① 金：主成分で含有量が 75% 以上で十分な耐蝕性が得られる
② 銀：展延性を向上させ，合金を白色化させる．多量に添加すると耐蝕性が低下する
③ 銅：合金の強さと硬さを向上させる．4% 以上添加すると熱処理時硬化が起こるが，耐久性の低

表 5-2　金銀パラジウム合金組成と物性（キャストウェル，ジーシー）

組成(%)					比重	液相点(℃)	引張り強さ(Mpa)		伸び(%)		硬さ(HV)	
Au	Pd	Ag	Cu	Zr, Ir, In			軟化後	硬化後	軟化後	硬化後	軟化後	硬化後
12	20	46	20	2	11.5	930	500	804	28	3	146	280

下を防ぐため含有量は 15～20%以下となっている
④ 白金：合金の硬さを増し，耐蝕性を向上させる．融点が高まるため 4%が限度とされている
⑤ パラジウム：白金と同様の作用のほか，合金を白色化する作用が強い．高価な点が問題となっている
⑥ 亜鉛：脱酸剤として作用するほか，鋳造性を向上させる
⑦ インジウム：脱酸剤として作用し，合金の結晶粒子を均一にする

3．銀合金

　健康保険診療で使用が認められており，最も使用頻度の高い**金銀パラジウム合金**の組成は，金 12%以上，銀 40%以上，パラジウム 20%以上の含有量であることが JIS で規定されている．機械的強度など，理工学的諸性質はタイプⅢ金合金に類似しており，熱処理も可能である．その具体的組成，物性は市販のキャストウェル（ジーシー）の場合で**表 5-2** の通りである．

　ほかに銀の含有量が 60%以上，金白金属元素とインジウムの合計含有量が 10%以下の鋳造用銀合金がある．融点が低く，機械的性質は劣り，硫化によって黒く変色する．支台築造，乳歯インレーなどに使用されている．

4．ニッケルクロム合金

　組成はニッケルが 80%以上，クロム 10%前後でそのほか銅，コバルトなどが配合されている．融点が高く，ニッケルによる金属アレルギーの報告もあり使用頻度は低い．

5．コバルトクロム合金

　耐蝕性が良好で，機械的性質にも優れている．しかし融点がニッケルクロム合金同様高く，鋳造収縮も大きいことから義歯の鋳造床やクラスプに用いられることが多い．クロムよる金属アレルギーの報告もあり，鋳造修復物としてはほとんど用いられていない．

6．純チタンあるいはチタン合金

　生体親和性に優れ，耐蝕性や機械的性質に優れている．しかし融点が 1,660℃と非常に高く，高温で酸化されやすく，アルゴンガスなどの不活性ガス中でないと溶かすことができず，鋳造体内部に鋳巣ができやすいなど種々問題があった．近年，鋳造法が確立したことで使用頻度は低いもののしだいに応用されるようになってきている．市販の純チタンは機械的性質に問題があることから，アルミニウム，バナジウム，ハフニウム，金を加えた合金の研究がなされている．

D メタルインレー修復の手順

1. 適応症

審美性と機械的強度の観点から1級，2級が適用となる．MOD窩洞や咬頭被覆型のアンレーなど外側性修復物はメタルによる鋳造修復が最も適しており，真価が発揮される．歯周病などで必要な動揺歯の永久固定装置は本法で行うしか方法はない．しかし審美性が特に要求される場合はほかの修復法を選択する必要がある．

2. メタルインレー修復窩洞

メタルインレー用窩洞は Black G.V. および Davis W.C. の窩洞分類の原則が適用され，予防拡大，ワックスパターン抽出方向への開放，窩縁斜面付与などがなされ，成形修復用の窩洞とは大きく異なる．

1）窩洞外形

齲窩を開拡し，齲蝕罹患歯質を除去し，遊離エナメル質を処理したのち，歯の部位，形態，咬合力のかかり方，歯髄の有無，口腔清掃状態などを考慮して予防拡大を行う．咬頭隆線は努めて保存し，円滑な曲線で審美的外形となるよう設定する．

歯肉側窩縁は通常，歯肉縁下 0.5～1.0mm に設定する．歯周疾患処置後で完全に清掃しうる状態で清掃状態も良好の場合は歯肉縁上に設定する．

2）保持形態

(1) 基本的保持形態

基本的保持形態は主たる外力方向に直角な底面と，これと直交する側壁からなる箱形（box form）窩洞である．窩底は健全象牙質内 0.5～1.0mm に設定する必要があり，技術的要求からワックスパターンの抽出や，修復物の合着のために外開きに形成する必要がある．そのテーパーは 1/10～4/10 が基本となるが，可及的に外開きの程度は小さくし，インレー体の滑り，回転の防止に努め，窩洞の両側壁による保持力が得られるように形成する．

(2) 補助的保持形態

ⅰ) 鳩尾形

水平性拘止効力のための代表的な形態で側方脱出力に抵抗する．鳩の尾の形をしており，出口で狭く，奥で広がっている．2級複雑窩洞の咬合面で広く用いられる．

ⅱ) 階段（ステップ）

外力に垂直な底面と平行な側壁とを階段状に形成することにより，保持力の安定化や増大をはかろうとするものである．

ⅲ) 溝

歯軸や窩洞の開放方向に平行のものを縦溝，垂直なものを横溝という．形態は断面が三角形，四角形，半円形，レール形に分けられる．縦溝は近遠心両面に一対の溝を形成することによって回転防止をはかる．一方，横溝は三角形の鉤型は側方脱出力に対する拘止効力が得られ，四角形あるいはレール型は両側壁による把持効力が得られる．

ⅳ）小窩・ピン

窩底に彫りこんだ小凹窩・小孔で側方脱出力に対し水平性拘止効力を発揮する．保持形態が十分得られない場合に応用する．ピンのほうが保持効果が大きい．

ⅴ）髄腔保持

無髄歯では髄室や根管を保持に利用することができ，髄腔内に太く短い脚を挿入する髄室保持と根管中にポストを挿入する根管保持とがある．

ⅵ）被覆把持

修復物が歯質を外側から把持，被覆する保持形態である．歯質を MOD，MID，MLD のように近遠心側で把持する把持型と 3/4 冠，4/5 冠，全部鋳造冠のように歯冠部表面の大部分を覆う被覆型とがある．

3）抵抗形態

機械的強度の最も強い金属が使用されるので，修復物の破折よりは歯質の破折を考慮する必要がある．前歯切縁部，臼歯咬合面部で歯質が薄弱になって破折のおそれがある場合や無髄歯では金属で歯質を被覆する形態にする必要がある．

4）便宜形態

（1）外開き

ワックスパターンを窩洞から抽出し，できあがったインレー体を窩洞に嵌入するために側壁を抽出方向に対し外開きに形成する必要がある．外開きの程度は窩洞の複雑さや深さなどほかの保持効果を考え合わせる必要がある．窩洞の深さに応じる径の変化によって表すならば 1/10（10％）程度が許容される最小で，4/10（40％）程度が最大のテーパーである．

窩洞が複雑だったり，深かったりする場合は外開きを大きくし，逆に単純で浅い窩洞では保持力確保のために外開きの程度を小さくする．臨床ではテーパードフィッシャーバー，テーパーシリンダー状ダイヤモンドポイントの軸方向を一定にして窩洞を形成すると自動的に標準的な外開き窩洞が得られる．

（2）咬合面側への開放

窩洞形成，ワックスパターン抽出，インレー体嵌入のため咬合面側へ開放する．

（3）平行性

MOD 窩洞の近心壁遠心壁，ブリッジの支台歯，動揺歯固定措置のための窩洞では互いに平行性が要求される．

（4）凸隅角の整理

先鋭な凸隅角はインレー体の精密な嵌入を妨げるので鋭角部を少し削除して整理する．

5）窩縁形態

金属材料は縁端強さが最大なので窩洞に**窩縁斜面**を付与して脆弱なエナメル質窩縁を被覆保護することができる．窩縁隅角は金合金の 135°を標準とし，縁端強さの小さい低融銀合金などでは窩縁隅角を小さくし，辺縁の厚みを大きくする．窩縁斜面はエナメル質表層の 1/3 に付与し，具体的には大臼歯咬合面でその幅は約 0.7mm である．エナメル質の薄い部分では 1/3 以上になったり，隣接面で

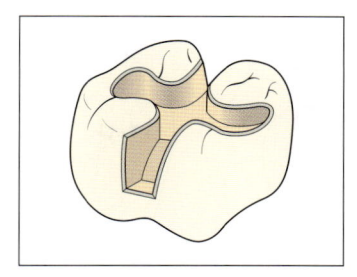

図 5-1　1 級複雑窩洞

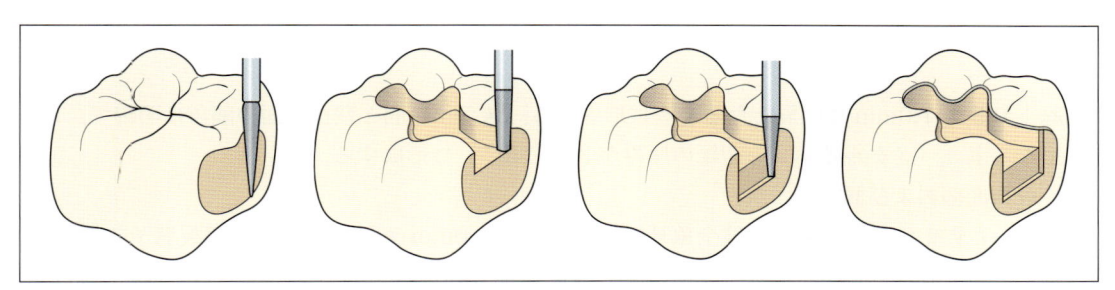

図 5-2　チャンネルスライス式 2 級窩洞形成の順序

はさらに広くなってしまうこともある．
　窩縁斜面は，
　　① エナメル質窩縁の保護
　　② 辺縁封鎖性の向上
　　③ インレー体の収縮，浮き上がりの補償
の目的で付与される．

3．各種窩洞形態と形成法
1）1 級窩洞
　臼歯咬合面裂溝部の単純窩洞に対してはコンポジットレジン修復を行うことが多い．しかし頰面や舌面を含む複雑窩洞で，強い咬合圧のかかる部分では鋳造修復が適している（図 5-1）．
　FG テーパー付きダイヤモンドポイントを用いて，咬合面齲蝕罹患裂溝部を一気に形成し，必要に応じて頰面あるいは舌面まで追求する．齲蝕罹患歯質が多く，歯髄に近接している場合は，水酸化カルシウム製剤で間接覆髄のうえ，裏層用グラスアイオノマーセメントで裏層する．ついで窩縁斜面をフレーム状ダイヤモンドポイントで形成する．

2）2 級窩洞
　鋳造修復が最も適する窩洞で，臼歯の近心面，遠心面あるいは両隣接面を含む．チャンネルスライス式窩洞，箱形窩洞，ヨルゲンセン窩洞などがある．
（1）チャンネルスライス式窩洞（図 5-2）
　ⅰ）スライスカット
　隣接面を傷つけないよう注意しながら #215 ダイヤモンドポイントで隣接面不潔域を完全に含み，

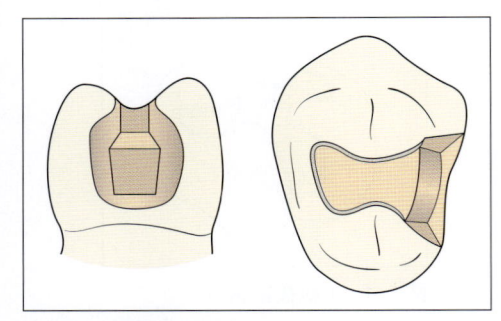

図 5-3 箱形 2 級窩洞

歯肉縁下 0.5 ～ 1.0mm で凹肩となるように形成する．スライス面と残存歯面の隅角は明確で，135°近くになるよう（メタルインレー辺縁の厚みが 35 ～ 40°）に形成する．

　ⅱ）咬合面部および側室

　#301 ダイヤモンドポイントで健全象牙質内に 0.5 ～ 1.0mm 入る程度に，小窩裂溝予防拡大の原則に従ってやや外開きにアンダーカットが生じないように形成する．咬頭隆線，辺縁隆線は努めて保存し，円滑な曲線を描くようにする．辺縁隆線部が薄くなることを防ぐために，エナメル小柱の走行を考慮してバーをやや外開きに傾斜させるとともに，控えめに拡大して窩縁斜面を付与することによりはじめて予防拡大が十分となるよう配慮する．

　側室を #699 ～ 702 テーパードフィッシャーバーで形成する．頬舌的にはエナメル質を遊離させない範囲でなるべく広く象牙質内に設定し，向かい合った半円縦溝を形成する．側室の厚さは使用するバーの太さで決定され，削りすぎないよう注意を払う．

　ⅲ）窩縁斜面

　先を丸めたカーボランダムポイント #44，あるいはフレーム状ダイヤモンドポイントで窩縁斜面を形成する．

　ⅳ）凸隅角の整理

　縦溝部や髄側軸側線角の先鋭な部分をわずかに削って整理する．

(2) 箱形窩洞（図 5-3）

　ⅰ）咬合面部

　#301 ダイヤモンドポイントあるいは #701 カーバイドバーでチャンネルスライス式窩洞と同様に形成する．

　ⅱ）隣接面部形成

　(a) proximal ditch 形成，遊離エナメル質除去

　#699 ～ 701 テーパードフィッシャーバーで頬舌的に proximal ditch を形成する．ditch の軸側壁は同心円状に形成する．隣接面部に生じた遊離エナメル質を #104 ダイヤモンドポイントで除去し，#701 テーパードフィッシャーバーで側室の頬舌側壁，歯肉側壁を平坦で隅角明瞭に仕上げる．歯肉側窩縁は歯肉すれすれとする．

　(b) gingival bevel 付与

　辺縁の厚み角が約 30°になるように，また歯肉縁下 0.5 ～ 1.0mm になるように #215 ダイヤモンドポイントで形成する．

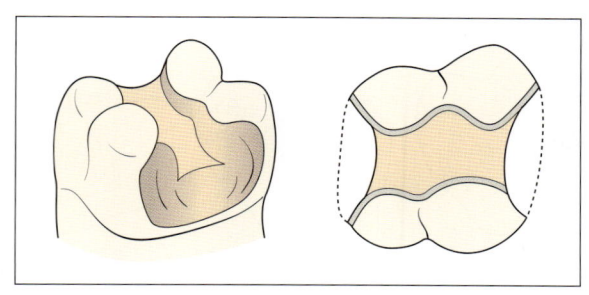

図5-4 ヨルゲンセン窩洞

　（c）flare付与
　#104ダイヤモンドポイントあるいは#215ダイヤモンドポイントで辺縁の厚み角が約40°になるように頰側および舌側にflareを付与する．この段階で隣接面不潔域を完全に含むようにする．
（3）ヨルゲンセン窩洞（図5-4）
　窩洞に側室を形成しないため合着時にセメント泥が流出，排除されやすい．そのためセメント被膜が薄くなりインレー体の適合状態や保持力が改善される．この窩洞はMOD窩洞のように保持形態が確保されやすい症例に適している．
　ⅰ）隣接面削除
　隣在歯を傷つけないよう注意しながら#215ダイヤモンドポイントで隣接面不潔域を完全に含む凹面に形成する．歯肉側は歯肉縁下0.5～1.0mmに凹肩形成する．隣在歯を傷つけないようするために，#104ダイヤモンドポイントを用いて接触点を落としたり，#215のバーが通る程度まで隣接面歯質を削除するなどの注意を払う必要がある．
　ⅱ）咬合面部および側室
　#301ダイヤモンドポイントで健全象牙質内に0.5～1.0mm入る程度に，小窩裂溝予防拡大の原則に従ってやや外開きにアンダーカットが生じないように形成する．咬頭隆線，辺縁隆線は努めて保存し，円滑な曲線を描くようにする．
　ⅲ）窩縁斜面
　先を丸めたカーボランダムポイント#44，あるいはフレーム状ダイヤモンドポイントで窩縁斜面を形成する．
　ⅳ）凸隅角の整理
　髄側軸側線角の先鋭な部分をわずかに削って整理する．

3）アンレー窩洞
　臼歯咬合面部の比較的広汎な表在性欠損のための窩洞で，隣接面に齲蝕がみられず抜髄した場合などに形成されることが多い．また隣接面咬合面窩洞の咬頭を被覆したりして咬合面部の広汎な欠損に対応するアンレー窩洞は適応症例が多く，臨床で最も頻度が高い（図5-5）．臼歯咬頭の大部分を2面以上で形成し，被覆するもので，定型的な窩洞形態はなく，多くの窩洞形態が考案されている．
　対合歯との関係で金属の厚みを確保する必要があり，上顎舌側咬頭や下顎頰側咬頭など咬合力が大きい部位では1.5mm，非機能咬頭でも1.0mmの厚みを確保できるよう形成する必要がある．

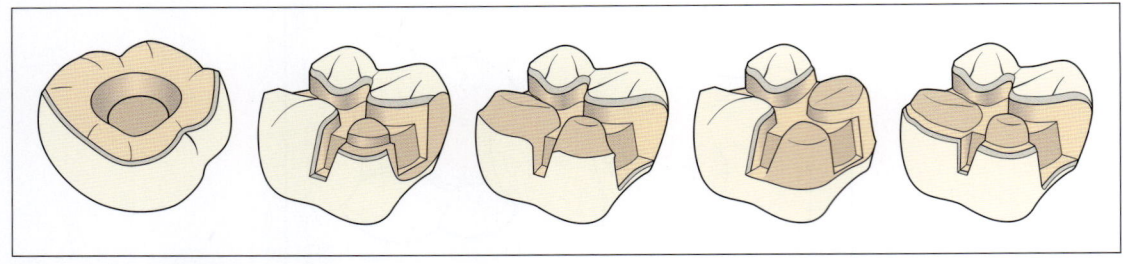

図5-5　アンレー窩洞

4．鋳造修復物調整法

　窩洞形成後，直接口腔内でワックスアップし，それを埋没鋳造する**直接法**も以前は行われていたが，現在はその短所からほとんど行われておらず，印象採得して製作した模型上でロストワックス法にて鋳造修復物を製作する**間接法**が一般的である．
　① 間接法の長所
　・口腔外で直視下で綿密にワックスパターンの彫刻，形成ができる
　・隣接面接触点の回復が容易にできる
　・治療時間を短縮でき術者，患者の負担を軽減できる
　・鋳造などを失敗しても再製作可能である
　・模型上で咬合調整，研磨などができる
　・模型の膨張を利用して金属の鋳造収縮を補うことも可能である
　② 間接法の短所
　・印象材，咬合採得材，模型材など材料が必要となる
　・印象採得，模型調整に時間を要する

5．印象採得

　口腔内窩洞の形態を模型上で再現するために，型を採る材料が印象材である．鋳造修復物をつくるには，窩洞だけでなくアンダーカットを有する隣在歯などを一緒に印象採得する必要があるため，通常，弾性印象材が用いられる．
　弾性印象材としてハイドロコロイド印象材（寒天印象材，アルジネート印象材），エラストマー印象材（ポリサルファイドラバー印象材，シリコーンゴム印象材，ポリエーテルラバー印象材）があげられる．また，1種類の印象材を用いる単一（単層）印象法と2種類の印象材を用いる連合（積層）印象法がある．さらに連合（積層）印象法には最初に流動性の高い印象材を窩洞およびその周辺に注入しておき，その上にただちに稠度の高い印象材を盛ったトレーで圧接する積層1回印象法と，ガーゼなどをスペーサーとし，パテタイプの印象材で一次印象し，スペーサー除去後インジェクションタイプ印象材で窩洞を精密に二次印象する積層2回印象法がある．

1）寒天印象材

　主成分は寒天で12～15％含み，水が約80％，そのほか調節剤としてホウ酸塩，硫酸塩などからなる水膠性印象材である．60～70℃に加熱するとゾル化（液状化）し，逆に冷却するとゲル化（固形化）する．

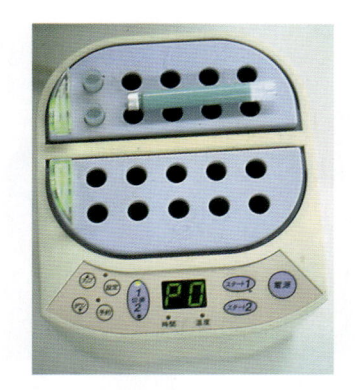

図 5-6　寒天印象材コンディショナー

① 長所
・アンダーカットがあっても印象採得が可能である
・寸法精度，細部再現性は比較的良好である

② 短所
・強度的に弱いので過度のアンダーカットがあると破断のおそれがある
・加熱や保温のための特別な装置（コンディショナー）が必要である
・冷却硬化させるための特別なトレーが必要である
・水を大量に含んでいるため空気中に放置すると離液によって収縮する．しかし水中に保存すると膨潤する．再現精度の高い模型を製作するためにはできるだけすみやかに石膏注入を行う必要がある

　以前は水を用いた沸騰槽，保存槽，低温浴槽の三つの槽からなるコンディショナーが多く使用されていたが，近年では水を用いず，溶解から保存までコンピュータで温度が制御される小型の乾熱式コンディショナーが多く使用されている（図 5-6）．
　コンディショナーや特別なトレーが必要であるため，寒天印象材が単独で使用されることは少なく，後述のアルジネート印象材を併用した積層 1 回印象法で用いられることが多い．

2）アルジネート印象材

　非可逆性のハイドロコロイド印象材で，粉末型で水と練るタイプと，ペースト状の基材パックと硬化材パックを自動練和するタイプが一般に用いられている．粉末型で水と練るタイプの主成分はアルギン酸ナトリウムあるいはアルギン酸カリウム，硫酸カルシウム，珪藻土，第三リン酸ナトリウムなどであり，水と練和するとアルギン酸ナトリウムが硫酸カルシウムと反応して水に不溶性のアルギン酸カルシウムを形成して硬化する．
　粉末型で水と練るタイプの練和はラバーボールを自動的に回転させスパチュラを当てるだけで練和するタイプ（図 5-7）と，専用カップにセットすることで自動的に練り上がるタイプがある．
　ペースト状パックを自動練和するタイプは基材パックが珪藻土，アルギン酸カリウム，精製水，そのほかからなり，硬化材パックは石膏（主成分は硫酸カルシウム），流動パラフィン，そのほかからなる．これらパックを装置にセットし，さらに攪拌，外筒をセットする．印象トレーの底部を筒の端に押し上げて，吐出スタートスイッチを押せば，練和されたペーストが自動的に吐出されるので，これをト

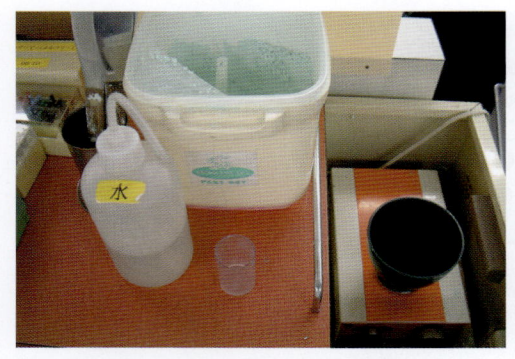

図 5-7　回転式アルジネート練和装置

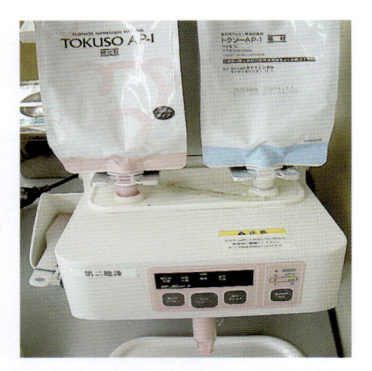

図 5-8　アルジネート自動練和装置

レーに盛りつけ使用する（図5-8）．各メーカとも用途で使い分けられるよう，硬化時間に応じてファーストセット，ノーマルセット，スローセットの3種類の製品を提供している．

①　長所
- 操作が簡単である
- 安価である
- 寒天のような特殊な装置を必要としない
- 適当な弾性を有し，相応の性能が得られる

②　短所
- 細部再現性が劣る
- 寸法安定性が劣るので印象採得後できるだけすみやかに石膏を注入する必要がある
- 水の量，温度によって硬化が影響を受ける

3）寒天-アルジネート連合印象

　これは最初に寒天印象材を形成歯およびその周囲に注入したのち，トレーに盛ったアルジネート印象材を圧接し，寒天印象材を冷却，硬化させる印象採得法である．寒天-アルジネート連合印象は上記の寒天とアルジネート印象材の長所を活かし，短所を補っており，広く用いられている．

4）エラストマー印象材

（1）ポリサルファイドラバー印象材

　チオコールラバー印象材ともよばれ，二つのチューブに入ったペーストからなっている．一方のペーストは基材ペースト（ベースペースト）で，主成分は末端および側鎖に-SH基（メルカプト基）をもつポリサルファイドポリマーである．ほかにフィラーとして二酸化チタンを含んでいる．もう一方のペーストは反応剤ペースト（キャタリストペースト）で，主成分は二酸化鉛または無機酸化物である．このほかにフィラーとして二酸化チタン，シリカなどを含んでいる．フィラーの添加量を変えることによって低粘度のライトボディ，中粘度のレギュラーボディ，高粘度のヘビーボディがつくられている．両ペーストを練和するとSH基（メルカプト基）は二酸化鉛と反応して，S-S結合が生じ，架橋が起こり三次元網目構造のゴム状物質となる．この反応は副産物として水が生成される縮合重合型で

ある．
① 長所
・細部再現性が優れている
・寸法精度が優れている
・硬化後の経時的寸法変化は縮合型シリコーンラバー印象材より小さく，付加型シリコーンラバー印象材やポリエーテルラバー印象材よりはわずかに大きい
・適度な強度をもっている
② 短所
・硬化時間が長く，印象撤去までに長時間を要する
・特有のにおいを有している
・硬化時間に温度が大きな影響を及ぼす

(2) シリコーンラバー印象材
重合方式の違いにより縮合型と付加型の2種類がある．

ⅰ) 縮合型
二つのチューブに入ったペーストからなっている．一方のペーストは基材ペーストで，主成分はポリジメチルシロキサンで両端にOH基をもっている．もう一方のペーストは反応剤ペーストで，反応剤としてアルキルシリケート，触媒としてカプリル酸スズを含む．いずれのペーストにもフィラーとしてシリカ，金属酸化物などが含まれている．両ペーストを練和するとポリジメチルシロキサンが触媒の存在下でアルキルシリケートと反応し，架橋して三次元網目構造物が生じる．この反応は副産物としてエチルアルコールが生成される縮合重合型である．

ポリジメチルシロキサンは液状でシリカなどのフィラーを添加してペースト状にしている．フィラー添加量を変えることで低粘度のライトボディ，中粘度のレギュラーボディ，高粘度のヘビーボディがつくられている．

① 長所
・細部再現性が優れている
・寸法精度が優れている
・弾性歪みが適度である
・硬化がシャープである
② 短所
・硬化後の経時的寸法変化はほかのエラストマー印象材より大きい
・保存性が悪い

ⅱ) 付加型
二つのチューブに入ったペーストからなっている（図5-9）．一方のペーストは基材ペーストで，主成分はSi-H基をもつハイドロジェンオルガノポリシロキサンとビニル基を有するビニルオルガノポリシロキサンである．もう一方のペーストは反応剤ペーストで，反応剤としてビニル基を有するビニルオルガノポリシロキサンと塩化白金酸など白金系触媒を含んでいる．そのほかいずれのペーストもフィラーとして二酸化ケイ素が添加されている．このフィラーの添加量を変えることで低粘度のライトボディ，中粘度のレギュラーボディ，高粘度のヘビーボディがつくられている．

二つのペーストを練和すると基材ペーストに含まれるハイドロジェンオルガノポリシロキサン

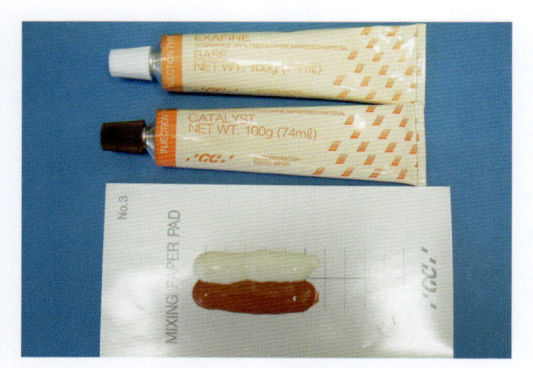

図 5-9 付加型シリコーンラバー印象材

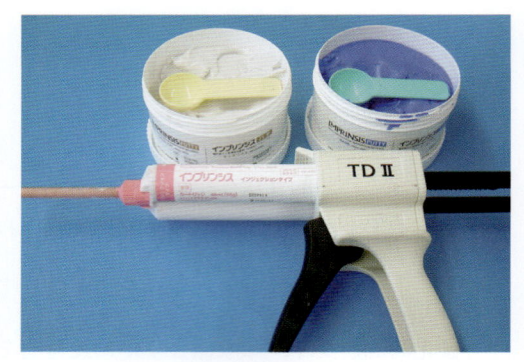

図 5-10 親水性付加型シリコーンラバー印象材
パテタイプとカートリッジ式インジェクションタイプ

Si-H 基と反応剤ペーストに含まれるビニルポリシロキサンのビニル基が塩化白金酸など白金系触媒の作用によって付加反応を起こし架橋する．この反応は付加重合であるため反応副生成物を生じない．
　ライトボディ，レギュラーボディタイプの練和については，以前は等長のベースペースト，キャタリストペーストを練板紙上で練和していたが，最近では両ペーストがカートリッジ式で，ガンタイプの専用練和装置にセットするとらせん式のノズルを経由することによって練り上がったペーストが出てくる方式（**図 5-10**）のものが多い．
　① 長所
　・細部再現性が優れている
　・寸法精度が優れている
　・弾性歪みが適度である
　・硬化がシャープである
　・感染症患者に対しグルタルアルデヒド溶液などで薬液消毒しても寸法精度に著しい影響は現れず薬液消毒が可能である
　・温度が硬化時間に影響を及ぼし，口腔内で急速に硬化する
　② 短所
　・硬化後の硬さが高く，強いアンダーカットがある場合，印象の撤去が難しい
　・縮合型に比べて水になじみが悪いため，石膏模型面に気泡ができやすい（現在の製品は親水性基を導入して，改善をはかっている）
　・不純物や手指などの汚れが混入したりゴム手袋に接触すると，白金触媒が被毒して重合が阻害される
　・温度により硬化時間が影響される
　・温度膨張係数が大きい

5）親水性付加型シリコーンラバー印象材

　疎水性が強かった従来のシリコーンラバー印象材に親水性を付与することによって，窩洞や口腔内組織に対するぬれ性や石膏泥とのぬれ性を改良した親水性付加型シリコーンラバー印象材が市販され，主流となってきている．

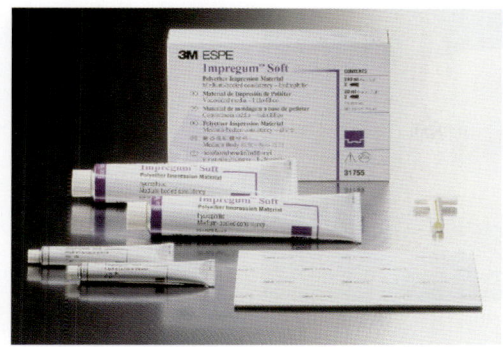

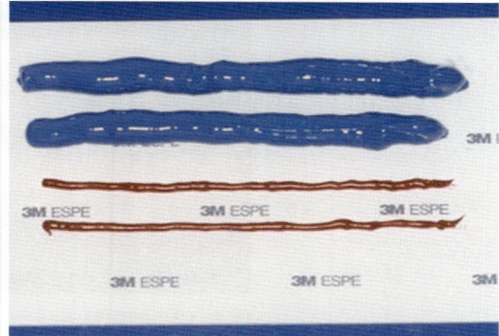

図5-11 ポリエーテルラバー印象材

(1) 親水性付加型シリコーンラバー印象材による連合印象法

最初に流動性の高い印象材を窩洞およびその周辺に注入しておき，その上にただちに粘度の高い印象材を盛ったトレーで圧接する積層1回印象法と，ガーゼなどをスペーサーとし，パテタイプの印象材で一次印象し，スペーサー除去後インジェクションタイプ印象材で窩洞を精密に二次印象する積層2回印象法がある．

i）積層1回印象法

歯肉圧排用綿糸などで歯肉を圧排したのち，窩洞をよく乾燥する．パテタイプとインジェクションタイプ双方を同時に練和し，まずインジェクションタイプを注入器で窩洞内およびその周囲に気泡が入らないように注入する．注入終了後，ただちにパテタイプの印象材をトレーに盛って口腔内で圧接する．メーカー指定時間経過後，印象材を撤去し，超硬石膏を注入し模型を製作する．

ii）積層2回印象法

ガーゼをスペーサーとし，パテタイプの印象材で一次印象する．印象採得の範囲は患歯を中心に近遠心とも2歯以上とする．一次印象が硬化したのを確かめたのち撤去し，スペーサーを取り除く．積層1回印象法同様に歯肉を圧排，窩洞をよく乾燥後，練和したインジェクションタイプ印象材の一部を注入器に入れ，残りを一次印象の上に盛っておく．注入器で患歯の歯頸部から注入を開始し，注入器先端を印象材中に入れたまま，順次窩洞内を移動させて歯肉溝と窩洞に印象材を満たす．一次印象にインジェクションを盛ったトレーを口腔内で圧接し硬化を待つ．メーカー指定時間経過後，二次印象材が硬化したら歯の長軸方向に一気に撤去する．ついで同様に超硬石膏を注入し模型を製作する．

6）ポリエーテルラバー印象材

大小二つのチューブに入れられたペーストからなっている（図5-11）．大きいチューブは基材ペーストで主成分は末端にエチレンイミン基をもつポリエーテルである．小さいチューブは反応剤ペーストで主成分は芳香族スルホン酸エステルである．いずれのペーストにもフィラーとしてシリカや可塑剤が添加されている．最近粘度の異なった製品がつくられ積層印象も行われるようになった．

二つのペーストを練和するとポリエーテル末端のエチレンイミン基が芳香族スルホン酸エステルによって付加反応を起こし開環重合して架橋され，三次元網目構造を生じる．この反応は付加重合であるため反応副生成物は生じない．

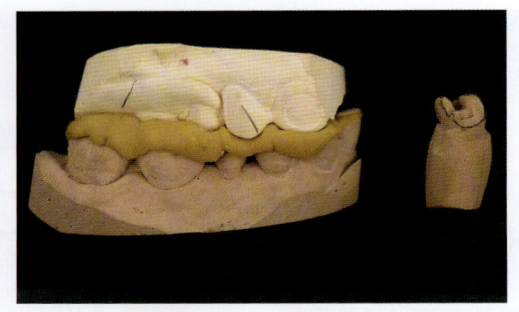

図 5-12 副歯型法

①長所
・寸法精度が優れている
・硬化後の寸法変化が小さい
②短所
・弾性歪みが小さく，大きなアンダーカットがある部位では印象の撤去が困難になることがある
・吸水性がある

6．咬合採得

中心咬合位における対合歯との咬合関係を記録し，咬合器上で再現するために咬合採得を行う．患者に事前に中心咬合位で咬むよう練習してもらい，中心咬合位で正しく採得できるよう注意する．その材料としては以下のものが市販されている．
①バイトワックス
②インプレッションペースト
③ポリエーテルラバー系（ラミテック）
④シリコーンラバー系（メモジル，メモレグ）

7．模型製作

印象採得後，超硬石膏あるいは硬石膏を注入して模型を製作する．窩洞形成された歯の模型を歯型といい，窩洞形成歯と隣在歯との関係を再現し，修復すべき歯冠の形態を正しくつくるための模型を歯列模型あるいは顎模型という．

1）作業模型の種類
（1）副歯型法

印象材に2度石膏を注入し，1個目を副歯型とし，2個目を歯列模型とする（図 5-12）．
糸鋸あるいはトリマーを用いて形成面を傷つけないように隣在歯を切除あるいは削除し，窩洞形成歯脚部を把持しやすいように骨バーあるいはタングステンカーバイドバーなどで円筒形に調整する．ついで彫刻刀で歯肉相当部を除去し，太めのラウンドバーで歯肉側窩縁を明瞭にする．ワックスの圧接，マージン，隣接面の彫刻形成はこちらの副歯型で行い，隣接面コンタクトポイントの調整は歯列模型で行う．ワックスパターンの調整が簡単であるが，2度石膏を注入し，さらに調整しなければな

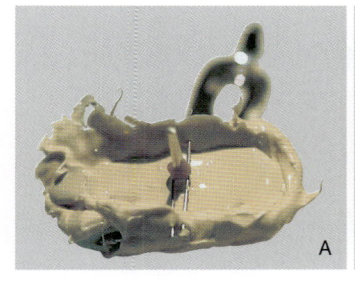

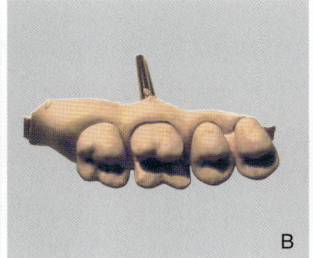

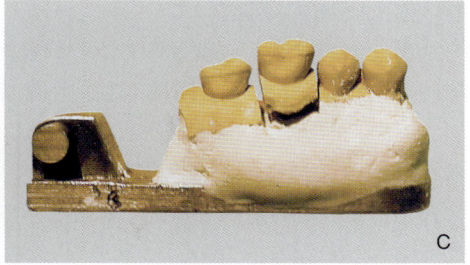

図 5-13　歯型可撤式模型法
A：ダウエルピン植立印象材への超硬石膏注入，B：ダウエルピンの植立された模型，C：糸鋸による切断で可撤可能となった歯型

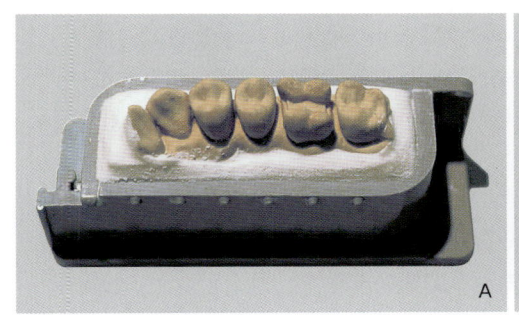

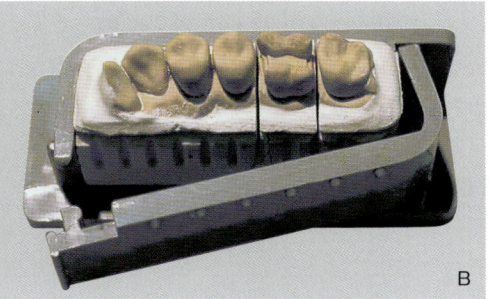

図 5-14　歯型分割式模型法
A：ダイロックトレーに植立された模型，B：糸鋸による切断で分割可能となった歯型

らず時間がかかる．しかし隣在歯との接触関係が変わってしまうおそれはまったくなく，最も正確にコンタクトポイントの回復が可能である．

(2) 歯型可撤式模型法

歯型を歯列模型から取り出すことのできる形式の模型である．テーパーのついた既製のダウエルピンや歯型脚部にテーパーを与え，歯型を歯列模型から取り出せるようにしたものがある．ダウエルピンを形成歯の中央付近に植立し，模型材注入硬化後，印象材から撤去する．トリミング後，ダウエルピン周囲にⅤ字溝の刻み目をつける．ダウエルピンとその周囲の模型材に分離剤を塗布し，咬合器に石膏で装着する．硬化後，糸鋸で近心部と遠心部を切り離し，隣接面歯肉側窩縁を明瞭にし，歯型可撤式模型とする（図 5-13）．

ワックスパターンの圧接，彫刻，形成など調整が簡単であるが，模型の調整に時間がかかることと，扱いが悪く適正な操作をしないと正確な位置に復位せず，隣在歯との接触関係が変わってしまうおそれがある．

(3) 歯型分割式模型法

分割後，元の位置に正しく戻すためのガイドとしての溝のついたダイロックトレーに，作業模型を新たに練和した石膏で装着する．硬化後ダイロックトレーのロックをはずし，糸鋸で近心部と遠心部を切り離し，隣接面歯肉側窩縁を明瞭にし歯型分割式模型とする（図 5-14）．

歯型可撤式模型法と同様にワックスパターンの圧接，彫刻，形成など調整が簡単であるが，模型の調整にやや時間がかかることと，扱いが悪く適正な操作をしないと正確な位置に復位せず，隣在歯との接触関係が変わってしまうおそれがある．

（4）歯型固着式模型法

歯型を歯列模型から取り外すことができない形式の模型である．歯型と隣接歯との接触関係は変わることはない．しかし，隣接面を含む窩洞では隣接面マージン部のワックスアップが困難である．

8. ワックスパターン調整法

鋳造修復物を鋳造法で作製するには模型上で窩洞に適合し，元の形態を回復した原型をワックスでつくらなければならない．これをワックスパターンといい，以前は口腔内で直接つくられたこともあった（直接法）が現在はほとんどが模型上で製作されている（間接法）．

1）組　成

インレーワックスとよばれる特別に処方されたワックスが用いられる．主成分はパラフィンで40〜60％含まれている．パラフィンの性質を改良し融点，軟化温度，可塑性などを調整するダンマール，カルナウバワックス，セレシン，ビーズワックス（蜜蠟）などが添加されている．

2）所要性質

① 焼尽性：ワックスを焼却したのち，残渣が残らない
② 塑性：加熱により軟化し，もろくなく粘りをもった塑性を生じる
③ 軟化温度：室温より少し上の温度で窩洞の細部まで容易に進入しうる程度に軟らかくなる
④ 彫刻性：室温で容易に彫刻，形成できる
⑤ 色調：色調が模型と明確に識別できる

3）ワックスパターンの変形とその防止法

ワックスパターンの変形の原因として外力による変形，温度変化による変形，内部歪みの解放による変形の三つが考えられる．

（1）外力による変形

複雑な形態のワックスパターンを模型からはずしたり，円錐台へ植立したり，埋没したりするとき，外力が加わると変形してしまう．

（2）温度変化による変形

インレーワックスは熱膨張率が大きく，軟化されたワックスは冷却，硬化する際に収縮する．

（3）内部歪みの解放による変形

歯型上で製作されたワックスパターンには圧接や凝固収縮，冷却収縮によって内部歪みが生じている．内部歪みが解放されるとワックスパターンは変形する．この内部歪みは時間の経過とともに減少するが，ワックスパターンの変形を防止するためには次のようにする必要がある．

① インレーワックスを均等に軟化し，窩洞に圧入したのちワックスが冷却硬化するまで指頭で圧接を続ける（加圧成型法）
② 完成したワックスパターンを歯型上にできるだけ長く放置して内部歪みを解放させる
③ 歯型上から抽出したワックスパターンはただちに埋没する
④ 抽出後のワックスパターンを埋没前に加温しない

4）ワックスパターン調整法

ワックスパターン彫刻形成用器具としてはエバンス彫刻刀がよく用いられている．通常，加熱して用いる加熱形成器と，加熱せずに用いる冷間形成器とに区別されている．ワックスアップ用に種々の形態が考案，使用されている．

（1）分離剤塗布
歯型に表面活性剤を含む液状のワックス分離剤を塗布または噴霧し，ワックスパターンが模型材に付着するのを防ぐ．

（2）インレーワックスの軟化と圧接
インレーワックスを遠火で均等な軟らかさになるまで軟化し窩洞に圧接圧入したのち，冷却硬化するまで圧接を続ける．

（3）確認
硬化したワックスを窩洞から抽出し，窩洞の隅角部を正確に再現していることを確認する．

（4）余剰インレーワックス除去，咬合印記
余剰のワックスを適度に加熱した加熱形成器あるいはエバンス彫刻刀で大まかに除去する．ついで，インレーワックス表層を軟化したのち，対合歯模型を咬ませて咬合関係を印記する．過熱しすぎたり，加熱不足状態で咬合を印記すると変形してしまうので注意が必要である．

（5）彫刻，形成
硬化したインレーワックス表面をエバンス彫刻刀などで丹念に彫刻形成する．特にマージン部に過不足のないことを確かめる．最後にワックスパターン表面をナイロンの布などでこすって表面を滑沢に仕上げ完成させる（図5-15）．

9．埋　没

1）スプルー線植立

溶融した金属をルツボから鋳型へ流入させる通路をスプルー（sprue：湯道）という．スプルーをつくるための金属線あるいは丸棒状のワックスをスプルー線という．通常，スプルー線にはステンレス鋼や，ニッケルクロム合金線，丸棒状ワックスが用いられる．なかでも直径1.0〜2.0mmの管状で中空の不銹鋼が，熱容量が小さく，植立部付近のワックスパターンの表面形態を壊すことがないので推奨されている（図5-16）．太さはワックスパターンの大小や鋳造用合金の種類によって選択する．植立位置はワックスパターン抽出時の抵抗が少なく肉厚部で，小窩裂溝部や辺縁部を避けて隆線部を選ぶ．同時に融解した合金がスプルーを通って鋳型全体に抵抗なく流れ込むような位置と方向を選ぶ．1級窩洞の場合はワックスパターン窩底部にスプルーを植立することもある．

2）湯だまり

鋳込まれた合金の凝固収縮によって生じる鋳巣を防止するためにスプルー線途中に金属補給部となる湯だまりをつける．ワックスパターンの最も肉厚の部分よりも少し大きめの直径の球状のユーティリティワックスをスプルー線上のワックスパターンにできるだけ近づけた位置（約1mm）につける．ワックスパターンが非常に小さい場合や，スプルー線を太く短くした場合は湯だまりを省略できる．

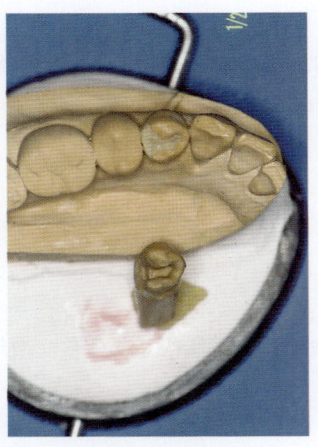

図 5-15　完成したワックスパターン

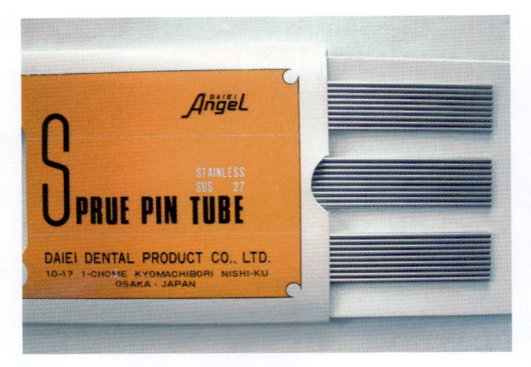

図 5-16　中空のスプルー線

3）円錐台

合金融解時のルツボを形成するための円錐形状の台で，ゴム製，金属製あるいはテフロン製である．

円錐台の形状は使用する埋没材や圧迫鋳造，遠心鋳造，吸引鋳造のどの鋳造法かにより異なる．圧迫鋳造，吸引鋳造ではルツボ内で合金を溶解するため，溶解しやすくまた溶解した合金が湯道に勝手に落ち込んでしまわないような半円球状の円錐台が用いられる．遠心鋳造では合金を溶解するためのルツボが別にあることが多いため，溶融した金属が流れやすい円錐形の形態が用いられる．

ワックスパターンに立てたスプルー線をプライアーで把持し円錐台中央ユーティリティーワックス部に植立する（図 5-17）．鋳造圧による底部の破壊を防ぎ，かつ鋳造鋳型内の通気性をよくするため鋳型とリング底面との距離は 6～8mm とする．また湯だまりと円錐台頂部とは湯流れをよくするためできるだけ近接させ植立する．

4）鋳造リング

修復物の大きさや埋没法により種々のサイズの円筒形のステンレス鋼リングが使用される．そのほかに特殊なものとしてシリコーンモールドリングやペーパーリングが使用されることもある．

通常は内径 30mm，高さ 35～40mm 程度の中型ステンレス鋼リングが用いられることが多い．

5）ライニング（裏層）

埋没材の硬化膨張，加熱膨張が鋳造リングで妨げられないように，リングの内側にクッションの役割を果たすセルロース系あるいはセラミック系の耐火性ライナー（裏層材）で内張裏層する．裏層材の厚さは通常 1mm 程度でこれを 1～2 枚重ねて，乾燥したまま使用する方法（乾ライナー法），あらかじめ水に湿らす方法（湿ライナー法），あるいは内面や辺縁にワセリンを塗布する方法（ワセリン塗布ライナー法）のいずれかの方法でライニングする（図 5-18）．

6）ワックスパターンへの界面活性剤塗布

ワックスは疎水性であるため埋没材とのぬれ性を改善し，気泡などの付着防止のため市販表面活性

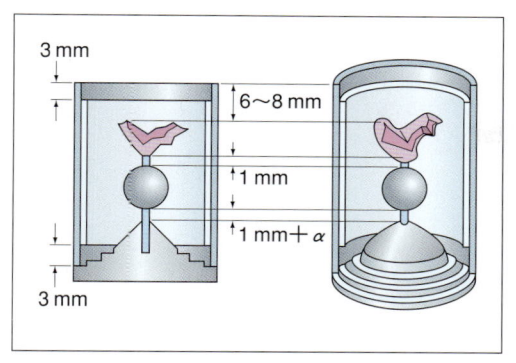

図5-17 鋳造リング内のワックスパターンの植立位置

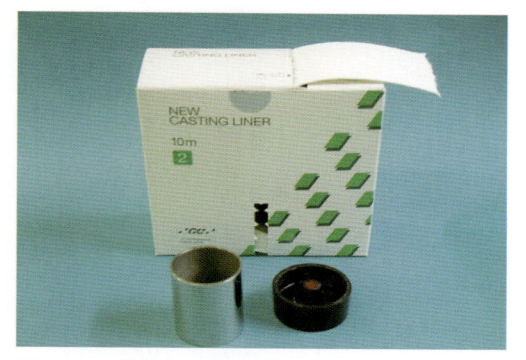

図5-18 鋳造リング,円錐台,ライナー(裏層材)

剤あるいはアルコールなどをワックスパターンに噴霧あるいは塗布する.

10. 埋没法
ワックスパターンを埋没し,鋳型を製作するための耐火性の材料を埋没材という.埋没材の硬化後,加熱してワックスを焼尽し,溶融金属を鋳込む鋳型を製作することを埋没法という.

1)埋没材の所要性質
彫像用埋没材は以下のような性質を有することが必要である.
① 耐火性を有し,加熱時にひび割れや,有毒ガスを発生しない
② 練和および流し込みなど埋没操作が簡易である
③ 硬化時間が適切である
④ 加熱後に十分な強度を有し,鋳込み温度で鋳造圧に耐えうる
⑤ 鋳造収縮を補償できる膨張量(硬化膨張,加熱膨張)を有する
⑥ 溶融した合金と反応せず,鋳型表面が滑沢緻密で,滑沢緻密な鋳造体が得られる
⑦ 十分な通気性を有する
⑧ 鋳造体を簡単に取り出せる
⑨ 保管性がよく,成分が変化したりせず長期間使用可能である
⑩ 安価である

2)埋没材の種類
埋没材はシリカ粉末とその結合材からなり,使用されている結合材により,石膏系埋没材,シリカゾル系埋没材,リン酸塩系埋没材に分類される.

(1)石膏系埋没材
耐火性,加熱膨張性を有するシリカと結合材として石膏が用いられている.シリカの種類によって石英埋没材とクリストバライト埋没材に分けられる.それぞれの変態温度は石英が500～600℃,クリストバライトが200～300℃で,αからβに変態し急激な膨張を示す.120℃付近から石膏の結晶水の放出による第一次収縮が起こり,360℃前後で無水石膏の結晶形変化による第二次収縮が起こる.

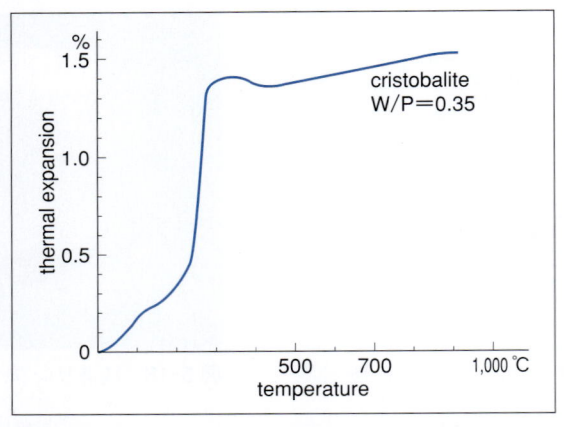

図 5-19　クリストバライト埋没材の加熱膨張曲線

700℃を超えると石膏の焼結による第三次収縮が徐々に起こり，膨張量はほぼ一定になる（図 5-19）．クリストバライト埋没材は融点が 1,200℃以下の金合金の鋳造に使用され，最も多く用いられている．

（2）シリカゾル系埋没材

耐火性，加熱膨張性を有するシリカと結合材としてシリカゾルが用いられている．シリカゾルの種類によってさらにエチルシリケート埋没材とコロイダルシリカ埋没材に分けられる．

ⅰ）エチルシリケート埋没材

結合材としてエチルシリケートを用い，加水分解させてシリカゾルをつくり，これとゾル化促進剤を含んだシリカ（石英あるいはクリストバライト）を混合するとゲル化して硬化する．操作の煩雑性，不安定で長期保存できないこと，膨張量が小さいことなど種々の問題から現在はあまり使用されていない．

ⅱ）コロイダルシリカ埋没材

シリカがコロイドとして水中に懸濁したゾル（シリカゾル）で，これと基材となる硬化促進剤を加えたシリカとを練和して用いる．融点の高い金属の鋳造に用いることができる．

（3）リン酸塩系埋没材

耐火性，加熱膨張性を有するシリカと結合材としてリン酸第二水素アンモニウムなどリン酸塩と酸化マグネシウムなどの金属酸化物の混合物が用いられている．これを水またはコロイダルシリカ溶液で練和して用いる．コロイダルシリカで練和すると硬化および加熱膨張，圧縮強さが増加する．製作物の種類に応じてコロイダルシリカと水の量を調節する必要がある．

石膏系埋没材に比べ，硬化膨張，加熱膨張が大きく耐熱性も高いので，シリカゾル系埋没材同様，陶材焼付け合金，コバルトクロム合金，ニッケルクロム合金など融点の高い金属の鋳造に用いることができる．

3）埋没法の種類

金属の鋳造収縮を補償するために種々の方法が考案されてきた．現在はほとんど用いられていない方法もあるがその種類について述べる．

(1) ワックスパターン膨張埋没法
　ワックスパターンを加温したり，温水で埋没材を練和して埋没し，鋳造収縮を補償しようとするものである．しかしワックスは加温すると膨張とともに大きく変形してしまうため，現在は用いられていない．
(2) 給水埋没法
　練和した埋没材に水を補給し，埋没材の凝結膨張を通常以上に生じさせようとする方法で，単純浸漬法，加水法，湿ライナー法などがある．
(3) 改良加熱膨張法
　ライナー表面にワセリンを塗布する方法で，アスベストをライナーとして用いていた時代にアスベストによる水の出入りを防止するために考案され，頻用された．
(4) 型ごと埋没法
　耐火模型材上でワックスアップを行い，ワックスパターンを模型から外すことなく埋没する方法である．

4）埋没技法による分類
　また埋没技法により以下のように分類される．
(1) 単一埋没法
　ⅰ）単純埋没法
　ワックスパターンに埋没材泥を小筆で塗布し，リングを円錐台上に置き，残りの埋没材泥をリング上から振動を与えながら注入埋没する方法である．ワックスパターンに気泡を付着させやすい．
　ⅱ）挿入埋没法
　リング内に埋没材を満たしておき，ついで埋没材泥の塗布されたワックスパターンを円錐台ごと逆さまにして静かに上下させながらリングの上から挿入して埋没する方法である．
　ⅲ）真空埋没法
　真空ポンプを組み入んだ装置で埋没材中の空気を除き，埋没する方法である．気泡発生が少ない．
(2) 二重埋没法
　埋没を2回に分けて行う方法で，濃泥塗布法と粉末散布法がある．気泡は入りにくく面は滑沢となるが埋没材の膨張量が不安定で予測が難しい．

11．鋳　造
1）鋳型の加熱とワックスの焼却
　埋没材が完全硬化後，円錐台を鋳造リングから外す．
　鋳型の加熱には，ガス炉も使用可能であるが，温度調節の可能な専用の電気炉を使用することが望ましい．使用した埋没材に対応したプログラムで鋳造リングを加熱する．
　硬化後すぐに加熱すると，鋳型に亀裂が入ったり鋳肌が荒れたりするので，通常，埋没後1～2時間経過してから鋳型の加熱を開始する．ワックスパターンは500℃で完全に焼却される．
　石英では573℃，クリストバライトでは220℃付近で$\alpha \rightarrow \beta$変態が起こって急激に膨張するので，石膏系埋没材による鋳型をこの温度付近で急加熱すると，鋳型外側部と内側部との温度差から膨張量に差が生じ，鋳型に亀裂が生じることがある．したがって，変態温度付近では，鋳型をゆっくり加熱

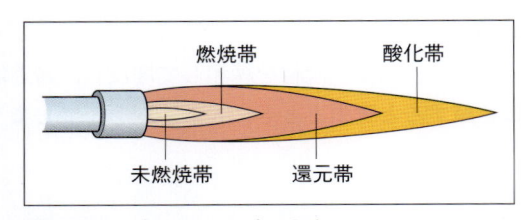

図 5-20　ブローパイプの火炎

しなければならず，通常，この付近の温度では時間をかけて昇温するようプログラムされている．
　中型リング（直径 4cm 程度）を用いて埋没した場合，5～10℃/分の加熱速度で 700℃まで加熱するが，最近では埋没後の硬化時間も早く，急激に加熱できる埋没材も市販されている．石膏系埋没材を用いた鋳型は加熱温度が 700℃以上になると，炭素の存在下で埋没在中の石膏が CaO と SO_2 に分解するため，700℃以上に加熱しないようにする．

2）金属の融解

　スプルー線が自然脱落せず鋳造リングのルツボ部に突出した状態で残っている場合には，このスプルー線をプライヤーで挟み，回すようにして引き抜いておく．
　鋳造用金属を融解するには，通常，都市ガス（あるいはプロパンガス）と空気のブローパイプが用いられ，融点が 1,100℃以下の金合金，金銀パラジウム合金などを鋳造することができる．なお，都市ガスと酸素ブローパイプ炎を用いれば，融点が約 1,700℃までの合金を鋳造できる．ブローパイプの火炎は図 5-20 のように，未燃焼帯，燃焼帯，還元帯，酸化帯に分けられ，鋳造用合金を溶融するには温度が最も高く，合金を酸化させることが少ない**還元帯**を用いる．
　また，ブローパイプで合金を溶融するときには，通常，フラックスを使用する．フラックスは溶融合金の酸化を防止し，すでにできた金属酸化物を吸収，除去する．
　金合金や金銀パラジウム合金などの溶融には，合金の溶融初期に溶融合金に指でつまんだフラックスをふりかける．フラックスとしてホウ砂（$Na_2B_4O_7 \cdot 10H_2O$）が用いられる．融点の低い銀合金の溶融には，ホウ砂にホウフッ化カリウム，塩化カリウムを加えて融点を下げたフラックスの使用が勧められている．
　融点が高い合金では電気的に溶融する方法を用いる．電気炉の熱源によって，電熱（白金線やニクロム線）による方法，アーク加熱による方法，高周波誘導加熱による方法などに分けられる．融点が約 1,100℃までの合金の鋳造にはニクロム線を用いた電気炉が使われる．融点が約 1,350℃までの合金の鋳造には白金線を用いた電気炉が使用される．チタンなどそれ以上の融点をもつ合金の溶融にはアーク，高周波誘導による電気炉が使われる．
　鋳込み温度は，鋳造に用いられる合金の溶融点より約 1 割程度高い温度が妥当で，溶融合金の流れがよくなって，鋳造性が向上する．しかし，鋳込み温度が高すぎると合金の酸化やガス吸収が増し，鋳巣，鋳肌荒れなどの鋳造欠陥が生じやすい．低すぎると湯回り不良による鋳込み不足やなめられなどの欠陥が起こりやすい．

3）鋳造法

　鋳造法は溶融合金を鋳型に流し込むための鋳造圧の加え方によって，加圧鋳造，遠心鋳造，吸引鋳

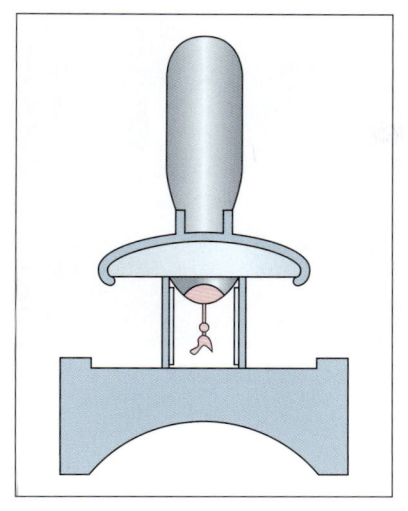

図 5-21 圧迫蓋による水蒸気圧鋳造　　図 5-22 遠心鋳造

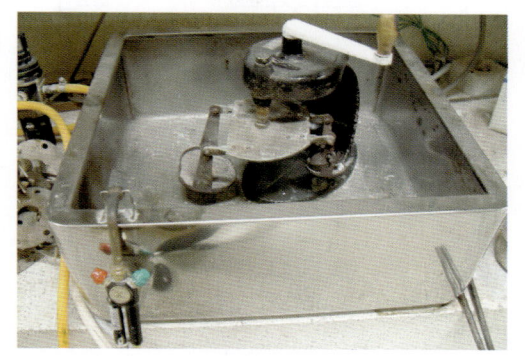

造の三つに分けられる．
(1) 加圧鋳造
溶融された合金を水蒸気圧，空気圧あるいはガス圧によって鋳型に流し込む方法である．
ⅰ）水蒸気圧鋳造
ルツボ内で溶融された合金を，水で湿めらせたライナーなどが詰められた圧迫蓋でリングの上から押しつけ，溶融合金を鋳型のなかへ流し込む方法である．圧迫蓋を押しつけると，ライナー中の水分は熱せられた鋳型に触れ，瞬間的に気化し水蒸気となる．この水蒸気の圧力を利用して鋳造する（図5-21）．
ⅱ）空気圧鋳造
溶融された合金をコンプレッサーなどで圧搾された圧搾空気によって鋳型のなかへ流し込む方法である．流量計により鋳造圧を調節することができる．
ⅲ）ガス圧鋳造
アルゴンガスなど不活性ガスのガス圧により，溶融された合金を鋳型のなかへ流し込む方法である．
(2) 遠心鋳造
ルツボのなかで溶融した金属を鋳型とともに回転させ，その回転によって生じた遠心力を利用して，溶融合金を鋳型内に流し込む方法である（図5-22）．回転のさせ方で手動式，ばね式，電動式に分けられ，回転方向によって横型と縦型がある．
　遠心鋳造における鋳造圧は合金の比重，スプルーの長さ，回転中心から鋳型までの距離，鋳造機の回転数などによって異なるが，鋳造圧に最も大きな影響を与えるのは回転数である．
(3) 吸引鋳造
真空ポンプを用いて鋳型の底部および側部から鋳型内の空気を吸引減圧することで，溶融合金を鋳型内に導入する方法である（図5-23，24）．吸引鋳造法を空気圧鋳造法と組み合わせたり，遠心鋳造法と組み合わせた鋳造機もある．

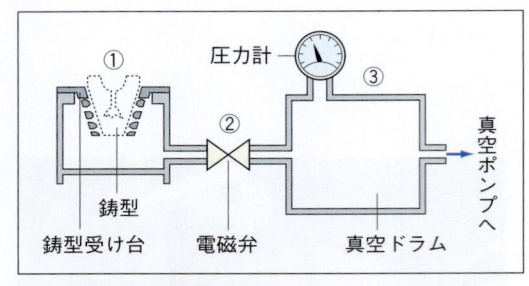

図 5-23　吸引鋳造原理図

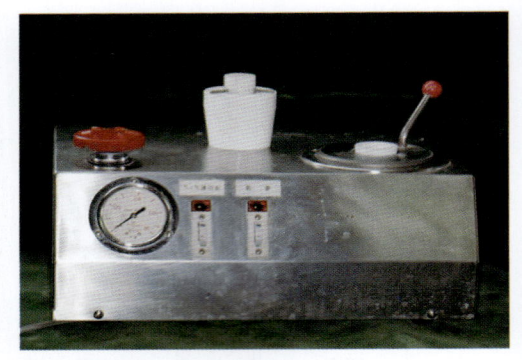

図 5-24　吸引鋳造装置

4）鋳造収縮とその補償法
(1) 鋳造収縮

鋳造に際して溶解した金属は，①液体金属の冷却収縮，②凝固収縮，③凝固後の冷却収縮の3段階の収縮を起こす．しかし①液体金属の冷却収縮は鋳込み操作によって常に溶解した金属によって補われるので鋳造収縮には関与しない．したがって，金属の鋳造収縮は②凝固収縮，③凝固後の冷却収縮によって起こる．

金属の鋳造収縮は金属の種類（金合金，銀合金），鋳造温度，鋳造体の大きさ，形状（内側性，外側性）などによって異なるが，これらの収縮を何らかの方法で補償して，窩洞によく適合する鋳造修復物を製作しなければならない．

鋳造収縮率は，合金の種類，溶融温度，鋳造体の大きさ，形状によって異なる．合金の鋳造収縮率は，金合金は $1.4 \sim 1.6\%$，金銀パラジウム合金は $1.5 \sim 1.7\%$，ニッケルクロム合金やコバルトクロム合金は $2 \sim 2.3\%$ である．

窩壁と鋳造修復物壁との空隙が小さすぎると，鋳造修復物の窩洞への挿入が困難となる．一方，空隙が大きいと，合着用セメントの溶解や崩壊が起こって二次齲蝕が発生したり，修復物が脱落したりする．この空隙の寸法についてはさまざまな意見があるが，Jørgensen K.D. らは $20 \sim 50\mu m$ が望ましいとしている．

(2) 鋳造収縮の補償法

鋳造収縮を補償するためには，作業模型の膨張と鋳型の膨張を利用する．

ⅰ）作業模型の膨張

模型材として用いられる硬石膏，あるいは超硬石膏は硬化時に膨張する．その線膨張は通常，硬石膏では $0.08 \sim 0.1\%$，超硬石膏では $0.05 \sim 0.07\%$ である．

ⅱ）鋳型の膨張

保存修復の領域で通常，鋳型として用いられる石膏系埋没材は，硬化時あるいは加熱時に膨張する．また硬化時に水を加えられたり，水中に浸漬すると大きな膨張が得られる．

（a）硬化膨張：石膏系埋没材は，硬化するときに $0.2 \sim 0.6\%$ 程度膨張する．硬化膨張は混水比によって異なり，混水比が小さいと硬化膨張は大きくなる．

（b）吸水膨張：埋没材の硬化進行中に鋳型材に水を注水する（加水法），ワックスパターンを埋没

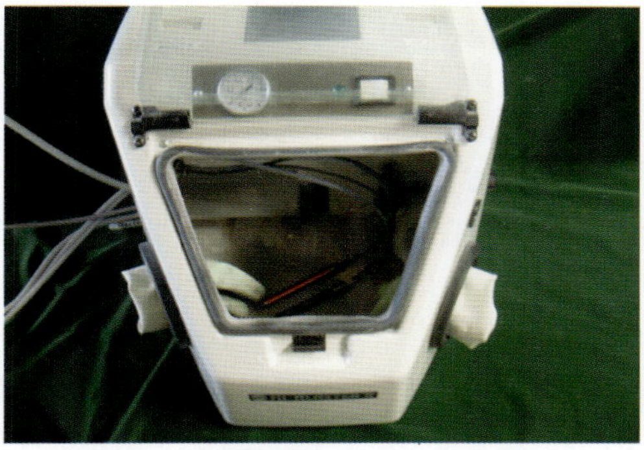

図 5-25　サンドブラスター

したのち，埋没材の初期硬化の段階で鋳造リングを水中に浸漬する（水中浸漬法），あるいは水で濡らした膨張緩衝材（ライナー）を鋳造リング内に内張りして埋没する（湿ライナー法）と，それぞれ大きな膨張が得られる．吸水膨張量は水分の添加量，水中に浸漬する時期，浸漬時間によって異なる．

これらの方法のうち，よく用いられるのは湿ライナー法である．ライナーの水分が硬化進行中の埋没材に与えられ，吸水膨張が起こる．

(c) 加熱膨張：埋没材が硬化したのち，加熱すると膨張する．埋没材の加熱膨張量は石英埋没材で0.8～1.1％，クリストバライト埋没材で1.0～1.5％である．

鋳造リングを用いてワックスパターンを埋没するときには，鋳造リングに膨張緩衝材（ライナー）を内張り（裏層）する．鋳造リングと埋没材の間に介在させて加熱膨張がリングによって抑制されるのを緩衝する役目をする．

なお，短い加熱時間で鋳造可能な埋没材は，加熱膨張を低く抑え，急加熱による亀裂発生を防止し，硬化膨張を大きくして鋳造収縮を補償している．

5）鋳造後の処置
(1) 鋳型からの鋳造体の取り出し
鋳造後ルツボ内の金属の残りの部分が赤熱の色を失ったら，ただちに水中に急冷して埋没材を洗い去る．しかし長大な連結修復物では急冷すると変形するおそれもあるので，鋳造リングを室温になるまで空中放冷し，埋没材から鋳造体を掘り出す．

(2) 清掃
鋳造体に埋没材が付着している場合は，流水下でブラシや，超音波洗浄機を用いて除去し，清掃する．鋳造体に埋没材が固着して除去しにくいときには，サンドブラスターを用いて取り除くが，マージン部がなめられないよう注意を払う必要がある（**図 5-25**）．

鋳造体表面の着色は多くの場合，酸化物や硫化物の膜によるものであり，一般には酸洗い（pickling）によって除去する．

酸洗いに使用される溶液として，金合金には希塩酸（約5～10％），金銀パラジウム合金には希硫酸（約2～10％）を使用するが，金銀パラジウム合金には専用の洗浄液も市販されている．酸洗いは，酸洗い剤を入れたビーカーに鋳造体を浸漬して超音波洗浄するか，酸洗い剤を入れた試験管を沸騰させないよう加温する．酸洗いを終えたら鋳造体をよく水洗する．

6) 鋳造欠陥の成因と対策

鋳造体を清掃したのち点検すると，鋳造体に構造上好ましくない部分がみられることがある．これを鋳造欠陥と総称する．通常みられる鋳造欠陥には次のようなものがある．

(1) 鋳巣（いす，ちゅうそう，ちゅうす，す）

鋳造体の内部や表面にできる穴状の欠陥を鋳巣という．鋳巣には，合金の凝固収縮によるもの（引け巣など），ガスによるもの（ブローホールなど），背圧によるもの（背圧多孔）などがある．

ⅰ）引け巣（収縮孔）

合金の凝固収縮と冷却収縮によって鋳造体の最終凝固部に生じる多孔性の欠陥である．対策としては湯だまりをつけること，スプルー線を太く短くすること，溶融合金量を多くすることなどがあげられる．

ⅱ）ブローホール

合金の溶融時に水素，酸素，窒素などのガスを吸収し，凝固時にそれらのガスが放出されずに鋳造体のなかに残って気泡となる鋳造欠陥をいう．対策としては，溶融時合金の過熱を避けること，還元炎を使い溶融すること，合金を繰り返し使用しないこと，フラックスを用いること，大気を遮断して溶融することなどがあげられる．

ⅲ）背圧によるへこみ（背圧多孔）

溶融金属の鋳込み時，ガスや空気が鋳型内に閉じ込められ圧縮されると，それが元に戻ろうとする背圧（バックプレッシャー）となり，鋳造体表面にへこみや数個の小孔が生じる．これを背圧によるへこみあるいは背圧多孔といい，湯回り不良による欠陥の一種である．対策としてはエアベントをつけて鋳型の通気性をよくすること，鋳造圧を高くすること，高い鋳造圧を長時間持続させることなどがあげられる．

(2) 鋳肌あれ

文字通り，鋳造体の表面が粗い状態になることをいう．考えられる原因は，埋没材の混水比が大きいこと，埋没材の粒子が粗いこと，鋳型の早期急加熱による水分やワックスの沸騰，鋳型の長時間加熱，鋳型の過熱，鋳込温度の高いこと，溶融合金と埋没材の焼き付き，流入合金の鋳型壁面への衝撃や鋳造時の異物（フラックスや酸化物など）の混入などである．対策は埋没材を正しい混水比で用い，メーカー指定通り鋳型を加熱し，オーバーヒートなどをせずに適切に鋳造することである．

(3) なめられ

マージン部など鋭利な形状に鋳造されなければならない部分が丸みを帯びた形状になってしまっているものをなめられという．なめられは合金の溶融不良，鋳造圧の不足，鋳型の通気性不良，鋳型温度が低すぎた場合などに生じる湯まわり不良による鋳造欠陥である．対策は合金を十分溶融しすばやく鋳込むこと，鋳造圧を高くすること，スプルーの径を太くすること，通気性のよい埋没材を使用すること，鋳型温は十分な温度に加熱しておくことなどがあげられる．

(4) バリ（鋳バリ）

鋳型に亀裂が入った場合に鋳造体の表面に生じる薄いひれ状の突起物をバリという．対策としては，鋳型の早期加熱や急激な加熱を避け，鋳型に亀裂が入らないようにすることである．

(5) 突起

鋳造体表面に生じた球状の突起物をいう．埋没時，気泡がワックスパターンの表面に付着し，その気泡に合金が鋳込まれたものである．対策としては，真空練和，真空埋没などによって埋没材中の気

泡を十分に除くこと，ワックスパターン表面に界面活性剤を塗布することなどがあげられる．
(6) 湯境い
　複数のスプルー線を使用したときに溶湯が会合するところで鋳造体表面に生じる線状の接合不全部を湯境いという．湯まわり不良によって起こり，対策としては，鋳造圧を高くすること，スプルーの位置，方向を工夫し，溶湯の流れをよくすることなどである．
(7) ホットスポットによる凹部
　スプルーを通った溶湯が埋没材に垂直に衝突し，衝突した鋳型壁部は埋没材の温度が局所的に上昇して，ホットスポットを生じることがある．ホットスポットでは合金の凝固が遅れて部分的にへこみを生じる．対策としては，スプルーを太くすること，湯だまりをつけること，溶湯の流れが鋳型壁に対してほぼ平行となるようにスプルーを植立することなどである．

12. 鋳造体の仕上げ・研磨法
1) スプルー線の切断
　ニッパーあるいはディスクでスプルー線を切断する．特にスプルー線が複数のときはニッパーを使うと変形するおそれもあるため注意をして切断する．窩洞に試適するときに便利なように，スプルー線を約2mm程度残して切断することもある．

2) 試　適
　鋳造体内面の気泡や埋没材の付着に注意し，ついているようであればこれを除去する．作業模型の窩洞に鋳造体を試適し，窩縁部の適合状態をチェックする．対合歯との咬合関係，隣接歯との接触関係についても咬合紙，コンタクトゲージなどを用いて確かめる．必要に応じて鋳造体の形状を修正する．修正には一般にカーボランダムポイントを使う（図5-26）．修正が終わったら仕上げ・研磨を行う．
　さらに，患者来院時には口腔内で鋳造体の試適を行う．口腔内で点検する部分は作業模型の窩洞でのチェックと同じである．

3) 仕上げ・研磨
　鋳造体の窩洞に対する適合性が良好で，対合歯との咬合関係，隣接歯との接触関係に問題がなければ，鋳造体の仕上げ・研磨を行う．仕上げには形仕上げと面仕上げとがある．仕上げののちに鋳造体を研磨する．まず形仕上げで鋳造体の形態の細部を補正し，面仕上げで研磨の基礎づくりをする．咬合面あるいは隣接面の形態修正にはカーボランダムポイントやホワイトポイント（図5-27）を用いる．裂溝部の凹窩の整理には，球形や尖形裂溝状などの仕上げ用バーあるいはインレーバーを用いる．次に種々の粗さのサンドペーパーコーンなどを用いて面仕上げを行う．
　面仕上げを終えたら茶色の粗研磨用および青色のつや出し用のシリコーンポイントやシリコーンカップなどを用いて荒磨きを行い，鋳造体の表面を滑沢にする（図5-28, 29）．金属の表面を機械研磨すると，研磨による局部的な高温の摩擦熱によって発生した厚さ20〜50Åの微結晶集合層のベイルビー層（Beilby layer）とよばれる層が生じる．
　最後のつや出しは，グリーンルージュ（緑色の酸化クロムを油脂類で固め棒状にしたもの）やルージュ（赤色の酸化鉄を油脂類で固め棒状にしたもの）を塗布したフェルトホイールで行う（図5-30）．

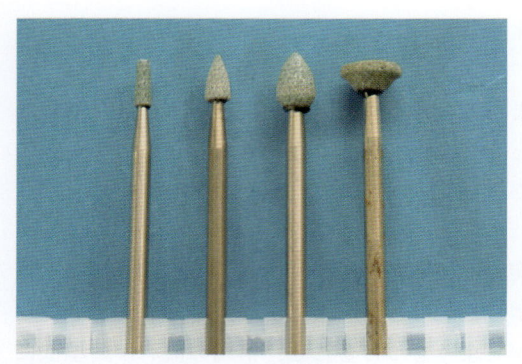

図 5-26 修正用カーボランダムポイント

図 5-27 修正用ホワイトポイント

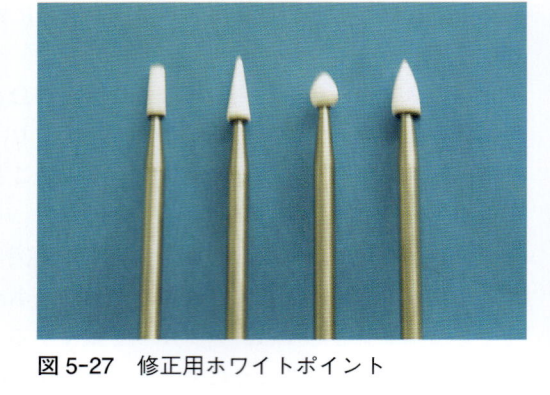

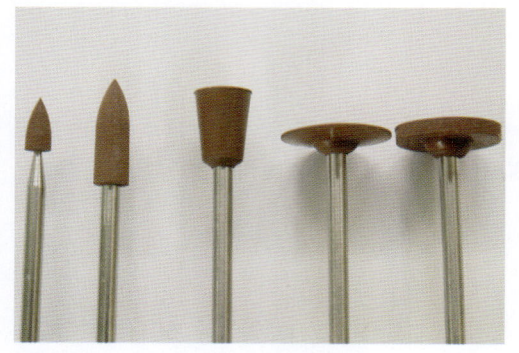

図 5-28 シリコーンポイント（茶）

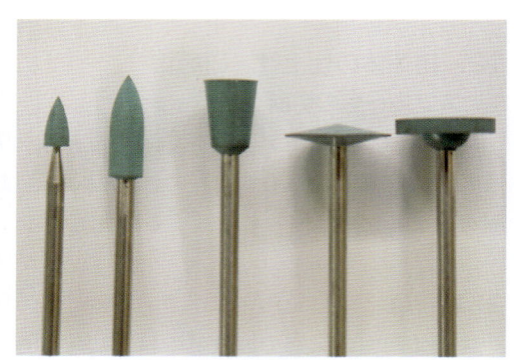

図 5-29 シリコーンポイント（青）

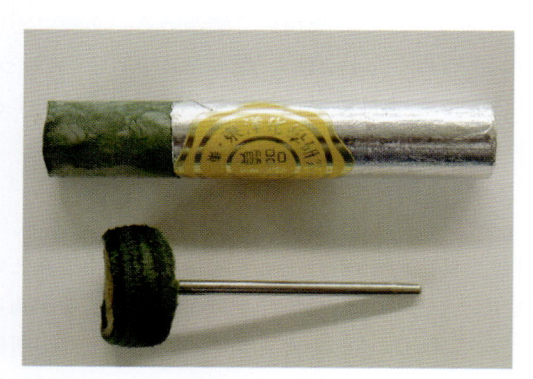

図 5-30 グリーンルージュとフェルトホイール

インレー体に対しては以上の手順に従って，機械的研磨が行われる．ほかに電解研磨，化学研磨を機械的研磨と併用する方法もあるが，一般には行われていない．

13. 合着法

鋳造体の研磨を終えたのち，合着用セメントを用いて鋳造体を窩洞に合着する．

1）合着に必要な器材の準備

　合着用セメントの練和を開始する前に，合着用セメント，練板，セメントスパチュラなど合着に必要な器材を準備しておく．準備を怠ると，必要な器材をそろえている間にせっかく練和したセメントが硬化してしまう．インレーキャリア，成形充塡器，オートマチックマレット，柳箸，割り箸なども事前に用意しておく．

2）鋳造体と窩洞の乾燥

　鋳造体あるいは窩洞がぬれた状態で合着すると，鋳造体の窩洞歯面に対する接着力が著しく低下する．これを防ぐために，合着前に鋳造体と窩洞歯面を必ず乾燥しなければならない．試適した鋳造体や窩洞歯面は唾液や血液で汚染されているので過酸化水素水などでよく清掃し，水銃で水洗後エアシリンジで乾燥する．

3）セメントの練和

　グラスアイオノマーセメントや接着性レジンセメントが比較的よく用いられる．いずれのセメントを用いる場合でもメーカーの指示に従い，セメントの粉末と液を練板上に採取し，スパチュラを用いて練和する．液を長時間放置すると大気中の水分を吸収したり，水分の蒸発によって液の水分含有量が変化し，セメントの硬化時間および硬化物の物性が変わる可能性があるため，粉末と液の採取は練和開始直前に行う．

4）セメントの塗布

　セメントを練和したのち，そのセメントを鋳造体の窩洞面にまず塗布し合着する．はじめにセメントを歯の窩洞に塗布したりすると，口腔内温度が室温よりも高いためセメントの粘性を増し，浮き上がってしまい，鋳造体を正しく合着できなくなるおそれがある．

5）鋳造体の嵌入圧接

　セメントを鋳造体の窩洞面に塗布したら，ただちに鋳造体を圧接しながら窩洞にはめ込む．柳箸を鋳造体に押し当てマレットで槌打して鋳造体を嵌入させる．ウッドポイントを取りつけたオートマチックマレットを用いることもある．あふれ出たセメント泥を除去し鋳造体が窩洞に正しく嵌入されたかどうか確認する．ついでセメントが硬化するまでロール綿あるいは割り箸などを嚙ませ，鋳造体が窩洞から浮き上がるのを防ぐ．

6）合着後の処置

　セメントが硬化したら，窩洞からあふれ出たセメントをスプーンエキスカベーター，探針，スケーラーなどを用いて取り除く．窩洞が隣接面に及んでいる症例では，結び目をつけたデンタルフロスを用いて歯間部の余剰セメントを完全に除去する．リン酸亜鉛セメント，カルボキシレートセメント，グラスアイオノマーセメントは，十分硬化したのちでも容易に余剰セメントを除去することができる．しかし，接着性レジンセメントでは，完全硬化すると，特に歯間隣接面にあふれ出て残ったセメントの除去が困難となるので，硬化前にそれを除去する．

　最後に咬合関係のチェックを再度行い，問題のないことを確認する．

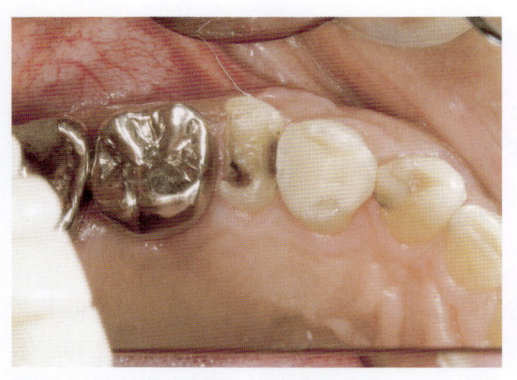

図 5-31　上顎左側第二小臼歯 MOD インレー脱離と二次齲蝕
近心面，遠心面に二次齲蝕が発生し，黒褐色の齲蝕象牙質がみられる

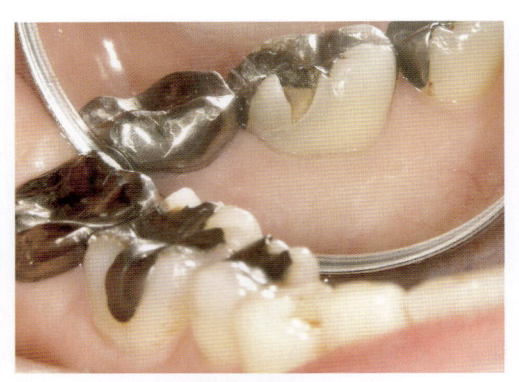

図 5-32　右側下顎第一大臼歯舌側歯質の破折

14. 経　過

　鋳造修復物は機械的性質に優れ，すべての窩洞に応用できるが，セメントラインが存在すること，外開きに形成しなければならないこと，熱や電気の良導体であることなどの短所がある．これらの短所は，修復物の変色，腐蝕，破折，修復物の脱離，二次齲蝕（図 5-31），歯質の破折（図 5-32），知覚過敏，歯肉炎，ガルバニー疼痛などの原因となりうる．

　修復物の変色，腐蝕，破折は，金合金以外の合金を用いた場合にみられることがあるが，高カラットの金合金を使用することによって防止することができる．

　修復物の脱離，二次齲蝕，歯質の破折は，ほとんどの症例において，不十分な窩洞形成と辺縁の不適合が主な原因である．窩洞を形成するときには，適正な窩洞外形，十分な保持形態と抵抗形態を付与し，適合精度の高い鋳造体をつくる必要がある．

　知覚過敏を防ぐには，窩洞形成時，必ず注水下で歯質を切削し，残存象牙質が薄くなったり，窩底が歯髄に近接したら必ず覆髄，裏層を行う．

　歯肉炎は，修復物の形態が適正で，修復物の表面が十分に研磨されていれば防止できる．

　ガルバニー疼痛の発現を防ぐには，異種金属の接触が起こらぬよう使用金属を選択する．また万一，ガルバニー疼痛が起こってしまったら経過観察をする．通常，遅くとも数週間で疼痛は起こらなくなる．

　鋳造修復物の寿命を長くするには，診断，適応症の選択，窩洞形成，歯髄保護，鋳造体調整，研磨，合着を的確に行うことが大切である．

E　全部鋳造冠

　実質欠損が大きく，成形修復やメタルインレーなどでは元の歯冠形態を回復することができない場合，歯冠全体を鋳造によって製作された修復物で被覆する．この修復物を全部鋳造冠という．

　全部鋳造冠の製作順序はメタルインレー修復の場合とほとんど同じである．

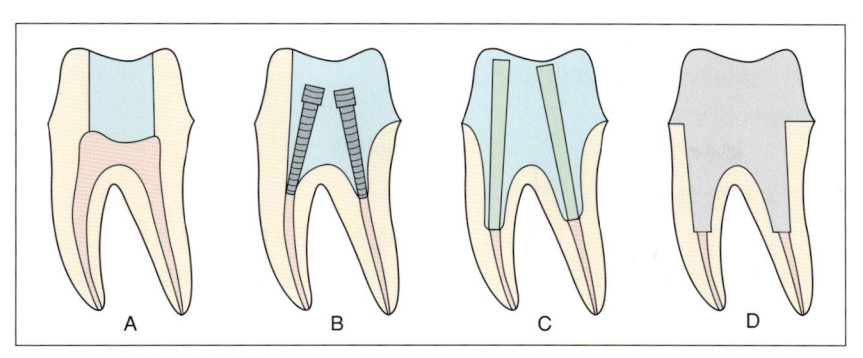

図 5-33 支台築造の種類
　A：セメントあるいはコンポジットレジン単独築造
　B：コンポジットレジンと既製ポストによる築造
　C：コンポジットレジンとファイバーポストによる築造
　D：メタルコアによる築造

　適応症は，具体的には歯冠部歯質の欠損が歯冠の 1/3 以上に及んだ症例とされている．なお，無髄歯の場合は，構造的に弱くなっていること，臼歯では咀嚼時咬合面を介して歯に大きな圧が加わることなどから，それほど欠損が大きくなくても全部鋳造冠で修復されることも多い．
　① 長所
　・咬合面形態，軸面形態，接触点など適切な歯冠形態ならびに機能を回復できる
　・咬合関係を調節できる
　・十分な強度と保持力が得られ，耐久性に優れている
　・歯頸部の良好な適合が得られる
　・製作が容易である
　② 短所
　・支台歯形成による歯質の削除量が多い
　・審美性がない
　・マージンの位置によって歯周組織に為害作用を及ぼす可能性がある
　・セメントラインが介在する

F 支台築造

　支台築造とは，歯質の欠損した支台歯において，修復材料を用いてその欠損部を修復することによって残存歯質を補強するとともに，全部鋳造冠などの上部構造物を装着できるように，支台歯の形態を回復することをいう．

1. 支台築造の目的
　① 崩壊した歯冠歯質を修復材料で裏打ちし，残存歯質を補強する
　② 適切な支台歯の高さを設けるなど，形態を整えて適正な保持形態を付与し，上部修復物の保持力を確保，増大する
　③ 支台築造後，全部鋳造冠を装着することにより，支台築造をしないタイプの鋳造修復物よりも適

合度を向上させる
④ 歯冠部の形態や修復物をつくりやすくする
⑤ 上部修復物の貴金属を節約する

2．築造の材料による分類

支台築造には，セメント，コンポジットレジンなど成形修復用材料による築造，これらの成形修復用材料と合金製あるいは支台築造用ファイバーポストを併用する築造，金属鋳造体による築造がある（図5-33）．

（小松正志）

2 コンポジットレジンインレー修復

A コンポジットレジンインレー修復とは

近年，審美的な歯科治療に対する患者の要望が高まり，臼歯部においても審美的な修復治療を希望する患者が増加している．そこで，臼歯部の1級窩洞や2級窩洞に対してもコンポジットレジン修復（直接法）が適用されるようになってきた．しかしながら，コンポジットレジンの直接法による臼歯部修復には，いくつかの問題点がある．これらの問題点を解決し，臼歯部審美修復を容易にするために間接法であるコンポジットレジンインレー修復（composite resin inlay restoration）が開発され，近年幅広く臨床応用されている．コンポジットレジンインレー修復とは，窩洞形成後印象採得を行い，作業模型上で専用のコンポジットレジンを用いてインレー体を製作し，窩洞に接着性レジンセメントを用いて合着する間接修復手法である．

B コンポジットレジンインレー修復の特徴

コンポジットレジンインレー修復は直接コンポジットレジン修復と比較していくつかの利点・欠点を有している．

1．利　点
1）加熱処理による機械的性質や耐摩耗性の向上

コンポジットレジンインレー修復では，作業模型上でコンポジットレジンを築盛し，光重合してインレー体を形成し，さらに過熱処理を行う．したがって，光照射後にインレー体内に残存している未反応モノマーの重合が促進されるので，重合率がきわめて高い．そのためインレー体の曲げ強さや圧縮強さといった機械的性質と耐摩耗性などが向上し，色調安定性や寸法安定性も改善されている．

2）適正な解剖学的形態の付与

コンポジットレジンを口腔内で直接窩洞に填塞し，適正な解剖学的形態を限られた時間内で与えることは比較的困難である．その点，コンポジットレジンインレーでは作業模型を用いて口腔外で製作

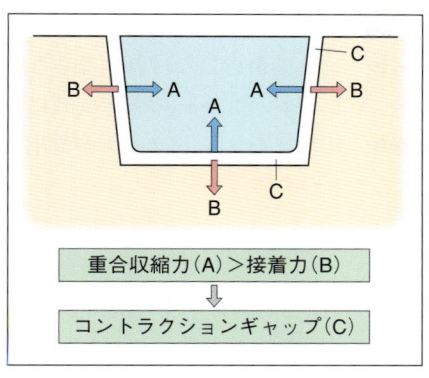

図 5-34　重合収縮とコントラクションギャップ

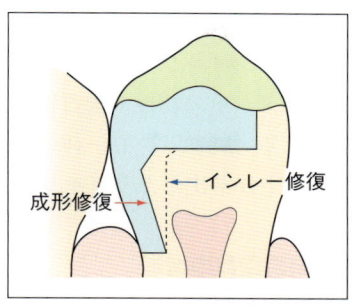

図 5-35　コンポジットレジンインレーによる歯質削除

するため，技工操作に十分に時間をかけ，かつ確認しながら行うことができる．したがって，適正な解剖学的形態の付与が容易である．

3）適正な隣接面形態，接触点の回復

直接コンポジットレジン修復では，隔壁法として化学重合型レジンに対しては金属マトリックスを用いるが，光重合型レジンに対しては通常，透明マトリックスが使用される．しかしこれらの隔壁法で適正な隣接面形態，接触位置，および接触強さを得ることは困難である．これに対してコンポジットレジンインレーでは，作業模型上でインレー体にこれらを容易に付与することができる．

4）重合収縮からの解放

重合収縮は，コンポジットレジンの歯質接着性，辺縁封鎖性，物性の低下に影響する．実際の窩洞にコンポジットレジンを修復した場合，重合収縮のため歯質とレジンとの間に内部応力が生じる．この内部応力が歯質とレジンの接着強さより大きければ，ギャップが生じる．これを**コントラクションギャップ**という（図 5-34）．コンポジットレジンインレーでは，インレー体の重合の大部分を口腔外で行い，窩洞内で重合されるのは合着材として用いた少量のレジンセメントだけであるので，重合収縮から解放され，辺縁封鎖性が向上する．

5）研磨の容易さ

直接コンポジットレジン修復では臼歯部隣接面，特に歯肉側窩縁での研磨が困難である．その点，コンポジットレジンインレーでは，作業模型上で行えるので研磨が容易である．

2．欠　点
1）健全歯質の削除量の増大

コンポジットレジンインレー修復は間接法の一つであり，窩洞のアンダーカットは許されず，窩洞の便宜形態としてやや強めの外開きが必要となり，その分歯質削除量が増加する（図 5-35）．

2）セメント層の介在

　コンポジットレジンインレー体は窩洞に接着性レジンセメントで合着しなければならない．そのため接着性レジンセメントの物性や歯質接着性がコンポジットレジンインレーの臨床成績に重大な影響を及ぼすことになる．特にインレー体の適合度が悪い場合，辺縁にセメントラインが露出し，そこから長期的にセメントが溶出したりギャップが生じたりすることがある．

3）技工操作と来院回数の増加

　1回目の来院時に窩洞形成と印象採得を行い，作業模型の製作とインレー体の製作を技工室で行い，2回目の来院時にインレー体の合着を行うため，最低2回の来院と技工操作が必要となる．

4）試適，咬合調整の困難さ

　インレー体は窩洞に合着後は十分な機械的強度を発揮するが，試適時あるいは咬合調整時には脆弱になりやすく破折しやすいので，注意が必要である．

C　コンポジットレジンインレー修復の種類と組成

1．種　類

　コンポジットレジンインレー修復は間接修復法の一つであり，インレー体を模型上で製作する間接コンポジットレジンインレー修復と口腔内の窩洞でインレー体を作製する直接・間接コンポジットレジンインレー修復に分類できる．
　コンポジットレジンインレーは，専用レジンの重合方式により次の3種類に分けられる．

1）加圧加熱重合タイプ

　SRイソシット・インレー/オンレー（Ivoclar）は日本で最初に市販された製品で，未重合の専用レジンを築盛重合用模型ごと専用重合器（Ivomat）に入れ，6気圧，120℃，10分間の加圧加熱重合を行う．

2）光重合-光重合タイプ

　光照射後，インレー体を窩洞から取り出し，光重合器に入れ，光重合を付加する．

3）光重合-加熱重合タイプ

　光照射後，重合硬化したインレー体を窩洞から取り出し，加熱重合器を用いて100〜120℃，10〜15分間加熱する．CRインレー（クラレメディカル）など大部分がこのタイプである（図5-36A）．また，近年ペーストの色調を多くしたきわめて審美性の高い専用レジンが市販されている．エステニア（クラレメディカル），グラディア（ジーシー，図5-36B），ベルグラス（サイブロンデンタル）などがその代表例でハイブリッド型硬質コンポジットレジンともよばれている．

2．組　成

　コンポジットレジンインレー用材料の組成は基本的に直接修復法で用いられるコンポジットレジン

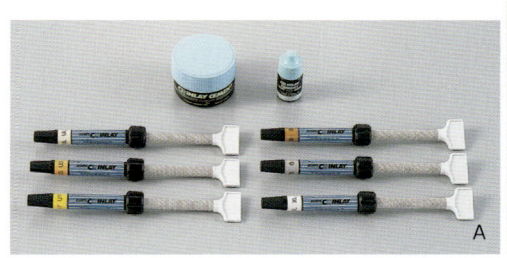

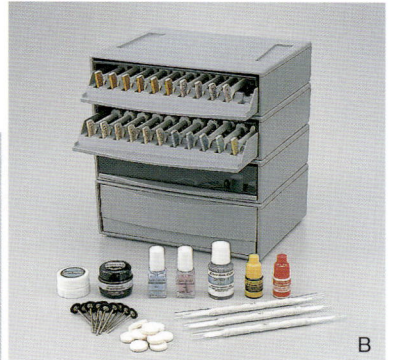

図5-36 コンポジットレジンインレー用システム

と同一で，主として光重合型ハイブリッドタイプのコンポジットレジンである．

1）ベースレジン
　通常のコンポジットレジン同様，Bis-GMA，および UDMA が用いられている．Bis-GMA は粘調性が高いため，粘度調整材として TEGDMA や UDMA が混合されている．

2）フィラー
　石英，アルミノシリケートガラス，シリカなどの無機材料が用いられる．エックス線不透過性を付与するためにバリウムやジルコニアが配合されている．フィラー含有率は 70〜90 重量％でハイブリッドタイプのものが多い．

3）重合開始剤と重合促進剤
　光重合開始剤はカンファーキノンで，カンファーキノンの活性化を促進する還元剤としては，N,N-ジメチルアミノエチルメタクリレートなどが配合されている．また加熱重合開始剤としては過酸化ベンゾイル（BPO）が用いられている．

D コンポジットレジンインレー修復の適応症と窩洞の特徴

1．適応症
　コンポジットレジンインレー修復の適応症は基本的に直接コンポジットレジン修復とほぼ同じであるが，重合収縮から解放されることから，直接コンポジットレジン修復に比較してやや大きな臼歯部の修復に適応される．
　① 小臼歯，大臼歯の 1 級，1 級複雑窩洞
　② 小臼歯，大臼歯の 2 級窩洞（MOD 窩洞を含む）
　③ 直接法による修復が困難な症例
　ただし，特に強い咬合圧が加わる部位，多数歯にわたる修復，習慣性ブラキシズムのある患者には適用しない．

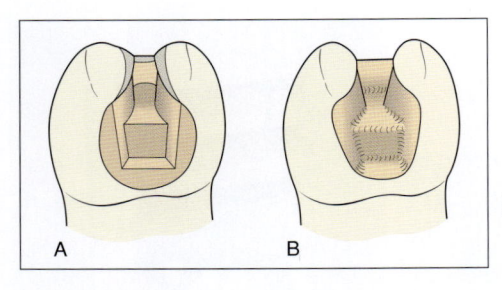

図 5-37　2級窩洞の比較
　A：メタルインレー窩洞
　B：コンポジットレジンインレー窩洞

2．窩洞の特徴

通常のメタルインレーの窩洞形成とは異なり，保持形態や予防拡大にあまりとらわれることなく，歯質削除量を可及的に少なくした，より歯質保存的な窩洞形態とする．

1）窩洞外形
① 対合歯との咬合接触部を避ける
② 予防拡大は最小限にとどめる
③ 歯肉側窩縁は歯肉縁上にとどめる

2）保持形態
レジンセメントの接着が期待できるので全体的に丸みをもった窩洞（コンケーブ型）を形成する（図5-37）．

3）抵抗形態
① 咬頭隆線の保存に努める
② インレー体に十分な厚みをもたせる
③ すべての線角および点角を丸く仕上げる

4）便宜形態
インレー体の着脱を容易にするため，メタルインレー窩洞のテーパー（5〜10％）よりも強い外開き形を側壁に付与する．

5）窩縁形態
窩縁斜面は付与せず，バットジョイントを基本とする．

E　コンポジットレジンインレー修復の手順

わが国ではほとんど間接法によりコンポジットレジンインレーが製作されており，ここでは間接法による臨床手順を説明する．基本パターンとして2回の来院と技工作業が必要である（図5-38）．

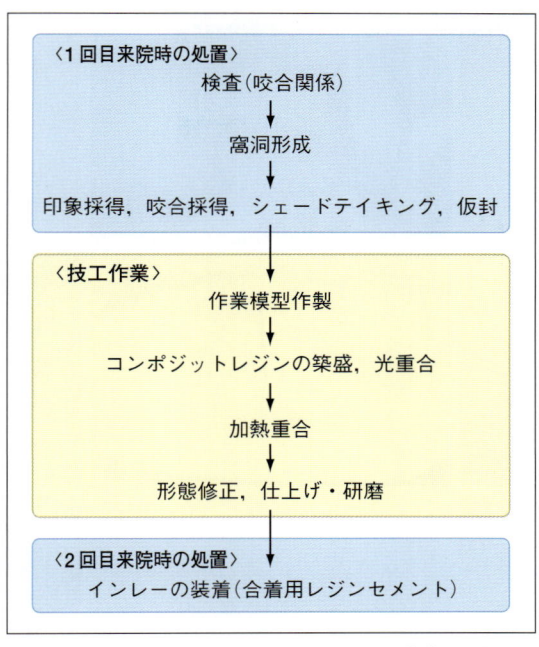

図5-38 コンポジットレジンインレー修復の手順

1. 1回目来院時の処置

1回目の来院では，咬合関係の検査を行い，対合歯との咬合接触部を避けて外形を設定し，窩洞形成，印象採得，シェードテイキング，仮封などを行う．一連の臨床写真（図5-39）は，6｜アマルガム二次齲蝕（図5-39A）の症例を示しており，2級窩洞を形成後（図5-39B），シリコーンラバー印象材を用いて印象採得（図5-39C）を行う．窩洞が深い症例では，グラスアイオノマーセメントで裏層したり，**レジンコーティング法**を応用する．各製品付属のシェードガイドを用いてシェードテイキング（色調決定）を行ったのちに，パラフィンワックス，できればシリコーンラバー系咬合採得材で咬合採得を行う．レジン系仮封材を用いて仮封を行うが，ユージノール系仮封材は合着用レジンセメントの重合を阻害するおそれがあるので使用しない．

2. 技工作業

技工室で分割可撤式の作業模型（図5-39D, E）を製作し，模型上でインレー体を製作する．インレー体の製作は各製品ごとに異なるが，CRインレーの場合，窩洞に分離材を塗布し（図5-39F）選んだ色調のレジンペーストを築盛し，光照射器にて重合させる．さらに加熱重合器で100〜120℃，10〜15分の加熱を行い，形態修正および仕上げ・研磨を行う（図5-39G）．必要に応じてステインによる裂溝の着色を行う（図5-39H）．

3. 2回目来院時の処置

2回目の来院では，仮封材を除去したのちにインレー体の試適を行い，適合性，隣在歯との接触関係，咬合関係などを調整する．試適の際には，インレー体の狭部などが破折しやすいので注意する．窩洞を清掃後，簡易あるいはラバーダム防湿を行い，接着性レジンセメント付属のプライマーで接着面を

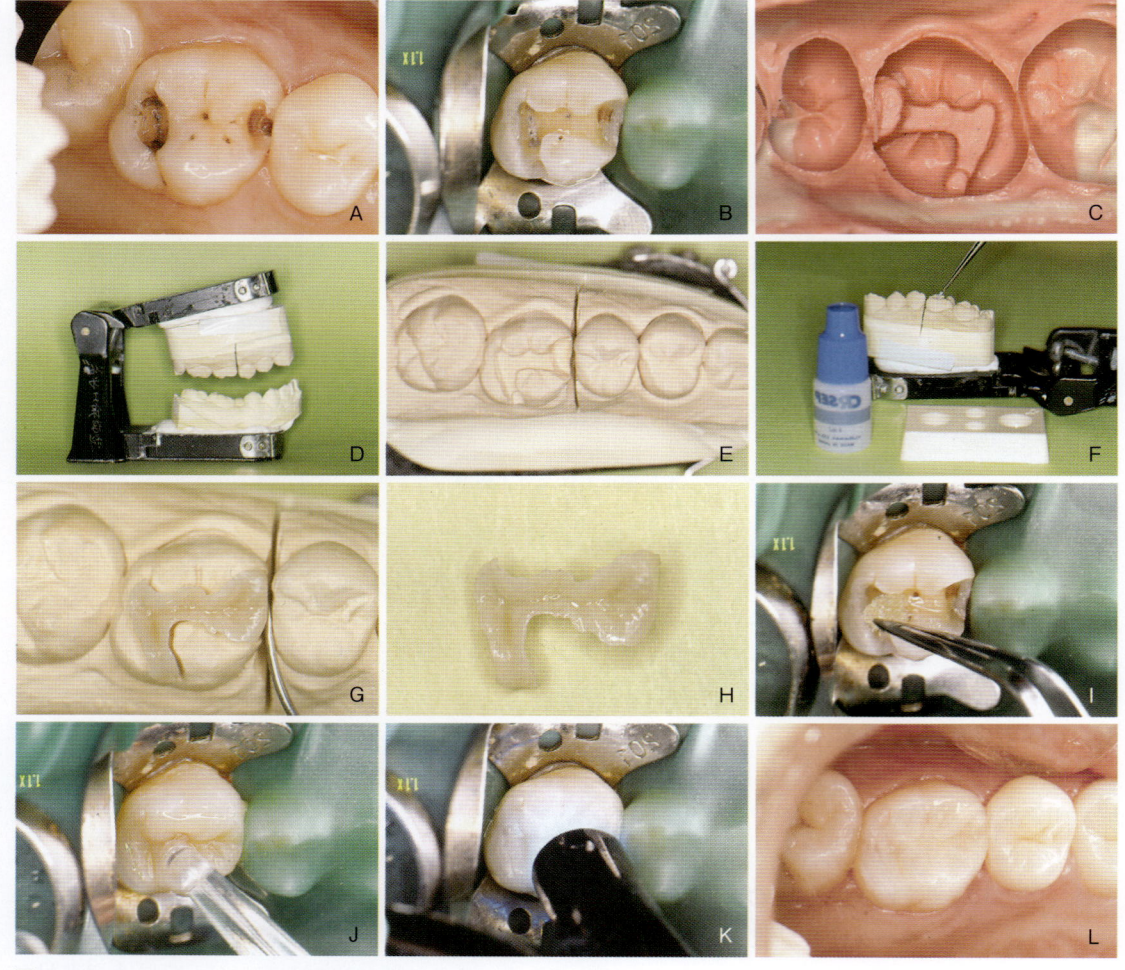

図 5-39　6| アマルガム二次齲蝕の症例
A：術前
B：2級窩洞形成
C：印象採得
D：作業模型
E：分割可撤式作業模型上でインレー体を製作する
F：模型の窩洞に分離材を塗布する
G：重合後，形態修正，仕上げ・研磨を行う
H：模型から取り出したインレー体．ステインによって裂溝が着色されている
I：プライマーで接着面を処理する
J：プラスチックポイントで圧接する
K：デュアルキュアレジンセメント使用の場合は光重合する
L：完成したコンポジットレジンインレー修復

処理する（図 5-39I）．またインレー体の内面は酸処理を行い，セラミックスプライマー（シランカップリング剤）を塗布したのちに，メーカー指示に従ってレジンセメントの計量と練和を行い，セメント泥をインレー体内面および窩洞内に塗布し，インレー体を窩洞に挿入後，プラスチックポイントで圧接する（図 5-39J）．窩洞からあふれたセメントは小線球などで丁寧に除去する．デュアルキュア

レジンセメントでは光照射し重合させる（図5-39K）．光が到達しにくい窩洞内部のセメントは化学的に重合硬化させる．辺縁のセメントライン部分をシリコーンポイントで研磨し，再度咬合調整，最終研磨を行ってコンポジットレジンインレー修復を完成する（図5-39L）．

F 術後の経過と管理

コンポジットレジンインレー修復は非常に臨床経過が良好な修復法であり，口腔内で10年以上良好に機能することが多いが，一部の症例では以下のような臨床所見が認められる．
① 冷水痛，咬合痛などの歯髄反応
② レジンセメントおよびインレー体の摩耗
③ インレー体の辺縁破折，体部破折
④ 二次齲蝕

①の反応のほとんどは1〜3か月以内に消失する．②および③に関しては装着後2〜5年以内に一部症例に見受けられる．二次齲蝕はプラークコントロールを十分に行い，年1回の定期検診を行うことで予防できる．

（吉山昌宏，西谷佳浩）

3 セラミックインレー修復

A セラミックインレー修復とは

セラミックスとは，以前は非金属無機材料を意味し，酸化ケイ素を原料とする陶磁器，ガラス，セメントなどをさしていた．しかし，最近では，各種の非金属・金属の酸化物，炭化物，窒化物などを原料として，さまざまな特性をもつ材料が開発されている．

セラミック修復法は，1837年に発表されたポーセレンインレーが始まりとされている．その後，フォイルマトリックス法（1887年）を用いたポーセレンジャケットクラウンが報告され，インベストメントマトリックス法（1894年），キャストマトリックス法（1932年）と続いた．しかし当時は，ポーセレンの物性や適合性が悪く，製作工程が煩雑であり，また接着技術が未熟であったため，歯科臨床に広く応用されるには至らなかったようである．1960年代後半に，脆弱なポーセレンを金属で裏打ちして補強する技術を応用したメタルセラミッククラウン（陶材焼付冠）が発表され，補綴領域で広く使用されるようになった．

その後，1980年代になり，ポーセレンのみならず，そのほかのセラミック材料の物性向上，耐火模型材の改良，加えて接着性レジンセメントの開発で，金属の裏打ちを必要としないオールセラミック（以下，セラミックとする）修復が登場し，保存領域のインレー・アンレーにも応用されるようになった．

現在，臨床応用されているインレー・アンレー用セラミックスを大別すると，以下の3種類である．
① 耐火模型上で製作する築盛・焼成型セラミックス
② ワックスパターンから製作する射出成形型セラミックス

③ セラミックブロックから削り出しで製作するセラミックス
なお，③については付記で詳しく説明する．

B セラミックインレー修復の特徴

セラミック材料，歯質，そのほかの歯冠修復用材料の物性を**表 5-3** に示した．

1．セラミックインレー修復の特徴
セラミックスの最大の長所は化学的安定性が高いことであり，その反対に，短所は脆性が大きい（もろい）ことである．
　① 長所
・化学的安定性がきわめて高いので，酸やアルカリに溶解せず，口腔内ではほぼ不変であるため，生体親和性が高い
・グレージング後の表面は非常に滑沢なので，着色やプラークの蓄積が起きにくい
・硬度が高く，耐摩耗性に優れる
・熱膨張率が小さいので，膨縮による不快事項が少ない
・熱，電気の不良導体である
　② 短所
・脆性（もろい）材料であるため，窩縁斜面を付与できず，金属鋳造修復と比較して，辺縁部の適合性に劣る
・製作工程が，鋳造修復より煩雑である
・歯質削除量が多い
・窩洞適合性や色調が，製作者の技量に影響されやすい

2．セラミックインレー窩洞の特徴
1）窩洞外形
　窩洞外形は，インレー体の窩洞適合性を向上させ，応力集中を防止するためにも滑らかな曲線で結び，明瞭なイスムス（窩洞狭窄部）を付与せずに複雑な窩洞形態を避け，単純な外形とする．基本的には，前述のコンポジットレジンインレーと同様な形成となる．セラミックインレー窩洞とメタルインレー窩洞の比較を**図 5-40，41** に示した．

2）保持形態
　従来の箱形を基本とするが，階段や明瞭な鳩尾形のような補助的保持形態は，窩洞形態を複雑にするのでなるべく付与せず，保持は接着性レジンセメントに依存することとなる．

3）便宜形態
　間接修復なので，窩壁はアンダーカットがないように外開きとするが，外開きの程度を大きくする必要がある．また明瞭な線角や点角も付与しない．これにより窩洞適合性が向上するとともに，修復物への局所的な応力集中を避けることができる．窩洞をレギュラーのダイヤモンドポイントで概形成

表 5-3 ヒト歯質および各種歯冠修復用材料の物性

	エナメル質	象牙質	ポーセレン	結晶化ガラス	コンポジットレジン	金合金	アマルガム
密度 (g/cm³)	2.9	2.0〜2.2	2.4	2.7	1.8〜2.4	12.0〜18.0	11.6
熱伝導率 (mcal/sec・cm・℃)	2.2	1.3〜1.5	2.4〜3.0	4.0〜4.2	2.6〜3.2	300〜700	55
熱拡散率 (mm²/sec)	0.47	0.18〜0.26	0.64	0.85	0.66〜0.72	119	9.6
熱膨張率 (×10⁻⁶/℃)	11.4*		6.4〜16.2	7.2〜11.5	28.2〜40.1	14.1〜15.5	22.1〜28.0
曲げ強さ (MPa)	10	52	55〜104	150〜300	61〜139	448	118〜148
圧縮強さ (MPa)	380〜400	297	149〜172	830〜850	290〜450	-	200〜380
弾性率 (GPa)	84〜130	14〜18	63〜107	53〜80	9.0〜25	77〜108	52〜60
ヌープ硬さ (KHN)	355〜431	68	460〜590	360〜420	25〜71	90〜220	110
ビッカース硬さ (VHN)	294〜408	60	611〜775	360〜449	40〜174	55〜291	120
破壊靱性値 K_{1c} (MPa·m^{1/2})	0.61〜0.86	-	0.90〜1.06	0.8〜1.2			

*エナメル質と象牙質の熱膨張率は,歯冠歯質として報告された値である.

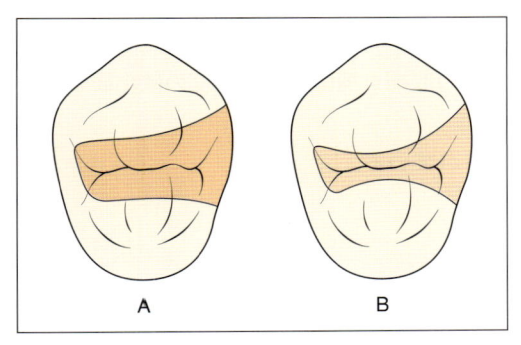

図 5-40 セラミックインレー窩洞(A)とメタルインレー窩洞(B)の比較(咬合面観)
セラミックインレー窩洞は,メタルインレー窩洞よりも太く,明瞭なイスムス(窩洞狭窄部)を付与しない.この図からも,セラミックインレー窩洞は,歯質削除量が多いことがわかる

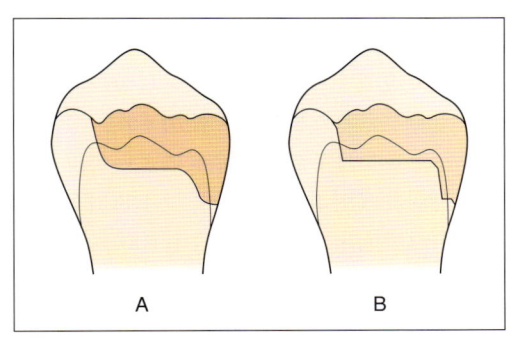

図 5-41 セラミックインレー窩洞(A)とメタルインレー窩洞(B)の比較(近遠心切断面観)
セラミックインレー窩洞は,①窩縁斜面を付与せず,②窩壁の外開きの程度を大きく,③線角は丸める

したのちに,ファインのダイヤモンドポイントで仕上げ,凹凸の少ない窩壁にするとよい.

4) 窩縁形態

欠点として前述したように,セラミックスは脆性が大きいことから,縁端強さが低いので,特に咬合力が直接加わる箇所は,窩縁斜面は付与せず,バットジョイントとする.外側性窩洞の歯肉側辺縁形態は,修復物の厚みを確保するために,ショルダー,ラウンドショルダー,もしくはヘビーシャンファーとする.

5) 抵抗形態

セラミックインレーの破折防止のために,メタルインレー窩洞よりも幅と厚みをもたせる(図 5-40, 41).臼歯部では,修復物の厚みが,機能咬頭部で 1.5〜2mm,非機能咬頭部で 1〜1.5mm,軸面で 1mm となるように形成する.メタルインレー窩洞よりも歯質削除量が多いため,歯質の破折

に対する抵抗形態が不足しやすくなるので注意する．

C セラミックインレー修復の種類と組成

セラミックインレーの製作法は前述したように，①セラミックの粉末と液体を混ぜて模型上に盛り上げ，それを焼いてつくる築盛・焼成法，②ワックスパターンを埋没，焼却し，加熱軟化したセラミックスを鋳型内に圧入する射出成形法，③セラミックブロックを削ってインレー体の形状にする削り出し法の3種類に大別できる．セラミックインレーの大まかな製作法と，使用可能な材料を**表5-4**に示した．

1．築盛・焼成法

この方法に使われるセラミックスは，一般にポーセレン（陶材）とよばれ，砂で城をつくるように築盛する．セラミック粉末に蒸留水やグリセリンなどの液体を含ませ，造形ができる状態にしてから，それを筆などを用いて模型の窩洞内に盛り上げる．付形後，ポーセレン焼成用炉（ポーセレンファーネス）で焼成する．ポーセレンは焼成時に収縮するので，この収縮を補償できる程度の硬化膨張を示すよう調整された模型材を使用する．

ポーセレンはその焼成温度によって以下の4種類に分類されている．
- 高温焼成用ポーセレン：＞1,300℃
- 中温焼成用ポーセレン：1,100〜1,300℃
- 低温焼成用ポーセレン：850〜1,100℃
- 超低温焼成用ポーセレン：＜850℃

このうち，高温焼成用ポーセレンと中温焼成用ポーセレンは，焼成温度が高く，通常の技工用ファーネスでは焼成できないため，義歯用陶歯や既製のポンティックなど補綴領域で使用されているが，歯冠修復用としては用いられていない．それに対し，低温焼成用ポーセレンと超低温焼成用ポーセレンは歯冠修復用であり，メタルセラミッククラウン，ラミネートベニア，インレー・アンレーに使用されている．両者のうち，超低温焼成用ポーセレンはhydrothermal glass（熱水ガラス）ともよばれ，チタンや通常の金合金に焼き付けることができるため，近年，注目されている．

古くより使われてきた従来型ポーセレンは，**オールドセラミックス**ともよばれ，天然に存在する長石（feldspar），石英（quartz）などを主成分としている．また強度を増すためにアルミナを配合しているものもある．これに対し，従来型ポーセレンの物性向上を目的として，熱処理などにより精製されたポーセレンを，**ニューセラミックス**または**ファインセラミックス**とよんでいる．このニューセラミックスには，後記の射出成形用セラミックスも含まれる．築盛・焼成用ポーセレンの主成分の役割を以下に示す．

(1) 長石

ポーセレンの主成分で，含有量は75〜85wt%である．透明性が高く，結合材として，焼成時の粘性を増加させる役割もある．

(2) 石英

含有量は12〜22wt%である．石英の溶融温度（1,685℃）はポーセレンの焼成温度より高いので，ポーセレンの骨格となり，石英の周りに溶融した他成分が結合する．築盛時の流動性とポーセレンの

表 5-4　セラミックインレーの製作法と使用材料

	製作法	使用可能な材料
築盛・焼成法*	フォイルマトリックス法 インベストメントマトリックス法 キャストマトリックス法	粉末タイプのポーセレン 粉末タイプのポーセレン 粉末タイプのポーセレン
射出成形法	鋳造法 加熱加圧法	結晶化ガラス 結晶化ガラス，ペレットタイプのポーセレン
削り出し法	CAD/CAM（コンピュータ支援設計加工法） ならい加工法	結晶化ガラス，ブロックタイプのポーセレン 結晶化ガラス，ブロックタイプのポーセレン

*現在，築盛・焼成法ではインベストメントマトリックス法のみが行われている．

強度を増す役割をする．

(3) アルミナ

含有量は 0 ～ 10wt％である．強度と粘性増加を目的として配合され，アルミナを含有するポーセレンをアルミナスポーセレンとよぶ．

(4) 陶土

含有量は 0 ～ 3wt％である．築盛時の粘性を増し，操作を容易にする．

(5) 着色材

着色材はポーセレンの色調を歯に類似させるために配合するもので，数種の金属酸化物を使用している．

(6) グレーズ材

つや出し材として用いられる．

(7) 溶材

各種成分の結合と，焼成温度を低下させる役割をもつ．

2．射出成形法

射出成形型セラミックスは，1983 年，住井がガラスの溶融や鋳造を応用した修復物製作法を考案したのに始まる．その 2 年後の 1985 年，Grossman によって，ガラス鋳造で製作する修復物がキャスタブル（castable：鋳造可能な）セラミックスと名づけられて商品化され，世界に広まった．このセラミックスは，ロストワックス法で鋳型をつくり，遠心鋳造で鋳込めるほどの液状になるまで溶融したガラスを鋳造，その後，ガラスの強度を増すために熱処理を施すというものである．熱処理は結晶化とよばれ，鋳造後のガラス内部に結晶を析出させる．結晶が析出したガラスを結晶化ガラスとよぶ．前述の築盛・焼成法と比較すると，煩雑な操作が不要で製作が容易である．このセラミックスの硬さは，ポーセレンよりはるかに低く，対合歯の過剰な摩耗が回避できるとされている．また含有するガラス成分によってシリカ（SiO_2）系結晶化ガラスとリン酸カルシウム（$CaO–P_2O_5$）系結晶化ガラスに分類される．シリカ系結晶化ガラスは，咀嚼時の反復加重に対して耐久性が低いため，臨床成績は満足できるものでなく，現在はリン酸カルシウム系の一商品のみが残っている．その後，液状にまでは加熱しないで，強い圧力で鋳型に押し込む加熱加圧型セラミックスが発表された．製作法はキャスタブルセラミックスと同様のロストワックス法を用い，技工操作が簡便であるという特長を有する．商品によっては結晶化工程を必要とせず，加熱前で十分な強さを有しているものもある．現在の射出

成形型セラミックスは，この加圧成形が主流のようであり，リューサイト強化型セラミックスとディオプサイト系結晶化ガラスに分類される．

3．削り出し（CAD/CAM）法（付記参照）

D セラミックインレー修復の適応症

　現在，臨床で行われている歯冠色修復法は，コンポジットレジンやグラスアイノマーセメントを用いた直接法と，セラミックスやコンポジットレジンを用いた間接法である．両者のうち間接法は，歯冠崩壊が進行し直接法では形態回復が困難とされる症例に適応される．

　間接法においてセラミックスとコンポジットレジンを比較すると，セラミック材料のほうが化学的安定性や耐摩耗性に優れている．このため，長期にわたり高い審美性が要求される症例が，セラミック修復の適応症である．そのほか，金属アレルギーを有する患者に対する歯冠修復では，第一選択となりうる．

　一方，セラミック材料は脆性が大きい（もろい）のが欠点で，ブラキシズムなどにより過大な咬合力が加わる症例では，セラミックスの破折を生じる可能性が高く，使用は避けたほうがよい．

　セラミック修復の適応症と禁忌症を表5-5に示した（以前は，Ⅲ級，Ⅴ級，WSDも適応症とされていたが，最近，これらの窩洞は例外なくコンポジットレジンやグラスアイオノマーセメントで修復されるため，除外した）．

E セラミックインレー修復の手順

　セラミックインレーの修復手順を，図5-42に示した症例にしたがい，インベストメントマトリックス法および加熱加圧法について示す．なお，削り出し（CAD/CAM）法を用いたセラミックインレー修復については付記に記す．

1．術前検査

　治療しようとする歯が，前述したセラミックインレー修復の適応症かどうかみきわめることが，良好な経過を得るために大変重要である．歯や歯周組織の検査だけでなく，咬合様式やブラキシズム，クレンチングなど過大な咬合力が加わる口腔悪習癖の有無も必ずチェックする．

2．患者への説明

　この修復の特徴や欠点，経済的な面（保険外である）などについて，患者に対して十分な説明を行う．いかなる処置も，患者の理解なしで行ってはならない．

3．除痛法

　従来の精密鋳造用金合金と比較すると，セラミックスは脆性が大きく破折しやすいので，窩洞形態はメタルインレーより太く深くし，インレーの破折を防ぐこととなる．このため歯質削除量が大きくなり，生活歯をセラミックインレー修復する場合は，局所麻酔などによる除痛が必要となる．

表 5-5　セラミック修復の適応症と禁忌症

適応症	禁忌症
1，2級インレー アンレー（部分被覆冠） 全部被覆冠 ラミネートベニア	ブラキシズムやクレンチングのある患者 歯冠の萌出高径が低く，セラミック材料の厚みがとれない歯 歯周病罹患歯 義歯の鉤歯

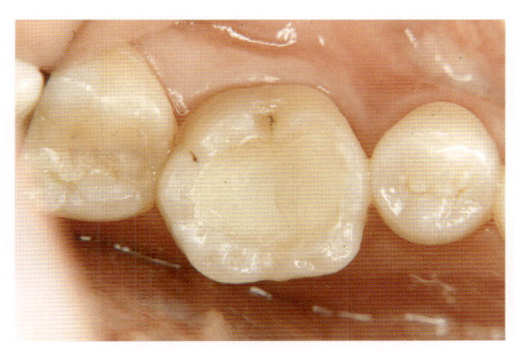

図 5-42　下顎第一大臼歯の咬合面における齲窩の感染歯質を除去したのち，レジン接着システムを使用しコンポジットレジンを填塞した．これは切削象牙質面の封鎖（象牙質コーティング）とベースを兼ねている

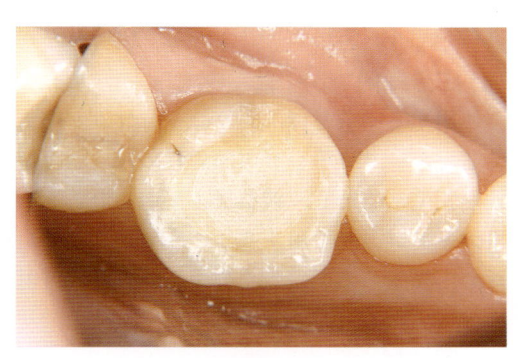

図 5-43　咬合面から頬側にわたるセラミックインレー窩洞を形成した．窩洞外形は単純な形態とし，窩壁はファインのダイヤモンドポイントで仕上げ窩縁斜面は付与しない．窩洞は，コンポジットレジンのなかに形成されている

4．レジン（象牙質）コーティング（図 5-42）

　セラミックインレー修復のみならず，すべての間接修復においていえることであるが，健全象牙質を切削し形成した窩壁を，口腔内に露出させることは好ましくない．なぜなら，細菌やそのほかの外来刺激物が切削象牙質面から象牙細管を通って侵入し，歯髄に影響を及ぼす危険性が高いためである．これを回避するため，また，インレー装着前の仮封除去時に，患者が感じる不快症状を軽減させるためにも，窩洞形成後すぐに象牙質切削面を接着性レジンで被覆（レジンコーティング）することが重要である．

　コーティングしたレジンの表層には未重合のレジンが一層残っている．これは，大気中の酸素がレジンの重合を阻害するためである．この未重合層を残したまま印象採得を行うと，印象面が粗糙になり，正確な印象採得ができない．また未重合層が存在すると，仮封材がレジンコーティング面に接着してしまうため，インレー接着時に仮封除去が困難となる．これを避けるため，レジンコーティング直後に，エタノールの綿球などでコーティング面のレジン未重合層を除去することを忘れてはならない．

5．窩洞形成（図 5-43）

　前述したセラミックインレー窩洞の基本形態に従い，窩洞を形成する．明瞭なイスムスを付与せず，インレー体の厚みを確保する．

6. シェードテイキング

　適切な照明（曇りの日の北側の窓の明るさが適切：JIS 規格 Z 8723:2000：表面色の視感比較方法）と，適切なシェードガイドで，術者だけでなく，患者とともにシェードテイキングすることが重要である．また，歯科技工士や歯科衛生士も交えて，患者の意見を尊重しながら，多くの視点で行うことが最良であろう．シェードテイキングは窩洞形成前に行ってもよいが，使用するセラミックスによっては光透過性が強く象牙質の色調を反映する材料もあるので，象牙質の色調を考慮に入れる場合には，窩洞形成後が適している．

7. 印象採得

　使用する印象材は，シリコーンゴムと寒天−アルジネートのどちらでもよいが，寸法安定性から考えると，シリコーンゴム印象材のほうがよいであろう．模型材（石膏）を印象に注入する際は，混水比を正確に測定し，模型材に気泡を混入しないよう注意する．チェックバイトには，咬合採得用のシリコーンゴムを使用する．セラミックインレーは口腔内試適時に大幅な調整は行うべきでない．そのため，模型で上下顎の咬合関係を正確に再現しなくてはならない．

8. 仮　封

　セラミックインレーの接着には接着性レジンセメントを使用する．そのため，レジンセメントの接着性を阻害しない仮封材を選択しなければならない．特にユージノールを含有する仮封材は，レジンセメントの重合不全を起こすおそれがあるので，使用は避けるべきである．また前述したように，レジンコーティングした場合には，表面のレジン未重合層を除去しておく．

9. 作業模型の製作（図 5-44）

　セラミックスの強度は，セラミックス表面の傷に大きく影響を受ける．またセラミックスの研磨は難しく，チェアサイドで行うことは困難であるため，口腔内での大幅な咬合調整は行うべきではない．加えて，セラミックインレーは接着前に咬合調整すると，調整中に破折を起こす可能性が高いので，精密な作業模型を製作し，口腔内での調整がきわめて少ない修復物を製作するように努める．このため咬合模型は，片側よりも全顎模型を用いるのが望ましい．

10. セラミックインレーの製作（症例写真は加熱加圧型セラミックスを示す）
1）インベストメントマトリックス法

　インベストメントマトリックス法でセラミックインレーを製作する場合には，図 5-44 で示した作業模型のほかに，加熱に強い耐火模型を製作する．この耐火模型上で水分を含ませたポーセレン粉末を築盛し，それを模型ごとポーセレンファーネスで焼成する．このときの模型破損を防ぐために耐火模型を使用する．また耐火模型材の膨張率は，焼成時のポーセレンの収縮を補償するように調整してある．すなわち耐火模型上の窩洞寸法は実際の窩洞寸法より大きい．この模型上でセラミックインレーを焼成すると，ポーセレンの収縮によってインレーは実際の窩洞に対して適した寸法となり，良好な窩洞適合性を示すようになる．焼成後，耐火模型中でセラミックインレーの形態修正，咬合調整，グレージングとよばれるつや焼きを行う．その後耐火模型を壊してインレーを模型より外し，作業模型上で最終調整と研磨を行い完成となる．

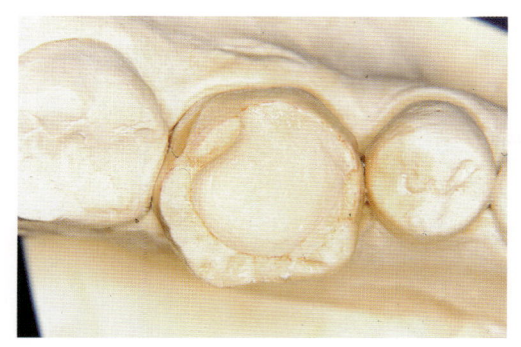

図 5-44　通法通り印象採得し，超硬石膏で作業模型を製作した

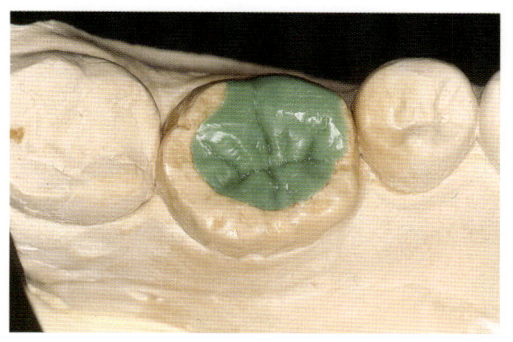

図 5-45　ロストワックス法でインレーを製作するため，模型上で適切な形態にワックスアップし，ワックスパターンを採得した

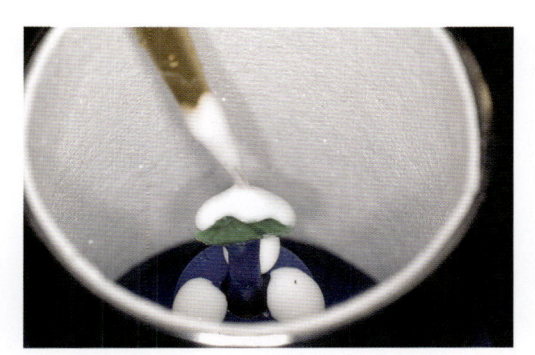

図 5-46　ワックスパターンにスプルーを植立し，専用の埋没材で埋没した．パターン表面に気泡が付着しないよう，はじめは筆などで注意深く埋没材を塗布する

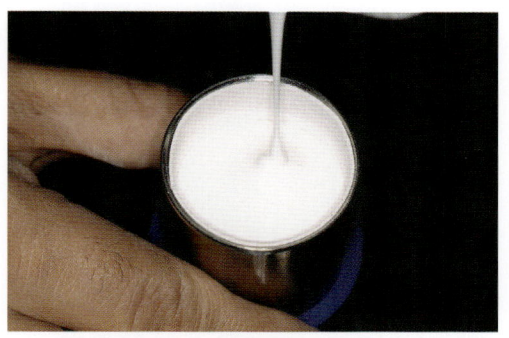

図 5-47　埋没中にパターンへの気泡付着やワックスパターンの破損を起こさないよう注意する

2）加熱加圧法

　メタルインレーと同様に，作業模型上でワックスパターンを採得する（図 5-45）．拡大鏡を使用してワックスアップを行い，バリがないようにする．パターンにスプルーを植立してから，専用の埋没材で埋没する．パターン表面に気泡が付着しないように，筆などを用いて注意深く埋没する（図 5-46，47）．ワックスを焼却してから，加熱軟化したセラミックスを鋳型に圧入する．セラミックスが冷却したら，埋没材から掘り出し，インレー体表面の調整，色づけ，研磨などを行ってセラミックインレーが完成する（図 5-48）．

11．セラミックインレーの接着（図 5-49～51）

　インレーを口腔内で試適したのち，接着操作に入る．セラミックインレーの場合には，デュアルキュア型の接着性レジンセメントを使用するが，接着時にはラバーダムを行うのが好ましい（図 5-49）．インレー体内面はシランカップリング処理し，歯面処理は使用するセメントの接着システムに従って確実に行う（図 5-50，51）．薄く残ったセメントや接着材のバリは肉眼で確認しづらい．患者はこれを咬合時の違和感として感じるので，このこともガイドにしながら余剰セメントの除去は慎重に行う．
　セラミックインレーは大変脆く，試適時に咬合調整を行うと破折する危険がある．このため，本来

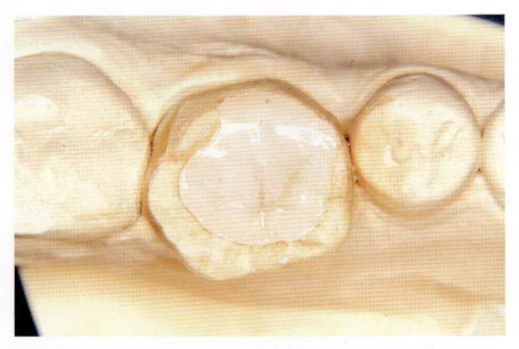

図 5-48　セラミックインレーを専用器材で射出成形（この症例では加熱加圧）し，インレー体内面や咬合を調整したのち，色付け，研磨した

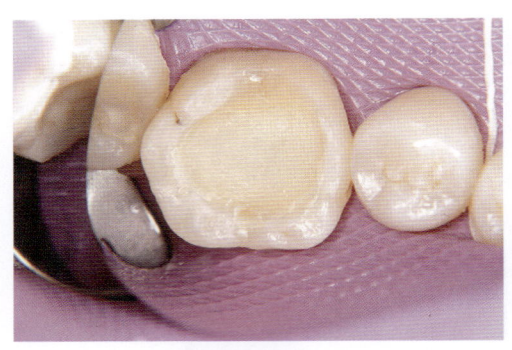

図 5-49　インレー装着時には防湿が重要である．セラミックスの接着には接着性レジンセメントを使用するため，唾液などは排除しなければならない．ラバーダム防湿が行えるように窩洞を形成することも重要である

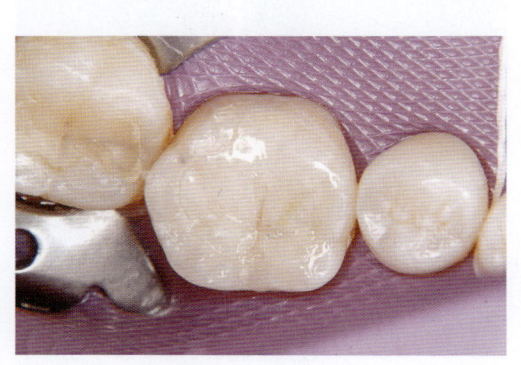

図 5-50　セラミックインレーをレジンセメントで接着した．余剰レジンセメントは歯質と色調が類似しているので，注意深く除去する

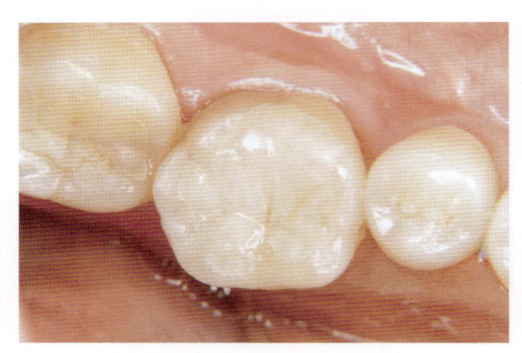

図 5-51　咬合調整し，仕上げ・研磨を行い，この時点から，経過観察・メンテナンスが開始される

ならば望ましいことではないが，必要が生じたら咬合調整は接着後に行うこととなる．調整後のインレー表面に大きな傷が残ると，その傷から破折を起こすため，調整後は十分な研磨が必要である．

F　術後の経過と管理

　セラミックインレーのみならず，どの修復においても修復直後から経過観察・メンテナンスを開始し，症状の変化に即座に対応しなければならない．特にセラミックスは，歯質やほかの修復材料より硬く，対合面の摩耗を起こしやすいので，定期的に咬合検査を行い，必要ならば調整をする．

（桃井保子，山本雄嗣）

付　歯科用 CAD/CAM 装置による修復法

　CAD/CAM 装置を構成するキャド（CAD：computer aided design）とは，製品の設計にコンピュータを用いる装置である．キャム（CAM：computer aided manufacturing）とは，コンピュータ支援

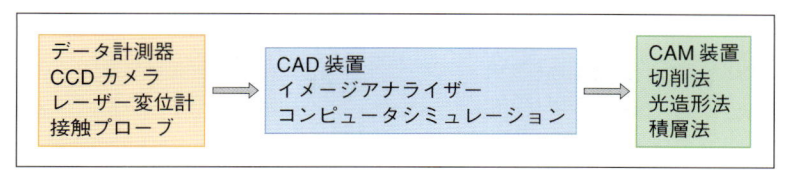

図 5-52　CAD/CAM の構造

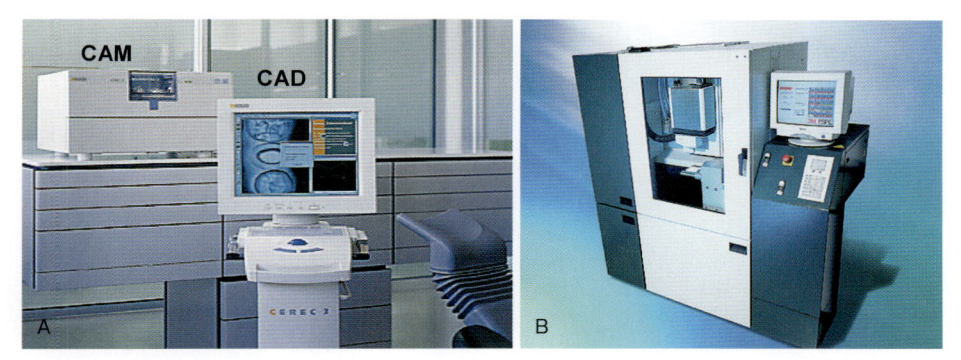

図 5-53　CAD/CAM 装置
A：CEREC3D 2000〜，B：Lava All Ceramic System 2001〜

により均質な製品を作製・管理する装置である．一般工業界では，製造工程においてコンピュータ支援によって数値制御を行う NC（numerical control）装置を備えるシステムであれば，その能力の優劣に関係なく CAD/CAM としている．

　歯科用の CAD/CAM 装置は，CAD/CAM 用に形成された窩洞，支台歯あるいは作業模型などから情報を収集し，これを三次元の数値データに変換してコンピュータ上で修復物の形状を設計する CAD 装置，および設計に基づき修復物を製造する CAM 装置からなっている（図 5-52）．

1．開発の歴史と現状

　三次元データを収集する CAD 装置には，非接触タイプのものと接触タイプのものがある．非接触タイプのものとしては，CCD カメラによる光学走査法（optical scanning method）によるものがある（図 5-53）．このタイプの代表的なものは，チューリッヒ大学の Mörmann らによって開発され，1986 年に CEREC system（Sirona）として市販された一体型 CAD/CAM 装置がある．2000 年に改良された CEREC3D および 2001 年に市販された Lava All Ceramic System（3M ESPE）も CCD カメラでデータを収集する．

　そのほかの非接触タイプで三次元データを収集する CAD 装置としては，レーザー変位形を用いたレーザー走査法（laser scanning method）がある．このタイプの CAD 装置は，現在多く用いられており，日本でも 1999 年に産学共同で開発された GN-1（ジーシー），DECSY（メディア）がある．

　一方，接触タイプの CAD 方式としては，Procera AllCeram（Nobel Biocare）と Dental Cadim（ADVANCE）がある．Procera は，計測データをネットワークで利用し加工センターに送りコーピングを削り出す方式として，Anderson によって 1994 年に考案された．

　CAM 装置は**ミリング**（milling）**法**が主流であるが，ミリング法に変わる CAM 方式を用いる装置が近年開発されている．WOL-CERAM（Wol-Dent）システムはセラミックス積層法（ELC：Elec-

表5-6 主な歯科用 CAD/CAM の仕様

商品名 (メーカー)	CAD方式	計測対象	CAM方式 /ネットワーク	使用材料	修復物の形態
Dental Cadim (ADVANCE)	接触式プローブ	模型 レジンパターン	ミリング方式 /非対応	ガラスセラミック, チタン	単冠, メタルフレーム
GN-1 (ジーシー)	レーザー	模型	ミリング方式 /可能	ガラスセラミック, チタン, レジン 酸化アルミナセラミックス	インレー, 単冠 FDアバットメント
DECSY (DIGITALPROCESS)	レーザー	模型	ミリング方式 /非対応	ガラスセラミック, チタン	単冠, ブリッジ
Cercon Smart Ceramics (Degu Dent)	レーザー	模型 ワックスパターン	ミリング方式, 焼結 /対応	酸化ジルコニアセラミックス	単冠, ブリッジ
CEREC inLab (Sirona)	レーザー	模型	ミリング方式 /非対応	酸化アルミナセラミックス	単冠, ブリッジ
CEREC3 (Sirona)	CCDカメラ	歯 模型	ミリング方式 /可能	酸化アルミナセラミックス	インレー, 単冠, ベニア ブリッジ
Everest (KaVo)	CCDカメラ	模型	ミリング方式 /可能	チタン, ガラスセラミック 酸化ジルコニアセラミックス	インレー, 単冠, ベニア ブリッジ
Denta CAD System (Hint-Els)	線形投影法 3D光学デジタイザー	模型	ミリング方式, 焼結 /対応	チタン/レジン 酸化ジルコニアセラミックス	単冠, ブリッジ
Lava (3M ESPE)	CCDカメラ	模型	ミリング方式 /対応	酸化ジルコニアセラミックス	単冠, ブリッジ FDアバットメント
Procera (NobelBiocare)	接触式プローブ	模型	ミリング方式 /対応	高密度焼結酸化アルミナ	単冠, ベニア, ブリッジ
Smart Fit (DCS Dental AG)	レーザー	模型	ミリング方式 /可能	ガラスセラミック, チタン, レジン 酸化ジルコニアセラミックス	インレー, 単冠, ベニア ブリッジ, FDアバットメント
WOL-CERAM ELC (Wol-Dent)	レーザー	模型	electroplating /対応	酸化アルミナセラミックス	単冠, ブリッジ
MEDIFACTURING (BEGO)	3D光学センサー	模型 ワックスパターン	Laser-sintering /対応	メタリックパウダー 金, コバルトクロム, チタン	メタルフレーム

tro-Layering Ceramics）で製作する方式である．すなわち，築盛法で信頼のある VITA インセラム泥を支台歯模型に静電気的に付着（electroplating）させ，乾燥後焼成を行い，コーピングやフレームを作製する．MEDIFACTURING（BEGO）システムは金, コバルトクロム, チタンの金属粉末をレーザー焼結（Laser-sintering）によって金属コーピングやフレームを光造形する．

　歯科用 CAD/CAM 装置を計測方法，製作方法，材料などから分類すると CAD/CAM が多種であることと将来像がみえる（**表5-6**）．すなわち，ブリッジやフレームなどを作製することのできる高強度型セラミックス（hight-strength ceramics）が開発され，臨床で普及してきている．これらの材料は従来からの鋳造法では扱いがたい材料でありミリング法や積層法が有利となる．さらに，削り出すには小型のミリングマシーンでは時間がかかるので専用の大型加工機が必要となる．ネットワークの進歩に伴い大容量のデータの転送が可能となり，遠隔地にある専用の大型加工用マシーンの使用を可能にする．このような技工作業の分業化の増加はコストの削減と製品の品質向上にもつながると期待される．ネットワークを利用する Procera 方式は，MEDIFACTURING（Bego），Cercon Smart Ceramics（Degu Dent），Lava（3M ESPE）などすでに多くのシステムで採用されている．

2. 主な CAD/CAM の特徴
1) CEREC3D
　この装置は歯の欠損部分をセラミックスによって補修し，機能，審美の回復をはかる目的から

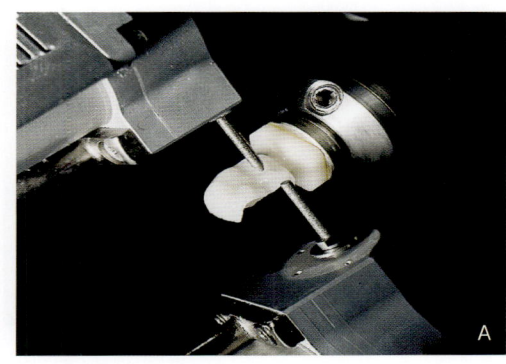

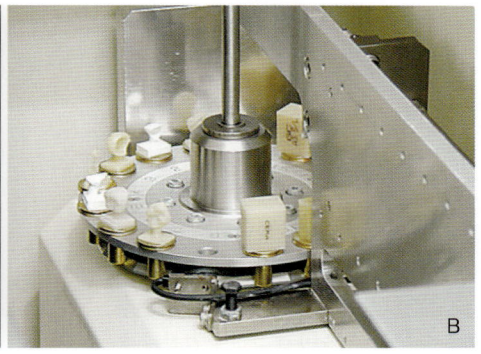

図 5-54　ミリング
　A：CEREC ミリング部，B：GN-1 システム C タイプ材料自動供給装置

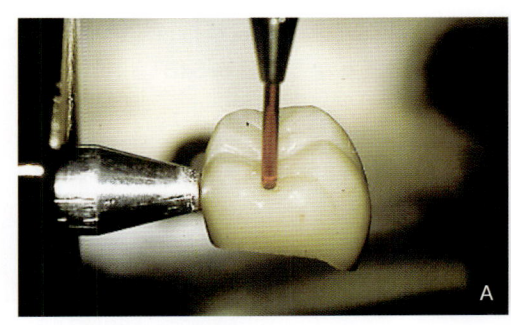

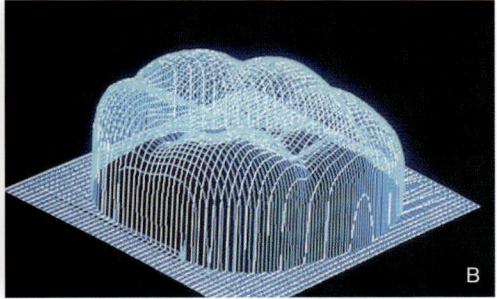

図 5-55　データの計測
　A：レジンパターン上をならいプローブで 3D データの収集，B：コンピュータグラフィック画像

CEREC（ceramic reconstraction）とよばれる．本装置はすべての操作を歯科医師がチェアサイドで行い，1回の治療で修復を完了できる唯一の直接法システムとして開発されている．直接法での操作は，患者の口腔内で CCD カメラを用い光学印象による三次元データを NC 処理したグラフィック画像としてモニタに表示，設計を行う．設計に基づいてセラミックブロックから 2 本のバーを用いて修復物を削り出す（図 5-54A）．

　印象操作時に，嚥下反射の強い患者にも簡単に印象採得が行えること，テンポラリー被覆が不要であることが有利となる．反面，口腔内に CCD カメラを挿入し正確なデータを収集するには，唾液の存在やカメラの挿入方向が制限され不利となる．チェアタイムの短縮をはかる目的から，作業模型を用いた間接法も行われている．

2）歯科用 CAD/CAM システム GN-1

　非接触型レーザーセンサー用いたメジャーリングマシーンで作業模型から窩洞および支台歯の三次元データを収集し，NC 処理したデータでコンピュータグラフィック画像を表示し設計する（図 5-55）．

　計測方法には，模型上でワックスアップを行い，複雑な咬合面形態のデータを収集するワックスアップ計測法と，隣在歯，対合歯を計測したデータを参考に設計する方法がある．加工用データをミリングマシーンに送りセラミックスまたはチタン切削用ツールを選択し，5 種類の切削用バーを自動的に

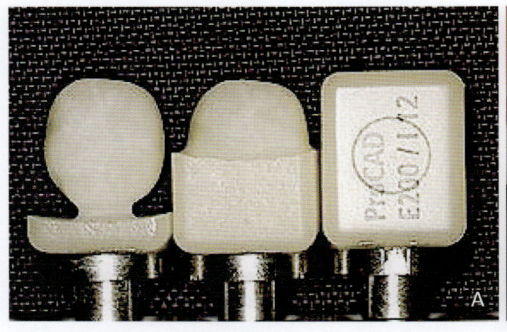

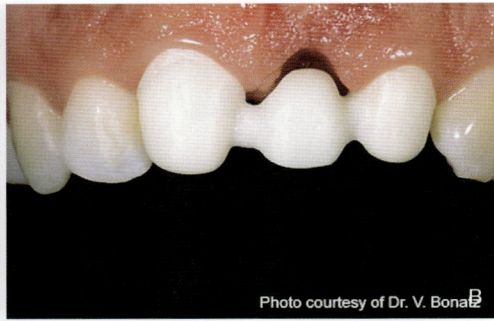

図 5-56　セラミックブロック
A：CEREC ブロックからの修復物の削り出し 1 回法，B：LAVA ブロックからコーピング削り出し 2 回法

交換し，クラウン 1 本を約 120～160 分で製作する．ミリングマシーンに材料自動供給装置を装備すると最大 15 個までを連続加工することができ夜間作業も可能となる（図 5-54B）．

3. 歯科用 CAD/CAM の特徴
歯科用 CAD/CAM の長所と短所は以下の通りである．
① 長所
・製作時間を短縮できる
・製品の品質および管理に優れる
・機能的な形態を付与できる
・データを保存し再生できる
・作業時間を選ばず連続作業が可能である
② 短所
・高価である
・システムに対する熟練が必要である
・定期的な機械のメンテナンスが必要である

4. CAD/CAM 用ブロック
オールセラミックス修復物を作製するには，セラミックスブロックから直接削り出す 1 回法とコーピングを削り出し，コーピング上でセラミックスを築盛・焼成する 2 回法が行われている（図 5-56）．ミリング法で使用される CAD/CAM 用セラミックブロックは，ガラスセラミックスと非ガラスセラミックに分かれる（表 5-7）．ガラスセラミックスには長石系ガラスセラミックスと分散強化タイプである二ケイ酸リチウム含有セラミックスがある．非ガラスセラミックには，ガラス浸透型のものとしてガラス浸透型アルミナセラミックスと高密度焼結型アルミナセラミックがある．多結晶型には 1,000MPa を超す高い曲げ強さと破壊靱性をもち，生体親和性にも優れる完全焼結型ジルコニアセラミックスと部分焼結型ジルコニアセラミックスがある．部分焼結型のものはミリング後に焼結（sintering）することで物性が向上する．さらに，セラミックスに代わる材料としてハイブリッドレジンブロックも使用されている．

表 5-7 CAD/CAM セラミックスの分類

ガラスセラミック	長石系ガラスセラミックス ニケイ酸リチウム含有セラミックス	VITAblock Mark Ⅱ Empress 2 Everest
非ガラスセラミックス	酸化アルミナセラミックス 　ガラス浸透型アルミナセラミックス	In-Ceram Alumina In-Ceram Spinell In-Ceram Zirconia
	高密度焼結型アルミナセラミックス 酸化ジルコニウムセラミックス 　完全焼結型ジルコニアセラミックス 　部分焼結型ジルコニアセラミックス	Procera AllCeram DCS President Cercon Smart Ceramics Lava All Ceramic

（小峰　太：歯科用 CAD/CAM を応用した高強度型セラミック修復について．日本大学歯学部同窓会雑誌，49-3：5-7, 2004. より改変）

5. 臨床的留意点

1) 窩洞および支台歯の形態

形成時の留意点と形成量の目安をまとめると次のようになる．

① 適切なクリアランスを確保する

　臼歯部でのクリアランスは，咬合面で 1.5〜2.0mm，頰舌側面で 1.5mm，歯頸部で 1.0mm の厚さを維持しつつマージン形態（ショルダーおよびディープシャンファー）に移行する．前歯部でのクリアランスは切縁部では 2.0mm，頰舌側面で 1.5mm，歯頸部で 1.0mm の厚さを維持しつつマージン形態に移行する．

② 形成面は円滑かつ単純な形態とする

③ 明確なマージンラインをもった形態とする

2) 最終調整

ミリング用セラミックスブロックは単色であるので修復物の色調適合性は限定される．修復物の試適後に微細な色調や個性を付与することで天然歯の色調と調和した審美性の高い修復物となる．セラミックスの色調調整に適したシェードステインキットやアドオンキットが用意されているので形態修正後に咬合面，隣接面，切縁の特徴づけを行ったのちにグレーズ焼成を行う．最終調整後は弱圧でのサンドブラスト処理を行い，次の接着操作に備える．

3) 接着操作

CAD/CAM 修復物の接着には，接着性レジンセメントを使用する．修復物内面に対する処理にはサンドブラスト処理，およびセラミックスプライマー処理の使用は接着性能を向上させるので，術者および介助者は接着性レジンセメントの取り扱いを熟知しておかなければならない．

6. 修復物の予後

CEREC インレーの予後については，レジンセメントの種類によって生存率（survival rate）は変化するが，5〜10 年後の生存は 94〜89％である．Procera ALLCeram クラウンの 5 年後および

10年後の生存率は97.7％および93.5％であり，メタルクラウンの生存率とあまり変わらない．

（安藤　進）

4 ベニア修復（ラミネートベニア修復）

A ベニア修復の発展と概要

　ベニア（veneer）とは，「貼り合わせ（る）」という意味の英語である．またラミネート（laminate）とは，「薄板」という意味であり，したがってラミネートベニア修復は，歯面に薄板状の修復物を「貼り合わせる」「貼りつける」ものである．歯科修復治療として，ベニアを歯に貼りつけるには，信頼できる耐用性をもった接着機構と材料が必要となる．現在ベニア修復に使用される接着機構と材料は，レジン接着とレジン接着材料であり，ベニア修復の発展には，レジン接着の発展が大きく貢献している．

　1970年台前半に臨床に広く導入されたエナメルエッチング・ボンディングによって，レジンとエナメル質の接着法が確立し，レジンダイレクトベニア（直接法コンポジットレジンベニア）が比較的軽度の変色歯，形態や位置の異常歯の修正に用いられるようになった（図5-57A，B）．また各種サイズと形態をもった既製のアクリルレジン製の透明な唇面シェル（殻）を，修復歯面に合致させ，コンポジットレジンで貼りつける方法も紹介されたが，あまり利用されることはなかった．

　1983年にNew York University歯学部のHornとCalamiaによって，ポーセレン製の唇面シェルを利用したベニア修復の原理や方法がそれぞれ公表された．これらはいずれもレジンとポーセレンの接着の新しい考え方を中心に述べている．彼らの方法は，北米の多くの臨床家にいち早く歓迎され，学生の臨床教育を含めて臨床の場に広がった（図5-58）．またベニア本来の特長である歯質保存性とポーセレンのもつ審美性が患者にも歓迎され，社会的にも大きな支持を得た．

　一方，日本でもポーセレンベニアの術式，臨床効果が紹介され，臨床例やテクニックの詳細も報告されたが，臨床家の絶対的な支持を得るには及ばず，その臨床展開はごく限られた．しかし最近は，レジン接着による低侵襲性治療，審美性の改善に対する社会的な要求も増してきたこともあり，ポーセレンベニアを含めてベニア修復への関心が改めて深まってきている．

B ベニア修復の特徴

　ベニア修復の特徴には，表に示す通り，歯質保存的（低侵襲性）な修復治療であること，審美的であること（審美的な改善ができる），唇（頬）側面ベニアでは修復によって咬合干渉を惹起しないこと，逆に舌（口蓋）側ベニアにあっては咬合の調整を歯質保存的に実施できることなどをあげることができる（表5-8）．

1. 歯質保存的である（低侵襲性な修復である）

　ベニア修復（唇面ベニア修復）では，形成の深さはエナメル質内まで，範囲は切縁から歯肉縁まで，隣接歯方向については，唇面・隣接面隅角を超え，接触点は原則として切削しない．つまり切削深さ，

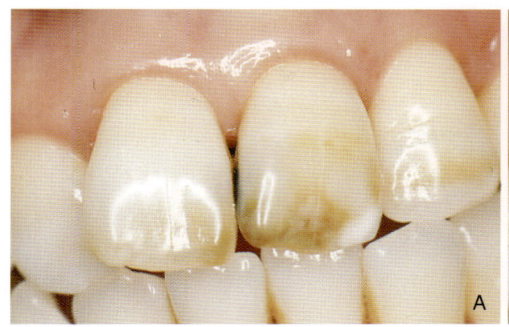

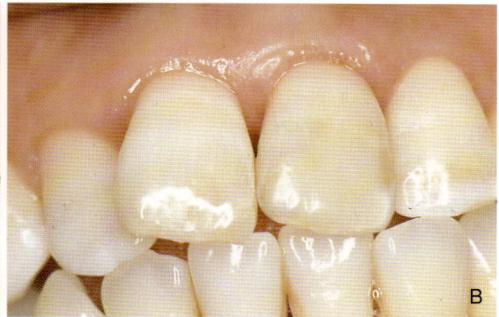

図 5-57　上顎左側中切歯唇面切縁側の変色（A）．変色部歯質を一層削除し，コンポジットレジンダイレクトベニアで修復した（B）

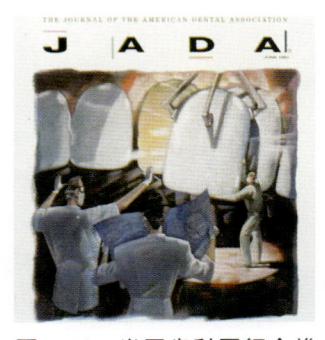

図 5-58　米国歯科医師会雑誌（1991 年 6 月号）の表紙のモチーフにもなったポーセレンベニア修復

表 5-8　ベニア修復の特徴

① 歯質保存的（低侵襲性）な修復である
② 審美的な効果，改善が期待できる
③ 唇側ベニア（ラビアルベニア）では咬合干渉を生じない（低侵襲性）
④ 舌側（口蓋側）ベニア，咬合面ベニアなどでは咬合治療や歯の固定に応用できる
⑤ 幅広い適応症をもつ
⑥ 症例に応じた方法（材料：レジンかポーセレンか，形成法）の選択ができる
⑦ 長期の耐久性，効果の維持が確認されている
⑧ 金属フレーム（裏打ち，裏層）を用いない

範囲ともきわめて限られたものであり，予防，修復物保持，歯質保護などのための切削範囲と深さの拡大はなく，きわめて歯質保存的で生体低侵襲性の修復治療である．

2．審美的である

　ベニア修復では，金属フレームを一切使用しない．したがって，金属色が外観にふれる可能性はまったくなく，修復する歯本来の色調も生かし，かつポーセレンやコンポジットレジンの透明感や色調を存分に利用することが可能である．またベニア修復物自体の厚さは薄いので，特に歯肉側辺縁でのベニアと歯との移行部は視認できない（**コンタクトレンズ効果**といわれ，コンタクトレンズが目に装着されていても眼球との境界部を視認することが難しい）（図 5-59A，B）．またベニア修復は，歯の形態や位置異常の修正にも利用できるが，歯面隅角，切縁隅角，歯面豊隆，歯冠長，歯冠幅径などを十分に調整でき，審美的な改善ができる．

3．接着性に優れ，長期にわたる耐久性をもつ

　ベニア修復には主に利用されるエナメルエッチング・ボンディングは，歯科界が最も信頼して利用してきた接着技法であり，完成されたものである．レジン接着のみで維持されるポーセレンベニアでは脱離や破折が頻発するのではと危惧されたが，実際には長期の耐久性に富むことが証明されている（図 5-60A，B）．

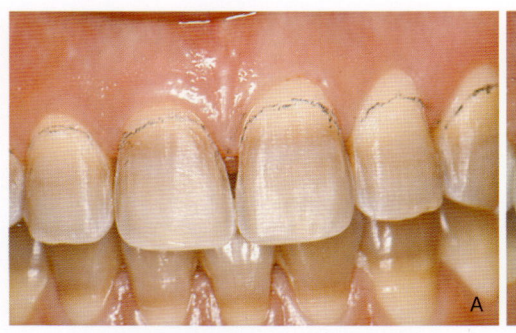

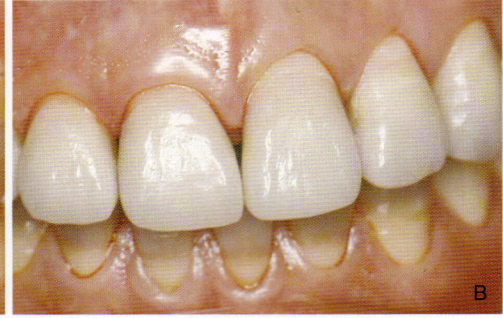

図 5-59　歯肉縁上に修復歯面の辺縁を設定しても（A），ポーセレンベニア修復後はその辺縁がどこかを指摘することはほぼ不可能（コンタクトレンズ効果）（B）

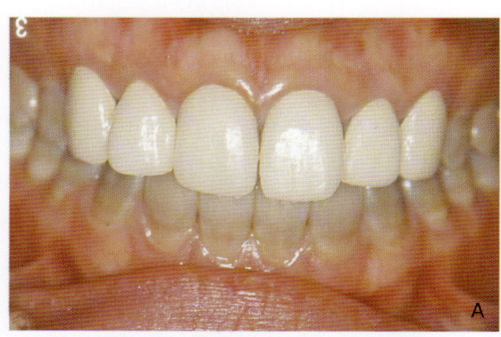

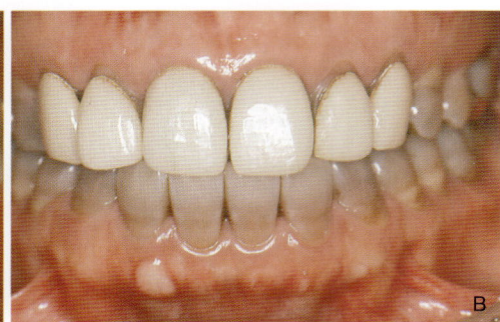

図 5-60　ポーセレンベニア修復 21 年例
　A：修復 1 年後，B：21 年リコール

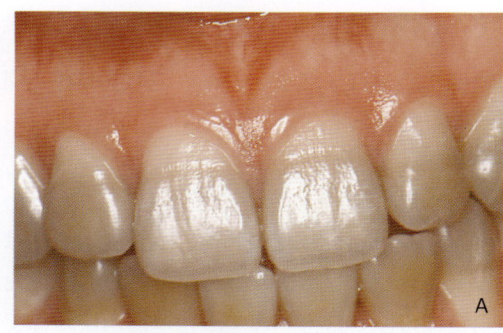

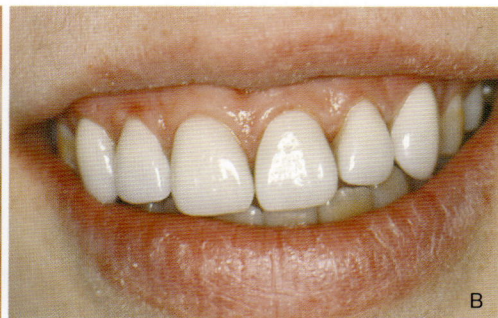

図 5-61　重度の変色歯（A）に対するポーセレンベニア修復後（B）

C ベニア修復の適応症

　ベニア修復は，齲蝕，破折，摩耗などによる歯質実質欠損にも適応されるが，変色歯，形態や位置異常などの審美的な異常の改善に，幅広い適応範囲をもつところに特徴がある．ベニアの種類によって，その適応は多少異なるところもあるが，症例ごとに十分な配慮をすれば，審美的改善が必要な症例の多くに適応することが可能である（図 5-61 ～ 64）．ベニア修復の適応症を以下にまとめる．
　① 比較的重篤（中等度から重度）な変色歯
　② 浅在性で，かつ広範な齲蝕

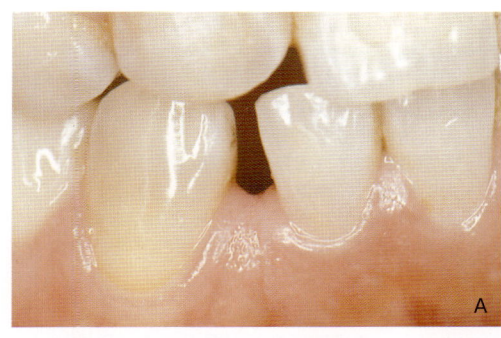

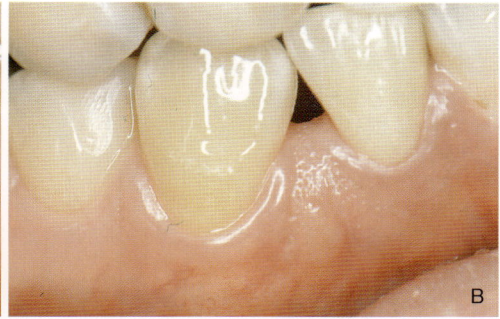

図5-62　矯正治療後の歯間空隙封鎖（修復前Aと修復後B）

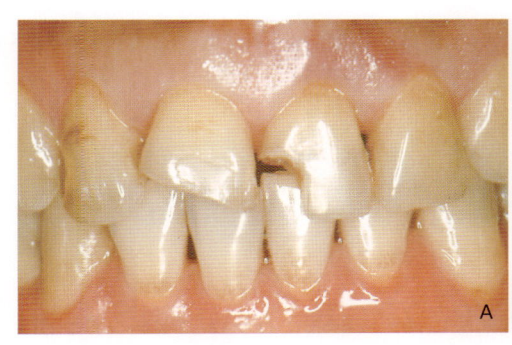

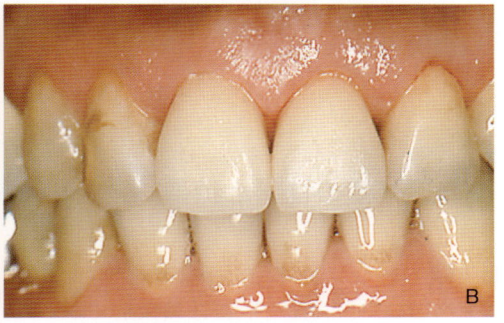

図5-63　著しい切縁破折（A）や歯冠破折にもベニア修復を適応できる（B）

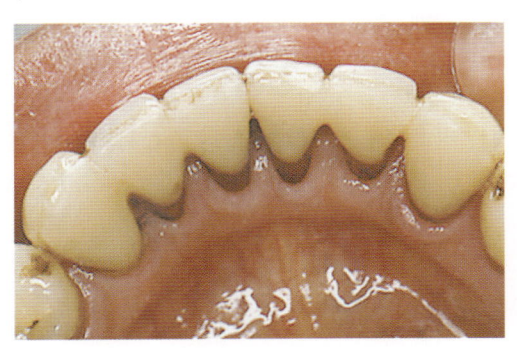

図5-64　固定に利用した舌面ベニア

③ 比較的広範な摩耗（臼歯咬合面の摩耗と咬合挙上）
④ 矮小歯など形成，形態不全歯
⑤ 正中離開，空隙歯列
⑥ 軽度の傾斜，捻転，位置異常
⑦ 歯冠長，歯冠幅径の変更
⑧ 色調不調和な広範かつ多数の修復物をもつ歯
⑨ 切縁破折，大型4級窩洞
⑩ 広範な摩耗や侵（酸）蝕症
⑪ そのほか咬合挙上（咬合面ベニア），動揺歯固定，咬合挙上後の上下顎前歯部スペースの閉鎖など

表5-9 コンポジットレジンダイレクトベニアとポーセレンベニアの長所，短所（Jordanら改変）

	コンポジットレジンダイレクトベニア	ポーセレンベニア
長所	・歯質削除量が少ない（非切削法も適用できる） ・審美性は比較的よい ・比較的安価にできる ・歯肉組織への障害が少ない ・口腔内修理がしやすい ・技術的にはそれほど難しくない（操作感応性が比較的高くない）	・歯質保存的な修復である ・審美性は最も優れる ・長期の耐久性（審美性の持続も含め）に富む ・歯肉組織への障害はほとんどみられない ・重度の変色歯症例であっても適応できる ・頰側・咬合面などより広範な歯面の修復もできる
短所	・重度の変色歯症例では，審美的効果が高くない ・高い審美性を与えるためには臨床経験が必要 ・多数歯にわたる症例では長い診療時間を要する ・比較的短期間隔でのメンテナンスが必須	・術者の操作感応性が高い ・より多くの通院回数を必要とする（間接法であるため） ・歯科技工士の熟練と術者・技工士間の連携が必要 ・口腔内修理が難しい（レジンを用いた修理になる） ・比較的高価である

D ベニア修復の種類と特徴

1. 種類

　ベニア修復は，直接法と間接法に大別できる．直接法には，一般的にコンポジットレジンがベニア材料として用いられるが，一部ではグラスアイオノマーセメントでベニア修復を行い，矯正治療期間中のフッ素徐放のレザボア（貯留槽）として利用することも提唱されている．コンポジットレジンによる直接法ベニア修復は，一般に**ダイレクトベニア**あるいは（コンポジット）**レジンダイレクトベニア**と称される．

　一方，間接法ベニア修復では，ベニアそのものをどのような材料で作製するかによって，コンポジットレジン（硬質レジン）ベニアとポーセレン（セラミックス）ベニアに分類される．またポーセレンベニアの場合は，作製法によって，焼成法，ミリング法（CAD/CAMまたはならい加工），加熱・加圧法に分類する．またベニアの作製法や材料によるだけでなく，ベニア修復する歯面によってあるいは修復面の範囲や歯面形成法によって以下のように分類することもある．

　① ラビアル（唇側，頰側）ベニア
　② リンガル（舌側，口蓋側）ベニア
　③ オクルーザル（咬合面）ベニア
　④ フルベニア（歯面全体を被覆）
　⑤ パーシャルベニア（歯面の一部を被覆）
　⑥ 歯質非切削ベニア（歯質削除を行わない）
　⑦ 切縁被覆型ベニア

2. 特徴

　直接法（コンポジットレジンダイレクトベニア）と間接法（特にポーセレンベニア）の利，欠点を表に示す（**表5-9**）．コンポジットレジンダイレクトベニアは，比較的容易に，しかも安価に実施できるが，色調，形態などの審美性にやや劣り，また比較的短期間での定期的なメンテナンスを要する．

表 5-10 ベニア修復の治療の流れ

直接法 （ダイレクトベニア）	間接法 （ポーセレンベニア，コンポジットレジン間接法ベニア）
① 検査・診断，患者への説明と了承 ② 研究用模型作製（研究用模型でレジン圧接・築盛用圧子を作製しておくこともできる），写真撮影 ③ 歯面形成 ④ レジン接着処理 ⑤ 必要に応じオペーク色を築盛 ⑥ 歯頸部色，ボディ部色，切縁色，など順次築盛 ⑦ 形態修正，キャラクタリゼーション ⑧ 研磨（つや出し）	① 検査・診断，患者への説明と了承 ② 研究用模型作製（個人トレー作製，必要ならモックアップ），写真撮影 ③ 歯面形成，印象採得 ④ 模型作製（この後は各ベニア作製法に従って技工操作） ⑤ 作製されたベニアの内面処理（マイクロサンドブラスト，フッ酸処理など） 〈患者次回来院時〉 ⑥ 形成歯面の清掃 ⑦ ベニアの試適（色調試適も含める） ⑧ ベニアの接着（歯面およびベニア内面の接着処理を含む） ⑨ 余剰接着セメントの除去，仕上げ ⑩ 咬合調整

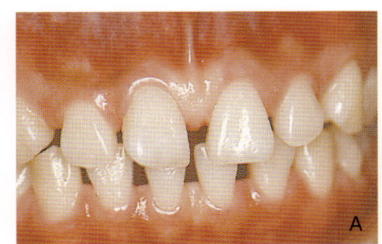

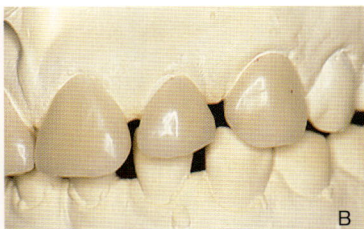

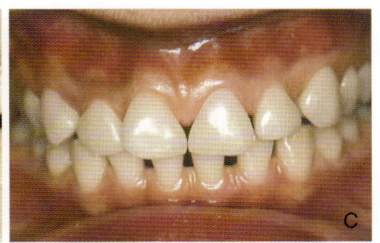

図 5-65 間接法ベニア修復により，歯冠長，歯冠幅径などを変更する場合は（A），事前に模型のベニアを作製し（B），口腔内で試適して（C）患者も交えて検討する

一方，ポーセレンベニアは，術者や技工士の高い技術を要し，これらの操作に対する感応性がきわめて高い．しかしその審美性や耐久性はきわめて高い．

E ベニア修復の手順

ベニア修復の治療の流れを表に示す（表5-10）．いずれのベニア修復であっても，審美性の回復を求める患者には，その希望を十分に聞き，予想される治療効果を説明し，十分な理解と了承を得ることが大切である．特に変色歯に悩む患者は，白い歯に対する憧れが強く，専門家が想像しえないような透明感のない，たとえば白い紙の色が理想的な歯の色と考えていることも多い．

間接法ベニアの作製については，本書では触れないが，作製にあたる歯科技工士との十分な連携が必要であり，できれば色調採得（シェードテイキング）の際などには，チェアサイドへの立ち会いを求め，患者にも参加してもらって形態，大きさなども含め十分話しあうことが望ましい．形態や大きさの変更が必要な症例などでは，事前に仮ベニアを即時重合レジンなどで作製（モックアップ）し，これを患歯面に置いてベニアの幅径，長径，豊隆などについて三者で確認することもある（図5-65）．

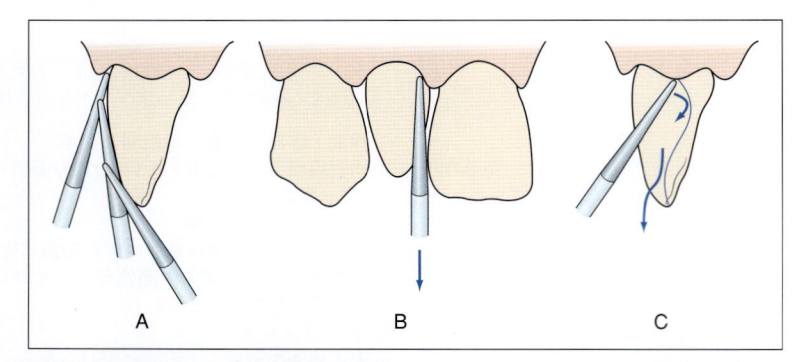

図 5-66 唇面ベニアの形成におけるポイントの傾斜は三つで，特に歯頸部ではシャンファーを形成するためポイントの先端を利用（A），常にポイント先端 1/2 から 1/3 のみを利用して切削するようにし，隣接面はコンタクトポイントを残し，ポイントを切縁側に引き抜くように動かして切削する（B，C）．

1．ベニアの歯面形成

　直接，間接法を問わず，ベニア修復をする場合は，原則的にベニアの厚径分を歯質削除するが，ベニア修復の最大の特徴である歯質保存性，歯質接着性を満足させるには，エナメル質内で（エナメル質を残して）切削する．切削深さは，上顎中切歯の歯頸部が 0.3mm，歯間中央部が 0.5〜0.7mm，切縁部が 0.8mm 程度である．この深さを均一に保ちながら切削するには，ガイドグルーブを利用する（既知のポイントの径とあらかじめ線状に形成された溝の深さを参考にして削除してする）．

　形成面の辺縁は，すべてシャンファー形態とするためにシャンファー型のダイヤモンドポイントを利用する．また 1mm 以内の切削深さを保つため，先端径が 1mm 以内のポイントを使用する．そして辺縁に十分なシャンファーを形成しつつ，もとの歯面豊隆を保って均一に一層削除するには，図のようなポイントの傾斜と動かし方に配慮することが絶対必要である（図 5-66）．

　隣接面接触点は，たとえば空隙歯列の症例などは別として，一般的にはもとの歯質の接触点を残して形成する．また切縁部における形成面辺縁形態は，一般的には切縁に辺縁をおいて，すなわち切縁を被覆せず，切縁部でベニアと歯質を移行させる．要はベニア・歯質移行部に咬合の干渉がおよばないようにすることであり，修復する歯種，患者個々の咬合様式や緊密性などが切縁を被覆するか否かの判断の基準となる．

2．（間接法の場合）印象採得

　ポーセレンあるいはレジンベニアの歯面への適合精度は，メタルインレーなどに比べると基本的に劣る．したがって，少なくともより正確な模型を作製することが望ましく，そのためには個人トレーを用いてシリコーン・シリコーン（インジェクションタイプとレギュラー）の連合印象を行うのが原則である．

3．（レジンダイレクトベニアの場合）レジンの築盛と形態付与

　ベニアするコンポジットレジンと歯面（エナメル質が原則）との接着は，エナメルエッチング・ボンディングである．最近の接着システムはセルフエッチングプライマーシステムが多くなってきてい

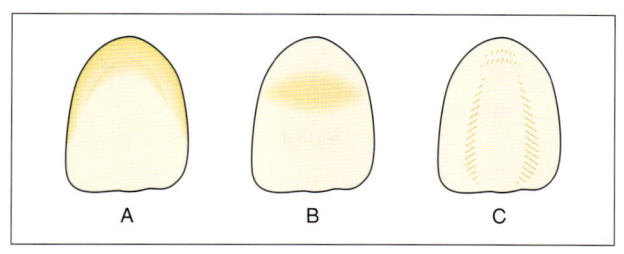

図5-67 たとえば歯頸部の色を濃くする（A），豊隆（カントゥア）の位置と程度（B），隆線や溝の程度，位置（C）によって修復歯の外観を変更できる

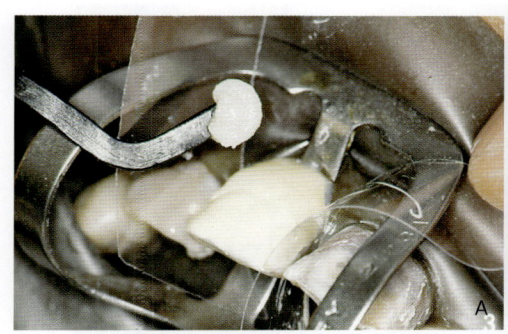

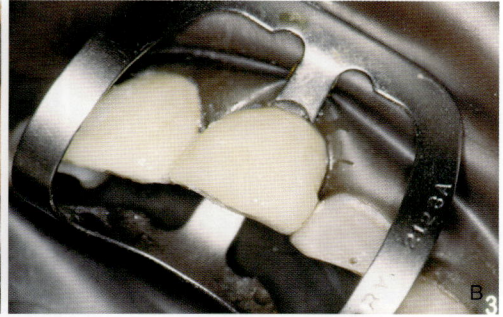

図5-68 修復歯自体の状況，歯列全体のバランスも考慮し，レジンを少しずつ押し広げるようにして歯面に築盛していく

て，これらのエナメル質のエッチング効果を疑問視する向きもあるため，極力リン酸によるエッチングを行うウェットボンディングシステム（2ステップのエナメルエッチング・ボンディングシステム）を利用する．

　変色が著しい症例では，オペーク色（不透明色）を下地として築盛するが，この不透明白色の使用が過剰であると自然感に乏しいベニア修復になってしまう．コンポジットレジン築盛にあたっては，患歯，周囲の歯や歯肉の状況を参考にしながら，色調，豊隆，隆線の位置を整え，キャラクタリゼーションする．歯面部位ごとの色の濃さの調整，豊隆の位置，隆線や溝の付与，歯面隅角の位置などを調整することによって自然感を与え，また視覚的な錯覚もたらして歯の大きさなども変更できる（図5-67，68）．レジン築盛後，仕上げ，研磨を行うが，さまざまに形態付与した豊隆や隆線・溝をなくしてしまわないように，すなわち研磨によってベニア面を平坦にしないようにしなければならない．

4．（間接法の場合）ベニアの接着

　技工室（所）で作製されたレジンあるいはポーセレンのベニアは，一般的にはその技工室（所）においてレジン接着のための内面処理が施されている．したがって，これらの内面に不用意に触れるとその接着構造を壊すこと，あるいは油脂分で汚染することになるため十分気をつけねばならない．また歯面に接着する以前のベニア，特にポーセレンのベニアはきわめて脆く，強く把持したり，落下させると破損するおそれがある．取り扱いには細心の注意が必要である．

　レジンダイレクトベニアと同様に，歯面への接着は，エナメルエッチング・ボンディングが基本となるが，間接法ベニアではベニアの接着キット（システム）が各種市販されているので，これらを指

表 5-11 間接法ベニアの接着原理

レジン（接着材）とベニア（内面）の接着	レジン（接着材）とエナメル質の接着
① 微小機械的接着原理（ベニア内面の微小凹凸面へのレジンの勘合力による） ・フッ化水素酸による酸蝕によって表面に微小凹凸形成 ・またはより弱圧で，より微小な粒子によるサンドブラストで表面に微小凹凸形成 ② シランカップリングによるレジン（有機材料）と無機材料の結合，ぬれ性向上	エナメルエッチング・ボンディングによる接着

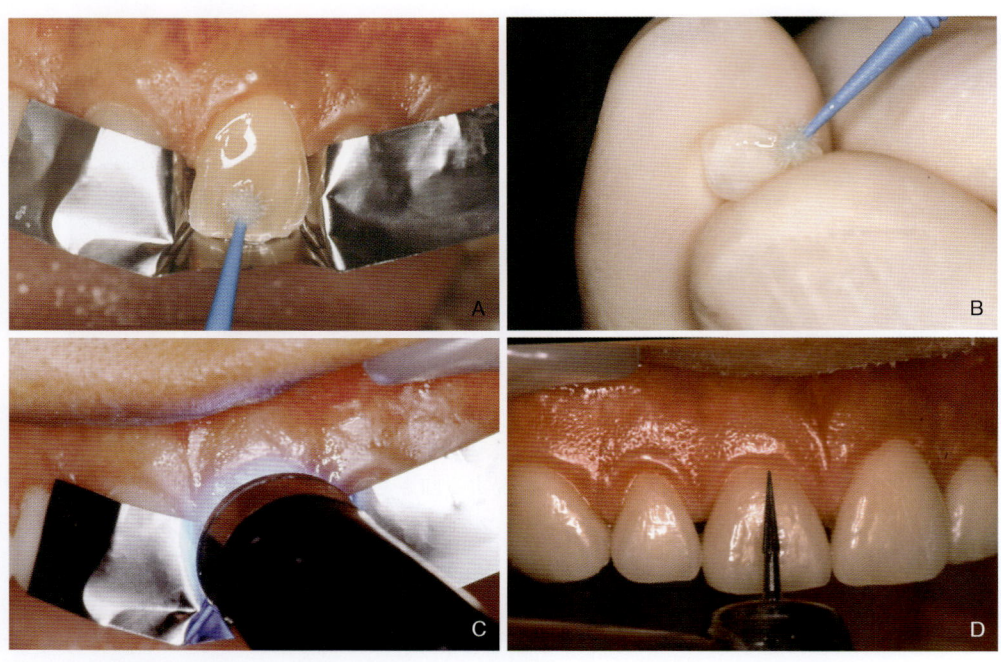

図 5-69　金属性フォイルで隔離し，エナメルボンディングする（A）．ベニア内面にシランカップリング処理し（B），接着性レジンセメントを盛ったベニアを歯面に運び，位置を確認し，仮付け，重合する（C）．溢出したレジンを仕上げ用カーバイドバーで丹念に取り除く（D）

示に従って使用すれば問題なく接着できる．レジンとベニアの接着原理は，微小機械的接着原理と化学的接着原理に分けられる（**表 5-11**）．まず歯面のエッチングを行い，同じくリン酸エッチング材でベニア内面の付着油脂や無機質の汚れを除去することを目的に，5 秒程度処理し，水洗，乾燥する．次にベニア内面を**シランカップリング処理**（シランカップリング剤塗布）する．

ベニア接着歯を金属製フォイル（付形できる軟らかな金属マトリックスバンド）で隔離し，ボンディング材を歯面に塗布する．接着システムによるが，ベニア内面にもボンディング材を塗布したのち，接着用コンポジットレジンをベニア内面に均一に塗布して歯面に運び，位置を確認してから仮付け（タック）光重合を 2，3 秒して位置の最終確認と余剰接着レジンの除去を行う．接着位置やそのほかの最終確認が終わったら，光重合をベニアの各部分で十分行う．ポーセレンやレジンのベニアを透過させて光を接着用レジンに到達させるには，一般のハロゲン光源光照射器では 40 秒以上の光照射が必要である．最終光重合が終了して初めて隣在歯との間に挿入してある金属フォイルを除去し，

溢出した余剰な接着セメントを注意深く除去する．この操作にはレジン仕上げ用のカーバイドバーの使用が有効であり，隣接面では薄手の研磨用ストリップスが通過するよう余剰のレジンを取り除く（図5-69）．

ベニア接着が終了したら，咬合のチェックを行い，接着当日は修復歯に力を加えないよう，患者に注意を与え，また前歯のベニアでは，たとえば前歯を使って"引きちぎる"ようなことをしないように十分指導しなければならない．

F 術後の経過と管理

ベニア修復の特長として，歯質保存的な修復であることがあげられる．これはすなわち修復された歯が長期にわたって保存されるということになるが，あくまでも患者のセルフケアや術者側の定期的なプロフェッショナルケアが，一般の場合と同様に行われることが条件である．したがって，ベニア修復にあたっては，術後はもちろん術前，術中を通して患者への保健指導は，徹底しなければならない．

そのような患者自身による口腔健康管理が行われることが，本修復の術後経過を良好にするための前提である．みずからの歯質を残すことを目的として選択した治療であること，みずからの歯質を保存することの重要性を患者自身に十分理解してもらうことが必要である．

経過観察，調整を術後1，2週間で行い，その後は1か月，6か月でリコールし，安定してくれば，年1回のリコールを継続し，ベニア修復のみでなく患者の口腔全体の管理を行う．

（千田　彰）

5 合着と接着

A 合着材の所要性質

1．合着と接着の意義

窩洞や支台歯などの形成歯への修復物の装着は，合着材（luting agents, cementing materials）や接着材（adhesive materials）を用いて行われる．

合着（luting, cementation）とは，リン酸亜鉛セメントに代表されるように，修復物表面と形成歯面の凹凸に介在するセメントが機械的に嵌合して修復物が保持されることである．したがって，合着力は両者間の摩耗抵抗性やセメントの機械的強度に大きく依存して得られるものである（図5-70）．

一方，狭義の接着とは，同種あるいは異なる物質が限りなく接近して物理化学的な結合によって接合することであり，ここでは歯質とセメントおよびセメントと修復物が接して結合することを意味する．接着様式には以下の三つの結合様式がある（表5-12）．

1）一次結合（化学結合）

接着力は最大であるが，歯科ではごく限られた接着，たとえば，ガラスフィラーとシランカップリング剤，およびシランカップリング剤とレジン間の結合にみられる．

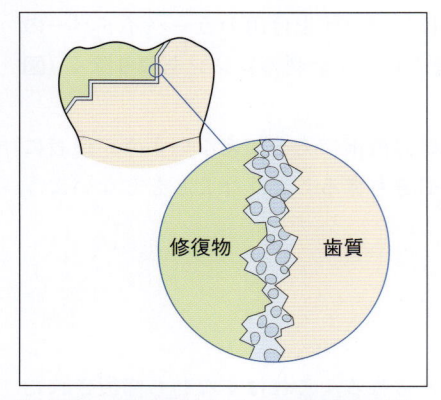

図5-70　嵌合効力による修復物の保持

表5-12　結合力と原子間距離の関係

結合形式	原子間距離（Å）	結合エネルギー（Kcal/mol）
一次結合	1〜2	50〜200
水素結合	2〜3	3〜10
二次結合	3〜5	0〜2

（増原英一：歯科接着性レジンの基礎と臨床．上巻，クインテッセンス，1992．より改変）

2）水素結合

二次結合よりやや大きな接着力を発現する．たとえば，接着材の水酸基が歯質や修復物表面の酸化物や水酸化物と反応して接着することがあげられる．

3）二次結合（疎水結合，ファンデルワールス力）

分子相互間に働く普遍的な結合力で，歯科における接着の多くがこの結合による．

2．合着材の所要性質

合着用セメントは形成歯面と修復物との間に介在し，両者を接合させるための材料であるため，一般の修復材とは若干異なった性質が要求される．

1）歯髄や口腔軟組織に対し為害性がないこと

ほとんどの場合，合着材は形成された象牙質と直接接触するため，その成分によっては歯髄を傷害する可能性がある．また，窩洞外形の設定によっては歯肉組織とも接触するため，周囲軟組織に対して無刺激性でなければならない．近年のセメントにはエッチングやプライミングなど形成面の前処理が必要なものもあり，これらの歯面処理に関しても考慮しなければならない．

2）歯質および修復物と化学的に接着すること

歯質に対して接着性をもつことは単に修復物の保持を高めるばかりでなく，辺縁封鎖性を向上させ，さらには，より生物学的で歯質保存的な修復を可能にする望ましい性質である．

3）化学的に安定で口腔液に対して不溶性であること

辺縁にセメント層が露出すると唾液やほかの口腔液により徐々に溶解して辺縁封鎖性が低下し，歯髄疾患，二次齲蝕や修復物脱落の原因となる．現在使用されているセメントは多少なりとも溶解性がある．

4）歯質と近似した機械的性質や熱膨張係数を有すること

歯は咬合することで力学的なストレスを受けるばかりでなく，人体のなかで最も温度変化の激しい環境におかれている．歯質と修復物および合着材の機械的性質（特に弾性率）や温度膨張係数が著しく異なる場合，三者の界面には応力が集中して剝離や破壊が起こる．

5）適度な流動性を有し，加圧によって薄い被膜になること

厚いセメント層が口腔に露出すると溶解や崩壊が進行する．したがって，修復物を合着する場合，加圧することでセメントは流れて薄い被膜状にならなければならない．このような性質は特に合着材に求められる性質で，この要求が満たされていないと修復物は浮き上がり，正しい位置に装着されない．被膜厚さは粉末の粒径のほか，セメントの稠度により影響を受けるため，合着用セメントには標準稠度が定められている．

6）適切な表面張力と親和性（ぬれ性）を有すること

セメントの表面張力が大きく，歯面や修復物に対するぬれ性が悪い場合には，合着時の抵抗が大きくなり，微細な凹凸のすみずみまでセメントがいきわたらなくなり，嵌合効力が低下する（投錨効果の低下）．一方，表面張力が低くなると一般にぬれ性はよいが，垂れて操作しにくいため，適切なチクソトロピー性と親和性が要求される．

7）操作時間と硬化時間が適切であること

セメントは練和の開始とともに硬化反応が進行し，稠度が経時的に変化する．この変化が急激な場合には修復物の合着操作時間に余裕がなくなり，反対に緩徐であると硬化までの時間がかかりすぎる．したがって，理想的な合着材の硬化反応は修復物の合着操作が終了するまでは緩徐に進行して流動性を維持し，その後はシャープに進行して硬化することが望ましい．

8）色調が歯質に似ていること

審美性の観点からもセメントの色調は歯質のそれと同一であることが望ましい．特に審美修復の場合にはこの性質が求められる．

B リン酸亜鉛セメント（図5-71）

リン酸亜鉛セメント（zinc phosphate cement）は現在用いられている歯科用合着材のなかで，最も古くから用いられているセメントである．1878年Rostaing兄弟により焼成後粉砕した酸化亜鉛と，リン酸を練和することによって硬化するセメントDentinogenとして市販されたものが基本となっている．開発以来1世紀を経過しているため，臨床家はその使用法に熟達しており，適応やその限界を経験的に体得している．

正しく練和された本セメントの操作時間は適切で，硬化後溢出余剰部の除去も容易であり，セメントの被膜厚さも薄く，操作性がよいなどの長所を有している．短所としては所望の理工学的性質を得るためには，練和操作の熟練が必要であること，原則として歯質に接着せず，初期のpHが低く歯髄を刺激するおそれがあり，合着時に一過性の痛みを誘発することなどがあげられる．

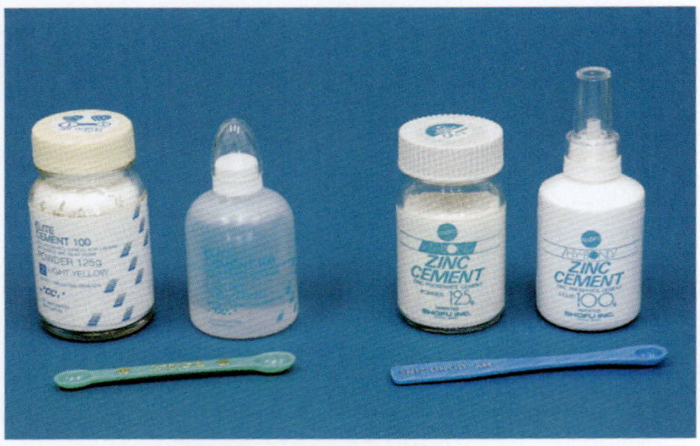

図 5-71 市販リン酸亜鉛セメント

表 5-13 リン酸亜鉛セメントの組成

粉末（%）		液（%）	
ZnO	（85〜92）	H_3PO_4	（45.3〜63.2）
MgO	（3〜10）	Al	（1.0〜3.1）
Al_2O_3	（0〜6.8）	Zn	（0〜9.9）
SiO_2	（0〜2.1）	水	（残部）

そのほか Bi_2O_3，CaO，BaO，Ba_2SO_4

1．用 途

現在用いられている歯科用セメントのなかで最も古くから用いられてきたため，その用途は広く，合着，暫間修復，裏層材，築造，仮封材などに用いられている．

2．組 成（表 5-13）

(1) 粉末

主成分は酸化亜鉛であり，約重量 90% が含有されている．これに補助成分として酸化マグネシウム，酸化ビスマス，シリカが製造上の調整や，硬化反応の調整のため約 10% 程度含まれている．

(2) 液

約 40〜60% の正リン酸水溶液であり，硬化後の物性向上ならびに反応速度を調節（遅くする）ために，アルミニウムあるいは亜鉛が少量加えられている．

3．硬化反応

粉末と液を練和すると粉末粒子が液によってぬれて反応が開始されるが，この反応は粉末の表層に限られ，粉末の中心部は未反応のまま硬化体中にコアとして残存する．硬化反応には定説がないが，一般的には図 5-72 のような反応式で説明される．

練和初期には ZnO と H_3PO_4 が反応して可溶性の第一リン酸亜鉛を生成し，これがさらに過剰な ZnO と反応して，最終的に溶解度のきわめて低い第三リン酸亜鉛四水塩の結晶（いわゆる Hopeite のゲル）を生成して硬化すると考えられている．

4．材料の特性（表 5-14）

1) 硬化時間

ISO および JIS では，合着用セメントの硬化時間を 4〜8 分と規定しているが，これは下記のような材料の組成や操作法により影響される．

① 粉末中の酸化マグネシウムや液中のリン酸アルミニウムなどの補助成分は硬化時間を遅延させる
② 粉液比（P/L）が小さいほど硬化時間は遅延する
③ 練和時の温度が低くなると硬化は遅延する．ただし，ガラス練板を露点以下に冷却すると練板表面に結露が生じ，水分が練和物中に混和されて硬化反応が促進される

$$ZnO + 2H_3PO_4 + H_2O \longrightarrow Zn(H_2PO_4)_2 \cdot 2H_2O \xrightarrow{+ZnO} ZnHPO_4 \cdot 2H_2O \xrightarrow{+ZnO} Zn_3(PO_4)_2 \cdot 4H_2O$$

第一リン酸亜鉛（可溶性）　　第二リン酸亜鉛（難溶性）　　第三リン酸亜鉛（不溶性）

図 5-72　リン酸亜鉛セメントの硬化反応

表 5-14　各種合着用セメントの諸性質

	硬化時間（分）	被膜厚さ（um）	強度	圧縮強さ	引張り強さ（MPa）	曲げ強さ	崩壊率 蒸留水中（％）	フッ化物徐放性	歯質接着性	歯髄為害性
リン酸亜鉛セメント	6〜8	中 18〜20	低〜中	77〜147	4〜6	11	低 0.03〜0.05	無	無	中
カルボキシレートセメント	5〜7	中 12〜17	低	53〜95	5〜6	12	低 0.02〜0.04	無〜微	あまりない	低
グラスアイオノマーセメント	5〜7	中 15〜20	中	102〜206	6〜10	6〜29	中 0.06〜0.28	有	有	低
レジン添加型グラスアイオノマーセメント	3〜7	薄 10〜18	中〜高	133〜155	23〜24	27	低 0〜0.07	有	有	低
MMA 系レジンセメント	4〜7	厚 20〜30	低	(49)	—	—	低 0.04	無	有	低
コンポジット系レジンセメント	3〜7 光照射により短縮	薄 10〜19	高	206〜378	34〜65	80〜110	低 0.01〜0.03	有るものが増加	有	低

④ 練和時に粉末を分割し，液を徐々に加えながら練和すると硬化は遅延する

2) 稠度

リン酸亜鉛セメントの**標準稠度**は JIS によって，「0.5ml の液に対し所定量の粉末を加えて練和させたセメント泥を練和開始から 3 分後に 2 枚のガラス板の間に挟み，120g の荷重をかけ，練和開始から 10 分後におけるセメントの広がりの径が 30±1mm となるような粉液比」として規定されている．また，セメントの各種物性試験にはこの標準稠度の粉液比を用いて行うように定めている．したがって，セメントの稠度は粉液比の大小に強く影響を受けることは当然であるが，このほかに練和時の温度や練和方法によっても調節が可能である．たとえば，標準粉液比を用いても練和温度が低ければ硬化が遅延して流動性の状態が続くので，さらに粉末を加えて練和することによって機械的強さの向上や溶解度の減少をはかることが可能である．

3) 被膜厚さ

合着用のリン酸亜鉛セメントの被膜厚さは，「練和開始から 3 分後に，面積約 $2cm^2$ の 2 枚のガラス板の間にセメント泥を挟み，15kg の荷重を 10 分間加えたときのセメントの厚さが JIS では 30μm，ADA 規格では 25μm 以下となるような粉液比」として規定されている．臨床的には，練和

後のセメントが5〜10cm糸を引くような稠度が合着用セメントとしてよいとされている．被膜厚さは粉末の粒度に関係するほか，粉液比，修復物の適合度，窩洞側壁あるいは支台歯軸面のテーパー，合着時の荷重の大小により影響される．

4) 機械的強さ

歯質や金属に対するリン酸亜鉛セメントの化学的接着力はほとんど期待できないため，修復物の保持力は機械的嵌合力に依存している．したがって，本材の機械的特性は特に重要視されている．

リン酸亜鉛セメントの硬化体の圧縮強さは通常，練和開始から3時間後で最終強さの80〜90%に達し，1日後で90〜95%まで増加する．また，圧縮強さは粉液比によりかなり影響され，一定の液量に対し粉末を増加させると強さは増大するが，標準稠度の粉液比を超えてさらに粉末量を増加させると硬化時間の短縮や被膜厚さの増大を招き，合着操作に支障をきたすおそれが生じるので好ましくない．

リン酸亜鉛セメントの引張り強さは，ほかの合着材に比べても低い値を示し，もろい材料とされている．圧縮強さと同様に粉液比に影響される．

5) 溶解度

セメント合着後，辺縁漏洩によって生じる歯髄障害，修復物の脱落や二次齲蝕などの不快事項の主たる原因は，修復物下のセメントの溶解および崩壊である．JISおよびISOでは，リン酸亜鉛セメントの溶解度を蒸留水浸漬1日後で0.2%以下と規定している．リン酸亜鉛セメントの溶解度は，乳酸やクエン酸の水溶液中では水中におけるそれよりも数倍から20倍も高く，溶液のpHが低いほど増加する傾向がある．したがって，修復物辺縁にリン酸亜鉛セメントが露出したような場合には，その部分が唾液によって溶解し，辺縁封鎖が破壊される可能性が著しく大きくなるため，修復物の適合性は重要である．また，溶解度は粉液比が小さいほど大きくなる．

6) 歯髄刺激性

リン酸亜鉛セメントの液は強酸であるため，練和2〜5分後のセメント泥のpHは2〜3であるが，24時間後には中性に近づく（表5-15）．したがって，歯髄に近接した部分にセメント泥が適応されたような場合には，一過性の歯髄障害を伴うこともある．しかし持続することはまれであり，修復象牙質の形成などによって臨床的にはあまり問題とならないとされている．

5. 用法

1) 粉末と液の採取

リン酸亜鉛セメントの物性ならびに操作性は粉液比に大きく左右される．適切な稠度を得るためには術者がそのセメントの標準稠度を事前に体験，会得しておき，それをガイドとして練和時に調整するのが望ましい．

まず粉末をガラス練板上に採取し，液は環境湿度の影響を最低限にするために練和直前に採取する．操作時間および硬化時間を遅延させるためにはガラス練板の温度を低下させるが，露点以下には冷却してはならない．この目的のために冷却装置の使用（図5-73）や，テープ型温度計をガラス練板に貼付し，冷水に浸漬して冷却する方法も推奨されている．

表 5-15 合着用セメントの pH 変化

セメント	時間（分）							(時間)
	2	5	10	15	20	30	60	24
リン酸亜鉛セメント	2.14	2.55	3.14	3.30	3.62	3.71	4.34	5.6
カルボキシレートセメント	3.42	3.94	4.42	4.76	4.87	5.03	5.08	5.9
グラスアイオノマーセメント	2.33	3.26	3.78	3.91	3.98	4.18	4.55	5.7

（Anusavice, K.j.：Phillips' science of dental materials. 10th ed., Saunders, 1996 より改変）

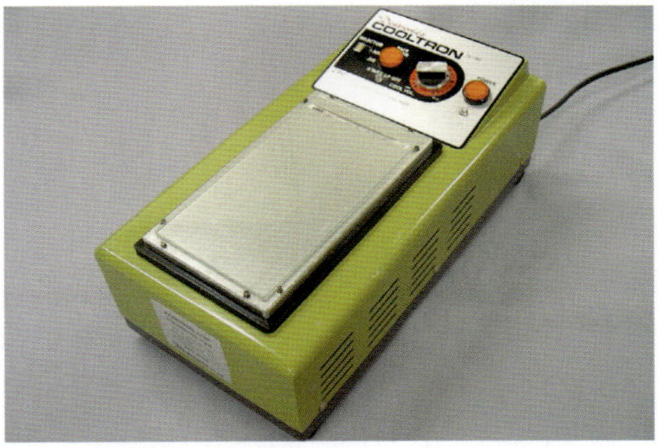

図 5-73 冷却装置付セメント練板

2）練和法

JIS や ISO で規定されているような分割（区分）練和法が推奨されている．JIS では粉を 1/6, 1/6, 1/3, 1/3 の 4 分割に取り分け，ステンレス製スパチュラでそれぞれ 15 秒，15 秒，30 秒，30 秒ずつ，合計 90 秒間で練り上げる方法である．この方法には，次のような利点がある．

① 練和によって生じる反応熱を放散させ，硬化反応を緩徐にする
② セメント泥の稠度が調整しやすくなる

C カルボキシレートセメント（図 5-74）

カルボキシレートセメント（zinc polycarboxylate cement）は 1968 年，Smith D.C. によって，歯質に対して化学的に接着する最初の歯科用セメントとして開発された．本セメントは歯髄に対してほぼ無刺激性であり，エナメル質や象牙質の形成面に対して前処理をしなくても接着する．また，適切な処理を行った合金表面にも接着する．といった利点がある．

理工学的諸性質は，前述のリン酸亜鉛セメントにほぼ匹敵し，粉液比がわずかに狂ってもその物性は影響されにくく，練和する人間の熟練度によって左右されにくいなど，優れた性質をもっている．

短所としては，液の粘性が高いため粉末を加えるときの練和操作が若干困難であったり，粉液比の違いによる稠度変化が感覚的にとらえにくいなどがある．

1．用 途

リン酸亜鉛セメントと同様にその用途は広く，合着材，暫間修復，裏層材，仮封材，歯周包帯など，多岐にわたる．

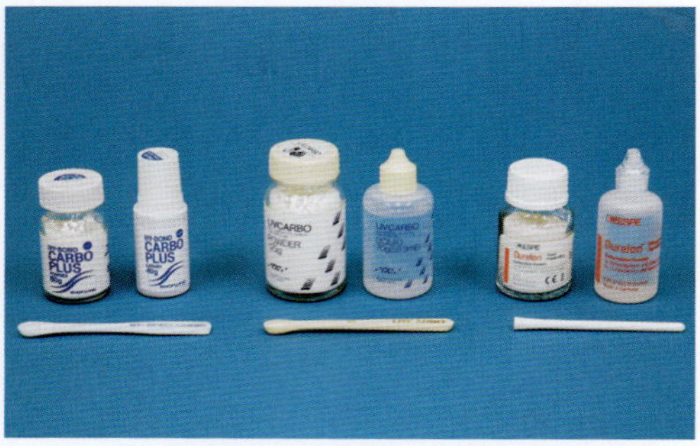

図 5-74 市販カルボキシレートセメント

表 5-16 カルボキシレートセメントの組成

粉末（％）	液（％）
ZnO　　（90～95） MgO　　（5～10） Al_2O_3　（0～6.8） SiO_2　（0～2.1）	ポリアクリル酸　（32～42） 水　　　　　　　　（残部）

2. 組　成（表 5-16）
(1) 粉末
　粉末の主成分はリン酸亜鉛セメントと同じ酸化亜鉛で，90～95％を占めている．これに酸化マグネシウムが副成分として加えられている．また，硬化時間を調節し，練和物の粘着性の糸引きをなくして操作性をよくするために，フッ化第一スズなどが少量加えられたものもある．さらに，強化型として，酸化亜鉛粉末の代わりに約45％のアルミナや20～40％のシリカを配合したものもある．

(2) 液
　液は32～42％のポリアクリル酸水溶液で，保存期間中の安定をはかるためにイタコン酸や酒石酸が加えられている．ポリマーの分子量は25,000～50,000程度とされており，液の粘性はポリマー分子の大きさと濃度，ならびにpHの調整で決定される．

3. 硬化反応（図 5-75）
　粉末と液を練和すると，ポリアクリル酸のプロトン（H^+）が粉末中のZnOやMgOに作用してZn^{2+}とMg^{2+}を解離させ，これらの金属イオンがポリアクリル酸のカルボキシル基とイオン結合，あるいはキレート結合して水に難溶性の硬化体を形成すると考えられている．この際の結合反応に関しては不明確で，単に酸-塩基反応による塩の形成によるともいわれている．また，カルボキシル基はタンパク質とも結合するため，本セメントは歯質の有機質と無機質両者に結合する．

4. 材料の特性（表 5-14）
1) 硬化時間と稠度
　市販されているカルボキシレートセメントの硬化時間は練和開始から7～9分で，リン酸亜鉛セメントに比較して若干緩徐であるため，合着操作には十分な時間が確保されている．リン酸亜鉛セメントに比べてカルボキシレートセメントの稠度は粉液比のわずかな狂いではあまり影響を受けず，練和開始3分程度までは標準稠度の状態が十分に保たれている．

2) 被膜厚さ
　セメントの被膜厚さは粉末の粒度により左右されるが，一般にカルボキシレートセメントの被膜厚さはリン酸亜鉛セメントとほぼ同程度，あるいは若干薄い．

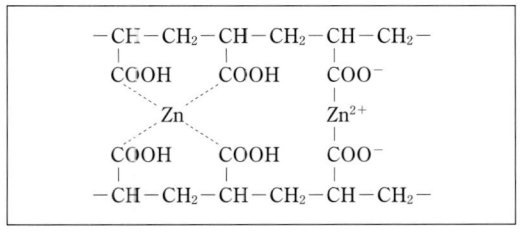

図 5-75　カルボキシレートセメントの硬化機構

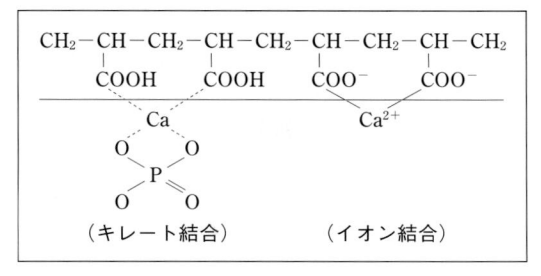

図 5-76　カルボキシレートセメントの歯質接着機構

3）機械的強さ

圧縮強さはリン酸亜鉛セメントのそれの約1/2程度と劣っているが，引張り強さはやや優れている．カルボキシレートセメントによる修復物の保持は機械的嵌合によるもののほか，歯質および修復物表面に対する接着性が関与しているが，象牙質に対する接着力は経時的に低下する．本セメントの総合的な合着力はリン酸亜鉛セメントに比較してやや劣っている．

4）接着性（図 5-76）

本セメントの特色としてあげられている歯質接着性に関するメカニズムについては，現在2，3の説が提唱されている．当初，Smithはポリアクリル酸の側鎖のカルボキシル基が歯質中のカルシウムとキレート結合することで接着性が発現すると考えたが，Beech D.R. は歯質中のカルシウムとのイオン結合の反応によると説明し，さらにWilsonもセメント中の2価の金属イオンの結合によるという説を唱えている．いずれにしても本セメントの接着には歯質表面のカルシウムが関与している．歯質に対する接着強さは象牙質面に比べてエナメル質に対する場合のほうが優れている．しかし，このような接着強さは，長期の水中浸漬によって徐々に低下する傾向がある．また，本セメントは金属に対しても接着性を示し，特にコバルトクロムやニッケルクロム合金などの金属や，金属酸化膜に対する接着力に高いが，貴金属には接着しない．

5）溶解度

カルボキシレートセメントの蒸留水に対する溶解度は，ほぼリン酸亜鉛セメントと同程度で，JISやADA規格の0.2％以下である．しかし，乳酸などの酸性溶液中では0.4〜0.5％溶解する．

6）酸性度

セメント液のpHは0.9〜1.6で低いが，練和後時間の経過とともに上昇して，5分後には約pH4，1時間後には約pH5になる（表 5-15）．リン酸亜鉛セメントと比較して早期に中性に近づくので歯髄に対する刺激性も弱いとされ，その程度は酸化亜鉛ユージノールセメントと同程度であるといわれている．本セメントの歯髄刺激性がリン酸亜鉛セメントに比較して低いほかの理由として，①液の分子量が大きいため拡散しにくい，②カルボキシル基は歯のカルシウムと反応しやすいので移動しにくい，③歯質に接着するため漏洩が生じにくい，などがあげられる．

5. 用　法
1）粉末と液の採取
　カルボキシレートセメントは粉液比が多少変化しても，その硬化体の機械的性質はリン酸亜鉛セメントほどには敏感に影響を受けないとされ，本セメントの利点の一つともなっている．しかしながら，液が粘稠であるため，練和中のセメント泥の稠度変化を感覚的にとらえにくい．粉液比の相違が操作時間や硬化特性，そのほかの性質に影響することも事実であり，付属の計量器を使用して適正な粉液採取を行うことが肝要である．液からの経時的な水の蒸発はリン酸亜鉛セメントに比較して多く，液の採取は練和直前に行うべきである．多数歯の合着などで操作時間を延長したい場合には，粉末を冷却することが推奨されている．これは液を冷却すると液の粘性が上がり，練和操作が困難になるからである．

2）練　和
　Smith は本セメントの練和にはガラス練板を推奨しているが，ガラス練板や金属製スパチュラにセメントが固着し，使用後の清掃に手間がかかる．一方，今日では紙練板の表面処理がよくなっているので，現在では紙練板とプラスチック製スパチュラが多く用いられている．リン酸亜鉛セメントより練和操作が厳密でないため，練和に際しては計量した粉末を1回で液に混ぜて約30秒間練和するか，あるいは粉末をほぼ2分割しておき，まず半分量を液に加えて練り，ついで残りを練り込んで計60秒弱で練り上げる方法も行われている．いずれにせよ，液の粘性が高いので，均一なセメント泥になるように練和は手早く行うことが重要である．

　歯質や金属に対し接着性があるため，硬化後溢出セメントの除去はリン酸亜鉛セメントに比べて困難である．臨床家のなかには除去しやすいゴム状の時期を推奨するむきもあるが，この時期における除去操作は修復物下の硬化途中のセメントを引き出してしまうことになり，漏洩の原因になるおそれがある．

D　グラスアイオノマーセメント（図 5-77）

　一般にグラスアイオノマーセメント（glass ionomer cement）とよばれているが，ionomer はデュポンの商標であるため，ISO では**グラスポリアルケノエートセメント**（glass polyalkenoate cement）と命名している．しかし，歯科界では長い間グラスアイオノマーセメントの名称が用いられてきたため，本書ではその歴史的な名を受けてグラスアイオノマーセメントと称することとする．わが国では合着用グラスアイオノマーセメントとして Fuji Ionomer Type I が1977年にジーシーから発売された．

　本セメントは，歯質ならびに修復物への接着性や抗齲蝕性，歯髄に対する低刺激性など，優れた生物学的特性や理工学的性質をもちあわせている．

　本セメントの短所は硬化初期に水に触れると感水して白濁し，物性や透明性が著しく低下する点である．

1. 用　途
　本セメントはその歯質接着性や抗齲蝕性，さらには優れた物性や生物学的特性により，審美修復材

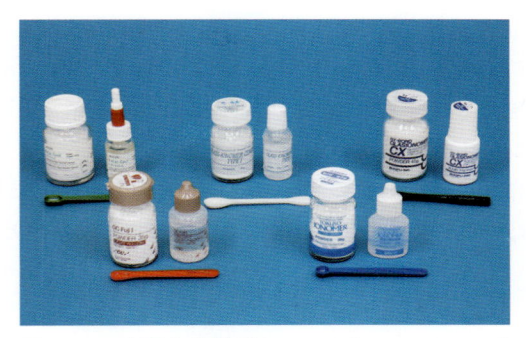

図 5-77　市販合着用グラスアイオノマーセメント

あるいは合着材としてだけではなく，支台築造材，小窩裂溝封鎖材，裏層材，および象牙質知覚過敏症の治療などとして多目的に使用されている．

2. 組　成（表 4-3 参照）
(1) 粉末
　主成分はケイ酸セメントと同様，アルミノシリケートガラスとよばれるシリカ（SiO_2）とアルミナ（Al_2O_3）の混合物である．これにフラックスとしてフッ化物を有するフルオライト（CaF_2），フッ化アルミニウム（AlF_3），クリオライト（Na_3AlF_6），リン酸アルミニウム（$AlPO_4$）を混合し，加熱溶融してガラス化したものを急冷し，微細に粉砕したものである．合着用セメントには 20μm 以下の微粉末が使用されている．

(2) 液
　分子量約 10,000 のポリアクリル酸とマレイン酸，あるいはイタコン酸の共重合体（コポリマー）の約 50％水溶液に 5％の酒石酸を添加した高分子酸性溶液である．開発当初はポリアクリル酸水溶液が使用されてきたが，硬化の遅延や液の保存性に問題があったため，キレート剤である酒石酸を加えることで粉末粒子表層のイオンの解離を促進し，シャープな硬化が得られるよう改善された．また，ポリアクリル酸をマレイン酸などの共重合体に置き換えることにより，液のゲル化（凝固）を防ぎ，長期保存に耐えられるように改良されている．

3. 硬化反応（図 4-60，61 参照）
　基本的には酸－塩基反応（イオン反応）であり，その反応過程は複雑でいまだ解明されていないが，一般に以下のように考えられている．
　塩基性の粉末と酸性の液を混合すると両者間で化学反応が起こり，液中のカルボキシル基（COOH 基）がイオン化してカルボキシレートイオン（COO^-）と水素イオン（H^+）に解離する．この H^+ が粉末表面を侵襲し，Na^+，Ca^{2+}，Al^{3+} などの金属陽イオンが AlF^{2+} や AlF_2^+ の錯体として液相中に放出され，液相の金属イオン濃度が上昇し pH も高くなる．これらの金属イオンとポリアクリル酸の COO^- が結合し，ポリカルボン酸カルシウムやポリカルボン酸アルミニウムが生成されて硬化する．
　粉末表層は金属イオンの消失によって水和シルカゲル層となり，中心部に未反応のガラス粉末が残存する．この粉末がコアとなってその周囲を架橋されたポリマーのマトリックスが取り囲むような構造を形成する．また，ガラスから解離した陽イオンのなかにはフッ化物イオンを有するものがあり，

マトリックス中にフッ化物が遊離される．これらの反応は硬化後もわずかながら進行し，1年以上持続する．

これらの一連の硬化反応を生じさせるためには反応過程で水の存在が不可欠である．しかし，初期硬化の段階ではポリカルボン酸と反応していない金属イオンやフッ化物，生成初期のポリカルボン酸カルシウムが可溶性であるため，唾液などの水と接触すると溶出して望ましいマトリックス形成が妨げられ（**感水**），不可逆的な物性の低下と白濁を生じ，修復物脱落の原因となる．

4．材料の特性（表5-14）
1）長　所
（1）接着性
本セメントの大きな特徴として，歯面処理することなくエナメル質ならびに象牙質に接着する性質を有し，辺縁封鎖性に優れていることがあげられる．

接着のメカニズムは直接修復用グラスアイオノマーセメントと同様である．すなわち，歯質のハイドロキシアパタイト表面のリン酸塩イオンと高分子電解質鎖との置換反応により，高分子電解質鎖がアパタイトのなかに埋入して水素結合，あるいはイオン反応による架橋結合を生じ接着するとされている．また，有機質の約90％を占めるコラーゲンのカルボキシル基，カルボニル基，アミノ基，イミノ基などとイオン結合，水素結合および疎水結合して接着するとも考えられている．そのほか，非貴金属に対し接着性を有し，その強さも比較的大きい．

しかしながら，このような接着力もセメント自体の引張り強さが低いことから十分には生かされず，また，接着界面へ水が浸入して加水分解を起こし経時的に低下するとされているため，総合的な保持力は主として機械的強さによる嵌合力であると考えたほうがよい．

（2）歯髄刺激性（生体親和性）
歯髄為害作用はきわめて低い部類に入る．

（3）抗齲蝕作用
硬化したセメントからフッ化物イオンが長期間にわたり徐放されるのみでなく，外部からのフッ化物の適応（歯磨剤，洗口剤）によりリチャージして再び徐放することができることから，窩壁および窩縁周囲の歯質の耐酸性が向上し，二次齲蝕の防止が期待できる．

（4）機械的強さ
圧縮強さ，引張り強さなどの機械的性質はリン酸亜鉛セメントやカルボキシレートセメントのような酸－塩基反応のみで硬化するセメントのなかで最大である．また，カルボキシレートセメントと同様に，粉液比の変化による物性への影響は比較的少ない．

（5）被膜厚さ
以前はほかのセメントと比較して大きいとされたが，現在の製品は粉末が微細化されて同程度まで改良がなされている．合着に適した調度に練和するには粉液比を調整することによって被膜厚さを小さくすることが可能である．

（6）弾性係数，熱膨張係数
本セメントの弾性率は$5 \sim 7$GPa，熱膨張係数は$10 \sim 13 \times 10^{-6}$℃/℃であり，歯質のそれに近似しており，熱による膨縮やたわみによる剝離は生じにくい．

(7) 知覚過敏に対する処置効果
フッ化物徐放性と象牙質接着性により知覚過敏の治療剤として用いられている．

2) 短　所
(1) 溶解度
蒸留水に対する溶解性はリン酸亜鉛セメントやカルボキシレートセメントに比べて大きいが，口腔内における溶解性は前二者に比べて少ないと報告されている．
(2) 感水
セメントの初期硬化反応中に唾液などの水分に接触すると感水し，成分が溶解しやすくなり，硬化も阻害されて硬化後の物性は極端に低下する．しかしながら，感水さえしなければ経時的変化もきわめて小さいセメントである．したがって，合着に際しては窩縁から溢出した余剰セメント泥を除去し，辺縁にバーニッシュを塗布して硬化完了まで感水を防止する必要がある．
(3) 乾燥
セメントは含水ゲルであるため，乾燥すると亀裂を生じ劣化する．

5．用　法
1) 粉末と液の採取
カルボキシレートセメントと同様，粉液比の相違による物性への影響が比較的少ないので，標準粉液比より液量を若干増すことで被膜厚さを薄くすることが可能であり，合着時の修復物の浮き上がりを最小限にすることができる．

2) 練和性
練和には紙練板とプラスチック製スパチュラを使用し，粉末を2分割して液に混合して均一な乳泥状とする．練和は40秒程度とし，多数歯に及ぶ修復物を合着する場合でも1分以内にとどめる．一般的に，硬化がリン酸亜鉛セメントに比べ速いため，多数の修復物の合着に際しては操作を手早く行わないと，修復物の浮き上がりが生じる危険性がある．

E　レジン添加型グラスアイオノマーセメント（図5-78）

レジン添加型グラスアイオノマーセメント（resin-modified glass ionomer cement）はグラスアイオノマーセメントの特徴である優れた審美性，生体適合性とフッ化物徐放性を残したまま感水性や物性，特に硬化初期の理工学的諸性質を改善する研究の結果，開発されたセメントである．具体的にはグラスアイオノマーセメントの液成分にレジン成分を添加，あるいは分子結合させ，マトリックス部の機械的強度や化学的安定性を向上させたもので，**ハイブリッドセメント**ともよばれている．

1．用　途
本材料がもつ抗齲蝕性や生体親和性などの優れた生物学的特性と改良された機械的性質や高い歯質接着性により，インレー，アンレーなどの金属製修復物の合着に広く用いられている．また，高強度セラミックス修復物にも適用可能である．

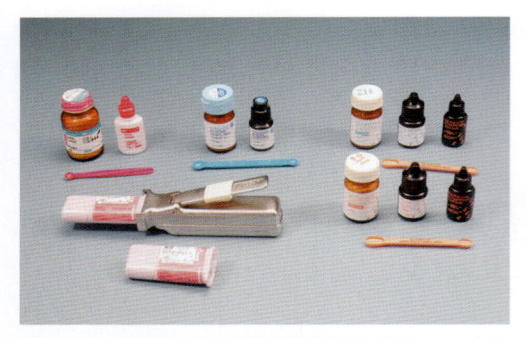

図5-78　市販レジン添加型合着用グラスアイオノマーセメント

2. 組成と硬化反応（表4-4, 図4-63, 64参照）

　本セメントは粉液混和タイプと，ペースト／ペーストタイプの二つのタイプで供給されている．粉液混和タイプの粉末はグラスアイオノマーセメントとほぼ同一組成のフルオロアルミノシリケートガラスであり，液成分はポリカルボン酸と水，それに水溶性レジンモノマーであるHEMAや2官能メタクリレートモノマーを添加したもの，またはメタクリロキシ基を導入したポリカルボン酸で構成される．ペースト／ペーストタイプでは，一方は基材の水溶性モノマーとフィラーとしてフルオロアルミノシリケートガラスから構成され，他方はポリカルボン酸と水にフィラーとしてシリカ微粉末が混合されている．

　合着用レジン添加型グラスアイオノマーセメントの場合，レジン成分の重合には化学重合方式が採用されているが，液の分子設計から大きく2種類に大別される．

　その一つは従来型グラスアイオノマーセメントにレジンモノマーを物理的に配合したもので，粉末と液を混和するとグラスアイオノマーセメント本来の酸－塩基反応が進行する一方で，レジンのラジカル重合が別個に進行する．すなわち，まずレジンの重合反応によって硬化し，ついで酸－塩基反応が遅れて終了する．

　硬化体は未反応ガラス粉末をポリカルボン酸ポリマーと，レジンポリマー（HEMA重合体）の両方のネットワークがマトリックスとして取り囲む構造となっている．粉液混和タイプのFuji Lute（ジーシー），Fuji Lute BC（ジーシー），およびペースト／ペーストタイプのGC Fuji Luting S（ジーシー），HY-BOND RESIGLASS（松風）が本セメントにあたる．

　ほかの一つは液成分のポリカルボン酸にレジン基（メタクリロキシ基）をペンダント結合させたもので，酸－塩基反応とラジカル重合反応が1分子内で生じることが特徴とされている．硬化体はレジン添加型と同じ構造をとるが，液成分のポリアクリル酸にペンダント結合したレジン基も重合し，コアを取り巻くマトリックスのネットワークを強化する．Vitremer luting Cement, Vitremer luting Cement Fsat Set（3M ESPE）が本セメントにあたる．

3. 材料の特性（表5-14）

1）長　所

（1）接着性

　基本的には象牙質のカルシウムイオンやコラーゲンのアミノ基と，ポリアクリル酸のカルボキシル

基のイオン反応によるグラスアイオノマー本来の接着であるが，歯面処理することにより象牙質表層に樹脂含浸層を形成して高い歯質接着力を発現する．象牙質歯面処理にはポリアクリル酸，クエン酸 – 塩化第二鉄が用いられている．

接着強さは接着性レジンセメントに比較して劣るが，従来型グラスアイオノマーセメント以上の接着力，保持力を有している．また，サンドブラスト処理した金属の被着面に対しては十分な接着性を示す．

(2) 機械的強度

圧縮強さは従来のグラスアイオノマーセメントと同程度であるが，レジンモノマーを配合することにより靱性が向上し，引張り強さは従来型に比べ約2倍，破壊抵抗性を表す破壊靱性値も従来型に比べ2倍以上の値が得られている．しかしながら，機械的強度はレジンセメントほどには得られない．

(3) 溶解性

硬化したセメントは蒸留水にはもちろん，乳酸に対してもほとんど溶解しない．

(4) 歯髄刺激性（生体親和性）

練和泥のpHは従来のグラスアイオノマーセメントより高く，歯髄為害作用はきわめて低い．また，レジン成分による象牙質樹脂含浸層の形成により術後疼痛の発生が抑制される．

(5) 特徴

初期の硬化反応が早くなった結果，初期感水の危険性は減少しており，優れた審美性と生体親和性，ならびに，従来型と比較して低いレベルではあるが，フッ化物徐放能を有している．被膜厚さは薄く十数μmである．また，現在市販されているすべてのセメントはエックス線造影性が付与されている．

2) 短 所

本材料はレジンの添加に起因して，硬化直後の重合収縮や水中浸漬による吸水膨張することが報告されている．これらの寸法変化により，コアマトリックス構造の剝離やレジンマトリックスの破壊，さらにはセラミックス修復物の破折が起こることが考えられ，オールセラミックスやハイブリッドセラミックスのインレー，アンレー，ラミネートベニアなどの修復物への適用は避けたほうがよいと報告されている．

4. 用 法

歯面処理後の窩洞の乾燥はあまり行わず，水が一層残るような湿潤状態がよい接着を導く．このような乾燥を**ブロットドライ**という．

粉末と液の採取は従来型グラスアイオノマーセメントと同じである．感水を避けるため硬化をシャープにしてあるので，練和は30秒以内に手早く一括練和を行う．操作余裕時間が短いので手際よい合着操作が求められる．粉液比を変えることにより操作時間を長くすることが可能である．練和泥はオペークホワイトの色調であり，クリーム状で垂れにくい．

溢出セメントの除去は装着してから2～3分程度経過後，レジンが若干弾性を残している間に除去する．また，操作時間を長くした製品も発売されている．

ペースト/ペーストタイプの練和はきわめて容易であり，術者の熟練度による物性への影響が抑えられているが，酸 – 塩基反応を均一に起させるために所定時間十分な練和が必要である．

F 接着性レジンセメント

　セメント材料の理工学的所要性質のなかで重要な性質は，口腔内で溶解および崩壊しないことである．従来から用いられてきたリン酸亜鉛セメント，カルボキシレートセメントやグラスアイオノマーセメントといった酸‐塩基反応によって硬化するセメントの口腔液に対する溶解性は無視できず，修復物辺縁部のセメントの部分的溶解によって辺縁漏洩，二次齲蝕の発生，脱落といった継発疾患の可能性がある．本材料はその組成上，溶解性がきわめて少ない特徴をもっている．
　接着性レジンセメント（adhesive resin cement）は有機材料であるレジンを重合，硬化させて合着に用いるものであり，歯質および修復物との"接着"が基本となっている．
　本材料のほとんどが成分中に接着性（機能性）モノマーを含んでおり，表面処理した歯質のみならず，金属，ポーセレンおよびコンポジットレジンなど種々な修復物に物理化学的に強固な接着を示すのが特徴である．特に，コンポジットレジンインレー，ポーセレンインレーやポーセレンラミネート修復物の接着・合着には審美的要因を含め，歯質と修復物の一体化をはかって材料自体の脆弱さを補償する目的で，機能的に調和（傾斜）した物性（特に弾性率）をもつレジンセメントの使用が不可欠である．本セメントの普及にはコンポジットレジンの歯髄刺激性の改善，象牙質への実質的な接着発現が大きな役割を果たしている．
　現在，接着性レジンセメントはフィラーを含まないメチルメタクリレート系と，フィラーとしてガラス粉末やシリカなどの無機成分をBis-GMAで代表される多官能性モノマーに分散させたコンポジット系に分類される．また，硬化形式からは，化学重合型と光・化学重合型（デュアルキュア型）に分類される．

1．メチルメタクリレート（MMA）系接着性レジンセメント（図5-79）

　フィラーを含有しない粉液タイプの化学重合型レジンセメントであり，粉末，液，重合開始材（キャタリスト）の三者を混和して使用する4-META/MMA系と，歯面処理にセルフエッチングプライマーを用いるMAC-10/MMA系の2種類が現在市販されている．

1）4-META/MMA-TBB系

　ポリマー粉末はPMMAと少量の添加剤からなる．モノマー液はMMAに接着性モノマーである4-META（4-methacryloxyethyltrimellitate anhydride）が添加されている．4-METAは歯質親和性が高く，凹凸部への良好なぬれ性と含浸性を発揮するとともに，象牙質に対してMMAの浸透を助け，象牙質表層で樹脂含浸層を形成する．
　キャタリストとしては部分酸化した有機ホウ素化合物であるTBB（トリ-n-ブチルボラン）が使用されている．TBBは酸素や水の存在下で触媒として反応し，分解することでラジカルを生成してMMAの重合を開始させるので，歯質などの水分を含む被着体では接着界面から重合が開始されることが特徴となっている．スーパーボンドC&B（サンメディカル）が市販されている．

（1）歯面処理
　エナメル質には65％リン酸水溶液を，エナメル質および象牙質には10％クエン酸-3％塩化第二鉄の水溶液（10-3処理液）を用いて処理する．

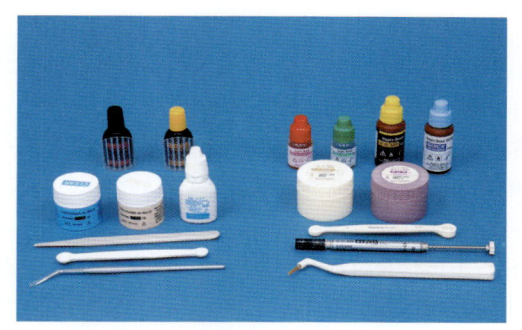

図5-79 市販メチルメタクリレート系レジンセメント

(2) 特徴

MMA-TBB系レジンはフィラーを含まず,かつPMMAが主成分であるため,硬化体は弾性(柔軟性と粘り強さ)を有し,咬合による応力が加わるとセメントの応力緩和能によって応力を分散し,接着部の破壊に対する大きな抵抗性を発揮する.したがって,修復物の接着のほか,応力が加わる動揺歯の暫間固定に適している.特に4-META含有MMA-TBB系レジンは,有機質や水分に富む象牙質に対して優れた接着性能を示すことが報告されている.しかし,露出したマージンにおける吸水による物性の低下や摩耗の危険性,大きな重合収縮に起因する接着部での欠陥発生など改善しなければならない点もある.歯髄刺激は非常に低く,生じても一過性である.

(3) 用法

操作時間は短く手際よい操作が要求される.十分な操作時間と規格に沿う被膜厚さを得るためには混和温度を下げるか,標準混和比の2倍まで液量を増加させることが推奨される.

歯質や金属修復物に接着するため硬化後の除去は困難である.したがって,溢出セメントの除去は修復物挿入後,ただちに行う.ゴム状の時点で除去するとマージン下のセメントが引き出されて辺縁封鎖性が失われ,知覚過敏,二次齲蝕の原因となる.特に隣接面部での除去には注意が必要である.

2) MAC-10/MMA系

本セメントは新規ボレート系重合触媒(TBBと類似したホウ素化合物を生成)をセルフエッチングプライマーに導入した歯面処理材と粉液混和タイプの化学重合レジンから構成されている.セメント本体はPMMAとBPOからなるポリマー粉末と,MMA,接着性モノマー(MAC-10),アミンからなるモノマー液からなり,BPO-アミン起媒方式で重合する.接着界面ではプライマー中の酸性モノマー,ボレート化合物,およびセメント中のBPOの三者により重合が開始され,先のTBB系と同様な重合が期待されて樹脂含浸象牙質が形成される.トクヤママルチボンド(トクヤマデンタル)が市販されている.

(1) 歯面処理

歯面処理にはコンポジットレジンの接着システムと同一のセルフエッチングプライマーが用いられ,リン酸モノマーとアセトンからなるA液,および水,アセトン,ボレート系重合触媒からなるB液を混和して30秒間エナメル質と象牙質を一括処理する.

(2) 特徴

本材料は4-META/MMA-TBB系レジンと同様に，動揺歯の暫間固定に使用可能である．また，十分な操作時間をもつとともに硬化時間の短縮がはかられている．さらに，硬化初期から高い接着力の発現が可能であり，修復物接着後ただちに咬合調整が必要なコンポジットレジンインレーやポーセレンインレーの合着や，光照射による重合が期待できない金属修復物の合着に有効である．

(3) 用法

プライマーにセメント硬化促進機構を付加し，歯質接着界面の硬化が促進されるように設計されているので，歯面にはセメントを直接塗布することを避け，必ず修復物側にセメント泥を盛りつけてから合着操作を行う必要がある．また，硬化がシャープに設定されているため，修復物装着後ただちに余剰セメントを除去する必要がある．

2. コンポジット系レジンセメント（図5-80）

本セメントは修復用コンポジットレジンと同様な組成であるが，合着用として流動性がよく被膜となるようフィラー含有量や形状，粒径ならびにモノマーの組成を変化させてある．無機質フィラーの含有量はほとんどの製品で70wt%を超える充填率であるが，粒径の小さなフィラーを用いているものが多い．今日市販されているコンポジット系レジンセメントのほとんどは，バリウムやジルコニアを含むフィラーを混入し，エックス線造影性が与えられている．

ベースレジンは多官能性メタクリレート系モノマーのBis-GMA，UDMA，ならびにTEGDMAからなり，これに各種歯質接着性モノマーであるMDP（10-methacrylodecyldihydrigen phosphate），MAC-10（11-methacryloxy-1, 1-undecanedicarboxylic acid），4-AET（4-acryloxyethyltrimellitic acid），4-METAやHEMAが配合されている．本セメントは供給される形態から分類すると，粉液タイプとペースト/ペーストタイプに分けられ，現在はペースト/ペーストタイプが主流である．重合形式から分類すると，化学重合とデュアルキュア型に分けられる．

1) 化学重合型（BPO-アミン系）レジンセメント

微細な無機質フィラー，Bis-GMAやTEGDMAを主体とするジメタクリレートモノマーや，微量な接着性モノマーから構成される．BPO-アミン起媒方式で重合が開始するが，酸素による重合阻害が強く，修復物装着後窩縁部は空気遮断材を用いて嫌気性にする必要がある．

硬化後のセメントの機械的強さは高く，光を透過しないメタルインレーなどの金属製修復物の合着に適している．BPO-アミン系としてC&Bルーティングセメント（ビスコ）がある．

2) デュアルキュア型レジンセメント

現在のコンポジット系レジンセメントのほとんどが化学重合のBPO-アミン系と，光重合であるカンファーキノン-アミン系の両者で重合するデュアルキュア型であり，粉液タイプやペースト/ペーストタイプで供給されている．練和タイプとする理由は，化学重合のための重合触媒である重合開始剤（BPO）と重合促進剤（芳香族系第3アミン）をそれぞれ別に配合するためである．

本セメントは，インレー体挿入後，ただちに光重合が可能な光透過性をもつコンポジットレジンやセラミックなど修復物の接着に応用されるが，その重合特性から光の到達が不十分であったり，到達しない場合でも化学重合により硬化が可能である．また，インレー体挿入後，ただちに光重合が可能

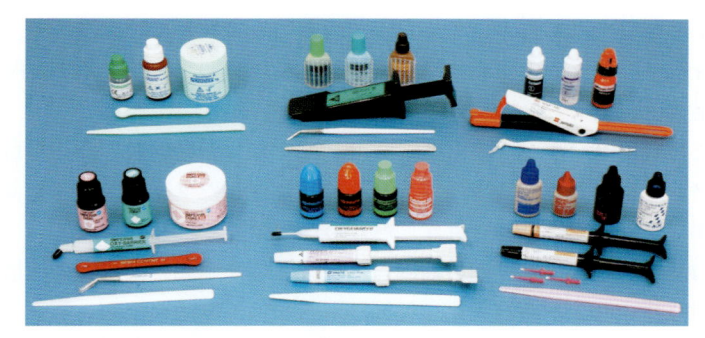

図 5-80　市販コンポジット系レジンセメント

であるため，セメント硬化直後に咬合調整を必要とするコンポジットレジンやポーセレン，およびキャスタブルセラミックスによる修復物の合着に頻用される．審美性を考慮した歯冠色を有するレジンセメントも市販されており，シェードの選択も可能である．

ペースト/ペーストタイプとしてレジセム（松風），パナビアフルオロセメント（クラレメディカル），ビスタイトⅡ（IVOCLAR VIVADENT），リライエックスセメント（3M ESPE），リンクマックス（ジーシー），バリオリンクⅡ（IVOCLAR VIVADENT），粉液タイプとして，インパーバデュアル（松風），ケミエースⅡ（サンメディカル）が市販されている．

3）特　性（表5-14）
(1) 機械的特性

一般に，コンポジット系レジンセメントの機械的特性はMMA系レジンセメントに比べて優れており，圧縮強さでリン酸亜鉛セメントの2倍以上を示す．破壊に対する抵抗性を示す破壊靱性値や弾性率，耐摩耗性も高く，硬化もシャープであり，セメントとしての条件を十分満たしている．特にデュアルキュア型セメントは，セメントラインが口腔内に露出しやすく，接着直後に咬合調整を必要とするセラミックやコンポジットレジンのインレー修復物の接着に適したセメントである．

被膜厚さは25μmあるいはそれ以下が要求されるが，流動性は良好で，すべての製品がこの条件を満たしており，浮き上がりの問題は少ない．

MMA系レジンセメントも含め現在の接着性レジンセメントは歯質ならびに各種修復材に物理化学的に接着し，口腔内においても化学的にきわめて安定しており，口腔液よって溶解や崩壊をほとんど示さず，耐久性は高い．

(2) 接着性

本セメント単体では歯質をはじめとする被着体に接着性はなく，酸処理材やプライマーなどの接着システムの併用が必須である．現在多くの接着性レジンセメントが市販されているが，各製品でレジン成分，組成ならびに付属する表面処理材が異なっており，セメントの性能が得られるようにそれぞれ的確な接着前準備と確実な接着操作が必要である．第4章「コンポジットレジン修復　Eレジン接着システム」の項を参照されたい．

象牙質に対する接着は基本的には前処理により脱灰した象牙質に対してレジン成分を浸透重合させ，樹脂含浸層の形成を促すことにより得られる．樹脂含浸層はレジンの接着性，封鎖性を向上させるばかりでなく，種々の刺激から象牙質および歯髄を保護する作用を有する．

歯髄刺激性は初期の製品では報告されていたが，現在のセメントは修復用接着性コンポジットレジンの発展，特に象牙質プライマーの発展に伴い，ほとんど無視しうるほどまで改良されている．

（3）フッ化物徐放性

新規に開発された合着用コンポジット系レジンセメントには二次齲蝕の抑制を目的としてフィラーにフルオロアルミノシリケートガラスを用いたり，特殊処理したフッ化ナトリウムを添加することでレジンセメント自体にフッ化物徐放能を付与したものが増加している．

フッ化物は濃度勾配があれば接着界面の樹脂含浸象牙質層を越えて歯質中に拡散することが報告されており，歯質の耐酸性の向上や再石灰化の促進，さらには，齲蝕原生菌に対する成長抑制効果なども期待されている．フッ化物徐放能をもつセメントには，パナビアフルオロセメント（クラレメディカル），リンクマックス（ジーシー），バリオリンクⅡ（IVOCLAR VIVADENT）などがある．

4）用　法

レジンセメントの使用にあたっては正確な被着面の前処理と接着操作が必要である．特に，隣接面の歯肉側窩縁部では血液，歯肉溝滲出液，唾液など，口腔液のコントロールが重要であり，修復物の予後に大きな影響を及ぼす．

合着操作の注意点として，製品によってプライマーに化学重合触媒や光重合触媒が添加されているものがあり，セメントを窩洞のなかに直接塗布することを避け，修復物側にセメント泥を盛りつけて合着操作を行う必要がある．

デュアルキュア型レジンセメントの溢出した余剰セメントの除去は，修復物装着後2，3秒光照射することで仮重合したのち行うと操作しやすい．隣接面部や歯肉側窩縁部では細心の注意が必要である．その後十分な光照射を行い，光の届かない部位は化学重合を待つ．

嫌気性硬化の特性が強いコンポジット系レジンセメントでは，大気中の酸素により重合が抑制されるため，修復物辺縁のセメントと酸素の接触を避けるために遮断剤（オキシバリアやオキシガード）を塗布する必要がある．これを怠ると辺縁のセメントが溶解しやすくなり，継発疾患の原因になる．他方，酸素によって重合が抑制される性質を利用し，練板上で練和泥を薄く引き伸ばすことにより硬化時間をコントロールすることができる．また，レジンの重合阻害という面からユージノール系セメントによる仮封は避けるべきである．

5）コンポジット系レジンセメントの特徴

① 長所
- 歯質，金属，ポーセレン，コンポジットレジンに高い接着力を有する
- 辺縁封鎖性がよい
- 理工学的性質が優れている
- 脆性材料であるポーセレンやレジンインレーなどを補強する
- 口腔液に難溶性である
- 象牙細管を経由した歯髄の感染防御に有効である

② 短所
- 正確な被着面の前処理が必要である
- 接着阻害因子の影響が大きい

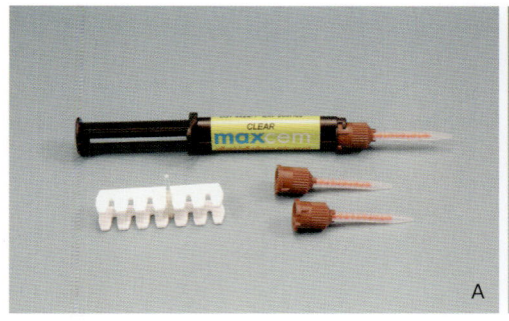

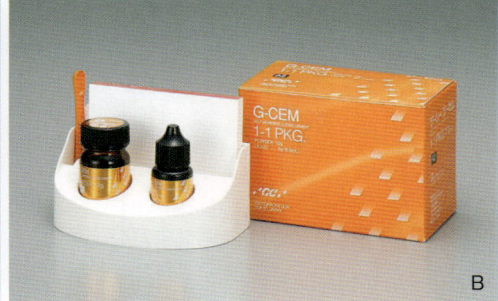

図 5-81　市販セルフアドヒーシブレジンセメント

- 重合時に収縮する
- 吸水性がある
- 硬化した余剰セメントの除去が困難である
- 嫌気的条件下で急速に硬化することがある（ポスト装着時など）
- 接着性（酸性）モノマーによって軟組織表面が白化することがある
- 術式は製品間で異なり，操作が煩雑である
- 再治療時の除去が困難である
- 使用有効期間は短い

G そのほかの接着性セメント

1. セルフアドヒーシブレジンセメント（図5-81）

　現在，コンディショニングやプライミングなどの前処理や接着システムの併用を必要としない**ワンステップ接着性レジンセメント**が市場に現れている．この新しい範疇のコンポジット系レジンセメントは，セルフエッチ/セルフアドヒーシブ作用をもち，歯質だけでなく金属接着プライマーの使用やシランカップリング処理なしであらゆる修復材料に高い接着力を示すとされている．本セメントの一つであるMaxcem (Kerr)（**図5-81A**）はリン酸エステル系機能性モノマーであるGPDMを含み，ペースト/ペーストタイプのデュアルキュア型レジンセメントとして提供されている．また，国産製品として，セルフエッチング作用をもつ4-METとリン酸エステル系の機能性モノマーを含有する液と，グラスアイオノマーセメントの粉成分であるアルミノシリケートガラス粉末からなるデュアルキュア型のジーセム（ジーシー）が市販されている（**図5-81B**）．これらのセメントは操作ステップが少ないだけでなく，上記の優れた特性から国内で臨床に使用され始めているが，臨床的有効性を実証するには長期的な経過観察が必要である．

2. ポリアシッド添加型コンポジット系レジンセメント（コンポマー系セメント）（図5-82）

　レジン添加型グラスアイオノマーセメントは，健康保険において歯科用装着・接着材料第一種のグラスアイオノマー系レジンセメントに分類されるが，グラスアイオノマーセメントの液成分である水やポリアクリル酸水溶液を含んでいないコンポマーに類似した組成（成分的にはレジンセメントに分類）の合着用セメントも市販されている．XENO Cem Plus (DENTSPLY SANKIN) やIonotite F（ト

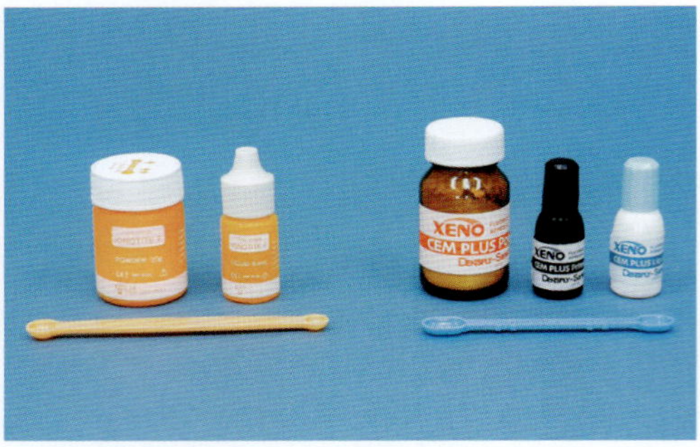

図5-82 ポリアシッド添加型コンポジット系レジンセメント（コンポマー系セメント）

クヤマデンタル）がこれにあたる．特にIonotite Fは，液成分に金属接着モノマーであるチオウラシル系モノマー（MTU-6）やリン酸エステル系機能性モノマーが添加されており，エッチングやプライマーなどの歯質前処理や金属修復物の内面処理なしでそれぞれに接着が発現すること，ならびにフッ化物徐放性による二次齲蝕抑制作用が期待できることなどの特徴がある．しかしながら，これらのセメントは現用のレジンセメントほど歯質接着力は高くなく，使用はレジン添加型グラスアイオノマーセメントと同じ適応に限られる．

H EBAセメント

EBAセメント（O-ethoxybenzoic acid cement）は，酸化亜鉛ユージノールセメントの優れた生物学的特性を生かし，理工学的諸性質を強化するために改良された合着用セメントであるが，現在わが国ではほとんど使用されていない．米国においては本品の改良型がスーパーEBAセメントとして歯根尖切除術時の逆根管充填材として用いられている．

1．組成と硬化反応

基本組成は酸化亜鉛ユージノールセメントに類似している．粉末の主成分は，酸化亜鉛が60～74％，シリカまたはアルミナが20～34％，ロジンが6％含有されている．液成分は50～60％のO-エトキシ安息香酸（EBA）と，34～40％のユージノールからなる（表5-17）．

硬化はユージノールと酸化亜鉛，およびEBAと酸化亜鉛との反応であり，ユージノール亜鉛やO-エトキシ安息香酸亜鉛のキレート化合物を形成して硬化する．

2．材料の特性

練和泥の稠度は低く操作時間も長いことから，被膜厚さは十数μmと合着には適切である．酸化亜鉛ユージノールセメントと比較すると，機械的性質は圧縮強さおよび引張り強さでそれぞれ10倍近い値を示し，溶解度も小さくかなり強化されている．しかし，リン酸亜鉛セメントと比べると圧縮強さは劣り，溶解度も高い．歯髄刺激性は酸化亜鉛ユージノールセメント同様少なく，ユージノールによる歯髄鎮静作用を有する．

表5-17 EBAセメントの組成

粉末（％）		液（％）	
ZnO	(60〜74)	EBA	(50〜66)
SiO$_2$ または Al$_2$O$_3$	(20〜34)	ユージノール	(34〜50)
水素添加ロジン	(6)		

3. 用法

練和には通常ガラス練板と金属スパチュラを用いる．液の粘性が高いので練和泥の稠度に留意する必要がある．

被着面の処理

接着性セメントで修復物を装着する場合，その前準備として歯質や修復物表面を各種処理剤や改質剤で処理する必要がある．

1. 形成歯面の処理
1) エナメル質面

1955年にBuonocore M.G.が85％のリン酸水溶液でエナメル質面を酸処理（エッチング）することによってMMAレジンの保持が向上したと報告して以来，エナメル質に対するエッチングは今日ほぼ確立されている．通常，リン酸，マレイン酸，クエン酸などの水溶液がエッチング剤として使用されている．

酸を用いてエナメル質面を処理すると以下のような効果が得られる．

(1) エナメル質面の粗糙化
エナメル質表面に微細な凹凸を生じ，接着面積を増大させるとともに微小な凹部にレジンモノマーが侵入してレジンタッグを形成し，投錨効果が生じる．

(2) エナメル質面の清浄化
研磨剤で清掃した歯面にエッチング処理を施すことにより，表層に存在する接着阻害因子である唾液，血液，プラークや仮封材などの汚染物質はもとより，有機質被膜（ペリクル）を完全に除去する．さらには，表層エナメル質を溶解させ，より活性の高い表面を獲得することを目的としている．

(3) ぬれの向上
酸処理面はエナメル質表面に極性を与え，合着，接着剤に対するぬれ効果を高め，接着剤の広がりや微細な表面構造へのセメントの浸透性を向上させる効果がある．

2) 象牙質面
被着体としての象牙質がエナメル質と著しく異なる点は，その構成成分と組織学的構造の差による．すなわち，象牙質は重量比で約70％の無機質，20％の有機質と10％の水からなるヘテロな被着体であること（体積比では無機質45％，有機質33％，水22％），ならびに切削象牙質表面は2〜3μm

の象牙質切削片や，変性コラーゲンからなるスミアー層で覆われていることがあげられる．
　接着性レジンセメントにおける象牙質接着の主体は，スミアー層の除去や改質を前提とした樹脂含浸層の形成が一般的となっている．象牙質前処理材としては，10％クエン酸と3％塩化第二鉄の混合液や，マレイン酸，クエン酸などの有機酸ならびに低濃度のリン酸などが用いられ，よりマイルドな処理が行われている．さらに，セルフエッチング能を有するプライマーを用いる製品では，象牙質を前処理することなくプライマー処理のみで目的を達成している．第4章「コンポジットレジン修復 E レジン接着システム」の項を参照されたい．

2．修復物の表面処理

　金属，コンポジットレジン，ポーセレンなど種々な材料からなる修復物や補綴物を合着，接着させるためには，材料ごとに異なる前処理または表面処理が必要となる．

1）金属との接着

　金属に対しては通常50μmのアルミナ粉末を用いたサンドブラストによる金属表面の機械的な前処理が必要とされている．サンドブラスト処理は酸化被膜を除去し，表面エネルギーを上昇させるとともに，金属表面を粗糙化して接着面積を増大させ，凹凸による嵌合効果を向上させる作用がある．
　金銀パラジウム合金や金合金のような貴金属表面の処理法としては，酸素と反応して酸化被膜を形成しやすいスズを金属表面に析出させるスズ電析法の応用や，400〜500℃の熱処理により酸化膜を形成させる加熱酸化処理，あるいは液状のガリウムスズ（GA-Sn）合金を塗布することにより酸化膜を形成させるアドロイ改質法が用いられている．
　近年，貴金属対する**金属接着プライマー**が多数開発され，上記処理を行うことなく接着性レジンセメントとの接着が可能となっている．製品のほとんどが揮発性の1または2液性プライマーで，硫黄系（-SH基）の機能性モノマーを含んでいる．市販品として，貴金属・非貴金属両用としてメタルプライマーⅡ（ジーシー），アロイプライマー（クラレメディカル），メタルリンク（松風），貴金属合金用としてV-プライマー（サンメディカル），メタルタイト（トクヤマデンタル）がある．
　ニッケルクロム（Ni-Cr）系のような非貴金属は大気中で酸化被膜が生成されるため，サンドブラストのみで十分な接着力が得られるが，硝酸や電気化学的な酸化処理を行うと接着はさらに増強される．また，非貴金属専用の金属接着プライマーとして，リン酸エステル系やカルボン酸系の機能性モノマーが多数開発，市販されている．
　また最近は，修復物接着面にシリカ被膜を生成させる，あるいはシリカ粒子を強圧で吹きつけてシリカの断片を結合させるシリカコートやロカテックが開発されている．この方法はいずれもシリカ面にシランカップリング剤を適応しレジンと化学的に結合させるためのものである．

2）ポーセレン，セラミックとの接着

　ポーセレンやセラミックにレジンセメントを接着させるためには，フッ化水素酸（HF）やフッ化水素アンモニウムによる被着面の粗糙化や清浄化，ならびに接着面積の増大化をはかることが有効である．そのほか，SiO_2（シリカ）含有するポーセレンやセラミックなどではフッ化水素酸で処理したのち，γ-メタクリロキシプロピルトリメトキシシシラン（γ-MPTS）を代表とする**シランカップリング剤**による表面処理を行う．チェアサイドや口腔内でフッ化水素酸処理を行うのは避けなければ

ならないため，酸性リン酸フッ素溶液（APF）あるいはリン酸処理後に**シランカップリング処理**を行っている．シランカップリング剤は，レジン側に配向する有機基（末端のビニル基）とセラミックス側に配向するシリコーン官能基〔$Si-(OCH_3)_3$〕を有しており，シリコーン官能基中のメトキシ基（$-OCH_3$）が酸により加水分解され，シラノール基（$Si-OH$）となり，ポーセレン表面の水酸基（$-OH$）とシロキサン結合（$Si-O-Si$）を形成して接着する．現在，シランカップリング剤としてセラミックスプライマー（ジーシー），ポーセレンアクチベーター（クラレメディカル），セラミックスプライマー（トクヤマデンタル），インパーバポーセレンプライマー（松風）など多数のセラミックス用プライマーが市販されている．

3）コンポジットレジンとの接着

コンポジットや硬質レジンからなる修復物の装着では，レジン同士を接着することになるが，加熱処理したコンポジットレジンや古い修復物の補修などではレジンの二重結合が減少しているため，同種のセメントでも化学的な接着は得られにくい．したがって，サンドブラスト処理などでフィラーを露出したのち，接着面を清浄化し，**シランカップリング処理**を行うことが推奨されている．現在，マトリックスレジン自体との接着を目的として，レジン硬化体の表面のぬれ性を改善するコンポジットプライマー（ジーシー）が市販されている．

（寺中敏夫，花岡孝治）

第6章 変色歯の処置

1 変色歯とは

　歯の色調は，照明環境により異なるが，通常は比較的透明なエナメル質を透過して，不透明な淡黄色の象牙質がみえることにより知覚される．歯の表面は微妙な曲面形状を呈し，常に湿潤しており，歯冠の部位によってエナメル質や象牙質の厚さは異なり，色調は歯頸部，歯冠体部，切縁で異なっている．

　表6-1 に示すように，片山らは臨床的に正常と感じられる中切歯の歯冠中央部を測色し，日本人の中切歯の正常歯冠色として報告している．L*a*b* は，国際照明委員会の定めた CIELab1978 による表色系である．

　何らかの原因で，正常とされる色調から逸脱した歯を変色歯とするが，臨床的には Vita Classic Shade Guide A3 以下の明度で，縞状，帯状の部分的な色の差がある場合を変色歯と診断する．また，患者が心理的に自分の歯の色は黄色いとか暗いと思いこんでいる場合もある．

2 歯が変色する原因

　歯の表面への色素の沈着以外にも，歯冠の形成期に何らかの障害を受けたり，エナメル質や象牙質に色素が沈着すれば，歯の色は正常から逸脱し，肉眼的には変色してみえる．変色の原因を外因性と内因性とに大別すると以下のようになる．

A 外因性の歯の変色

　齲蝕による変色は，初期には脱灰されたチョーク様の白濁斑として認知されるが，齲蝕が進行し慢性化すると，褐色から黒色を呈するようになる．口腔清掃が不良の場合，歯面の色は付着生育した菌により，酸性色素産生菌で緑色，非酸性色素産生菌では黒色を呈するようになる．

　金属によっても歯は変色し，銅アマルガム修復では緑色から黒色の変色，鉄合金や硝酸銀で黒色となる．コーヒー，茶，たばこなどの嗜好品によって，歯は褐色や黄褐色に変色する．わが国では一般的ではないが，憫老樹（ビンロウジュ）の実やマラリア治療薬（アテブリン），嗅ぎたばこ，木タールなどによっても，歯はそれぞれ赤褐色，黄褐色，褐色や褐色の斑点状の独特の変色を示す．

表6-1 片山の日本人中切歯正常歯冠色（Lab表色系）

明度	L*	70 ± 9
赤み	a*	2.5 ± 3
黄色み	b*	18 ± 12

日立測色器 C-1040 で測定

（片山伊九右衛門，中浦清人：コンポジットレジンのシェードマッチング：歯科色彩の話，日本歯科色彩学会編，クインテッセンス出版，東京，100-111，1993）

B 内因性の歯の変色

内因性の変色の原因として，遺伝性の疾患，代謝性の疾患，歯の傷害，化学物質や薬剤などがあげられる．

1．遺伝性疾患

エナメル質形成不全症は，常染色体優性遺伝子による疾患で，エナメル芽細胞の組織分化が不全となりエナメル質のみに形成不全をもたらす．軽度の場合には，エナメル質表面に多くの小窩や線条が発現し，重度の場合には象牙質が露出し歯は褐色となる．

象牙質形成不全症も，常染色体優性遺伝子による骨形成不全症の徴候の一つで，歯は独特の屈折によりオパール象牙質とよばれるグレーや青みがかった褐色に変化する．

先天性外胚葉異形成症は，エナメル質や象牙質の形成不全症よりも発生頻度は低くまれな疾患であるが，直射光線により褐色オパール色にみえることがある．

常染色体劣性遺伝である先天性ポルフィリン症は，幼若赤血球の一部にポルフィリンの生成過剰があり，高度の溶血により赤血球の寿命が短い．全身的には日光皮膚炎が主症状で，歯科的にはヘモグロビンの分解により，形成中の象牙質のカルシウムにウロポルフィリンが結合沈着して，歯冠全体がピンクから赤褐色を呈する．また，紫外線照射により，歯は赤色の蛍光を発する．

低ホスファターゼ血症は，骨の異常石灰化，血中アルカリホスファターゼ活性の低下，尿中へのフォスフォリルエタノールアミンの排泄増加を主症状とする．成人型の低ホスファターゼ血症は，カルシウム，リンの代謝を障害し，エナメル質の形成不全により象牙質が露出し，石灰化も障害され球間象牙質やエナメル質にも着色がみられ，歯は黒褐色を呈する．

2．代謝異常疾患

代謝異常により，特定の元素が過剰になったり欠乏することでも歯の色は正常範囲から逸脱する．たとえば，上皮小体機能の亢進症によりカルシウム代謝が異常となると歯は黒色となる．一方，上皮小体機能低下症では，血中カルシウム値の低下，リン値の上昇により歯は白亜色を呈する．同時に白内障，皮膚の乾燥脱落，爪の変形短縮などの栄養障害症状が起こる．

また，先天性梅毒により歯は褐色から黒色となる．外胚葉異形成症は歯に褐色の変色をもたらす．母体に先天性タンパク血症や糖尿病などの疾患があった場合，その母体からの出生で子どもの歯は褐色を呈する．小児期の急性発疹で歯は褐色となることがある．過ビリルビン血症では，歯は褐色を呈する．さらに，ビタミンA，C，Dの欠乏により歯は黒色から褐色を呈する場合がある．

3. 歯の傷害

歯髄壊死，失活歯髄，根尖孔の血管断裂などによる傷害は，歯に緑色，灰色，黒色の変色をもたらす．これらの変色は，歯髄組織の変性産物が象牙細管内に侵入し生じると考えられている．

亜ヒ酸の貼薬，外傷，急性歯髄炎，非注水下での高速切削などによる歯髄内出血があった場合には，徐々に褐色を呈する場合がある．

外見上は明らかな病変は認められないが，歯髄側から肉芽組織が増殖して硬組織が徐々に吸収されエナメル質を透過してピンク斑が認められる病変を**内部吸収**（歯内性肉芽腫）という．臨床的には**ピンクスポット**として観察される．ピンクスポットの原因は，外傷による出血や感染といわれているが詳しくは不明である．通常は1歯だけに限局し臼歯部よりも前歯部に好発し歯頸部から歯根部に発現する．ピンクスポットの処置はただちに抜髄・根管充塡を行う．進行するとエナメル質が穿孔してしまう．

4. 化学物質や薬剤

化学物質や薬剤による変色として，フッ素やテトラサイクリンによる変色がある．

1) フッ素

斑状歯（フッ素症歯）はフッ素の慢性中毒の一症状で，飲料水に1ppm以上のフッ素を含む特定の地域に集中的に発生する．斑状歯は永久歯にみられることが多いが，フッ素が高濃度の地域では，乳歯にも認められることがある．

エナメル質表面に不透明な白濁した点状，線状，橋状などの不定形で歯面の一部あるいは全部にわたる白墨状の変色が認められ，高度のものは歯の実質欠損を伴う．飲食物などに由来する黒褐色，茶褐色，褐色などの二次的な着色を伴うこともある．

2) テトラサイクリン（TC）系薬剤

1962年にDarviesは，歯冠形成期のTC服用は歯を変色させることを報告した．TC系抗生物質は鮮やかな黄色の蛍光が骨や歯に固定される特性をもち，骨の代謝実験にTCがマーカーとして使用されている．

TC系薬剤による歯の変色のメカニズムは，以下のように説明される．

歯冠形成期に投与されたTCが硬組織内に取り込まれて，TC-リン酸塩が形成される．これに太陽光線が当たると，TC-リン酸塩が光化学反応で色調が変化し，黄色から褐色を呈する．したがって，TCによる変色は，光が当たり外部からみえやすい前歯部や小臼歯部の多数歯に左右対称に発現することが多い．

変色の程度は，TCの服用時期，使用量，薬剤の種類によって左右される．2歳くらいまでにTCの大量服用を繰り返すと，上顎前歯部，第一大臼歯に変色を起こすとされており，その発現率は80%以上という報告もある．Wallmanは，26〜29mg/kg/dayで投与期間は4〜6日間，総投与量は270〜500mgで，変色を引き起こしたと報告している．

抗生物質の種類では，クロールTC（オーレオマイシンなど）は灰褐色の変色を起こす可能性があるが，オキシTC（テラマイシン）は変色が少ないとされる．そのほかのTC系抗生物質でも歯が黄

表 6-2　Feinman のテトラサイクリン変色歯の分類

分類	変色の程度	漂白可能性	福島分類相当
F1	淡い黄色，褐色，灰色で歯冠全体が一様に着色されていて，縞模様はみられない	◎	Ⅱ型
F2	第1度よりは濃く歯冠全体が一様に着色されていて，縞模様はみられない	○	
F3	濃い灰色，青みがかかった灰色で縞模様を伴うもの	△	Ⅰ・Ⅱ・Ⅲ型
F4	着色が強く，縞模様も著明なもの	×	

◎：適応症，○：適用可能，△：ケースにより適用可能なこともある，×：適用不可，禁忌

表 6-3　Feinman のテトラサイクリン変色歯の新分類

分類	色調	漂白可能性	漂白後の経過
Ⅰ	淡い黄色	適応	良好
Ⅱ	淡い灰色	可能	やや良好
Ⅲ	濃い黄色，灰色	困難	不良
Ⅳ	非常に濃い着色	困難．ベニアなどの適用	n/a

変することがあるとされる．歯が萌出したのちの17〜19歳までの間，ニキビ治療のためにミノサイクリンを長期連用し，すべての歯の歯質内部に灰色の着色が認められたという報告もある．

TC 変色歯の分類

TC 変色の診断は，変色の部位と色調，抗生物質の投与に関する問診と，変色歯の歯種および部位と色調の相関によって行う．暗室内で紫外線を照射し変色部が蛍光を発すると，TC の存在が疑われる．

変色の部位や程度はさまざまで，TC 変色歯は**表 6-2** に示すように，Feinman（1987）が変色程度を軽度の F1 から F4 まで分類している．

表 6-3 には，色調と漂白の可能性・予後により TC 変色を新たに分類しなおした Feinman の TC 変色新分類（2001）を示す．これらの TC 変色の分類は，変色程度の説明には有効であるが，漂白処置を行うか否かの判断には不十分である．漂白可能性と予後について，どの程度の症例まで対応できるかの判断は，臨床経験によることが多く，これが変色歯の診断を困難にする理由の一つである．

Feinman 分類とは別に，変色歯出現の部位と TC 服用時期から**表 6-4** の福島の分類がある．

外観と問診による分類だけでなく，ほかの診断方法を加味した変色原因の特定や程度・状態などの診断を行い，処置方法の選択と漂白可能性，後戻りの検討，さらには漂白後の色調の予想までが必要とされよう．

5．加齢による歯の黄変

年齢とともにエナメル質が薄くなり，さらにアパタイト結晶が成熟することによってエナメル質の光透過性が高くなり，だんだん歯が黄ばんでみえるようになる．中高齢者の歯は，個人差は大きいが色調変化のほかにも咬耗や着色，細かな亀裂を伴っていることが多い．

加齢による変色程度の分類は，ほとんど報告されていない．加齢による変色が徐々に進み経過が長いこと，また歯周病や齲蝕の発生などほかの疾患の処置が優先し，加齢による色調の変化の記録や分

表 6-4 福島のテトラサイクリン変色歯の分類

分類	変色の状態	服用時期	Feinman 分類相当
Ⅰ型	前歯の切縁から歯冠中央部まで変色，第一大臼歯歯冠が変色，小臼歯，第二大臼歯は変色していない	出生〜3歳	F3, F4
Ⅱ型	前歯から第二大臼歯の歯冠および中切歯，側切歯，第一大臼歯の歯根上部まで変色	出生〜6歳	F1〜F4
Ⅲ型	前歯と第一大臼歯の歯頸部から歯根，小臼歯と第二大臼歯の歯根が変色，前歯の切縁から歯冠中央部には変色は認められない	3歳〜6歳	F3, F4

表 6-5 漂白法の位置づけ

歯への侵襲	処置法
小 ↕ 大	ブラッシング（ホームケア） PMTC（プロフェッショナルケア） マニキュア 漂白法：Bleach（化学的に歯を白くする） レジンダイレクトベニア ポーセレンラミネートベニア クラウン

類がされないためであろう．ホワイトニングの対象は，健康的で白い歯を希望するシニア層にも広がり，加齢による変色を漂白するための分類の必要があると考えられる．

3 変色歯の処置

　変色歯の処置法には，漂白法（ホワイトニング），ラミネートベニア法，PMTC，マイクロアブレージョン，マニキュアなどがある．本章では主に漂白法について述べる．

A 漂白法の位置づけ

　歯の漂白法（ホワイトニング）は，歯質をまったく削除することなく歯の色調を変える方法である．表 6-5 に示すのは，広義の意味で歯を白くする方法である．そのなかでも歯の漂白（Bleach）は，化学的に歯の色を変化させる方法で，臨床ではホワイトニングは生活歯の漂白という狭い意味で用いることが多い．

　歯を白くしたいという願望は，おそらく人間社会が形成され人類が化粧やおしゃれを行い始めた頃から存在したのではないだろうか．この願望に近代歯科医療が応えた歴史は，文献的には 1877 年まで遡ることができる．21 世紀の現在でも，有髄歯の漂白（ホワイトニング）は，人々が希望する歯科処置の一つである．歯を白くするという一般の人々にわかりやすい処置は，多くの人に自分の歯の色と審美歯科という言葉を認識させ，歯科医療に大きな変化をもたらしつつある．

　近年の漂白法の普及は，1989 年にグリセリンと過酸化尿素を用いる Home Bleach 剤が登場して

始まった．1991年には，過酸化水素と触媒，可視光線を用いるOffice Bleach剤が登場した．
　これ以前は，30％過酸化水素水を浸透させたガーゼを変色エナメル質に接触させ，写真用電球を30分間照射する，あるいは熱したエキスカベーターなどを接触させ，歯を白くする試みが，きわめて限定された症例に行われていた．
　1990年以降，歯の漂白法は，簡便で効果的に歯を白くできる手段として，米国では急速に普及し，この十数年の間に漂白に関する新しい術式や薬剤が次々と紹介されている．
　米国では，1995年に有髄歯（生活歯）の漂白を行う歯科医師の割合は66％，1999年は90％以上，2003年は99％以上（CRA報告）とされている．
　米国ではほとんどすべての歯科医師がHome Bleach法を行い，半数近くがOffice Bleachを取り入れているという．漂白はすでに臨床処置の一部となり，多種多様の製品が市販されている．米国のドラッグストアでは，漂白用OTC（over the counter）商品が多数販売されている．
　一方，日本での有髄歯の漂白の事情は，米国での普及の傾向とは異なっている．日本での普及は，地域により差があるが，2006年で3割程度とされている．日本では米国から7，8年遅れて漂白が普及しつつあり，しだいに各種の漂白法が臨床に取り入れられつつあるというのが現状であろう．
　社会と歯科は密接な関係をもち，患者中心の医療こそが歯科医療の今後の発展の原動力であることはいうまでもない．かつては歯科医療に対する社会の期待は，疼痛除去と機能回復という処置を安価に提供することだった．しかし，接着とカリオロジーを基本とするMI（最小限の侵襲）概念の普及と審美歯科は，高い親和性をもち，歯質保存性の高い審美処置である漂白法を普及させつつある．
　有髄歯の漂白法は，比較的簡便な術式で保存的な審美処置が可能であり，歯の切削を伴う歯冠（審美）補綴と比較して，歯にやさしい処置法であると位置づけられる．
　知覚過敏の発生，効果のばらつきや色の後戻りといった問題はあるものの，審美性の改善のみならず，口腔内の衛生状態をも改善でき，QOL（Quality of Life）の向上が期待できる．厚生労働省が推進している「21世紀における国民健康づくり運動（健康日本21）」の目標の一つに「口腔の健康状態の向上，歯を失う原因である齲蝕と歯周病の予防」がある．漂白法により口腔内の衛生管理がなされ歯の寿命が延伸する可能性もある．

B 漂白処置法

表6-6に変色した歯を漂白する方法の分類を示す．

1．無髄変色歯の漂白法
　根管充塡後，時間が経過すると歯が変色するのを臨床で経験することも多い．変色から歯髄が失活したことを知り，根管治療を行うこともある．

1）Walking Bleach法
　無髄変色歯の漂白に用いられ，緊密な根管充塡がなされていることを確認したうえで，30～35％の過酸化水素水と過ホウ酸ナトリウムとを混合したペーストを髄腔内に封入する方法である．このWalking Bleach法は1963年に報告され，現在でも臨床で用いられている．
　Walking Bleach法は髄腔内から象牙細管を通して象牙質に漂白剤が直接作用するため，確実で効

表 6-6　漂白法の分類

歯の状態	漂白法
無髄変色歯 （non-vital）	Walking Bleach 法 改良 Walking Bleach 法 Home/Office Bleach 剤を髄腔内に適用する方法
有髄変色歯 （vital）	Office Bleach 法 Home Bleach 法 Dual（combination）Bleach

果が高い．しかし不用意に髄腔を拡大し歯質が菲薄になると，術中に歯質が脆弱化し破折することがある．また，象牙細管の走行を考慮せずに根管充填材を深く除去しすぎると，漂白剤が象牙細管を通して歯根膜のセメント質に作用し，術後数年経過して歯根がリング状の外部吸収を引き起こすことがある．

　35％過酸化水素水の代わりに，蒸留水と過ホウ酸ナトリウム粉末を使用する穏やかな作用の Walking Bleach 法もある．

　市販の漂白剤が入手できる現在では，Walking Bleach 法は過去の術式であり，より安全で漂白効果が高い方法に移行していくべきであろう．

2）無髄変色歯の新しい漂白法

　米国では，無随変色歯の内外から 10％過酸化尿素ゲルを適用する方法が行われている．久光らは，無髄変色歯に対し，市販の Home Bleach 剤である 10％過酸化尿素ゲルを使う方法を考案している．この方法は 10％過酸化尿素を髄腔内に入れ，エナメル質表面にも約 1mm 厚で塗布し，これにプラズマ光を 60 秒間照射することで迅速に無髄歯の漂白を行うものである．Walking Bleach 法も併用することで処置回数を減らしている．10％過酸化尿素が分解して生じる 3.6％の過酸化水素の漂白作用と 6.4％の尿素のタンパク質溶解作用により，低濃度でも漂白効果が高いとされる．

　また Office Bleach 剤を無髄歯の髄腔内とエナメル面に適用し，これに光照射する方法も行われているが，過酸化尿素ゲル光照射法（久光）のほうが効果的に漂白されるようである．

　米国では，単独歯の変色に対して 10％過酸化尿素ゲルを使用し，トレーによる外部からの漂白と，髄腔内へ 10％過酸化尿素を入れることによる漂白が行われている．

2．有髄歯（生活歯）の漂白法

　有髄歯の漂白は Vital Bleach ともよばれる．

　有髄歯が変色する理由の多くは，テトラサイクリン（TC）系抗生物質などやフッ素症による変色である．これに，加齢による黄ばみ，遺伝的原因による歯の黄ばみが続くとされる．

　有髄歯の変色に対し，従来の漂白法は，過酸化水素水に光・熱，あるいは高周波電流（HFC）を作用させ，過酸化水素を活性化させる方法が主流であった．これらの方法は，高濃度（35％程度）の過酸化水素と強い光と熱を使用するため，薬剤から口唇や頬粘膜などを保護し熱や光の歯以外の部分への影響を遮断するために手間がかかっていた．何よりも毎回 30 分もの間，強いランプによる熱と光に耐えなくてはならず，その代償としての効果が著明でなかった．従来行われていた有髄歯の漂白法

は，実用的ではなく臨床の応用はほとんどなかった．

かつての Office Bleach 法は，前述のように過酸化水素に光と熱を応用するもので，歯科医師の多くは「歯の漂白とは無髄歯の Walking Bleach 法」と考えていた．したがって，重度の有髄変色歯で患者の要望が強い場合には，エナメル質の多くを切削して印象を採得し，補綴物により審美性を改善させる処置もやむを得ず，髄腔内から漂白する Walking Bleach 法が行われていたのである．有髄変色歯に悩む患者は，「削って冠をかぶせるしかない」と説明され，多くは諦めるか，あるいは一時的にレジンで色を覆い隠すような処置が行われていた．

1) 有髄歯（生活歯）の漂白法の適応

有髄歯の漂白法は，Feinman 分類の F1～F2 の中等度のテトラサイクリン変色歯および加齢による黄ばみに適用される．全身的な疾患による歯の変色は，ほかの併発する治療が優先され，歯科の外来で遭遇することは少ない．金属塩による歯の変色の場合には漂白法は有効ではなく補綴物による審美性改善の方法が適用されることが多い．有髄歯の漂白法は，Office Bleach 法と Home Bleach 法に分けることができる．

2) Office Bleach 法

わが国で薬事法の承認を得て販売されている漂白システムは，35％過酸化水素を含む Dual Activate Bleach である松風ハイライトと，二酸化チタン触媒を含む 3.5％過酸化水素漂白剤 MGC ピレーネである．

(1) Office Bleach 剤（35％過酸化水素と可視光線）

35％過酸化水素水と触媒粉末を化学的に反応させ，さらに可視光線照射により光化学反応させるものは，粉末と液を混ぜる簡便さ，可視光線照射器の使用，漂白のタイミングが練和直後の緑青色から白色へ変化することで把握できるのが特徴である．

術前に歯肉，頬粘膜，口唇をワセリンやラバーダムにより保護し，歯面を十分に清掃することが重要である．漂白剤の塗布後，化学反応が進行するために数分間の時間をとったのちに，光照射する．漂白剤が反応し白色になるのを待ち，除去，水洗後新たな漂白剤を塗布し光照射することを反復する．

(2) Office Bleach 剤（3.5％過酸化水素，二酸化チタン，可視光線）

二酸化チタンを使用するものは，アナターゼ型二酸化チタン 0.06wt％，過酸化水素 3.5～6wt％を含む最新の Office Bleach 剤で，波長 400nm の光を連続して 5 分照射することを数回行う．

光触媒機能を有する二酸化チタンを導入し，過酸化水素濃度を 3.5％まで低減させている．過酸化水素と二酸化チタンに特定波長（吸収のピーク波長 405nm）の光を連続照射し，活性酸素を効果的に発生しこれが漂白効果を発現する．過酸化水素濃度が，消毒用のオキシドールなど（2.5～3.5％）と同等なため，処置中・処置後の疼痛や知覚過敏が発生しにくく，pH も 6.3 程度であるためマイルドな漂白効果が期待されている．

3) Home Bleach 法

(1) Home Bleach 剤（10％過酸化尿素ゲル＋トレー）

Home Bleach 法は，1989 年に Haywood と Heymann が 10％過酸化尿素を含む歯周病治療薬に漂白効果があることを報告し，ナイトガードと併用し漂白法に応用した．

表6-7 Home Bleach の利点と欠点

利点	欠点
・チェアタイムが短い，通院回数が少ない ・すべての歯のすべての面を漂白可能 ・薬剤が10％過酸化尿素であり安全性が高い ・特別な装置を必要としない ・患者の心理的負担が少ない ・患者自身の生活に合わせた漂白処置が可能 ・過酸化尿素による口腔内の衛生環境が向上する可能性 ・Office Bleach よりも透明感・自然感のある漂白が可能 ・Office Bleach と併用できる ・漂白期間を延長することでより広い適用の可能性がある	・マウストレーの技工操作が必要 ・患者側の処置への理解と協力が必要 ・処置を観察・監視できない ・トレーや薬剤による違和感や不快感 ・処置に長期間必要 ・漂白直後のコンポジットレジン接着性の低下 ・歯肉への影響，顎関節への負担 ・色調のコントロール，部分的な漂白が不可能 ・知覚過敏の発生時の対応がただちにできない ・漂白期間中の有色飲食物の制限 ・矯正装置を使用中には適用できない ・不正歯列に対応しにくい ・漂白剤の誤嚥の可能性

　欧米で主流な Home Bleach 剤は，知覚過敏抑制のためにフッ化物や硝酸カリウムが配合され，過酸化尿素濃度を高め，過酸化水素により効果発現の時間を短縮する方向へと進化している．

　Home Bleach 剤に含まれる10％の過酸化尿素は唾液中の水分との接触で分解して，3.6％程度の濃度の過酸化水素水と同様の漂白効果を発現する．これは2.5～3.5％の消毒用の過酸化水素水と同等で，これをマウストレーに入れ1日2時間程度2週間連続して適用し，エナメル質表面から漂白する．

　過酸化尿素の濃度は口腔内で50分間で半減する．漂白剤による知覚過敏はきわめて軽微なものも含めると1/3～1/2の頻度で発生するが，使用を一時中断すると解消する．重篤な場合には，1.1％NaF ペーストや硝酸カリウムを含む薬剤をマウストレー内に入れ適用する．あるいは知覚過敏抑制効果のある歯磨剤の使用が推奨されている．

　マウストレーは1.0mm 厚の EVA（エチレンビニルアセテート）を加熱圧接して作成する．マウストレー内面のスペース（レザボア）は，設ける場合と設けない場合がある．どちらも漂白効果は変わらないが，レザボア付きで知覚過敏発生が少なく，下顎前歯部にはレザボア付きを推奨する臨床家もいる．マージンの形態は歯列状態や歯肉の状態により，スキャロップ形態，ノンスキャロップ形態を使い分ける．

(2) Home Bleach 法の利点・欠点

　有髄歯の漂白法の一つである Home Bleach を臨床応用する利点は，歯科医が口腔内に触れるのは印象採得時のみであり，患者の心理的負担がほとんどない，患者自身が家で漂白処置を行うため，来院回数が減り時間的，経済的な負担が少なく，患者自身が漂白時間をコントロールできることである．

　欠点は，歯科医師の管理が行き届かず，トラブルの発生に対処しにくい，部分的な変色には対応しにくい，装着時間が確保できない場合には効果が不十分，治療期間が長くその間できるだけ着色飲食物や喫煙を避けるなどの制限がある，また長時間トレーを口腔内に入れておく不快感，薬剤の味などの不快感などがあげられる（**表6-7**）．

表 6-8　歯科用漂白剤の種類

種類	特徴
過酸化水素（HP）	35％過酸化水素を Walking Bleach 法，松風ハイライトに使用．毒性は少ないが刺激性が強いので臨床応用には注意が必要．2.5～3.5％の過酸化水素は口腔内の消毒用に用いている（オキシドールなど）
過酸化尿素（CP）	10％過酸化尿素を Home Bleach 剤に使用．10％過酸化尿素は3.5％過酸化水素と6.5％尿素に分解する
過ホウ酸ナトリウム	4％水溶液がかつて消毒用に使用された．35％過酸化水素と混合し Walking Bleach 法に使用する

3. 歯科用漂白剤の種類

歯の漂白に用いられる漂白剤を表 6-8 に示す．

(1) 過酸化水素

Walking Bleach 法や Office Bleach 剤には，濃度 30～35％の過酸化水素水（hydrogen peroxide：HP）が使用されている．過酸化水素は強い刺激性をもつが毒性は少ないため，使用法が適切であれば臨床的な有用性を期待できる薬剤である．1948 年に食品添加物公定書の指定品となり，1980 年には最終食品の完成前に分解あるいは除去すれば使用できるという基準が定められている．臨床で使用する場合の注意点として，患者の顔面や口唇，目に誤って薬剤が触れないように，適用する際にはワセリンやラバーダムなどで確実に歯肉保護対策を施し，患者の目の保護のために防護眼鏡を装着すること，さらに術者とアシスタントは必ずグローブを着用する．誤って過酸化水素水が皮膚や粘膜に触れた場合には，ただちに多量の水で洗い流す必要がある．

35％過酸化水素水を含む薬剤が直接歯肉に接触すると，直後に強い痛みと歯肉の白色化が起き，1～3 時間後には疼痛は消失し，3～6 時間後に白色斑の消失という経過をとる．病理学的には，影響は上皮に限局し，粘膜固有層は充血，浮腫が観察されるが，6 時間後には角質層の再生が進むとされている．濃度が 2.5～3.5％の過酸化水素水は，臨床で口腔内の消毒薬として使用されており，高濃度の過酸化水素が示すような組織腐蝕性はない．

(2) 過酸化尿素

Home Bleach 剤には，10～22％の過酸化尿素（carbamide peroxide：CP）が含まれている．過酸化尿素は過酸化水素と尿素が弱く結合したもので，唾液中の水分と体温に反応し容易に分解する（図 6-1）．漂白に有効な過酸化水素の濃度は約 1/3 となるので，10％の過酸化尿素は約 3％の過酸化水素水に相当する漂白作用をもっている．

もう一方の分解産物である尿素も，タンパク質を分解する作用を有し歯質に微量に含まれるタンパク質の分解に役に立つとされる．

(3) 過ホウ酸ナトリウム

Walking Bleach 法用の薬剤として用いられている過ホウ酸ナトリウム（粉末）は，かつては口腔内の消毒殺菌用に含嗽剤として使用されていた．溶解直後の 2％過ホウ酸ナトリウム溶液は，4％の過酸化水素水と同様な漂白作用をもつ．

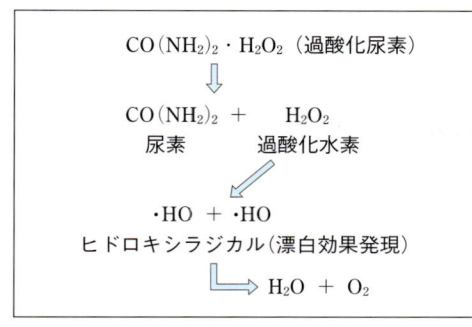

図6-1 過酸化尿素の分解

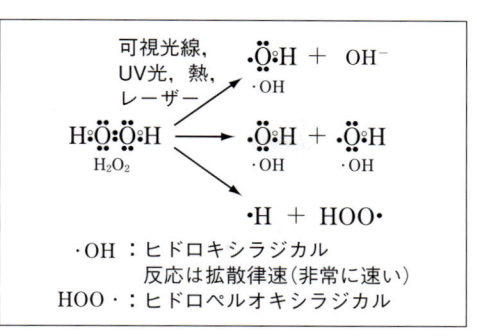

図6-2 過酸化水素の分解（アルカリ環境下，酸性環境下）

4. 漂白メカニズム

漂白作用は，過酸化水素が分解して生じるラジカルにより，着色有機成分が酸化・分解されることで発現される．図6-2 に示すように，過酸化水素は塩基性の環境下のほうが酸性環境での分解よりも，漂白に有効な $HO_2\cdot$ が多く発生し漂白作用が強くなる．過酸化水素が分解して発生するラジカルは，極性がきわめて強く不安定な不対電子をもち，有機質の不飽和の二重結合（着色分子鎖）をもつ分子を切断し，より低分子の無色の物質に変化させる．ラジカル自身はこの反応により安定化する．このような反応の一例として，暗赤色のβカロチンの不飽和二重結合にラジカルがアタックして二重結合部分が切り離されると，無色のビタミンAの分子2個に分解する反応がある．

漂白効果は，漂白剤の濃度と作用時間そして活性化の方法に左右されるが，過酸化水素を効率的に分解させるためには，物理的刺激や触媒が必要である．かつては，光や熱により過酸化水素を活性化させる漂白法が行われていたが，Home Bleach 用薬剤では，水分の存在と体温で緩徐に過酸化水素を分解・活性化させている．また，Home Bleach 剤の尿素はタンパク質を溶解する作用があるので，長時間作用させることにより浸透する効果を促進している可能性も考えられている．

1）歯質に対する作用

歯の漂白に用いられる過酸化水素水は，エナメル質の約97％を占める無機成分（ハイドロキシアパタイト）にはほとんど影響を与えず，エナメル質表層の0.25mm以内のアパタイト結晶を被包している約1％の有機成分に作用し，これを分解するものと考えられる．

また，漂白剤によりエナメル質表層のペリクルが除去され，エナメル小柱の周囲の有機成分が分解され漂白直後のエナメル質は小柱が粗となり，表面が粗糙で小柱端が破折したと報告されていることから，過酸化水素はエナメル質表層のごく浅い部分を変化させ，光透過性を低下させることで内部の色調を目立たなくする効果もあると考えられる．エナメル質中に通常2％含まれる水分の量が変化し，表層エナメル質の光屈折率などの光学的特性が変わることで，曇りガラス状に白くみえるようになる．このエナメル質表層の光学的特性の変化は，有髄歯の漂白を行った場合の漂白直後に明度が著しく上昇するものの短期間に色調が落ちつき，その後長期にわたり効果が持続する現象とよく一致している．

一方，エナメル質表層で過酸化水素が分解して生じるラジカルが，エナメル質内に拡散・浸透し，エナメル象牙境まで達して有色物質を分解するという説もある．Alston らは，抜去歯を半切してガラスプレートに接着し，10％過酸化尿素ゲル（オパールエッセンス）で10日間漂白処置を行い，象牙

質内部にも漂白効果が及んだと報告している．

2）漂白後の歯の表面

漂白直後のエナメル質表面にはペリクルが存在しないために，色素が沈着しやすく，酸により脱灰されやすい．しかし，歯の表面には短時間で唾液中の有機物や無機物が沈着し被膜が形成される．これが漂白直後の酸性飲料や着色飲食物，喫煙を避けなければならない理由である．

色の後戻りの原因は，表面への色素の沈着，エナメル質の光透過性の回復などとされている．エナメル質の光透過性の変化は，Office Bleach 法で35%程度の高濃度の過酸化水素を使った場合に漂白後2週までの時期にみられ，この透過性の変化が Office Bleach 法では色の後戻りが早いといわれる理由ともされている．色の後戻りを防ぐには，表面への色素沈着を防ぐため，コーヒーや紅茶，着色食品の摂取を控えること，色素の沈着を防ぐ歯磨剤の使用，定期的なチェックアップを受けることが有効とされている．

また，漂白処置直後のエナメル質や象牙質へのコンポジットレジンの接着性は低下する．この原因は，残留酸素によるレジンの重合阻害と表面性状の変化の二つとされている．漂白後のコンポジットレジン修復やポーセレンラミネート処置は処置後少なくとも1～2週間経過後に行う．

3）長期間・繰り返し適用のエビデンス

各種の漂白法の紹介にもかかわらず，重篤な変色症例に効果的な方法は確立されていない．米国では Home Bleach をのべ 2,000 時間以上あるいは半年以上継続して行い，中等度の縞模様を伴う TC 変色に効果があったとする個々の症例報告があるが，この場合の安全性や副作用は明確ではない．

タッチアップ漂白（追加漂白）の効果は，初回よりも早く漂白が可能とされているが，明確なエビデンスはない．かりに数年おきに漂白を繰り返した場合の影響についても明らかではない．

困難な症例にも有効な術式を確立するためには，漂白法に関して安全性と効果を検証しながら応用範囲を拡大する必要がある．

C 変色歯に対するそのほかの処置

1．ラミネートベニア

変色した歯の表面を，コンポジットレジンあるいはポーセレンでカバーし，変色歯の審美性を回復することもある．詳しくは第5章「4 ベニア修復（ラミネートベニア修復）」の項を参照．

2．PMTC

歯周病の予防には歯ブラシによるホームケアが重要とされるが，プロフェッショナルケアである PMTC（Professional Mechanical Tooth Cleaning）も，歯周病や齲蝕の予防に役立つ．PMTC は"専門家による機械的な歯の清掃"と訳され，PTC（Professional Teeth Cleaning）とよばれることもある．PMTC は 1971 年に北欧の Axelson により提唱された．

PMTC は専門のトレーニングを受けた歯科医師あるいは歯科衛生士が，歯の表面についた歯石やプラーク，そのほかの沈着物を歯面を損傷しない特殊な器具により，隣接面や歯肉縁下まで完全に除去したのちに，プラークの再付着を防ぎ歯質を強化するためフッ化物を塗布する方法である．

PMTCは，歯の表面から漂白剤を作用させる生活歯の漂白法の術前処置としても重要とされる．PMTCの効果は歯周病，齲蝕の予防，歯の表面のバイオフィルムの除去，さらに副次的な効果として歯面に沈着する色素を除去することがあげられる．

3. マイクロアブレージョン

　マイクロアブレージョンは斑状歯などのエナメル質表面の白斑や褐色の着色を除去し，審美性を回復する目的で行われる．酸を含む研磨材を塗布しながら表層の変色層をとり除く．

4. マニキュア

　歯を削らずに，歯の表面に光重合する白いプラスチックの薄膜をコートして，歯の色をマスキングし白くみえるようにする方法である．レジンダイレクトベニアと似た特徴をもつが，除去が容易で，歯面に傷害を与えずに除去できるのが最大の特徴である．

　マニキュア適用後は，着色しやすい食物（コーヒー，紅茶，赤ワイン，カレーなど）や喫煙は処置直後から2，3日間は避ける，咬合状態により破折する場合があるので硬い食物は避ける，一部が剝離した場合は，無理に自分で剝がさず，歯科医院で専用器具を使い除去するなどを患者に注意する．

〔東光照夫，久光　久〕

第7章 破折歯の処置

1 歯の破折

A 原因

　歯の破折は，歯への外力によって生じるが，そのプロセスによって大きく二つに分けられる．一つは外傷など衝撃力による破折であり，もう一つは，歯の欠損や亀裂の存在が前段階にあり咬合力で生じる破折である．

　外傷による歯の破折は，スポーツ，交通事故，転倒，暴力行為など，耐力を超えた衝撃力が歯にかかることによって生じる．上顎前歯部が好発部位で，歯の嵌入，脱離，脱臼，亜脱臼などを伴うことも多く，学童期から青少年期の活動的な世代で起こりやすい．

　一方，**咬合力による破折**は，歯質欠損の大きな歯や亀裂の生じている歯などで，咬合力が歯の破折への抵抗力を超えることによって生じる．歯の抵抗力は，齲蝕による欠損の拡大や，日常の咬合による亀裂の進展，さらには歯の切削処置などによって減少していく．微小な亀裂が，咬合によって進展していき，やがて破折に至るプロセスは**疲労**とよばれ，咬合力による歯の破折の主な原因となっている．根管治療中の歯や，過大なポストの装着された失活歯，抵抗形態の不十分な修復歯などの医原性要因も，破折への抵抗力を減少させることになる．

B 分類

　歯の破折の分類は，WHOによる国際疾病分類（主に破折の及ぶ部位による分類）や，これに不完全脱臼などを加えて分類した**Andreasenの分類**などがある．破折の様相は，部位を含め，以下に示す要素で表現される．
　① 原因（外傷，疲労，医原性など）
　② 部位（歯冠，歯根，歯冠-歯根）
　③ 破折線の走行（垂直，水平，斜走）
　④ 破折の状態〔単純（歯髄を含まない），複雑（歯髄を含む）〕
　⑤ 程度（完全，不完全）
　実際は，「外傷による歯根の水平破折」のようにこれらの要素のいくつかを組み合わせて破折の状況を表現するのがわかりやすい．

C 検査上の注意点

破折歯の検査上の注意点は，その原因が外傷によるものか疲労によるものかで異なるが，いずれも，問診，各種臨床検査，エックス線検査を実施する必要がある．エックス線検査は受傷の状況，破折の波及部位，骨の変化，変位の有無などを知るうえで重要である．変位を伴わない破折の場合，通常の照射角度によっては破折線が確認できないこともあり，偏心投影法や歯科用CTの撮影が有用となることもある．

外傷による破折の場合，損傷が破折歯に限局するとは限らない．事故の時期，状況などの問診のほか，全身，頭部，顔面，口腔内などに対する適切な検査をすみやかに実施し，全身への影響，骨や歯周組織の受傷の程度をまず掌握し，ついで患歯の検査に移る必要がある．

外傷生活歯では，電気歯髄診が臨床検査のなかで特に重要である．受傷直後は一時的に反応がなくなっても，のちに正常に戻ることもあり，少なくとも数か月間は検査を継続し，エックス線検査やほかの臨床検査の結果も合わせて慎重に歯髄の生死の判定を行う必要がある．

疲労による破折では，前記検査のほか，咬合力の強さ，歯ぎしりなど咬合異常の有無，咬耗の程度，亀裂の存在，破折線に沿った歯周ポケットなどの検査も必要となる．

破折に伴って瘻孔を形成する場合，根尖相当部ではなく，破折部に生じることが多い．根中央から歯頸部に生じた瘻孔では，歯根破折の可能性を考える必要がある．慢性的に経過している歯根不完全破折の場合，患者自身は破折に気づかないこともあり，注意が必要である．

2 前歯の破折と処置法

前歯の破折を，Andreasenの方法に準じて分類し，その処置法を概説する．

A 歯冠破折

1．エナメル質の亀裂
軽度の場合，経過を観察するだけで十分である．中程度以上で，破折の起点となる可能性のあるものは，コンポジットレジンによる修復が適応となる．

2．エナメル質に限局した破折
破折が軽度で審美的に影響のないものは，破折部の形態修正と研磨で対応し，審美的に影響の出る場合はコンポジットレジン修復の処置を行う．

3．露髄がなく象牙質に及んだ破折（単純歯冠破折）
完全な破折片が残っている場合は，接着性レジンセメントにて接着する（症例により補強処置を行う）が，破折片がないか部分的な場合はコンポジットレジン修復やラミネートベニア修復で対応する．生活歯では歯髄の生活反応に留意する必要があり，失活歯の場合は破折部位や残存歯質の程度を考慮

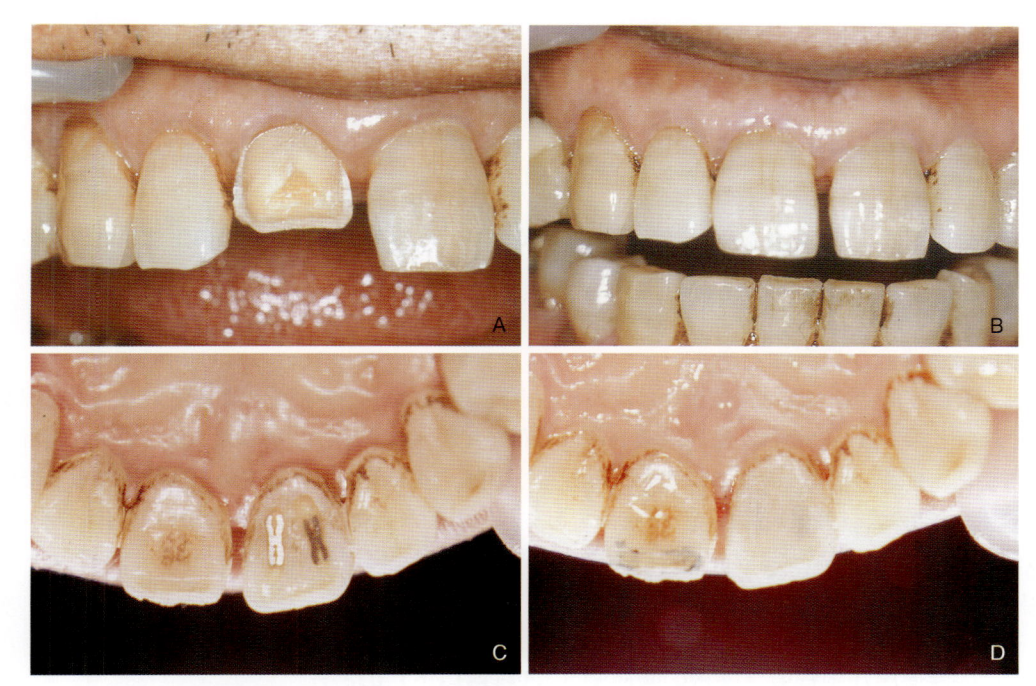

図7-1 歯冠破折で保管破折片を使用した修復例
A：食事中に突然歯冠が破折し脱落した
B：まずレジンセメントにて破折片を接着
C：舌側破折線に沿ってコンポジットレジン修復後，破折片と残存歯質を固定具で補強
D：補強部分をコンポジットレジン修復

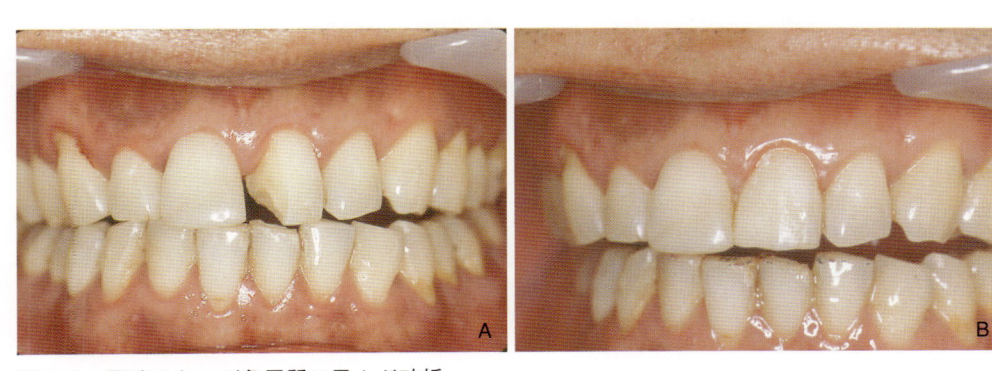

図7-2 露髄はないが象牙質に及んだ破折
A：歩行中障害物に前歯部を強打，破折片は紛失した
B：コンポジットレジンにて修復

して歯冠修復を行うこともある（図7-1，2）．

4. 露髄を伴った歯冠破折（複雑歯冠破折）

　露髄を伴う場合は，歯髄処置と修復処置の2段階の対応が必要となる．歯髄処置は患者の年齢，経過時間，創面の汚染状況，露髄の大きさなどによって，直接覆髄法，生活歯髄切断法，抜髄法のいずれかの適用となる．高齢者ほど歯髄保存の可能性が低下するが，一般的に汚染が少なく，露髄面が小さい場合は直接覆髄を行い，露髄面が大きい場合は生活歯髄切断法を適用する．歯髄が炎症をきたし

ている場合は抜髄の適応となる．修復処置としては前述の「A-3．露髄がなく象牙質に及んだ破折」の処置のほか，セラミックスやレジンによるジャケット冠での歯冠補綴が選択肢として加えられる．

B 歯冠－歯根破折

歯冠－歯根破折を生じた場合，処置法を左右するのは，破折の深達度，歯髄の生死，歯周組織からの出血である．

1．破折の深達度が軽度なとき

歯冠－歯根破折では，通常，破折片は歯根膜や歯肉を介して口腔内にとどまっている．破折線が骨縁下それほど深くない場合は，歯周組織からの出血をコントロールしたうえで，残っている破折片を接着性レジンセメントで接着することを試みる．その際，破折面を歯周組織から無理に除去しないほうが，出血が少なく，整復，接着操作も容易である．接着後は必要に応じて被覆型の歯冠修復を行う．露髄を伴う場合は，複雑歯冠破折に準じて歯髄処置を行うが，歯周組織からの出血がコントロールできないときは直接覆髄は困難となる．

2．破折の深達度が中程度（歯根の歯冠側1/3程度以下）のとき

破折深達度が中程度のとき，および破折片が失われているときで，残存歯根の長さが十分な場合，残存歯根の矯正的または外科的挺出を試み，その後歯冠修復処置を行うことが治療の基本方針となる．

3．破折の深達度が高度（歯根の歯冠側1/3程度以上）なとき

抜歯の適応となることが多い．破折片がある場合で条件がそろえば，いったん口腔外に取り出して接着性レジンセメントにて接着し再植する，**接着再建再植術**を試みることもある．

C 歯根破折

前歯の歯根破折は，外傷による水平歯根破折（破折線が水平または斜めに走る）と，疲労による垂直歯根破折とに分かれる．

1．水平歯根破折

水平歯根破折歯は，破折の位置によってその治療方針が異なり，一般的に深部で生じたものが浅部に比べて予後がよい．

1）骨縁下での水平歯根破折

骨縁下で生じた水平歯根破折の場合，受傷直後の歯髄生活反応の有無にかかわらず，破折歯を整復固定し経過観察を行うのが当面の処置法である．受傷直後は一時的に電気歯髄診への反応がなくなることもあるが，その後生活反応を回復することも多く，歯髄処置は歯髄失活が確定してからでよい（図7-3）．Andreasenによれば，生活歯の水平歯根破折の治癒パターンは，①石灰化による治癒，②結合組織の介在による治癒，③結合組織と骨の介在による治癒，④炎症性肉芽組織の介在，の四つに分類される．

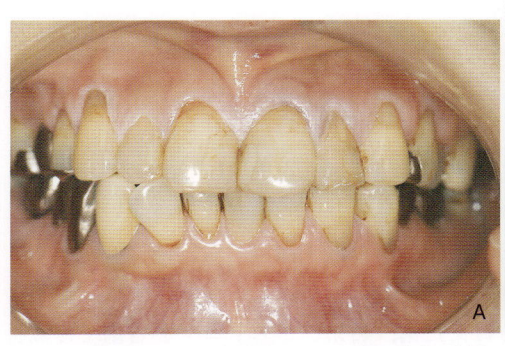

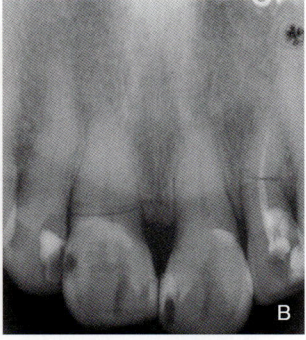

図7-3 転倒による複数歯に及ぶ水平歯根破折．事故後変位した患歯を自身で整復
A：事故2日後の口腔内所見．軽度の動揺と打診痛，歯根相当部の圧痛を訴えるが，そのほかは異常を認めない
B：エックス線写真で上顎右側中切歯，上顎左側側切歯に水平歯根破折を認める

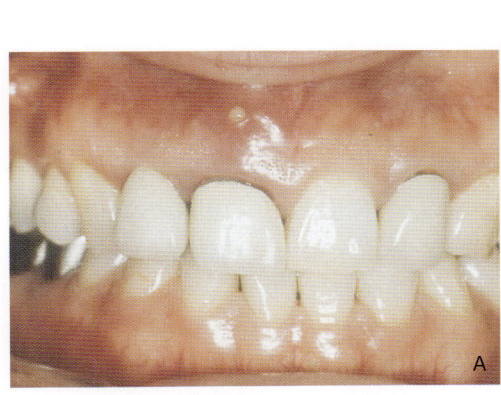

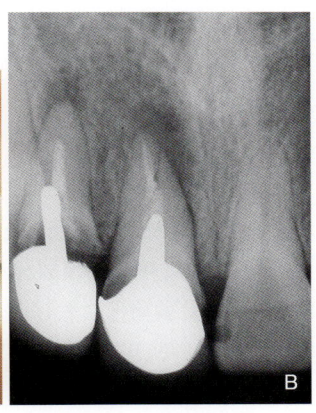

図7-4 垂直歯根破折
A：口腔内所見．上顎右側中切歯に動揺，打診痛，圧痛を認め，唇側歯肉に瘻孔形成
B：エックス線写真では上顎右側中切歯に垂直歯根破折を認める

歯髄壊死となる④を除き根管治療は必要とならず，治癒を確認したのちは経過観察のみで十分である．

2) 骨縁上での水平歯根破折

骨縁上での破折の場合，破折線が歯頸部近くにあるため歯肉溝からの感染をきたしやすく，歯髄の保存は通常困難である．残存している歯根部の保存については，歯根側破折片の長さが十分な場合，歯冠-歯根破折の場合に準じ，根管治療を行ったのち，修復可能な位置まで挺出を試みることが治療方針となる．一方，残存歯根が短い場合は抜歯の適応となることが多い．

2．垂直歯根破折

前歯の垂直性歯根破折は，多くの場合，メタルポスト装着歯に生じる．過度の根管拡大，不適切なメタルポストの装着，および過剰な咬合負担などの医原性要素も誘因とされ，通常の咬合による疲労から抵抗力の減弱化をきたして破折に至る．破折線に沿った歯周組織へ，根管内感染物質による持続的な炎症が生じるため保存は困難であり，抜歯の適応となることが多い（図7-4）．

3 臼歯の破折と処置法

　山口らの報告によると，何らかの主訴で歯科病院を受診した2,717名のうち158名（6.4%）に歯の破折が認められ，歯根破折の部位別にみた発生頻度では下顎第一大臼歯が一番多く，ついで下顎第二小臼歯，上顎第一大臼歯，上顎第二小臼歯の順であり，上顎第二大臼歯は低かった．前歯の破折では外傷による歯冠破折の比率が高いのに対し，臼歯では疲労による歯冠–歯根破折および歯根破折の比率が高かった．また修復歯，根管治療を終えた歯，およびポストコア装着歯では破折頻度が高かった（図7-5）．

　臼歯の破折は，不完全破折（亀裂）と完全破折に大別され，それぞれ走行によって垂直性と斜走性とに細分される．咀嚼中に硬い物を噛んで起こることが多いが，歯質の欠損，歯の切削，根管治療，ポストコア装着，および疲労による歯の抵抗力の減少など，破折をきたす誘因がその前段階にあるのが特徴である．

A 不完全破折

　不完全破折（亀裂）は，発生初期では，視診による確認が難しく，エックス線検査でも亀裂の同定が容易でないことから，診断が困難なことが多い．初期症状は，咀嚼時の違和感，咬合痛，冷水痛などであり，咬合負荷の増加に伴って亀裂線が開くため，強く噛むほど痛みが増す傾向がある．診断には，齲蝕検知液による染色や，裂溝部における歯の電気抵抗値（インピーダンス）の測定などを応用する．亀裂が不鮮明の場合，齲蝕検知液による染色も困難であり，事前にリン酸エッチング処理したり，染色を何度も繰り返すなどの工夫が必要となることもある．また，疑いのある歯にラバーホイールなどを介在させたうえで漸増的に咬合力をかけ，疼痛出現の有無を検査する方法もある．

　処置は，亀裂がごく浅いときはコンポジットレジンによる修復を行うこともあるが，通常は咬頭被覆型の部分修復（アンレー，4/5冠）もしくは全部被覆冠による修復を選択する．ワイヤによる結紮固定を併用することもある．

B 完全破折

　完全破折の場合は，視診，触診，動揺度検査などによって診断できる．撮影角度が適切ならば，エックス線検査から破折の深達度，破折線の走行などが確認できる．

　完全破折でも，歯冠および浅部の歯冠–歯根破折は前歯に準じて処置することで，歯髄や歯の保存をはかる．垂直性の歯根破折の場合，多くは抜歯の適応となるが，近年の破折歯保存への関心の高まりもあり，破折の状況によって，以下の処置法を適宜選択する．

① 保存可能な破折片を残して修復する
② 破折片を整復，接着，結紮固定し，全部被覆冠を装着する
③ 口腔外にいったん取り出して**接着再建再植術**を行う
④ 抜歯（抜歯後は，欠損補綴，インプラント，歯の自家移植など）

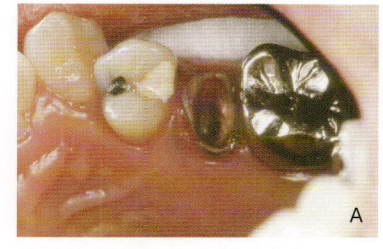

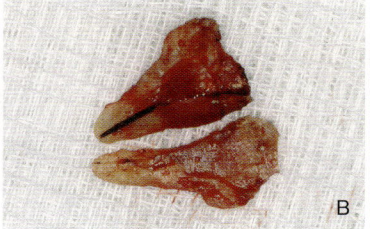

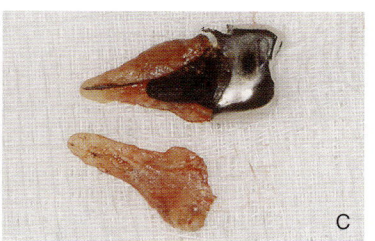

図7-5 臼歯における垂直歯根破折
A：修復物除去下に認められた垂直歯根破折
B：抜去された破折片
C：不適切なポストコア装着が破折の誘因となったと考えられる

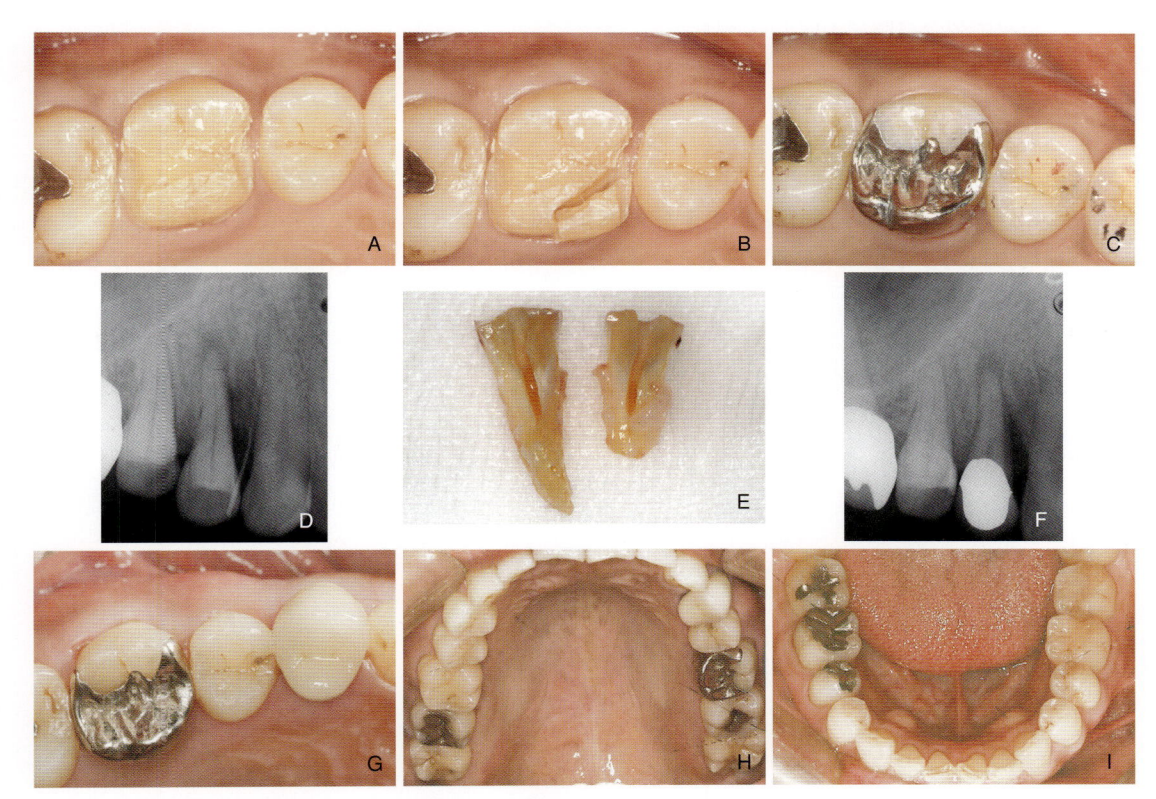

図7-6 歯冠-歯根破折に続いて垂直歯根破折を継発した例
A：上顎右側第一大臼歯修復治療中に暫間修復物が脱離し，歯冠-歯根破折を生じた
B：破折の深達度を調べ，レジンセメントで接着
C：被覆型の鋳造修復を行った
D：2年2か月後，上顎右側第一小臼歯の動揺，咬合痛を訴えて来院したときのエックス線写真像．垂直歯根破折をきたしていた
E：破折片をいったん抜去し，スーパーボンドにて接着再建術を施した．ワイヤにて結紮し，1か月固定後，歯冠修復を行った
F：術後2年経過時のエックス線写真像
G：第一大臼歯修復後4年2か月経過，第一小臼歯修復後2年経過．第一大臼歯は歯冠修復直後に比べて頰側面溝が深く大きくなっており，今後の破折予防処置を検討している
H，I：本症例口腔内写真．骨隆起や咬耗が著明で亀裂も多数観察される．破折歯症候群（cracked tooth syndrome）と考えられる

3. 臼歯の破折と処置法 | 333

4 術後の経過と管理

　破折歯の処置後の管理は，予後を決定する重要なポイントとなる．抜歯を回避して保存処置を施した場合，1か月後，3か月後，6か月後に，症例に応じた臨床検査，エックス線検査などを実施し，術後の経過を追う必要がある．また治癒後も，数年間は1年ごとに定期検査を実施し，以降も数年おきのリコールを行う．

　歯冠破折および軽度の歯冠－歯根破折において，部分修復を施したのちに再破折をきたした場合は，すみやかに帯環効果の高い全部被覆冠に変更する．

　水平歯根破折では整復固定を行い，術後半年経過すると前述した四つの治癒パターンのどれかに移行している．歯冠に変色が生じたときは，歯髄壊死をきたしている可能性が高く，根管治療後に歯の漂白の適応となる．

　疲労による破折の場合，壮年者の臼歯部に亀裂や破折が多発する**破折歯症候群**（cracked tooth syndrome）の例もあり，通常，破折をきたす誘因が同じ口腔内の他歯にも存在すると考えるべきである．破折の処置とともに，その前段階となる状況を分析し，他歯への破折継発の予防をはかることが重要である（図7-6）．

（恵比須繁之，竹重文雄）

第8章 知覚過敏の処置

A 象牙質知覚過敏の原因と処置方針

　生活歯が齲蝕，窩洞形成，破折，咬耗，摩耗，歯周疾患などでエナメル質やセメント質を失い，歯の表面に象牙質が露出すると，歯髄の知覚神経の興奮性が高まり，露出象牙質面の知覚が異常に亢進する．これを象牙質知覚過敏症とよんでいる．

　露出した象牙質面に外来からの刺激（機械的，化学的，温熱的など）を受けると，一過性の鋭い痛みを生じる．この象牙質知覚（痛み）の発生メカニズムは，「象牙細管内の組織液の移動が歯髄-象牙質境領域に分布する歯髄知覚神経（Aδ）を刺激する」とする**動水力学説**，さらにこれを中心においた多元説が広く支持されている．

　象牙質知覚過敏症の歯髄の組織像は，正常歯髄から象牙細管経由の刺激により軽度の歯髄炎を示すものまであるが，この歯髄炎は，刺激を遮断して歯髄の安静が得られれば，自然に治癒する可逆性のものである．

　象牙質知覚過敏症と急性歯髄炎との鑑別診断は，①自発痛の発生がないこと，②温度診（冷または温熱刺激）で1分間以上持続する誘発痛の発生がないことによって急性歯髄炎ではないことが診断できる．

　本疾患に対する処置の基本方針は，象牙細管を介して歯髄内の神経終末が刺激されることを考慮すると，象牙質表面を被覆する，あるいは象牙細管を閉塞させることにより，外来刺激を遮断して歯髄の安静をはかることである．

B 薬液塗布による方法

　知覚過敏を起こしている象牙質面に，象牙細管の閉鎖を目的とした薬剤を直接塗布する方法である．

1．塩化亜鉛
　8〜50％の塩化亜鉛溶液を1〜2分間塗布し，象牙細管内に亜鉛を沈着させる．

2．ゴットリーブ（Gottlieb）法
　40％塩化亜鉛溶液と20％フェロシアン化カリウム溶液を交互に1分間塗布し，象牙細管内にフェロシアン化亜鉛を沈着させる．

図8-1　フッ化ナトリウムパスタ

3．フッ化ジアンミン銀

　38％フッ化ジアンミン銀溶液を3～4分間塗布する．リン酸銀とフッ化カルシウムが象牙質面に沈着し，反応生成物による象牙細管の封鎖をめざす．銀の沈殿によって歯質が黒変するので，審美的な配慮を必要としない部位に限られる．

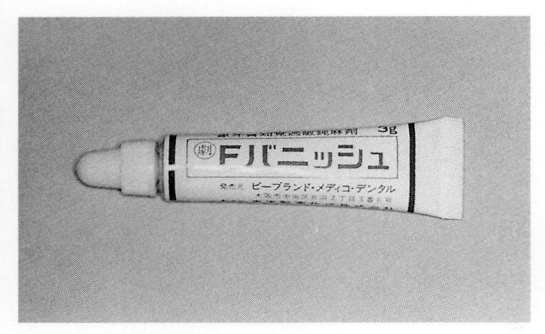

4．フッ化ナトリウム

　5％フッ化ナトリウムパスタ（図8-1）を象牙質面に貼付し，4～5時間保持させる．徐々に溶出するフッ素によりフッ化カルシウムを生成させて象牙細管の閉鎖をはかる．

5．塩化ストロンチウム

　25％塩化ストロンチウムパスタをラバーカップで象牙質面に擦り込む．表在性のタンパク凝固作用に加えて，象牙細管内にストロンチウム・カルシウム塩を沈着させる．

6．タンニン・フッ化物合剤

　タンパク凝固作用による除痛効果を有するタンニン・フッ化物合剤を，セメントや水硬性仮封材に配合して象牙質面に塗布する．タンニンと亜鉛が化合して象牙細管内に沈殿する．

7．パラホルムアルデヒド

　パラホルムアルデヒドの粉末と酢酸アミル溶液による練和ペーストを歯頸部包帯として患部に1週間ほど貼付する．外来刺激を遮断するとともに，徐々に遊離するホルムアルデヒドガスが，象牙細管内に浸透してタンパク質を凝固させ，知覚を鈍麻させる．

8．パシュレー法（シュウ酸カリウム法）

　知覚過敏帯に30％シュウ酸カリウム（$K_2C_2O_4$, pH7）溶液を2分間処理したのち，3％のシュウ酸水素カリウム（KHC_2O_4, pH2）溶液を2分間作用させる方法で，象牙細管中にシュウ酸カルシウムを析出させる．

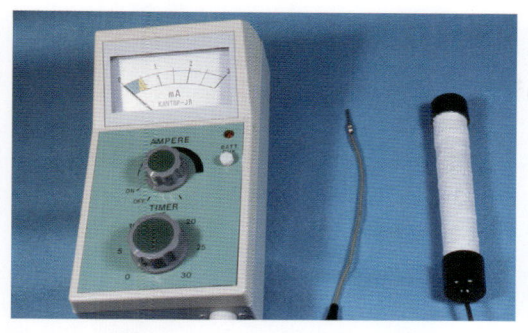

図8-2 亜鉛イオン導入法に使用される装置
　左からイオン導入装置, イオン導入用電極（亜鉛電極），カーボン電極

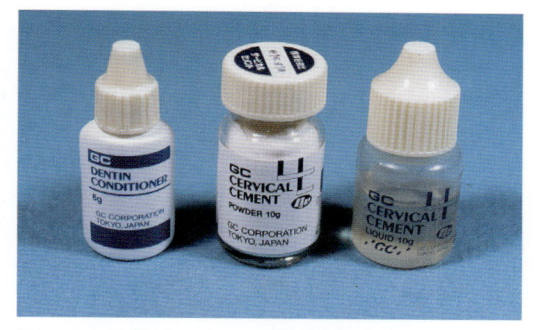

図8-3 流動性が高く, 知覚過敏に用いられるグラスアイオノマーセメント

C　イオン導入法

　細い象牙細管には薬液は浸透しにくいので, 直流の電流を使って薬剤を短時間で浸透させる方法である.

1．亜鉛イオン導入法
　8%塩化亜鉛溶液で患部の露出象牙質をぬらしておき, これに亜鉛電極を接触させて陽通電を行う. 通常は0.7mAを2分間通電することによって効果が得られる（**図8-2**）.

2．フッ素イオン導入法
　2%フッ化ナトリウム溶液を患部に塗布して, これに陰通電を行うことによってフッ素がイオン導入される. 通常は, 0.2mAを5分間通電することによって効果が得られる.

D　露出象牙質を被覆する方法

　接着性のある歯科材料を用いて, 露出象牙質面を被覆あるいはコーティングすることにより, 外来刺激を遮断して知覚過敏を止める方法である.

1．グラスアイオノマーセメント
　象牙質に接着性を有しており, 簡便に刺激の遮断効果が得られる. セメント泥の流動性を高めて, 塗布しやすくした知覚過敏専用のグラスアイオノマーセメントも市販されている（**図8-3**）.

2．接着性レジン
　象牙質接着性レジンのボンディング材を象牙質面に浸透硬化させて被覆する方法である. 知覚過敏の症例では, エッチング・水洗の操作により痛みを生じさせることがあるので, セルフエッチングタイプのものが適している.
　また, プライマーの塗布によっても, 象牙細管内容液のタンパク質成分が変性凝固し, 細管内容液

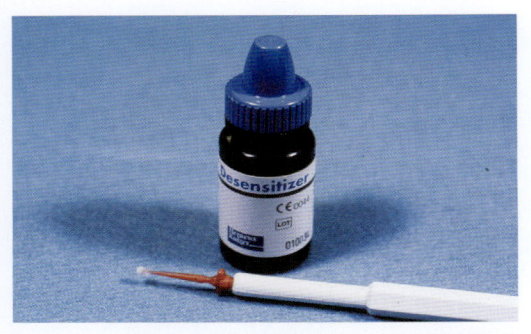

図8-4　プライマー成分を主体とした知覚過敏抑制材

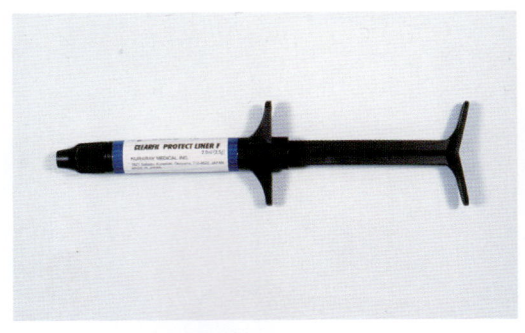

図8-5　低粘度光重合ボンディングレジン

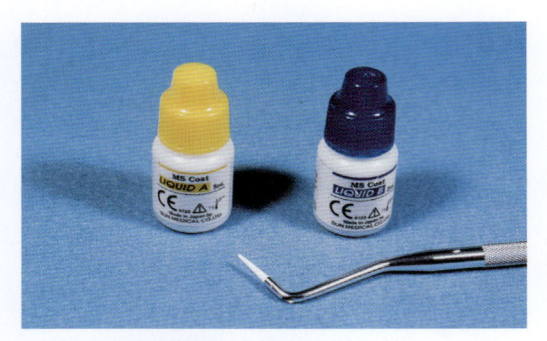

図8-6　高分子被膜材

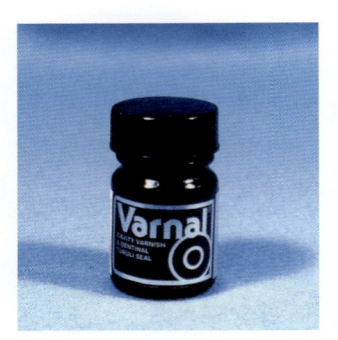

図8-7　バーニッシュ材

の流動性が低下するために，知覚過敏症状が緩和される．とりわけ，タンパク質凝固作用を有するグルタルアルデヒドを含むプライマー（図8-4）では，この効果が期待でき，さらにボンディングレジンの被覆を行うことにより，効果の持続がはかれる．

　実質欠損をほとんど伴わない露出象牙質面への応用を目的とした，低粘度で耐摩耗性を有する光重合ボンディングレジンも市販されている（図8-5）．

3．高分子被膜

　露出象牙質面にポリマー粒子が凝集した高分子被膜を形成させ，象牙細管開口部にはポリマープラグの生成を期待する．樹脂含浸層をつくる接着性レジンとは異なり，モノマーや重合開始剤などを含有しない（図8-6）．

4．バーニッシュ

　窩洞のライニング（被膜裏層）に使用されるコーパル樹脂を有機溶媒に溶かしたバーニッシュ（図8-7）を患部に塗布し，温風乾燥して硬い被膜を形成する．これによって外来刺激を遮断して症状を緩和する．

5．修復処置

　実質欠損がある症例に用いられる．必要に応じて歯面の整理や窩洞形成を行い，グラスアイオノマーセメントまたは接着性レジンで修復する．

E 歯科用レーザーの応用

近年，多種多様なレーザーがさまざまな効用とともに導入されており，知覚過敏処置にも応用されている．

1．直接歯髄神経に作用させる方法
半導体レーザー，He-Ne レーザー，Nd:YAG レーザーなどの組織の深部まで到達しやすい低出力レーザーを患部に照射する．これによって組織を障害することなく痛みを抑制する方法であるが，その効果は一過性とされる．

2．象牙質を溶融させる方法
Nd:YAG レーザーを墨汁を塗った歯面に高出力で瞬間的に照射する．これによって象牙質表面を融解し，象牙細管を封鎖しようとする方法であるが，照射時の痛みや象牙質面に亀裂の発生，さらに熱による歯髄へ影響などの懸念が存在する．

3．象牙質溶融と歯髄神経への作用を併用
前記1と2の方法に改良を加えて併用したものである．Nd:YAG レーザーをパルスモードで2〜3W の中高出力にて使用し，熱の発生を抑えながら象牙細管を封鎖するとともに，歯髄の興奮を抑える．

4．象牙細管内容液を凝固させる方法
Er:YAG レーザーや炭酸ガスレーザーなどの組織の表面近くで吸収されやすいレーザーを低出力で用いて，象牙質表面に熱によるタンパク凝固膜をつくり，象牙細管を封鎖して外来刺激を遮断する．

F 抜　髄

知覚過敏部位の識別・特定が困難で，どうしても症状が消退しない症例あるいは非可逆的な歯髄炎が惹起される症例に対しては，最後の対応策は抜髄処置ということになる．

G 術後の経過と管理

堅牢な材料で過敏部位を覆う修復処置には再発の懸念は少ないが，薬液の塗布では効果とその持続に不確実性が存在し，また被膜材の応用ではブラッシングや咀嚼に対する耐久性への懸念が存在する．症例および個人差を考慮して，経過観察，定期検診とともに症状の再発や後戻りに関しての説明を行って患者との連絡を保つことが必要である．

（笠原悦男）

第9章 顎関節症の処置

1 顎関節症とは

　日本顎関節学会は，「顎関節症とは，顎関節や咀嚼筋の疼痛，関節雑音，開口障害または顎運動異常を主要症候とする慢性疾患の総括的診断名であり，その病態には咀嚼筋障害，関節包・靱帯障害，関節円板障害，変形性関節症などが含まれる」と定義づけている．

　有病率は，40〜75％できわめて高く，治療が必要な患者の割合は，4〜7％と推計されている．徴候や症状は，小児期から発現し，10代，さらに20代にかけて頻度と厳しさが増すが，多くが高齢になるに従って減少する．特徴は，治療を求める患者の男女比が1:3〜1:9で，女性が多い．また，発症から来院までの期間（病悩期間）が長く，症状が治療の有無にかかわらず変化または軽減する自己限定的（self-limiting）で，自然治癒的な経過（natural history）をたどることである．

　本邦以外の用語は，orofacial pain（口腔顔面痛または口顎顔面痛），temporomandibular disorders：TMD（側頭下顎障害），craniomandibular disorders：CMD（頭蓋下顎障害）が使われており，TMDが一般的である．

2 症　型

　日本顎関節学会は，症型を以下の5型に分類している．

1. **Ⅰ型：咀嚼筋障害　masticatory muscle disorders**
　　咀嚼筋障害を主徴候としたもの

2. **Ⅱ型：関節包・靱帯障害　capsule-ligament disorders**
　　円板後部組織・関節包・靱帯の慢性外傷性病変を主徴候としたもの

3. **Ⅲ型：関節円板障害　disc disorders**
　　関節円板の異常を主徴候としたもの
　　　a型：復位を伴うもの
　　　b型：復位を伴わないもの

4. Ⅳ型：変形性関節症　degenerative joint diseases, osteoarthritis
　　退行性病変を主徴候としたもの

5. Ⅴ型：Ⅰ〜Ⅳ型に該当しないもの

3 病　因

　病因は，明示されていないが，以下の因子があげられ，実際にはいくつかが複合して発症すると考えられている．

1．疼痛を伝達する神経系の異常
　疼痛の信号が中枢へ伝達される神経の感受性の亢進，中継するシナプスの異常，下行性の疼痛抑制システムの機能の低下など．

2．外　傷
　過度または長時間の開口，打撲，スポーツ外傷，不正な姿勢，むちうち症など．

3．異常機能（parafunction）
　ガラス工，ピンを嚙む美容師，楽器吹奏者，バイオリニストなどの**職業的口腔習癖**，歯ぎしりや嚙みしめなどの夜間睡眠中の**ブラキシズム**など．

4．精神生理学的因子
　精神的ストレスや緊張による口腔習癖が筋疲労，筋スパスムから筋・筋膜痛を起こし，さらに咬合を変化させて咀嚼パターンを変化させ，悪化させるという考え方である．

5．心理社会的因子
　不安，神経症傾向，抑うつなどがある人には発症させやすくし，持続させる．主に筋痛に関連し，筋の過度な使用が加わると，筋痛を発現すると考えられている．

6．全身疾患および健康状態
　変性性，内分泌性，感染性，代謝性，腫瘍性，神経性，リウマチ性，血管性，関節弛緩などの障害，睡眠障害，不適切な関節滑液の粘度や潤滑，過労，月経不順，更年期など．

7．咬合の異常
1）咬合接触の異常
　因果関係は，明示されていないが，前歯の大きな水平被蓋，大きな中心域量，大臼歯の欠損，交叉咬合，開咬，歯列狭窄，強い咬合平面角と咬合彎曲，不適合有床義歯，平衡側干渉などが示唆されている．一方，これらの異常は，筋痛があると，下顎位の変化が認められていることから，発症の結果

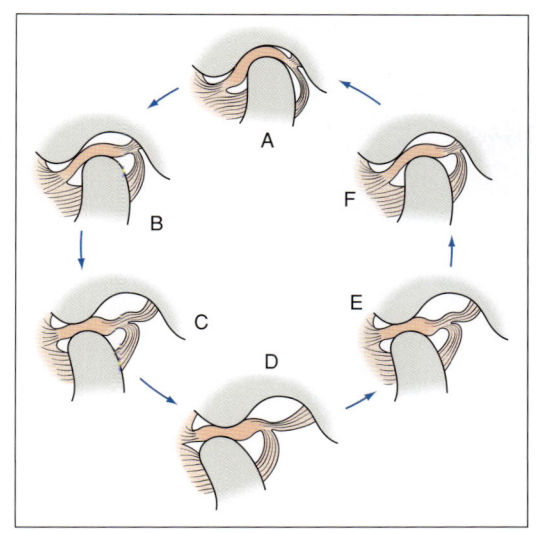

図 9-1 健常者の開閉口時の下顎頭と関節円板の位置関係（左側，矢状面）
A：咬頭嵌合位，B, C：開口，D：最大開口位，E, F：閉口

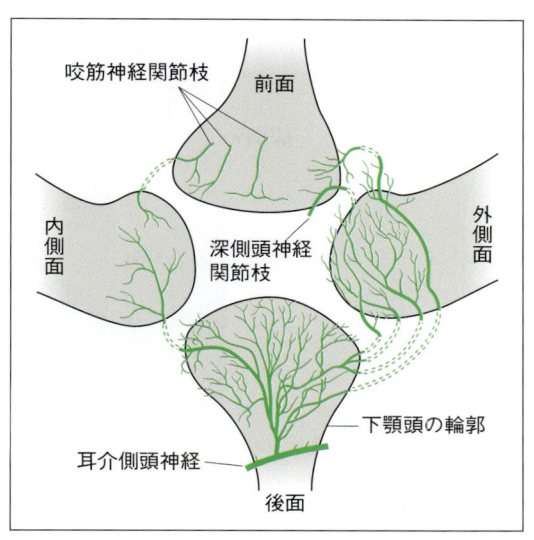

図 9-2 顎関節の神経支配（右側，水平面）
（Thilander, Trans Roy Sch Dent, 7：9-67, 1961 より引用改変）

であるとする反論も少なくない．ただし，前述の咬合接触の異常とは異なる咬頭嵌合位の 0.1 mm 程度の微細な実験的咬合干渉を健常者に付与すると，夜間睡眠中のブラキシズムを増大させ，下顎頭偏位，筋緊張，情動ストレス，睡眠障害，自律神経系の機能の変化などを伴って発症することが確認されている．

2）下顎頭（顆頭）位の異常

最大面積の咬合接触により決定される咬頭嵌合位の下顎頭位は，健常者では，下顎窩で中心性（図 9-1）かつ左右均等性を示すが，顎関節症患者では，偏位しており，咀嚼筋障害が主に前方偏位，逆に顎関節内部障害（関節包・靱帯障害，関節円板障害）が主に後方偏位を示す．顎関節後部と外側部には神経，脈管が多い（図 9-2）ので，下顎頭の後方または外方偏位が持続すると，疼痛をはじめ顎運動障害や耳部の症状などとともに，靱帯障害や関節円板障害を起こす．また，後方または外方以外の偏位でも，関節腔の内圧を変化させたり，関節包に分布する自律神経線維や知覚神経線維を刺激し，種々の症状を発現する．しかしながら，前述の実験的咬合干渉付与による下顎頭偏位以外では，下顎頭位の異常が咬合接触の異常に起因するのか，逆に咬合接触の異常が下顎頭位の異常による結果なのかということは，明らかにされていない．

8．その他

顔形態の異常，左右側下顎頭の高さの違い，女性の性ホルモンなど．

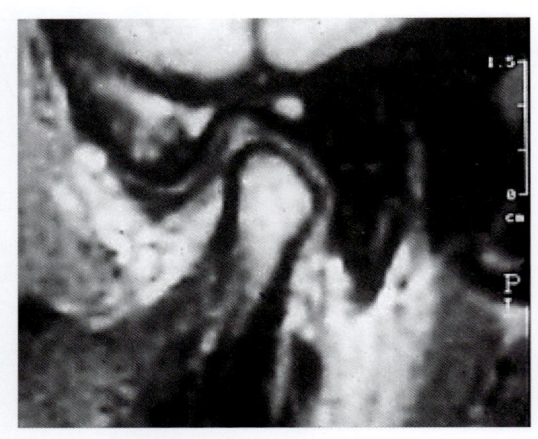

図 9-3　顎関節の MRI 像

4 診断

　日本顎関節学会が呈示する診断の手順は，以下の通りである．

　はじめに，①顎関節，咀嚼筋，顎二腹筋，胸鎖乳突筋などの疼痛，②関節雑音，③開口障害ないし顎運動の異常などのうち，1つ以上が認められることを必要条件とする．

　ついで，同様な症状を呈する発育異常，顎関節脱臼，骨折，捻挫，化膿性顎関節炎，関節リウマチと関連疾患，外傷性顎関節炎，腫瘍と腫瘍類似疾患，全身性疾患に関した顎関節異常，顎関節強直症などの顎関節疾患に加え，頭蓋内疾患，隣接器官疾患，筋・骨格系疾患，心臓・血管疾患，神経疾患，頭痛，精神神経疾患などの顎関節疾患以外の疾患との鑑別診断を行う．

　さらに，症型を診断する．その手順は，Ⅳ型（変形性関節症）とⅢ型（関節円板障害）が画像診断により病態を客観的に把握しやすいので，Ⅳ型，Ⅲ型，Ⅱ型（関節包・靱帯障害），Ⅴ型（Ⅰ〜Ⅳ型のいずれにも該当しないもの）の順に進める．

　画像診断は，下顎頭が観察できる回転パノラマエックス線写真撮影の応用を基本とし，エックス線断層撮影やエックス線 CT 撮影の応用が可能であれば，それらを優先する．また，Ⅲ型では，関節円板の位置や形態を観察できる MRI（図 9-3），Ⅰ〜Ⅴ型では，下顎頭位を観察できる経頭蓋撮影法（フィルムを正中矢状面と平行にし，側上方 25 度で投射）の応用（図 9-7B, E）が望ましい．

A　Ⅳ型（変形性関節症）

　発症年齢は，顎関節の形態形成が完了する 15 歳以上である．疼痛は，顎関節痛と同圧痛であるが，咀嚼筋痛を発現することもある．関節雑音は，「ミシミシ」や「ザラザラ」と表現される**クレピタス（軋轢音，捻髪音）**であり，開口障害は，まちまちである．画像所見では，下顎頭の骨棘形成，糜爛，骨硬化，骨皮質の肥厚，多角化，陥凹などが認められる．

図 9-4　復位性関節円板転位症例の関節円板と下顎頭の位置関係（左側，矢状面）
A：咬頭嵌合位，関節円板は前方，下顎頭は後方へ偏位している．
B，C：開口により下顎頭が前下方へ移動すると，関節円板をのり越えるためにクリックを発生する．
D：最大開口位，関節円板は下顎頭の上部に位置づけられる．
E，F：下顎頭の上部に位置づけられた関節円板は，閉口により咬頭嵌合位へ近づくと，再び前方へ転位してクリックを発生する．
（Farrar & MaCarty：Clinical outline of temporomandibular joint, Diagnosis and treatment, Montgomery Walker Printing, Montgomery, 1982 より改変引用）

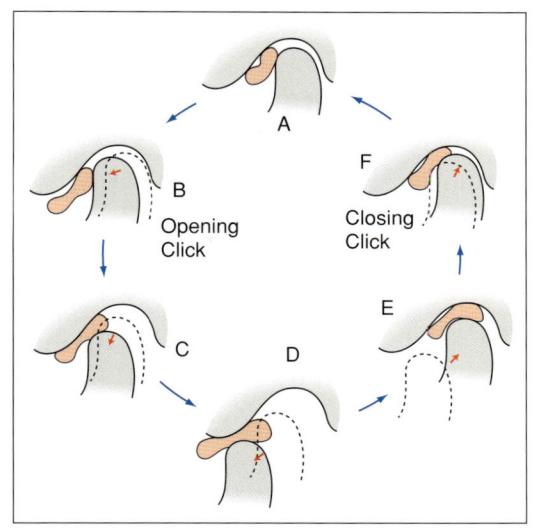

B　Ⅲ型（関節円板障害）

1．Ⅲa型（復位を伴うもの）

　開閉口時に下顎頭のひっかかりを呈し，疼痛が認められない場合が多い．関節雑音は，「ガクガク」や「カクカク」と表現される**クリック**（弾撥音）である．関節円板の転位量が少ないと，開口時または閉口時のみの単発クリックであるが，通常開閉口双方で発生する相反性クリックである．相反性クリックは，発生初期では，開閉口時のクリック発現開口域が近接しているが，時間が経過するに従って，開口時クリックが最大開口域に近づき，閉口時クリックが閉口位に近づく（**図 9-4**）．画像所見では，関節円板の位置異常と顎運動中の復位，下顎頭位の異常が認められる．

2．Ⅲb型（復位を伴わないもの：クローズドロック）

　相反性クリックの突然の消失または相反性クリックの既往に引き続く開口障害を呈し，10回程度の最大開口を行わせ，最初と最後とを比較すると，ほとんど差が認められない．制限された開口域を越えて開口すると，顎関節痛が発現し，通常健側への下顎側方運動により患側顎関節痛が発現する．また，患側下顎頭の前方運動障害を伴う．長期化すると，下顎滑走運動時に小さなクリックを発現することもある．画像所見では，恒常的な関節円板の位置異常が認められる．

C　Ⅰ型（咀嚼筋障害）

　疼痛は，一般に咀嚼筋，顎二腹筋，胸鎖乳突筋，僧帽筋などのびまん性鈍痛の運動痛や圧痛であるが，患者が疼痛部位を特定できない場合が多い．咀嚼後（時として翌日）の遅発性痛と筋の硬結部（しこり）の圧迫による同部位以外に生じる関連痛で特徴づけられる筋・筋膜痛とがある．硬結部は，緊張帯またはトリガーポイントといい，咬筋や胸鎖乳突筋に多い．通常，顎関節部または外耳孔の圧痛が認められず，10回程度の最大開口を行わせ，最初と最後とを比較すると，5mm以上の差が認められる．

画像所見によるⅢ型とⅣ型の除外が確認できた場合である．

D Ⅱ型（関節包・靱帯障害）

顎運動時または咬合時に関節痛が発現し，顎関節部または外耳孔の圧痛が認められる．開口をゆっくり強制すると，疼痛が強くなるが，開口量が増加する．筋症状が認められず，画像所見によるⅢ型とⅣ型の除外が確認できた場合である．

E Ⅴ型（Ⅰ～Ⅳ型に該当しないもの）

上記のⅠ～Ⅳ型に該当しないが，筋症状，顎関節領域の疼痛，開口障害を呈す．また，明確な疼痛とはいえない重圧感や疲労感を訴える場合もある．抑うつや不安，または精神的緊張の持続が筋痛を発現することもある．

以上の各所見に病悩期間や重篤度などを加え，予後とそれに基づく治療計画を立てる．

5 治療

病因が明示されておらず，また症状と徴候の多くが一時的かつ自己限定的に自然治癒的な経過をたどるので，治療は，可能な限り早期の複雑な咬合療法や観血的外科療法のような積極的かつ非可逆的療法を避け，可逆的な保存療法を選択することが原則である．

A 薬物療法

中枢性筋弛緩剤（Ⅰ型や急性のⅢb型），消炎鎮痛剤（Ⅱ型），経皮的消炎鎮痛塗布剤（Ⅰ型，Ⅱ型），非ステロイド性抗炎症剤（急性のⅢb型，Ⅳ型），抗うつ剤，抗不安剤（Ⅰ型，心理社会的因子が認められるⅤ型），など．

B 理学療法

姿勢訓練（Ⅰ型），運動訓練（Ⅰ～Ⅳ型），授動法（mobilization：Ⅰ，Ⅲb，Ⅳ型），電気刺激法・超音波照射法・赤外線照射法・冷熱法・マッサージ（Ⅰ，Ⅳ型），レーザー療法（Ⅱ，Ⅲ，Ⅳ型），麻酔剤噴霧（Ⅰ型）など．

C バイオフィードバック療法

不安が強いⅤ型や慢性のⅠ型に適用され，理学療法や咬合療法との併用が望ましい．

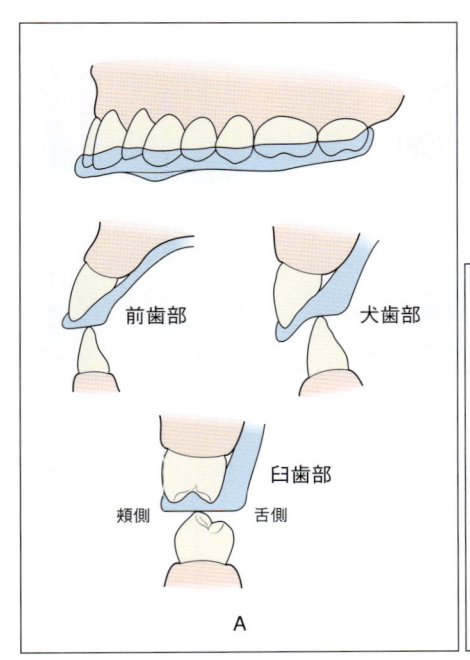

図9-5 スタビリゼーション型スプリントの模式図
A:矢状面, B:水平面

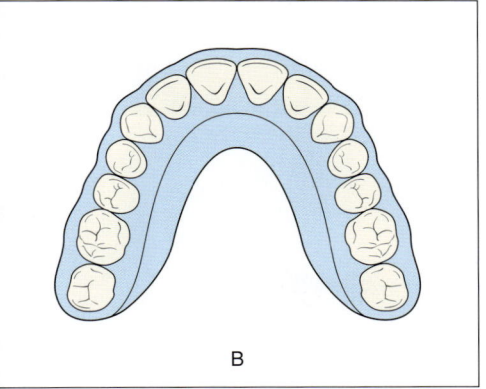

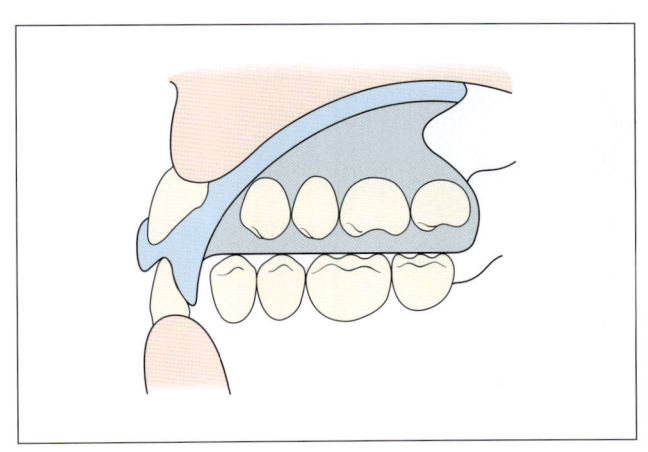

図9-6 下顎前方整位型スプリントの模式図（矢状面）

D スプリント療法

　咬合関係の改善と咬合力の再配分，歯の咬耗と動揺の防止，異常機能，特にブラキシズムの減弱，筋痛の緩和，顎関節構造の改善，下顎頭偏位，すなわち下顎偏位の修正などの目的で，歯を被覆する可撤性のレジン製装置を応用する療法．最も一般的に応用されるスプリントは，スタビリゼーション型（図9-5）と下顎前方整位型（repositioning splint）（図9-6）である．

1．スタビリゼーション型

　通常，上下顎最後方臼歯の咬合面間距離が0.8～1.0mmとなるように透明加熱重合レジンを用い

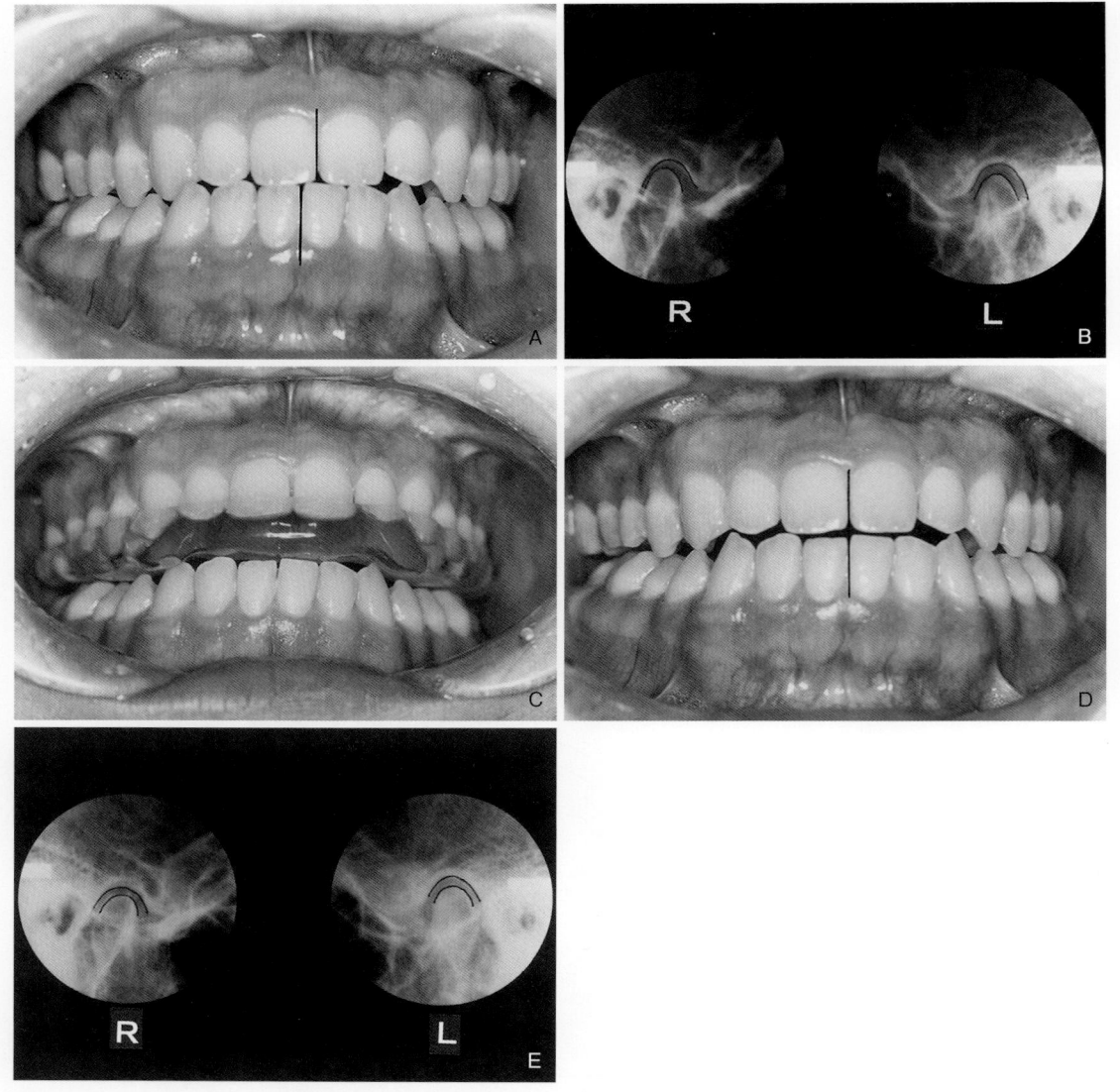

図9-7 種々な症状がある男性顎関節症患者（23歳）におけるスタビリゼーション型スプリントの応用
A：右側顎関節痛と関節雑音を主訴とする顎関節症患者の初診時の咬頭嵌合位．下顎歯の正中は上顎歯のそれよりも約2.5 mm右側へずれている．
B：同じ患者の咬頭嵌合位における経頭蓋撮影法によるエックス線写真像．R：右側，下顎頭が後方偏位を呈す．L：左側，下顎頭がわずか前下方偏位を呈す．
C：約1 mmの中心域を付与したスタビリゼーション型スプリントの装着．
D：スプリント装着1か月後の症状消退時の閉口位．一部の早期接触とほかの部の離開とともに上下顎歯の正中がほぼ一致し，下顎位の変化が認められる．
E：症状消退時の閉口位における経頭蓋撮影法によるエックス線写真像．R：右側，L：左側，下顎頭は下顎窩で中心性かつ左右均等性を呈し，下顎頭安定位に修正されている．
（小林義典：北海道歯会誌，58：23-33, 2003より引用）

て製作し，上顎に応用する．下顎歯の切縁と咬頭の最高点がスプリントの平坦部に0.5〜1.0 mmの範囲（中心域量）で点接触し，下顎前方・側方運動時にスプリントの平坦面と対合歯との離開量が約1 mmとなる犬歯誘導部を形成する（図9-7）．調整は，中心位と眼耳平面を水平にして毎秒3回の頻

度でタッピングを10回行わせたときに，各下顎歯の最高点が点接触するように2～3週間隔で行う．装着は，食事以外の昼夜連続であるが，症状が大幅に緩和したなら，夜間睡眠中とする．適応症は，主にⅠ，Ⅱ，Ⅳ型である．

2．下顎前方整位型

通常，上顎に応用する．下顎を切端咬合位の手前まで移動させ，前歯部にその位置を誘導固定するランプを付与し，関節円板を復位させた新しい閉口位（図9-4E）を設定する．この閉口位では，開閉口時に相反性クリックが発現しないことを確認する．また，経頭蓋撮影法により，下顎頭が下顎窩の中心付近にあることを確認することが望ましい．3か月以上装着させ，症状消退後にスプリントを調整して徐々に術前の咬頭嵌合位に近づける．適応症は，主にⅢ型である．

なお，スプリントの適用ができない無歯顎またはそれに準じる症例では，無咬頭人工歯を排列した治療用義歯を応用する．

E 咬合療法

咬合調整，補綴修復治療，歯科矯正治療である．これらの非可逆的療法は，前述の保存療法により症状の消退が確認されたのち，明らかに再発または咀嚼機能を侵害する咬合異常のみの必要最小限の範囲に留める．特に，咬合の基準となる下顎位は，下顎頭（顆頭）安定位に回復もしくは準じていることが優先される．

F 外科療法

顎関節腔洗浄療法，顎関節腔内注入療法，顎関節鏡術，顎関節切開術である．これらのうち，生理的食塩液による顎関節腔内洗浄法は，Ⅲb型の急性のクローズドロックで激しい疼痛と開口障害が改善されない場合に授動療法と併用して適用されるが，ほかはいずれも保存療法で1年以上改善がみられない場合に限定される．顎関節腔内注入療法では，高分子ヒアルロン酸（Ⅳ型）や副腎皮質ステロイド剤（Ⅱ型）が適用される．顎関節鏡術では，持続性の復位しないⅢ型や顎関節包内線維症，顎関節切開術では，円板形成と円板整復がそれぞれ適応症である．

これらの各療法は，必要に応じて複合して適用される．

6 術後の経過と管理

既述のように，顎関節症は，自己限定的で自然治癒的な経過をたどるが，しばしば治療後に再発し，特に咀嚼筋障害で多い．患者の自己管理は，術後でも重要であり，咀嚼機能を随意的に制限して咀嚼系を安静に保つこと，不快な習慣の自覚と変化させる動機づけなど，生活で可能なことを経過観察時に十分話し合い，また家庭で実行できる理学療法を指導することも含まれる．

（小林義典）

第10章 術後管理

　齲蝕をはじめとする歯の硬組織疾患に対して適切な治療を行うためには，確実な検査，正確な診断，適切な治療方針が不可欠である．さらに保存修復処置後の歯の健康状態を継続的に保つためには，処置と同様に検査・診断に基づいた全身的および口腔内の術後管理（**メンテナンス**）が必要不可欠となる．メンテナンスにより事故の徴候を発見し事故を未然に防止することにより，修復処置の信頼性が高まる．つまりメンテナンスは**予防保全**（preventive maintenance）を目的として行われるものである．したがって，修復処置とメンテナンスは車の両輪としてそれぞれの役割を果たすものでなければならない．特に近年，MI（Minimal Intervention）の概念の普及とともに，保存修復後のメンテナンスの重要性が再認識されている．

　修復後の不快事項としては，二次齲蝕，辺縁の不適合（修復物辺縁の破折，歯質の破折），修復物体部の破折，修復物の脱落，色調の不良（修復物の変色，着色，辺縁部の褐線），修復物の摩耗，修復物の腐蝕，修復物表面の粗糙化，知覚過敏，咬合痛，歯髄炎，食片圧入，歯周疾患，味覚異常（金属味），ガルバニー疼痛などがあげられる．メンテナンス時におけるこれら不快事項の予防と早期発見による対応が修復物および歯の口腔内寿命の延伸につながる．以下に不快事項の概要とメンテナンス時の注意事項をあげる．

1 不快事項とメンテナンス

A 二次齲蝕

　二次齲蝕の予防・管理はメンテナンスのなかで最も重要である．二次齲蝕とは歯質と修復物の界面に発生する齲蝕であり，修復物の辺縁から発生する**辺縁性二次齲蝕**と修復時の齲蝕の取り残しによる**再発性齲蝕**がある．辺縁性二次齲蝕の原因には，不適切な齲蝕処置と窩洞外形の設定，修復物の接着不良による微少漏洩，修復物の寸法精度不良，修復物辺縁あるいは歯質の破折による裂隙の発生，過剰填塞，不足填塞による修復物辺縁における歯質とのステップの形成などが考えられる．そこにプラークの停滞を招く環境がつくりだされることにより二次齲蝕が発生する．さらに歯髄傷害の原因ともなるためその予防は重要である．二次齲蝕を防止するためには，これらの原因を排除することはもちろんのことであるが，なによりもメンテナンスにおいて齲蝕の予防・管理を確実に実践していくことが重要である．

　Keyesの齲蝕発症の3要因あるいはそれに時間的要因を加えたNewbrunの4要因モデルからも明らかなように，齲蝕は多因子性の疾患である．これらの要因の個々の内容を具体的に取り上げ，齲蝕

のリスクファクターとして患者のカリエスリスク診断，さらには予後の評価およびメンテナンスに使用する．具体的には，唾液中の浮遊細菌数（*Streptococcus mutans* 数，*Lactobacillus* 数），プラーク付着量，酸産生能，唾液分泌量，唾液緩衝能，フッ化物の利用頻度，DMFT，歯の萌出，歯列の状態，口腔清掃習慣，食習慣などがある．新しく患者が来院した場合に患者のカリエスリスク評価を行い，患者の齲蝕に対するリスクを把握してそれを診断，治療計画，治療に反映させる．さらに，修復処置後に定期検診を欠かさず継続的にカリエスリスク評価を行い，プラークコントロールを徹底して，必要に応じて生活習慣の改善指導やフッ化物の応用を行うことによって二次齲蝕の予防・管理を行う．

B 辺縁の不適合

インレー辺縁の不適合によって合着セメントが徐々に溶解し，辺縁漏洩から修復物の脱落，二次齲蝕の発生につながる．修復物の辺縁破折がただちに事故につながることはほとんどないが，その後発生しうる二次齲蝕や修復物の体部破折の継発を考慮に入れて，引き続き注意深い観察あるいは処置を行う．コンポジットレジン修復において**過剰塡塞**（オーバーフィリング）部の破折の場合には研磨によって適合を回復することができるが，辺縁破折や摩耗による不適合の場合には，不適合部を MI バーなどで再形成してフロアブルコンポジットレジンなどを用いて補修修復することにより改善できる．修復前に咬合をよく確認し，適切な窩洞外形を設定することも辺縁破折を防止するためには必要である．グラスアイオノマーセメント修復においては，修復物辺縁部が菲薄にならないように注意して窩洞形成を行い，修復に際しては防湿を行い感水を避ける注意が必要である．

C 修復物の体部破折・歯質の破折

修復物の体部破折および歯質の破折の原因は，窩洞の不適切な抵抗形態であることが多い．つまり，深さが十分でない窩洞や咬合面峡部が狭い窩洞，遊離エナメル質や菲薄な歯質が存在する場合などに起こりやすい．修復物の破折では，修復物の経時的な物性の劣化も考えられるが，ほとんどの場合が抵抗形態の不備あるいは不正確な診断による適応症の選択の誤りが原因となる．特に，コンポジットレジンインレー，セラミックインレー，ラミネートベニア修復時には，修復前の咬合の確認および適切な窩洞の抵抗形態付与が必要である．さらにメンテナンス時においても咬合の検査とともに亀裂が発生していないかを注意深く確認する必要がある．

D 色調不良

コンポジットレジンやグラスアイオノマーセメントの色調不良には辺縁部の着色（**褐線**），表面の変色などがある．褐線は修復物の窩縁溢出部（バリ）が微小破折を起こし修復物周囲にステップが生じ，そこに着色物質が沈着して起こる．あるいは不適切な接着操作による接着不良によってギャップが生じそこに着色が起こる．いずれの場合も比較的長期間を経て発生する．適切な術式で接着および修復を行うことはもちろんのことであるが，特に形態修正および研磨を注意深く行う必要がある．

オーバーフィリングにより発生した褐線の場合には，再形態修正および研磨を行うが，着色が除去できない場合には再修復となる．接着不良により発生した着色の場合には，窩洞辺縁部に隙間があり

窩壁内部にまで着色が浸透していることが多いので，再修復を行う．

また，コンポジットレジンの重合収縮により窩縁部エナメル質にホワイトマージンの発生を認めることがある．形態修正および研磨を注意深く行う必要がある．発生後の対策としては，ボンディング材を塗布するレジンインプレグネーションテクニックを適用する．

コンポジットレジンは吸水による表面の変色，体部変色が起こるが，最近のコンポジットレジンでは以前よりも色調安定性がかなり改善されている．また，ハイブリッド型コンポジットレジンやMFRの普及により，材料の摩耗による表面の粗糙化により起こる着色も以前より減少している．修復物表面の変色に対しては再研磨あるいは表面の部分修復を行う．体部変色に対しては表面あるいは全体の修復を行う．

グラスアイオノマーセメントが初期硬化時に唾液などに触れると修復物が白濁し物性が劣化する．防湿を確実に行い感水を避ける注意が必要である．最近使用されているレジン添加型グラスアイオノマーセメントは光照射により即時に硬化するため感水する危険性は従来型より減少したものの，硬化前あるいは硬化途中に唾液に触れるとやはり感水する．したがって注意深く修復操作を行わなければならない．メンテナンス時に修復物の白濁が認められた場合には再修復を行う．

一方，鋳造修復の色調不良には，腐蝕，変色がある．銀合金や低カラットの金合金は，唾液の存在により不溶性の腐蝕生成物（硫化銀や非貴金属成分の酸化物）を表面に生成し，表面の光沢が失われ灰色から黒色に変色する．一方，高カラット金合金や非貴金属合金では，金属イオンを溶出して腐蝕するため変色は少ない．腐蝕により，変色さらには辺縁の不適合による二次齲蝕の発生，金属アレルギーの発現などが起こることがある．したがって，耐蝕性の高い金属材料を用いる必要がある．変色が認められた場合には再研磨する．

E 修復物の摩耗

コンポジットレジン直接修復，間接修復はともにレジンの摩耗によって，表面の粗糙化，光沢の消失，解剖学的形態の不明瞭化，咬合接触の喪失，辺縁の不適合などが発生しうる．また，隣接面部においては，接触点の摩耗によって食片圧入による二次齲蝕や歯周疾患が起こりうる．グラスアイオノマーセメントは歯頸部や根面の修復に用いられることが多いので，不適切なブラッシング法によって摩耗することが考えられる．修復物の著しい摩耗が認められた場合には補修修復を行う．

コンポジットレジンインレー，セラミックインレー修復においては，接着用セメントの摩耗によるクレビス（溝）が長期観察で認められる．接着性レジンセメントは唾液溶解性はほとんどないものの，耐摩耗性が低いためクレビスを形成してセメントラインに着色が生じる．その結果，修復物辺縁の破折が発生しやすくなる．

F 修復物の脱落

インレー修復においては，不適切な保持形態，修復物の不適合，合着セメントの溶解，二次齲蝕などがあるとインレーが脱落しやすい．また，コンポジットレジン修復では，5級窩洞で脱落が多いことが報告されている．歯頸部には咬合によるたわみが発生しやすいため，修復物の脱落につながると考えられる．したがって，歯頸部の修復に際しては，ブラキシズムなどの悪習癖や歯に高度な咬耗が

ないかを検査して，問題があれば悪習癖の除去，咬合調整による咬合負担の軽減をはかる必要がある．フロアブルコンポジットレジンは弾性係数が小さく，靱性も大きいため咬合によるたわみが発生しやすい歯頸部の修復には適している．

G 知覚過敏

　修復処置後，短期間のうちに現れる不快事項が知覚過敏である．原因としては，窩洞形成時の刺激，酸処理による刺激などがある．一般的には冷水痛が生じることが多いが，1～3か月後には自然に消失することが多い．また長期的にはインレー修復における合着セメントの溶解による辺縁漏洩やコンポジットレジン修復での微少漏洩により知覚過敏が生じることがある．知覚過敏を防止するためには，窩洞形成時に歯髄傷害に対して十分注意して必ず注水下で切削を行い，窩洞が深く窩底が歯髄に近接している場合には，覆髄や裏層を行う．さらに適切な接着，修復操作を行うことはいうまでもない．またインレー修復においては窩洞形成後に必ず仮封を行い，歯髄保護に努める必要がある．レジンコーティング法は象牙質・歯髄複合体の保護に役立つ．知覚過敏が生じた際には不可逆性の歯髄反応との鑑別を行い，経過観察あるいは知覚過敏処置を行う．症状が消退しない場合には歯髄鎮静処置後に再修復を行う．不注意な切削によって重症で日常生活において耐えられないほどの痛みが出るようになり，やむをえず抜髄処置に移行することもあるので，慎重な切削，修復操作を行う．

H 咬合痛

　修復処置後に咬合痛が生じる場合がある．これは修復時に適切に咬合調整が行われなかった場合に起こる．また，インレー修復では仮封時の不十分な咬合調整によって咬合痛が起こる．さらに，接着不良による修復物の浮き上がりや歯質と修復物の弾性率の違いから生じるひずみによるポンプ作用で象牙細管内液の移動によって咬合痛が引き起こされることがある．これはコンポジットインレー修復時に多い．仮封時，修復時には注意深く咬合調整を行う．また，メンテナンスにおいても，常に咬合のチェックを行う．

I 食片圧入

　天然歯の接触点間距離は上顎で約 90μm，下顎で約 70μm といわれている．これを超えると食片圧入が起こりやすくなる．したがって，歯周疾患などで修復歯に動揺が出現した場合や接触点が摩耗した場合には食片圧入が起こりやすくなる．それ以外にもプランジャーカスプ（くさび状咬頭），辺縁隆線のふぞろい，歯間鼓形空隙の形態不良などが原因となる．食片圧入は二次齲蝕や歯周疾患を誘発し，さらに歯周疾患を進行させる．メンテナンス時には食片圧入の有無を調べるとともに，歯の動揺度や接触点間距離を検査し，それ以外の原因がないかを確認する．

J 歯周疾患

　修復処置後のメンテナンスにおいて，齲蝕および歯周疾患予防のためのプラークコントロールはき

わめて重要である．修復物辺縁の不適合，特に2級窩洞，5級窩洞やくさび状欠損窩洞において修復物歯肉側辺縁の破折や不適合により歯質との間にステップが認められる場合には，プラークの沈着，停滞を招き，歯周疾患を誘発しやすい．このような場合，コンポジットレジン修復では形態修正を行うか修復物を除去して再修復を行う．メタルインレー修復では，除去後，再修復を行う．また，コンポジットレジンは天然歯のエナメル質よりもその表面にプラークが付着しやすく，特に，研磨不足や摩耗などによって表面が粗糙化した場合には顕著である．したがって，メンテナンスにおいて歯頸部修復を受けた歯のプラークコントロールは特に重要である．

また，修復物の形態不良は歯周疾患の誘発と深く関係している．頬舌面の歯冠豊隆度（カントゥア）が大きい場合には食物が辺縁歯肉を越えて付着歯肉の方向に流れ，歯肉辺縁の清掃が行われなくなる．また，頬，唇，舌などによる清掃作用も及びにくくなる．逆にカントゥアが小さい場合には食物が辺縁歯肉に直接当たるため歯肉に損傷を与える．メンテナンスにおいては修復物の形態および歯周組織の状態の再確認も合わせて行うべきである．

K 味覚異常（金属味）

高カラット金合金では少ないがほかのメタルインレーやアマルガムに金属味を感じる場合がある．対合歯が異種金属で修復されていてガルバニー電流が生じた場合に，疼痛とともに金属味を感じることが多いといわれている．通常，再修復することは少ないが，患者が味覚異常を訴えたり頻繁に金属味を感じ気になる場合には，コンポジットレジンやセラミックスなどで再修復する．

L ガルバニー疼痛

対合歯が異種金属で修復されている場合，金属間に電位差が生じて電流が流れることにより疼痛を感じることがある．これをガルバニー疼痛という．修復時に対合歯の修復状態をよく観察し，なるべく同種金属あるいは電気不良導体材料で修復する．ガルバニー疼痛が著しい場合には除去，再修復を行う．

2 術後管理の方法

A リコールシステムの構築

疾患治療後の患者の健康を維持するためには定期的に再来院させて経過を観察し，疾患の予防に対する動機づけを行う必要がある．この再来院のための歯科医師からのアプローチを**リコール**という．また，患者との再来院日の約束や来院の確認，来院時の検査と処置，自己管理の評価と再指導などを行う一連のシステムをリコールシステムという．

その実施方法は，初診時の治療計画のなかにリコール計画を含め，治療後のメンテナンスの意義と重要性について説明する．インフォームド・コンセントのもとに，治療完了時にリコール再来院の日時を約束する．

表 10-1　カリエスリスク分類ガイドライン

リスクの程度	リコール患者の世代	
	小児／青少年	成人
low （低度）	・過去1年齲蝕なし ・小窩裂溝が閉塞されているかシーラント処置されている ・良好な口腔清掃状態 ・適切なフッ化物の使用 ・定期的な歯科検診の受診	・過去3年齲蝕なし ・適切な修復物表面 ・良好な口腔清掃状態 ・定期的な歯科検診の受診
moderate （中等度）	・過去1年齲蝕1個（1歯面） ・深い小窩裂溝 ・普通の口腔清掃状態 ・フッ化物の使用不足 ・白斑／隣接面のエックス線透過像 ・不規則な歯科検診の受診 ・矯正治療中	・過去3年齲蝕1個（1歯面） ・歯根露出 ・普通の口腔清掃状態 ・白斑／隣接面のエックス線透過像 ・不規則な歯科検診の受診 ・矯正治療中
high （高度）	・過去1年齲蝕2個（2歯面）以上 ・過去に平滑面齲蝕あり ・S.mutans 数の増加 ・深い小窩裂溝 ・フッ化物の局所応用がまったくあるいはほとんどない ・不良な口腔清掃状態 ・頻繁な砂糖摂取 ・不規則な歯科検診の受診 ・唾液流量の不足 ・不適切な哺乳瓶あるいは母乳の授乳	・過去1年齲蝕2個（2歯面）以上 ・過去に根面齲蝕あり，あるいは多数歯にわたる歯根露出 ・S.mutans 数の増加 ・深い小窩裂溝 ・フッ化物の局所応用の不足 ・不良な口腔清掃状態 ・頻繁な砂糖摂取 ・不規則な歯科検診の受診 ・唾液流量の不足

　リコールカードを作成し，所要事項を記入し，リコール回数，リコール来院日時，観察事項を記入してリコール順に整理し，保管する．その際，患者自身が宛名を書いたハガキ，封筒を添付して保管する．あるいはコンピュータによる患者予約管理システムで患者の管理を行い，時期が来れば電話やe-mail などで来院を促すこともよく行われる．約1か月前にハガキ，封書やe-mailで約束状を送る．約束状には，来院の約束日時，リコールの重要性などを書いておく．
　リコールの間隔や期間は，一般的には3か月から1年間隔で行われるが，患者のライフステージ（年齢）を含めた個々のカリエスリスク，患者の理解度，協力度やリコールの回数などにより異なる．1995年に米国歯科医師会（ADA）は，「齲蝕診断とリスク評価　予防戦略と管理のレビュー」と題する論文のなかで，「カリエスリスク分類ガイドライン」（表10-1），「リスク別・世代別齲蝕予防法」（表10-2）を示し，それぞれのライフステージにおけるカリエスリスク分類とそれらに対する齲蝕予防法および3～12か月のリコール期間を提示した．また，2004年にイギリスの National Institute for Health and Clinical Excellence（NICE）も「歯科リコールガイダンス」のなかで，患者個々のリスクに応じてリコール期間を設定すべきであるとし，18歳以下では，3～12か月の間隔で，18歳以上では，3～24か月の間隔でリコール期間を設定すべきであると提唱している．

表 10-2　リスク別・世代別齲蝕予防法

リスクの程度	リコール患者の世代	
	小児／青少年	成人
low（低度）	・良好な口腔清掃およびフッ化物含有歯磨剤の使用に関する教育を強化する ・1年後リコール	・良好な口腔清掃およびフッ化物含有歯磨剤の使用に関する教育を強化する ・1年後リコール
noderate（中等度）	【小窩裂溝】 ・シーラント処置 【平滑面齲蝕，二次齲蝕，根面齲蝕】 ・教育の強化 ・食事指導 ・フッ化物洗口（6歳以上） ・フッ化物局所応用 ・シーラント処置 ・フッ化物含有歯磨剤の使用 ・6か月後リコール ・飲料水へのフッ化物の添加	【小窩裂溝】 ・シーラント処置 【平滑面齲蝕，二次齲蝕，根面齲蝕】 ・教育の強化 ・食事指導 ・フッ化物洗口 ・フッ化物局所応用 ・シーラント処置 ・フッ化物含有歯磨剤の使用 ・6か月後リコール
high（高度）	【小窩裂溝】 ・シーラント処置 【平滑面齲蝕，二次齲蝕，根面齲蝕】 ・教育の強化 ・フッ化物含有歯磨剤の使用 ・シーラント処置 ・自宅でのフッ化物応用（洗口／1.1％フッ化ナトリウムジェル）（6歳以上） ・3～6か月ごとのリコール時にフッ化物の局所応用 ・食事指導 ・S.mutans 数の検査 ・抗菌薬の応用 ・飲料水へのフッ化物の添加	【小窩裂溝】 ・シーラント処置 【平滑面齲蝕，二次齲蝕，根面齲蝕】 ・教育の強化 ・フッ化物含有歯磨剤の使用 ・シーラント処置 ・自宅でのフッ化物応用（洗口／1.1％フッ化ナトリウムジェル） ・3～6か月ごとのリコール時にフッ化物の局所応用 ・S.mutans 数の検査 ・抗菌薬の応用 ・食事指導

B 検　査

　患者が再来院したらまず，問診により自己管理の実施状況，全身の健康状態の変化，口腔内における自覚症状や疾患発症の有無を聞く．

　次に，修復した歯，修復物および歯周組織について先に述べたような不快事項が出現しているかどうかの検査が中心となる．しかし，メンテナンスにおいては修復歯のみの管理を行うのではなく，ほかの歯に新たな齲蝕が発症していないかどうか，咬合状態に変化はないか，カリエスリスクに変化はないかなど一口腔単位で管理を行う必要がある．したがって，カリエスリスク検査を含めた齲蝕検査，歯周組織検査，咬合検査なども当然行われるべきである．

C 患者指導

　診療室における歯科医師および歯科衛生士による修復物の管理状態を長期にわたり維持するためには，患者の協力が必要である．患者に口腔内および修復歯の健康管理法について十分に説明して理解させる．つまり，疾患の早期発見，早期治療が組織の侵襲や苦痛を最小のものとし，患者の時間的，経済的負担を軽減するという有効性を理解させる．まず，齲蝕検査結果，カリエスリスク判定試験結果，歯周組織検査結果およびエックス線写真，研究用模型，口腔内写真などを提示し，その内容を直接患者に説明する．さらに，関連の深い症例のスライドやビデオなど視聴覚機器を用いてメンテナンスの重要性について解説，指導すると患者が理解しやすい．

　修復後の予後を良好にするためには個々の患者に応じてカリエスリスクファクターを減らしていく必要がある．そのためには食事，栄養，生活習慣の改善，口腔清掃，フッ化物の応用（洗口，歯磨剤）に関する患者指導が必要である．特に口腔清掃の目的を患者によく理解させ，それを実践させることが重要である．歯ブラシを使用した刷掃は齲蝕予防だけではなく歯周疾患予防をも目的として，歯，歯肉の清掃と歯肉のマッサージ効果により歯および歯周組織の健康を維持する．水平法，垂直法，1歯ずつの縦磨き法，バス法，チャーターズ法，スクラッビング法，フォーンズ法，ローリング法，スティルマン改良法，ゴットリーブの垂直法などさまざまな方法がある．それぞれの特徴を理解し，使い分ける必要がある．プラーク除去効果や歯肉のマッサージ効果がそれぞれ異なっているので，齲蝕予防に対しては，歯の清掃を目的とし，歯周疾患の予防に対しては歯の清掃および歯肉のマッサージを目的とした刷掃法を指導する．

　しかし，歯ブラシを不適切に使用した場合には，修復物の摩耗やくさび状欠損を引き起こし，齲蝕，知覚過敏などを誘発することがある．さらに，歯肉退縮や歯肉の擦過傷などの原因にもなるので適切な指導が必要である．

　歯ブラシとともに歯間ブラシ（interdental brush）やデンタルフロス，スティミュレーター，デンタルチップ，つま楊子などの補助的清掃器具を併用しながら個々の患者に適した刷掃法を指導してそれを習慣化させる．

　また，フッ化物洗口のほかに，抗菌薬洗口，特に0.05％グルコン酸クロルヘキシジンによる洗口が齲蝕原生菌の減少をはかるために有効である．日本では高濃度のクロルヘキシジンの使用は認可されていないが，カスタムトレーを用いて1％クロルヘキシジンゲルを歯の表面に一定時間作用させる方法や，0.2％クロルヘキシジン溶液による洗口などが海外では推奨されている．

　さらに，キシリトールガム・タブレットのような抗齲蝕性食品の摂取指導を行う．

D プロフェッショナルケア

　術後管理の方法としては，**ホームケア（セルフケア）**といわれる患者自身による自己管理とプロフェッショナルケアといわれる歯科医師，歯科衛生士などの専門家による口腔健康管理がある．ホームケアは日常生活のなかでブラッシング時に患者自身が修復物，歯，歯周組織の状態をチェックし，管理することである．しかし自己管理のための指導を受けても，指導された通りに自己管理できないことが少なくない．すなわち自己管理には限界がある．これを補完するために専門家によるプロフェッ

ショナルケアが必要となる．

　プロフェッショナルケアは修復物，歯および歯周組織を対象として行われる．超音波スケーラー，手用スケーラーや電動式の歯面清掃器を用いた歯面清掃を専門的歯面清掃（Professional Tooth Cleaning：PTC）という．歯面研磨では，フッ化物や研磨砥粒を含んだペーストを補助剤として使用する．PTCでは，ホームケアでは除去できないプラーク，歯石や強固な着色を除去する．PTC後，必要に応じてフッ化物塗布やフィッシャーシーラントを行う．

　修復した歯，修復物および歯周組織について先に述べたような不快事項の出現あるいはその徴候が認められれば，適切な処置を施し，口腔内の健康状態の悪化を未然に防いだり，最小限にとどめる必要がある．

　以上のように，修復物の予後成績を良好にする，すなわち，修復物を口腔内に長期にわたり維持するためには，適切な診断，適応症の選択，窩洞形成，歯髄保護および適正な修復術式を実施することが第一であるが，術後の管理において修復処置後の事故を未然に防止し，事故の徴候または小欠陥部を発見するための検査，PMTC，補修修復などを計画的に行うことも重要である．しかし，何よりも重要なのは患者自身の健康に対する理解と行動意欲である．歯科医師と患者が協同してプライマリーケアを基本とした口腔内の術後管理を成功させることができるか否かは，いかに確実な動機づけを行うかにかかっている．したがって，患者教育の重要性をよく認識しなければならない．

〔斎藤隆史〕

第11章 歯の硬組織疾患診療システム

　歯の硬組織疾患を治療するには疾患の病態を知り，病態の違いによって治療を進めることが重要であることに異論はない．しかしながら，医療とは疾患の原因を排除し，生体が自発的に治癒することを助けることが主体であり，原因を特定すること，その原因を取り除く方法を決定することを治療方針の基本とすべきである．

　また，疾患をもつ（訴える）患者は，その病態による種々の身体的問題を抱えているばかりでなく，精神的（心理的）問題や社会的問題を引き起こしている．逆に患者のもつ精神的（心理的）問題や社会的問題によって疾患を引き起こしたり，疾患（場合によっては訴え）を増強させたりする．原因を病態の身体的発症因子のみで判断すべきではない．

　さらに，最近の社会の激しい変化により疾病構造が大きく変化していることも考慮すべきである．これは，各地域によって違いがあり，各病院や診療所も，その特色（理念）により受診する患者層に特徴がみられる．この点についても情報を集め分析しておく必要があり，分析結果を治療方針に反映すべきである．理念や目標の異なる病院や診療所が統一した診療システムを採用することは得策ではなく，むしろ個々に特色を生かしたシステムを組むことが望ましい．各病院や診療所が連携をとりトータルとして全国民の健康維持をめざすようにすべきであり，全国的な組織が疾病構造に合った仕組みを立てることが理想である．

　一方，患者は個々に知識や考え方，文化や性格が異なる．これを考慮しない限り治療は奏功しない．このヴァリアンスを組み込む柔軟なシステムを組むことが大切である．

　本章では歯の硬組織疾患に焦点を当て，その治療を行うための診療システムを構築する参考資料を提供する．

1 歯の硬組織疾患の背景

　歯科の二大疾患の一つである齲蝕は減少しているという実感がある．事実，小児の齲蝕は激減した．しかしながら厚生労働省による歯科疾患実態調査（図11-1）によると，永久歯の処置・未処置の割合はいまだに高い水準にあり，年齢とともに残存歯数，健全歯数が減少していることがわかる．この実態調査では抜歯の原因が齲蝕なのか歯周病なのかそのほかの原因なのか，その割合はわからないが，齲蝕を主とする歯の硬組織疾患が原因あるいは関与した症例がいまだに大半を占めると思われる．

　1人平均現在歯数の年次推移（図11-2）をみると，現在歯数は増加傾向にあり，80歳の1人平均現在歯数は2005年度で約10本である．20歯以上有する者の割合（図11-3）も増加傾向にあり，2005年度に初めて20％を越えた．今後も高齢者の歯数が増加することが予想される．すなわち齲蝕

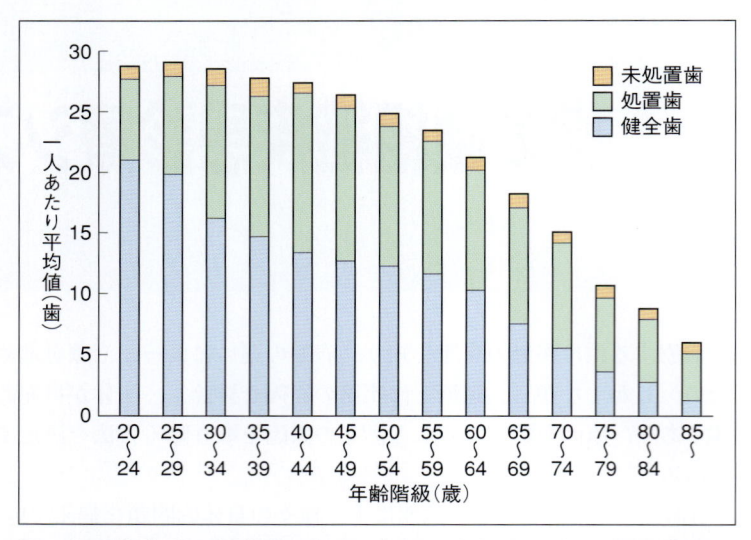

図 11-1 永久歯の健全歯，齲歯の処置，未処置の状況（厚生労働省，2005年）

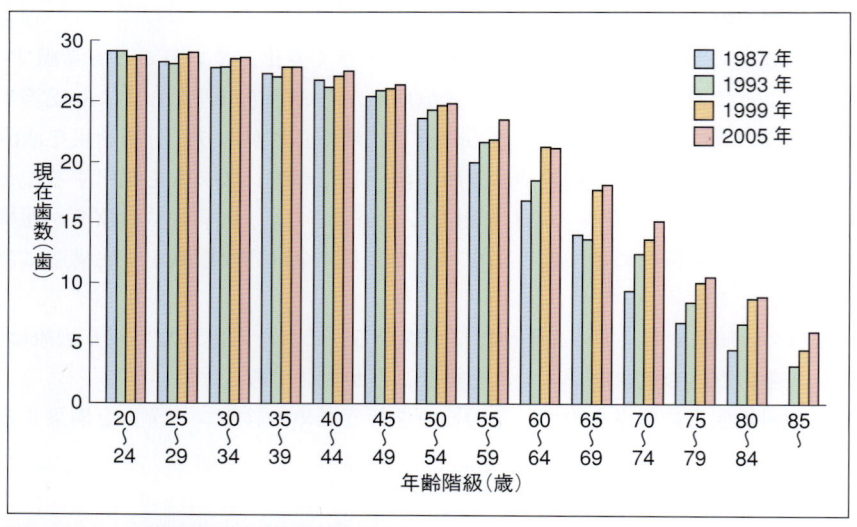

図 11-2 1人平均現在歯数（厚生労働省，2005年）

のリスクが高くほかの硬組織疾患の発症も起こしやすい環境にある歯が多く残ることになる．

　機能する歯が長く保存されるということは，QOL向上のために必要不可欠である．このためには歯の硬組織疾患の成り立ち，すなわち病因・病態に立脚した管理や治療（**カリオロジー**）を乳幼児期から行っていかなければならない．しかしながら，現在の日本社会では，歯科医療従事者が来院する全患者を一生管理し続けることは理想であって現実的には難しい．多くが一部の期間を受けもつことになる．来院する患者は同一者であったとしても，来院時のライフステージ，および病態とリスクファクターがそれぞれ異なることから，個々の患者に適したアプローチをするためのシステムづくりをすることが必要となってくる．

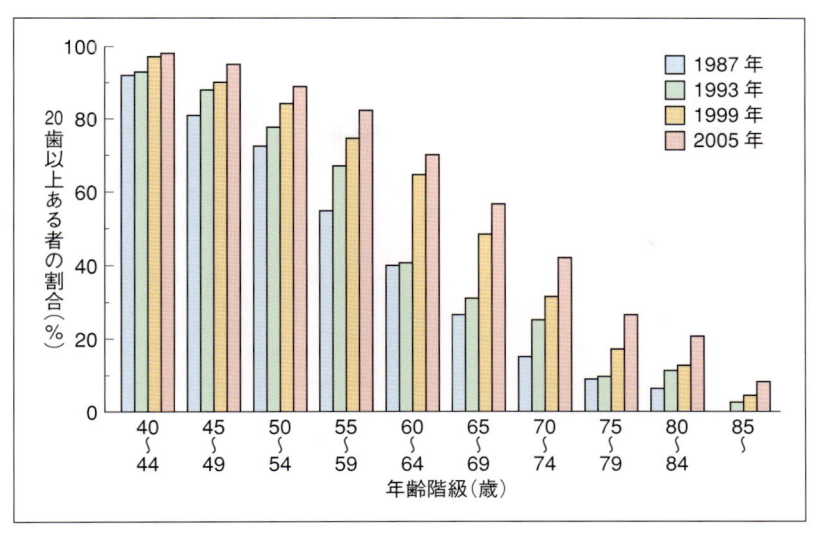

図11-3　20歯以上有する者の割合（厚生労働省，2005年）

2 治療方針

A 歯の硬組織疾患の病因

1．齲蝕

齲蝕は齲蝕原因菌により歯の硬組織が脱灰・溶解していく感染症である．齲蝕の発症はほかの疾患と同じく宿主と病原因子の相互関係により説明され，齲蝕は多くの因子が関与する多因子性疾患（図11-4）である．また厚生労働省は齲蝕を生活習慣病と提案しており，齲蝕の病因論を宿主，細菌，生活習慣の三つで説明できる．

齲蝕の**カリエスリスク**（以下，リスク）はライフステージによって変化（図11-5）することから各年代によってアプローチの方法を変えるべきである．リスクは病因と強い相関関係にある．エナメル質に初発する齲蝕はミュータンスレンサ球菌が病原菌として関与し，この菌の感染は離乳期における主たる養育者（多くは母親）の口腔から唾液を介して起こる．齲蝕の発症を抑えるにはこの感染経路を絶つことである．

乳幼児のミュータンスレンサ球菌数は母親の細菌数と比例関係にあることから，この時期の治療方針としては母親の口腔内環境を改善し細菌数を減少させておくことが重要である．実際には母親よりも妊娠中の女性のほうが健康意識が高く，関心が高いことから口腔内環境を改善するための治療を行うターゲットになりうる．N県の小学生を対象とした調査結果では約10％の児童の唾液中にミュータンスレンサ球菌が検出されず，検出される児童と比べて齲蝕経験を有するリスクが1/4～1/7に抑えられているという結果が得られている．

混合歯列に対しては萌出してくる個々の永久歯に対処することになる．特に萌出時の第一大臼歯に注意を払うべきである．第一大臼歯は萌出に時間がかかり（7～12か月）この間のリスクは高い．

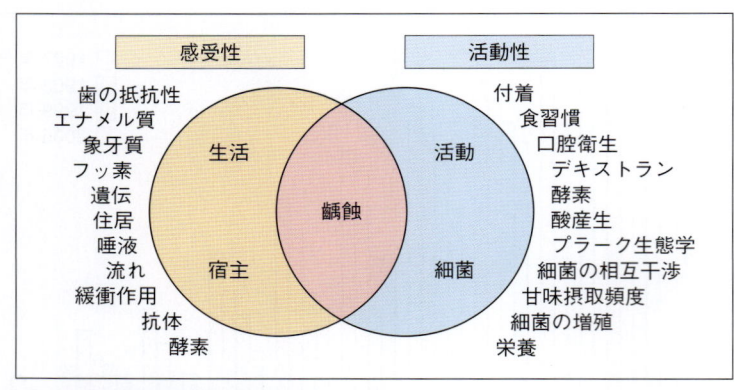

図11-4 齲蝕病因論（Larmas, 1985）

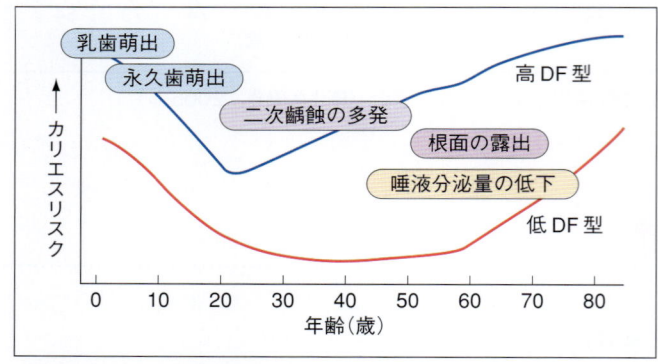

図11-5 ライフステージ別のカリエスリスク変化
カリエスリスクは小児期と高齢期において高い（花田, 2003）

また第二乳臼歯脱落時期の第一大臼歯近心面，第二大臼歯萌出時期などがリスクが高く，管理の主なターゲットになる．

永久歯列完成時期は保護者から離れ，部活動や塾など多忙になり食生活も乱れがちになる．歯科医院への通院もおろそかになり管理が難しくなる．個々のばらつきはあるが，概してリスクが増大する方向へ変化する．DMFTが増加するのはこの時期である．

成人は少年期の習慣を継続していることが多いが，新たな環境変化によりリスクは変化している．来院する機会も増え，来院時に意識を変えることでリスクを低減させることは可能である．

問題にすべきは高齢者である．宿主に関連するリスクが増大してくる．唾液量の減少，根面の露出，薬の服用，日常のケアの困難さなどがあげられる．根面の齲蝕発症にはミュータンスレンサ球菌以外の常在菌も原因菌になる．歯質の強化とリスクを低減させることが可能なものを見出し，対処することになる．

処置歯も齲蝕の病因がなくなったわけではなく，むしろ辺縁漏洩によるリスクの増大や修復物の口腔内保持期間に限度があること（表11-1），さらに再修復の約60％が二次齲蝕を原因とすることなどから，全ステージにおいて処置歯への対策を怠ってはならない．

以上のように病因に対する治療方針は各ライフステージにおけるリスクの予測と個人および集団（地域社会，学校など）に対する効果的な再感染と再発の抑制プログラム（クリティカル・パス；後述）

表 11-1 再修復症例調査による修復物の平均使用年数　　　　　　　　　　　　　　　　　　　　　　（単位：％）

修復物	再治療の原因							平均
	二次齲蝕	隣接面齲蝕	脱落	感染根管	歯髄炎	破折	そのほか	
レジン	5.1	4.9	3.3	7.0	5.6	4.2	5.5	5.2
アマルガム	7.4	8.0	8.4	9.0	6.0	10.5	7.1	7.4
インレー	5.8	6.0	4.1	5.8	5.3	7.9	7.4	5.4
アンレー	9.5	6.3	8.4	8.1	8.0	-	9.3	8.6
鋳造冠	8.2	13.5	6.2	6.6	8.9	8.0	7.1	7.1
バンド冠	12.4	-	13.1	12.7	11.7	13.5	12.5	12.7
セラミック冠	9.9	-	6.9	6.7	-	7.8	10.2	8.0
ジャケット冠	6.4	-	5.0	7.4	4.0	7.1	5.3	5.9
継続歯	9.3	-	3.7	7.6	-	6.0	6.3	5.8
ブリッジ	10.1	-	6.2	9.3	7.5	7.1	7.5	8.0
統計	6.9	6.7	5.4	8.2	6.5	8.1	7.5	6.9

（森田，1995）

を策定し実行する．食生活の改善や口腔衛生指導，フッ化物の応用，小窩裂溝シーラント，代用糖など有効あるいは実効性があると認められているものをリスクに対応して複合的に用いる．

2．消耗性疾患

年齢とともに増加してくる疾患で齲蝕と異なり感染症ではない．これにはアブフラクション（Grippo J.O., 1991），摩耗症，咬耗症，亀裂・破折などが含まれ，noncarious cervical lesion（Bader ら，1996），dental compression syndrome（McCoy G., 1999）の歯に発症する疾患と考えるとわかりやすい．

歯は咀嚼や嚥下，発音という機能を果たしているばかりでなく，上下の歯を強く咬み合わせることで全身のバランスを維持する重要な働きをもっている．全身を使う運動や力仕事時に上下の歯をくいしばることで筋力を高めており，常に歯に負担がかかっている．また歯は歯ブラシの不適切な使用や悪習癖による非生理的な力を受けることがある．これらの持続する力を常に受け，加齢とともに種々の障害が出てくる．

非生理的なくいしばりの原因になっているのが咬合の異常，スポーツ，力仕事，ストレス，薬物，精神障害などである．原因の把握には十分な情報収集と分析が不可欠である．咬合が原因（早期接触など）であることが明らかになった場合は，咬合調整などの処置を行うことになる．そのほかの原因の除去には患者教育（カウンセリング）が主となるが，他科との協力が必要になることもある．くいしばりを引き起こす原因を除去することが困難な場合はスプリント（マウスガード）などによる対症療法を採用することになる．

3．そのほかの疾患（形成不全，形態不全，外傷，変色歯など）

先天的な疾患はときに病因が特定できないこともある．しかしながら，歯の硬組織に関しては原因因子が継続することはない．外傷に関しても一時的なものと考えられるが，習性や環境によっては繰り返すことがある．

表11-2 口腔衛生学会の分類に基づいた再石灰化処置の適応範囲

口腔衛生学会分類	齲窩	臨床上の所見	臨床的処置 従来	臨床的処置 今後
健全	−	特記事項なし	シーラント	予防管理
C0	−	エナメル質齲蝕	シーラント	再石灰化処置（RT）
C1	+	エナメル質齲蝕	シーラント	再石灰化処置（RT）
C2	−	象牙質齲蝕	切削・修復	切削・修復
C2	+	象牙質齲蝕	切削・修復	切削・修復
C3	+	歯髄に及ぶ齲蝕	歯髄処置	歯髄処置
C4	+	歯冠3/4以上崩壊	保存処置	保存処置

（柘植，2003より一部改変）

B 歯の硬組織疾患の病態

1. 齲蝕

　齲蝕とは脱灰と再石灰化のバランスが脱灰に偏った状態をさし，再石灰化が優位となるような口腔環境にすれば修復が起こる．これを表し Pitts N.B. は「齲蝕は歯面と唾液との間を揺れ動くダイナミックなプロセスである」と述べている．したがって，齲蝕は口腔内環境を再石灰化を促進する方向へ変えることで治癒すると考えられる．実際には環境の改善が望めない局所（齲窩）や機能および審美性の回復のために切削・修復処置を必要とする症例が多くある．この判断が重要である．すなわち**再石灰化処置（Remineralizing Treatment：RT）**なのか，切削・修復処置（歯髄処置を含む）なのかを最初に決定すべきである．

　RT の臨床的基準はあいまいである．齲窩を形成していないことが RT の条件となるが，病態が同じであっても進行性なのか停止性なのか，リスクが高いのか低いのか，また管理が可能かどうかによって治療方針は異なる．咬合面の小窩裂溝あるいは歯頸部に発症する齲蝕の進行がエナメル象牙境を越えると齲窩を形成しやすい．一方，隣接面齲蝕は脱灰が象牙質の1/3を越えても齲窩を形成していないことがある．一般的に齲窩を形成していない齲蝕は，たとえ脱灰がエナメル象牙境を越えていてもカリエスリスクを低く抑えられる場合には RT とみなされる（表11-2）．また，疑わしきは RT とする．齲窩のあるエナメル質齲蝕であっても，リスクが低く機能障害や審美障害がなければ RT が選択肢として選ばれる．

2. 消耗性疾患

　歯の硬組織欠損の大きさ，進入度，発症部位などが判断材料になる．欠損がエナメル質内に限局している場合は原因除去が治療の主体となる．

　欠損が象牙質に達している場合や審美性の改善，あるいは機能的な障害の訴えがある場合が病因除去に加えて修復処置の対象となる．消耗性疾患のなかには齲蝕を併発していることも多くあり，その場合は両方からのアプローチを必要とする．

3. そのほかの疾患（形成不全，形態不全，外傷，変色歯など）

歯の硬組織欠損の大きさ，審美的・機能的障害の有無が治療方針決定の目安となる．

3 診療システムの構成

A クリティカル（クリニカル）・パス

1. Evidence Based Medicine（EBM）とクリティカル・パス

クリティカル・パス（以下，パス）は軍や産業界で広く用いられているもので，**アウトカム**（目標，成果）を決め，それに向かって時系列に行うべきことを順序だてて整理したものである．これに従って製品化することで，一定の基準を満たした製品を効率的に期限内でつくることが可能となる．医療においては，一定の疾患をもつ患者に対して縦軸に検査・治療・患者教育・日常生活などの項目を，横軸に目標（たとえば退院日）を決め，それに向かって個々のアウトカム項目（たとえば投薬中止を決める症状）を適宜入れた時間（日にち，病期）とした二次元の図表をさす．同一患者に対し医療従事者用と患者・患者家族用があり，それぞれ視点が異なることによる一部の項目や記載方法が異なるものの両者の内容は一致している．これは医療サービス提供者と患者側の間で情報を共有することになり医療内容の確認，証明などにつながる．

パスはEBMの推進および実践効果，医療資源の有効利用，質のばらつきの縮小・標準化，医療組織への学習効果，患者中心の医療，インフォームド・コンセントの推進などの種々の効果があげられている．逆にパスへの過度の依存，個別性・特異性を見逃す危険性，コスト効率追求による弊害などもあげられている．しかしながら，パスを適切に活用すれば多くの効果が期待できる．

パスを用いるということは治療の到達目標（アウトカム）を決め，患者に提示することであり，患者に医療の保障をすることを意味する．したがって，アウトカムに至る過程において確かなエビデンス（evidence）のもとにパスを作成することが必要になってくる．

自院でのデータや論文などからエビデンス（形式知）を求め作成する．ただ，歯科医療を含めいままでの臨床医学は経験則（暗黙知）を継承することが重視され，系統だった臨床データの蓄積や臨床研究が少なく，パスをつくるためのエビデンスが少ない．パスは種々の医療サービスを形式知として時間軸上にスケジュール化したものであるため，暗黙知を形式知へ変換できなければパスの作成は困難となる．

パスは参考となる一般的なものがあるにせよ，各病院・診療所において独自につくられるものである．前述したように各病院・診療所の理念や特色は異なる．患者の層，スタッフの数や能力，環境（これらは理念を変えることによって変わることもある）も異なる．たとえば，九州歯科大学附属病院保存治療科の環境下における歯科衛生士のプラークコントロール指導の効果を調べたところ，92％の患者が指導回数3回以内でプラークコントロールレコード（Plaque Control Record：PCR）が20％以下に達した．これより，パスでは患者のPCR 20％以下の目標を指導3回と設定した．また20％以下となるまでに要した指導回数とその後の維持には逆の相関があり，パスのうえでその後のコントロールに違いを設けた．当病院内であっても他科では患者の病態，歯科衛生士の指導能力，体制（指導場所や時間の制約）などにより状況は異なるものと考えられ，パスの上で違いが出てくる．

以上のように，パスを作成するにはEBMをベースにし，自院での理念や環境によって達成目標やタイムスケジュールを決めることになる．このパスを随時評価することにより，自院のエビデンスが追加され，それをもとにパスを修正する．パスの評価を繰り返すことでより効果的なパスを作成することができる．今後の歯科医療は，明確なエビデンスを出すことが緊急の課題であり，パスはそのツールにもなりうる．治療後のパスには多くのデータが含まれており，これを分析することにより，各医院におけるエビデンスが明らかとなってくる．これらの評価を公表し，歯科医療のエビデンスの基となるデータとして全国的に収集・分析されることが理想である．

2. 齲　蝕

　齲蝕のクリティカル・パスはライフステージ（図11-5）をベースに身体的問題点である病態と病因および患者の社会的・精神的問題点（一部病因に含まれる）を加味して作成する方法がある．
　ライフステージは乳幼児期，混合歯列期，少年期（永久歯列期），成人期，高齢期の5期に分ける．あるいは乳幼児期と混合歯列期および少年期と成人期をまとめ，3期に分ける方法が考えられる．
　乳幼児期は母親の口腔内のミュータンス菌を減少させることを含め，感染をできるだけ防ぐこと，感染した場合でも量を少なくあるいは歯面への付着を防ぐ検査と治療が項目の主体となる．混合歯列期はミュータンス菌あるいはその付着の阻止とともに萌出時の永久歯に対する管理項目，少年期および成人期は種々のリスクに対する検査，治療，患者教育が並列項目となる．高齢期は高齢者特有のリスクを中心に検査，治療，管理項目をまとめる．齲蝕発症に関与するリスクでエビデンスの認められるミュータンス菌量と唾液量はいずれのライフステージでも重視される．患者のもつ社会的・心理的問題点は情報収集・分析時には分けて行ったほうがよいが，パスのなかでは治療や患者教育のなかに組み入れる．各ライフステージにおいて病態をRTか切削・修復処置かの二つに分け修復処置後の管理は各患者で分析・決定したリスクの軽減を行う治療，管理へ移行する．
　各ライフステージでリスクの違いにより以下の3種類のパスを作成しておくのも一方法である．
① 齲蝕に罹患し，ほかの歯も発症の危険にさらされている場合
② 発症の危険性はそれほど高くはないが，まだ安定した状態ではなく将来罹患する可能性が残されている場合
③ QOLの向上をめざした健康づくり
　①のアウトカムは"齲蝕の進行停止（修復処置が含まれる）と②への移行"，②のアウトカムは"カリエスフリーと③への移行"，③のアウトカムは"QOLの向上"となる．①を達成した患者は②のパスへ移行することになる．②が③へと続けば理想である．これらの基本的なパスに患者の特有の問題点を加え，個々のパスを作成し，インフォームド・コンセントからメンテナンスまで，さらにはQOL向上に用いる．管理から離れ，再治療が必要になって再来院した場合，そのときのライフステージでリスクに合うパスに従って治療・管理を開始することになる．
　アウトカムをカリエスフリーと設定すると，カリエスフリーに達する検査・治療法とそれを維持（管理）するための基準となるエビデンスが必要となってくる．H診療所における複合的，総合的に表記するレーダーチャート（図2-35参照）による小児・少年期の分析結果によると，リスク項目のうち，DMFTを除いた7項目（総トータルリスク21）のトータルリスクが11（できれば8）以下であればカリエスフリーを達成できると報告している．個々の患者によってリスク検査の各項目の比重は異なることからすべてを均等に評価することには疑問が残るが，過去行われていた種々の管理の方法（予

防処置）を組み合わせて行うことに効果があるといわれており，この結果は参考となりうる．

現時点では明瞭なリスクと齲蝕発症の間のエビデンスは，今回紹介したものも含め不十分であり，複数の管理法を組み合わせて用いることが望ましい．

3．消耗性疾患

齲蝕と異なり加齢とともに増加してくる疾患で，パスの項目は病因・病態の検査，病因の除去（カウンセリングを含む）や修復処置などの治療，生活習慣の改善や悪習癖の除去後の管理やマウスガードなどの治療的予防処置があげられる．齲蝕と同様で管理は長期になる．パスとしては検査，治療のステージと管理のステージの2種類あるとよい．

4．そのほか

変色歯のように情報収集・分析やインフォームド・コンセントに労力を要し，アウトカムまでに一定期間あるものにパスが有用である．

B Narrative Based Medicine（NBM：物語と対話に基づく医療）

医療は患者の協力なしには進められない．すなわち患者をいかに医療に参加させるかが良好な医療を行う基になり，患者の望む治療方針の採用や治癒への道となる．エビデンスが不十分であった医療の世界では現在EBMが重視されている．各種検査データおよび治療結果に基づくエビデンスは医療にはかかせない．しかし，これは客観的ではあるけれども断片的で病気という現象だけをみてしまい，患者をみることを忘れがちになる．良好な医療を求めて，EBMに加え，患者のさまざまな行動（物語）を体系づける動きがでてきた．これがNBMである．

患者は訴えをもって病院（診療所）を訪れるまで，さまざまな心の動きや行動があったはずである．その背景には患者の病気の知識や経験，家庭や仕事の環境，経済状態や来院時間・期間，文化や考え方，性格や精神状態などがある．これらの情報を確実に収集・分析することで確定診断の材料となり，治療方針に反映することができる．患者の語る言葉が組み合わさって物語となり，医師がこれを受け止めることで患者と医師間の共感と理解が促進され，患者が積極的に治療に参加していく．治療をスムーズにストレスなく行うことが可能となり，治療効果があがる．

歯の硬組織疾患においても生活習慣病といわれている齲蝕は，病因を除去するためにホームケアを必要とする，ホームケアの方法論が種々あり，治療期間が長期になることが多い，機能回復の方法には選択肢が多いなど，治療手順は画一的ではない．また審美障害やアブフラクションにはストレスが関与していることがある．これらをエビデンスに基づく検査で診断し，エビデンスに基づく治療を開始しても，治療が中断したり，病気が治癒したとしても患者の満足感が得られなかったりする．患者の物語に共感し受容・共有することで治療方針を補完することにつながり，治療は奏効し患者に病気を治すことだけでなく喜びや感動まで与えることが可能となる．

NBMは医療を行っているすべての期間で必要であるが，特に医療面接，インフォームド・コンセント（チョイス），教育計画の実施時に重視される．

NBMを取り入れるためには医療コミュニケーション能力が必須であり，良好な医療コミュニケーションを取るためには医療従事者の態度と思いやり，誠意が基本となる．

C Problem Oriented System (POS)

　患者の問題点を中心に診療を行うという考え方，姿勢，方針のことで**問題志（指）向型診療システム**と訳されている．口腔に訴えをもつ患者に対しその病態のみ注視して治療を行うシステムでは病気は治癒しない．これに病因を加えることで解決される部分が増えてくる．この身体（医学）的問題点だけでなく患者は社会（経済）的および精神（心理）的問題点をもっている．この社会的・精神的問題点はいわゆる生活習慣病といわれる疾患の重要な病因となっている．齲蝕も生活習慣病として位置づけられる疾患であり，これらの問題点を分析する必要がある．

1. 基礎データ（情報収集）

　患者の基礎データを確実に収集する必要がある．これには歯科医師の患者を思う気持ちと医療面接に必要な医療コミュニケーション能力（NBM）が必要で，1回の医療面接からすべての情報を収集することは難しい．目的にかなったアンケートは重要な参考資料となる．

2. 問題リスト

　得られた情報を分析し，患者のもっている健康上の問題点を整理してリストアップする．POSのすべてはこの問題リストから始まるといってもよい．問題リストは①身体的問題点，②精神（心理）的問題点，③社会（経済）的問題点の三つに分けて分類するとわかりやすい．精神的・社会的問題点はNBMにより把握することが可能となる．ここに並べられる項目は診療録の傷病名欄とは異なるもので，患者のもつ解決すべき問題点である．

　パスは病名をもとに作成されており，縦軸の項目は追加欄や備考欄があるにしろ病名によって必要な項目を決め並べている．このなかに病因，病態，ライフスタイルなどの身体的，精神的および社会的問題を治療方針に直接つながる項目別に整理してあげている．すなわち問題リストを整理したものがパスの各項目になっていることから，パスの項目ごとにまとめるとよい．

3. 初期計画

　問題リストにあげられた患者の問題点を解決するための方法を考え，計画する．これには①診断計画，②治療計画，③教育計画から構成され，実際の診療が始まる初期の段階で関係者全員が理解できるようにまとめておく．

　①診断計画は十分把握できていない疾患の程度や関連因子，治療による効果・変化を調べるもので，検査の計画でもある．②治療計画は文字通り治療の計画で，どのような治療をどのような順序で行っていくか予定を決めておく．③教育計画は患者・家族への教育という意味で，症状や治療計画の説明，生活態度やライフスタイルへの指導などで，インフォームド・コンセントも含まれると考えてよい．教育計画立案にはNBMが重視される．いずれも問題リスト別に目標を立て，それぞれ①，②，③に分けて計画を立てることになる．これらは整理して診療録に記載しておく

　整理した初期計画は各医院で作成された基本のパスに反映する．逆にパスの項目が初期計画立案の参考となるが，最初からパスに頼ると，患者の特異な症状や行動を見逃すおそれがある．NBMにより見出された問題点は問題リストとしてパスの追加の項目としてあげる．問題解決を行う過程（構成：

decision making）がパスである．

4．経過記録

POSのなかで診療録への記載方法が最も特徴的で，四つの項目に分けて記載することを約束としている．四つの項目とは
- 〈S〉Subjective（主観的データ），（自覚的症状）
- 〈O〉Objective（客観的データ），（他覚的症状）
- 〈A〉Assessment（解釈，評価），（感想，判断）
- 〈P〉Plan（計画），（方針）

である．頭文字をとってSOAP（ソープ）とよばれている．約束ごとをつくりこれをうまく使うことにより，誰が見てもすぐ理解でき，記載者の考えも一目でわかることになる．実は形式が大事であるのではなく，"読んでわかる記録よりも見てわかる記録"を書くことが求められており，これにより医療従事者全員（患者も含めて）が同じ考え，方針のもとに治療・管理に当たることができる．

SOAPはパスの修正や場合によっては種類の変更を行う資料となる．

5．要約（サマリー）

目標とした問題が解決した時点あるいは症状が固定した（未解決の部分が残っている）時点で要約を行う．要約の目的を決めポイントをはっきりとさせ，簡潔に記載する．これは医療の継続，医療の評価，スタッフ教育のために用いる．

パスでいうと，目標が達成され，次の段階（新しい目標のパス）へ移行する時点に要約をするとよい．あるいは患者が来院しなくなった，できなくなった，他院へ紹介したなどの節目に必要となる．

6．監査（評価）・修正

医療行為には反省が必要である．基礎データから経過記録まで，今後の医療にフィードバックするために評価を行う．問題点の解決の有無にかかわらず，随時行うことが求められる．これは目的を決めて行い，結果は公表し，スタッフへの教育，学習やシステムの修正に用いる．

これらの評価がエビデンスの一部になり，蓄積されたエビデンスによりパスの修正や医療の発展にもつながる．

4 問題解決の手順（クリティカル・パスの項目）

クリティカル・パスの参考としてその1例（試用）を図11-6に示す．クリティカル・パスの項目は問題解決の手順を示しているといえる．

A 齲蝕

1．診断計画（検査）

最初の検査を分析してパスの選択と，RTか切削・修復処置かの決定を行う．

齲蝕（永久歯列・成人期）　レベル〈1〉：齲蝕の進行停止・発症抑制　　初診日　　年　　月　　日

ID：　　患者氏名　　生年月：　　年　　月　男・女　　Dr.　　DH

	初診 or 応急処置	ﾁｪｯｸ	病因除去・進行停止期	ﾁｪｯｸ		ﾁｪｯｸ	病因除去・発症抑制期	ﾁｪｯｸ		ﾁｪｯｸ
患者の目標									レベル〈2〉： カリエスフリーのパス	
注意事項										
検査 （診断計画）	視診 透照診 エックス線写真 レーザー 歯髄診 カリエスリスク 知識（齲蝕） 態度（健康意識） 技術（ケア）		O M D C 7 6 5 4 3 2 1 1 2 3 4 5 6 7 7 6 5 4 3 2 1 1 2 3 4 5 6 7 C D M O		視診 透照診 エックス線写真 カリエスリスク 知識（齲蝕） 態度（健康意識） 技術（ケア）		O M D C 7 6 5 4 3 2 1 1 2 3 4 5 6 7 7 6 5 4 3 2 1 1 2 3 4 5 6 7 C D M O		視診 透照診 エックス線写真 カリエスリスク 知識（齲蝕） 態度（健康意識） 技術（ケア）	
治療 （治療計画）	PCR　　%		D / / / / / / / / / / / / / / T 7 6 5 4 3 2 1 1 2 3 4 5 6 7 7 6 5 4 3 2 1 1 2 3 4 5 6 7 T D / / / / / / / / / / / / / / プラークコントロール　/　/　/　/ PTC　/ フッ化物塗布　/　/　/　/　/　/　/ DDS　/		PCR　　%		D / / / / / / / / / / / / / / T 7 6 5 4 3 2 1 1 2 3 4 5 6 7 7 6 5 4 3 2 1 1 2 3 4 5 6 7 T D / / / / / / / / / / / / / / プラークコントロール　/　/　/　/ PTC　/ フッ化物塗布　/　/　/　/　/　/　/ DDS　/		PCR　　%	
指導 （教育計画）	インフォームド・コンセント インフォームド・チョイス ホームケア 健康意識		・ホームケア ブラッシング フロッシング 歯間ブラシ フッ素洗口 フッ素含有歯磨材 歯質強化ペースト 食生活 DDS ・健康意識 知識 態度 ・その他		パスの修正		・ホームケア ブラッシング フロッシング 歯間ブラシ フッ素洗口 フッ素含有歯磨材 歯質強化ペースト 食生活 DDS ・健康意識 知識 態度 ・その他		パスの修正	
備考	カリエスリスク 社会的背景 態度・知識 食習慣 フッ化物の使用 口腔清掃 歯科所見 （DMFT）		［検査］ ○：着色 ◎：脱灰 ●：齲窩 ⊖：辺縁着色 ［治療］ Se　：シーラント TEF：テンポラリーフィリング GIC：グラスアイオノマーセメント CR　：コンポジットレジン CIn　：セラミックインレー MIn　：メタルインレー TEK：テンポラリークラウン Pol　：研磨		カリエスリスク SM（　） LB（　） 唾液量（　） 緩衝能（　） PCR（　） フッ化物（　） 飲食回数（　）		［パス］ ① Perio ② Endo ③ Ext ④ DCS ⑤ CK・Br ⑥ PD ⑦ インプラント ⑧（　） ⑨（　） ⑩（　）		カリエスリスク SM（　） LB（　） 唾液量（　） 緩衝能（　） PCR（　） フッ化物（　） 飲食回数（　）	

図 11-6　医療従事者用のクリティカル・パスの一例（実際は A4 サイズ）
大学附属病院の専門外来で用いるパスであり，局所的な側面をもつ

表 11-3　各診査法における齲蝕の検出能

	齲蝕を齲蝕と検出	健全を健全と検出
視診	0.38	0.99
透照診	0.67	0.97
エックス線写真	0.59	0.96
レーザー	0.76～0.87	0.72～0.87
電気抵抗値	0.80～0.97	0.56～0.89

(Brunton P.A., 2002)

1) 病態

検査には視診, 透照診, エックス線写真, 必要に応じて半導体レーザーや電気抵抗値検査を用いる. 歯髄の状態の把握も大事である.

齲窩を形成している場合のほとんどは視診で判断できる. 齲窩のない齲蝕を視診で正しく判断することは難しい. 透照診やエックス線写真も同様である. 逆に齲蝕でないものをないと判断する確率は高い. レーザーや電気抵抗値による検査では齲蝕を検知する確率が増大するが, 齲蝕でないものを齲蝕と判断する確率も増える (表 11-3). 疑わしきは RT とする方針に従えば, 視診, 透照診, エックス線写真による判断が有効であるともいえる.

治療方針を考え, 齲蝕の検知は初発の部位を小窩裂溝部, 隣接面部, 歯頸部の三つに分けるとよい. 着色あるいは脱灰の検知は小窩裂溝部と歯頸部は視診で, 前歯隣接面は視診と透照診で, 臼歯隣接面は咬翼法のエックス線写真で行う. 脱灰 (齲蝕) の進行程度や歯髄 (腔) との関係の判断に隣接面部はエックス線写真, 小窩裂溝部はレーザーを併用することになる.

齲蝕の存在と進行程度の検査後, それが停止期なのか活動期なのかの判断を行う. 軟化象牙質の色と量, 齲蝕円錐の形, 齲蝕下象牙質のエックス線写真の不透過性の亢進の有無, 修復象牙質, 歯髄反応などが判断材料となる.

齲窩を形成していない, あるいは齲蝕が歯面に開放していない二次齲蝕の検知は難しい. 視診により修復物辺縁の着色・破折を認めた場合や患者の訴え (歯髄反応) によりエックス線写真や必要に応じて透照診やフロスで確認することになる. 歯に修復された種々の修復物の口腔内保持期間には限度 (表 11-1) があることから障害を起こした, あるいは起こしかけた修復物は再修復, 補修修復を行う必要がある. 二次齲蝕の検知と同時に修復物の状態を検査するとよい.

2) 病因 (カリエスリスク検査)

カリエスリスクの判定にはミュータンスレンサ球菌の感染の有無・程度, 摂取する糖質の種類・摂取頻度, フッ化物使用の有無, 唾液の分泌量とその性状, 薬の服用の有無などが重要である.

レーダーチャート (図 2-35 参照) に記載する 8 項目のリスク検査は時間, 労力および費用を必要とし, すべての患者に理解を求めることは難しい. PCR, DMFT, フッ化物使用, 飲食回数, 薬の服用などは, 医療面接やアンケートが中心で患者も簡単に受け入れやすい. 病態とこれらの検査および患者の齲蝕の知識や健康意識, 社会環境をもとに, RT か切削・修復処置かの決定はほぼ可能である. 参考になるものとして社会的側面を重視した英国のカリエスリスク判定 (図 11-7) がある. この方法は初診患者, とりわけ健康意識の低い患者のリスク判定には負担がほとんどなく有効である. また唾液中のミュータンスレンサ球菌数とプラーク形成速度指数を組み合わせることでリスクを予測する

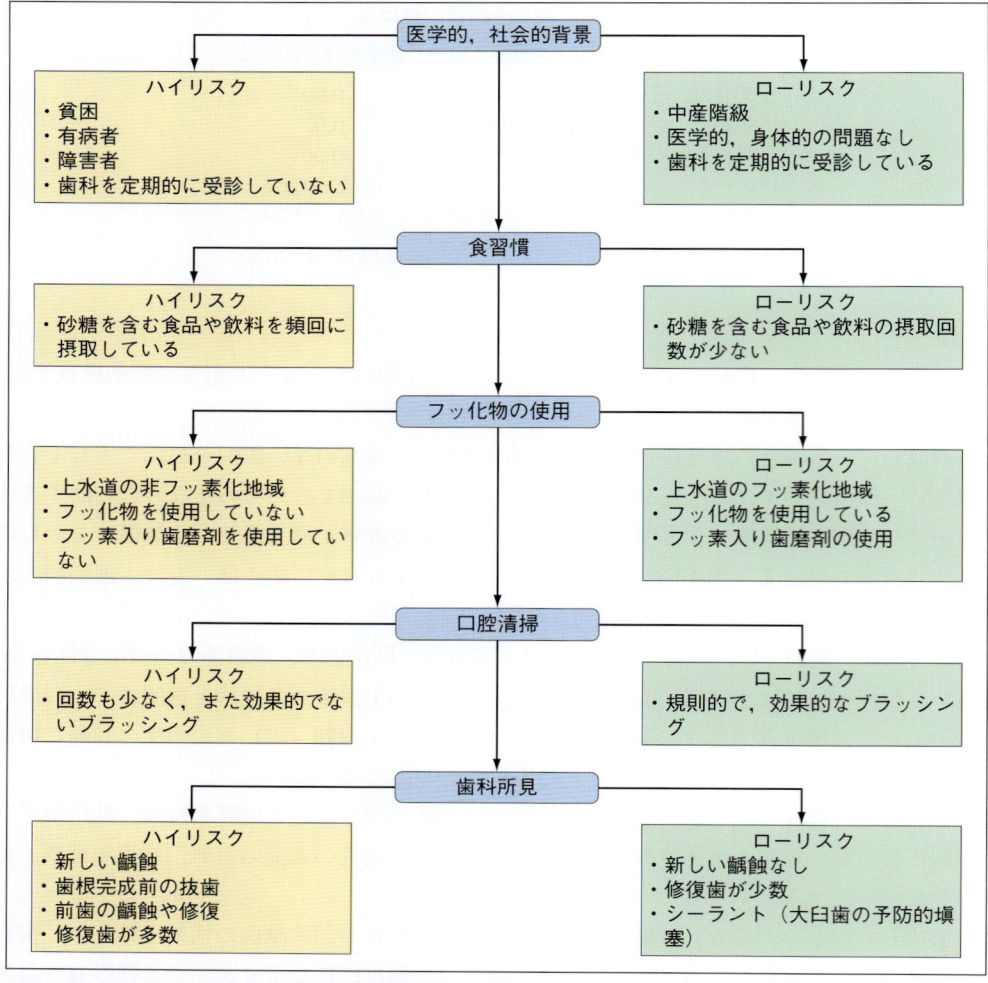

```
                          医学的，社会的背景
        ┌─────────────────────┴─────────────────────┐
        ハイリスク                                    ローリスク
        ・貧困                                        ・中産階級
        ・有病者                                      ・医学的，身体的の問題なし
        ・障害者                                      ・歯科を定期的に受診している
        ・歯科を定期的に受診していない
                                │
                              食習慣
        ┌─────────────────────┴─────────────────────┐
        ハイリスク                                    ローリスク
        ・砂糖を含む食品や飲料を頻回に                ・砂糖を含む食品や飲料の摂取回
         摂取している                                 数が少ない
                                │
                          フッ化物の使用
        ┌─────────────────────┴─────────────────────┐
        ハイリスク                                    ローリスク
        ・上水道の非フッ素化地域                      ・上水道のフッ素化地域
        ・フッ化物を使用していない                    ・フッ化物を使用している
        ・フッ素入り歯磨剤を使用してい                ・フッ素入り歯磨剤の使用
         ない
                                │
                            口腔清掃
        ┌─────────────────────┴─────────────────────┐
        ハイリスク                                    ローリスク
        ・回数も少なく，また効果的でな                ・規則的で，効果的なブラッシン
         いブラッシング                               グ
                                │
                            歯科所見
        ┌─────────────────────┴─────────────────────┐
        ハイリスク                                    ローリスク
        ・新しい齲蝕                                  ・新しい齲蝕なし
        ・歯根完成前の抜歯                            ・修復歯が少数
        ・前歯の齲蝕や修復                            ・シーラント（大臼歯の予防的塡
        ・修復歯が多数                                 塞）
```

図11-7　カリエスリスクの評価時に考慮すべき5つのデータを示したフローチャート（福田・豊島監訳，1997）

方法（図11-8）も参考になる．

　予防や管理にはミュータンスレンサ球菌や唾液検査が必要になってくる．これらのリスク検査を行うにあたって，意識の高い患者のインフォームド・コンセント，チョイスは可能である．そうでない場合は検査や治療を通して意識を高め，チョイスできるようにもっていく．検査の目的は，結果を参考に治療方針の決定と管理の評価を行うことで，より簡便で術者・患者双方にストレスの少ない有効な方法が見出されるまで現在行われている方法を用いる．

　さらに，患者のもつ精神的，社会的問題点である知識，健康意識，社会環境，経済状態あるいはホームケアを行う技術などを治療計画，教育（指導）計画に反映させる．

2. 治療計画

　EBM，NBMをもとに治療計画を立案することになるが，齲蝕の病態を分類しておのおのに対する

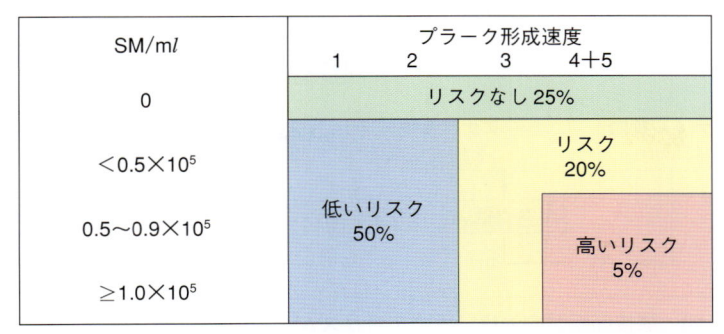

図11-8 ミュータンスレンサ球菌数とプラーク形成速度指数に基づく齲蝕リスク予測のための4段階尺度（Axelsson P., 1991）

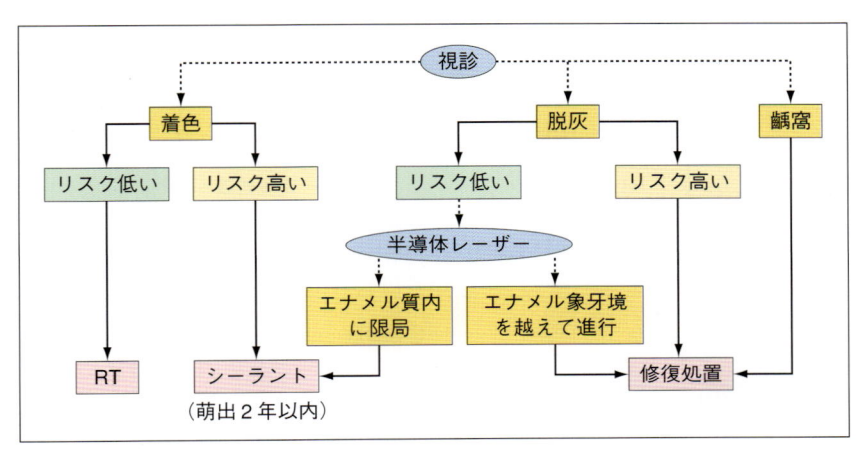

図11-9 小窩裂溝齲蝕の治療計画アルゴリズム

解決への手順（アルゴリズム）を準備しておくとよい．歯髄処置に関しては別のパスを用いることとし，記載を省く．

1）小窩裂溝齲蝕（図11-9）

着色，脱灰，齲窩の形成の3種に分ける．ほかの部位と異なり，小窩裂溝封鎖材（シーラント）が適用できる．

2）隣接面齲蝕（図11-10）

齲蝕の進行を主としてエックス線写真で判断する．透過像がエナメル質内，エナメル象牙境を越え象牙質へ進行，エナメル象牙境から歯髄方向へ1/3以上進行，齲窩の形成の4種に分ける．歯列不正があると判定が難しくなる．

3）歯頸部齲蝕（図11-11）

着色，脱灰，齲窩の形成の3種に分ける．唇・頬側面は審美性の要求に対する処置を考慮しなくてはならない．根面齲蝕もこれに準じる．

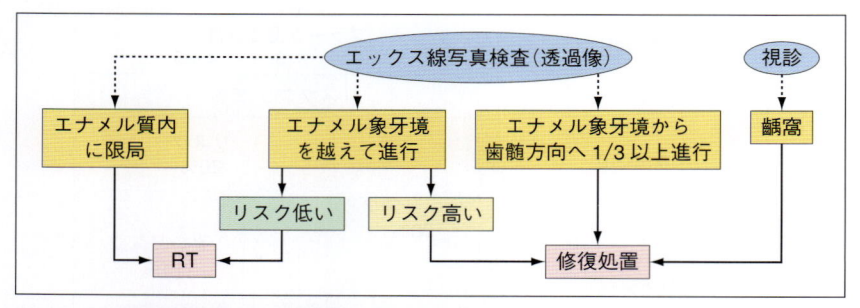

図 11-10　隣接面齲蝕の治療計画アルゴリズム

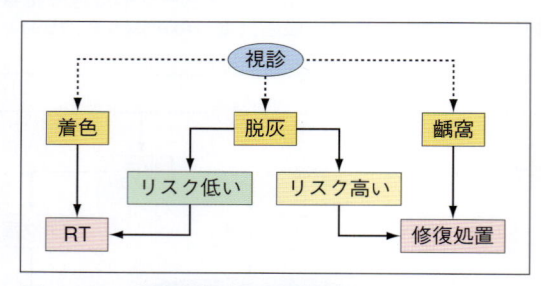

図 11-11　歯頸部齲蝕の治療計画アルゴリズム

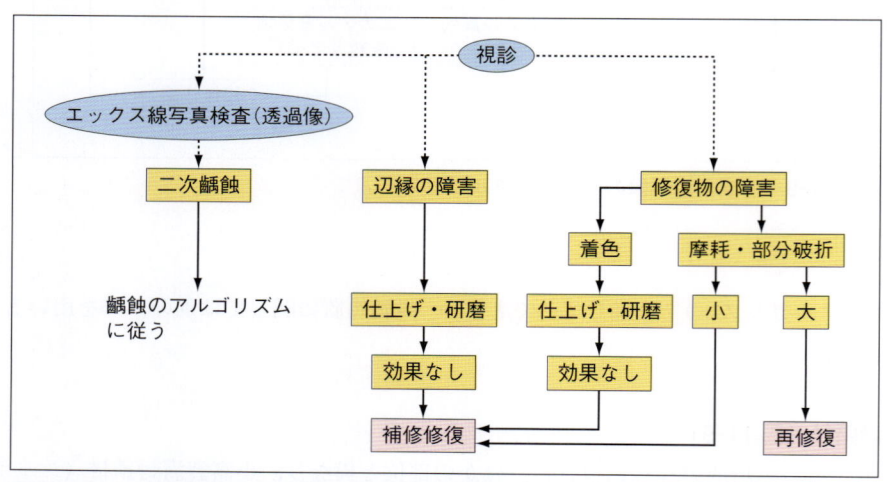

図 11-12　二次齲蝕および辺縁・修復物の障害の治療計画アルゴリズム

4）二次齲蝕（図 11-12）

二次齲蝕と修復物の評価を同時に行う．辺縁の障害（着色・オーバーハング・破折），修復物の障害（着色・摩耗・部分破折），脱灰・齲窩などの二次齲蝕の3種に分ける．

5）リスク低下処置（RTの一部）

ライフステージにより各処置の重みが異なる．高齢者に対する唾液流出増量のための処置など各ステージにおける特徴的な項目もある．

(1) PTC

齲蝕の病因であるプラークやプラークコントロールの妨げとなる歯石などを除去し歯面を滑沢にき

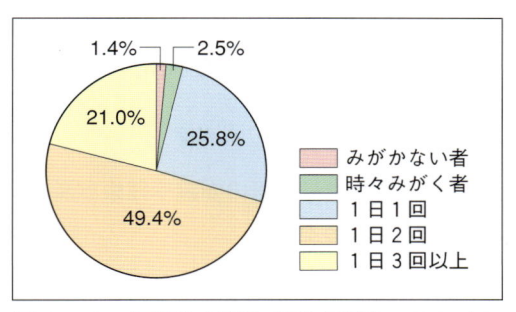

図11-13 歯磨きの状況（厚生労働省，2005年）

凡例：みがかない者 1.4%／時々みがく者 2.5%／1日1回 25.8%／1日2回 49.4%／1日3回以上 21.0%

れいにする．プラークの再付着を遅らせることが期待される．
(2) フッ化物
　低濃度のフッ化物を来院ごとに適用する．
(3) Drug Delivery System (DDS)
　PTCによりプラークを除去した歯面に抗菌薬や歯質強化材を歯列トレーに注入して適用する．歯列トレーを作製し，ホームケアの一つとして行う．

6) 修復方法の選択

　医療の原則であるMinimal Intervention (MI) に従うと前歯・臼歯ともに修復材料はコンポジットレジンとなる．この材料の特徴は被着面処理により，歯ばかりでなくセラミックスや金属にも接着する歯冠色の成形修復材であることにある．健全歯質が保存でき，補修修復にも最適の材料である．欠点としては臼歯咬合面に使用した場合の耐摩耗性に劣ることと，テクニックエラーを起こしやすいことである．咬合の鍵となる歯の咬合面の修復を除き，すべての内側窩洞（前歯部外側含む）はコンポジットレジンが第一選択肢となる．多くの商品のなかから自院の診療システムのなかで使いやすく診療スタッフが習熟した商品を選択するとよい．リスクの高い口腔や暫間修復にはグラスアイオノマーセメントも選択肢としてあげられる．

3. 教育計画

　ここではNBMにより良好な治療効果が期待される．

1) インフォームド・コンセント

　インフォームド・コンセントは対話に適した環境の下で検査（分析）結果と選択したパスをもとに行う．パスはスケジュール表でもあることからインフォームド・コンセントはスムーズで単時間に行え，適切なインフォームド・チョイスを引き出すことができる．また患者自身が治療に参加することにつながり，治療効果があがる．

2) ホームケア（RTの一部）

　リスクを低減するために患者が行うケアで病因除去の重要な項目となる．ブラッシング（図11-13）はほぼ全員が受け入れられるホームケアであり，積極的に取り入れる．来院ごとに患者の健

康意識を高め，補助的清掃用具の使用，フッ化物入り歯磨材や歯質強化材の使用，ショ糖摂取頻度の減少をめざすなどの指導を行う．DDSはまだ一般的でないが，有効な手段となりうる．

3）健康意識や社会環境の改善

計画した治療がより効果を発揮するためには患者の知識や健康意識を高め，社会環境の改善を行う．来院ごとに繰り返し指導することが大切である．

4）管理（メンテナンス）

主としてカリエスリスクをもとに管理の手順（パス）を決定する．管理のインターバルと来院時の検査，指導（教育）内容が項目となる．

B 消耗性疾患

1．検査
1）病態

歯の硬組織欠損があることから，視診とスタディモデルにより病態を検査する．病因の予測につながる欠損形態の把握と修復の前提となるエナメル象牙境に達する欠損，機能障害（食片圧入など）や審美障害の存在を確認する．修復の前提となる所見がなければ病因除去のみが治療となる．齲蝕を併発している場合は齲蝕の検査結果のほうを重視する．また知覚過敏を伴っていることも多い．

不適切なブラッシングによる歯頸部の欠損（摩耗症）は開放面が広く底面が丸くて浅い．一方，非生理的な咬合力が加わった欠損は開放面が狭く，深くてシャープである．これに加えて，咬耗が激しく咬合面に小窩（dimple）や唇面に波状面が現れる．さらに歯の亀裂や破折，口蓋や小臼歯舌側付近下顎骨の骨添加（骨隆起），咬筋の肥大などの症状がみられる．これらの所見と患者の既往から，不適切なブラッシングによる摩耗症と区別し，強い咬合が関与した欠損（アブフラクション）と判断する．実際にはアブフラクションは摩耗症を伴うことが多い．

非生理的な咬合力の検査として咬合の検査機器やモニタがあるが，多くは視診による検査で判断できる．また，早期接触は第一指と二指を上顎（あるいは下顎）歯列の頰・唇面に当て上下の歯を接触させることで動きの大きい歯を検知することでみつける．

アブフラクションは全歯に現れることも数歯のみの場合もある．広い咬合接触面の検査にはスタディモデルとオクルーザル・インディケータワックスを用いて行う．

2）病因

非生理的な強い咬合は主としてくいしばりであり，くいしばりを引き起こす原因をみつける必要がある．この原因にあげられているのは咬合異常，スポーツ，力仕事，ストレス，薬物などである．これらのエビデンスは少ないが，否定するエビデンスもないことから，十分に検査しておく．

2．治療計画
1）摩耗・咬耗症

歯頸部の摩耗がエナメル象牙境を越えている，審美・機能障害がある，さらに欠損のためプラーク

コントロールが困難な場合に修復処置を行う．浅い根面の摩耗を修復することはないが，知覚過敏を併発していることがあり，この場合処置の一方法として修復もありうる．

咬合面・隣接面の咬耗症は機能障害が修復の前提となる．ここでは欠損がエナメル象牙境を越えているか否かが治療計画を左右することは少ない．

2）アブフラクション

摩耗症と同じ基準で修復処置を行う．

アブフラクションの場合はくいしばりを引き起こす原因の除去を必要とする．咬合異常が明らかになれば，まず可逆的処置としてのスプリント療法を行う．その後，必要に応じて咬合調整を行うことになる．

早期接触部は除去，そのほかは咬合高径を変えずに咬合接触面積を小さくする方法を採用する．咬合調整は不可逆的処置であるため注意深く行う．

3．教育計画

1）摩耗・咬耗症

不適切なブラッシングによる場合は，ブラッシング指導を行うことになるが，歯磨材，ブラッシング圧，歯ブラシの硬さなど患者の習性を的確に判断する．ほかの悪習癖除去も同様に指導する．

2）アブフラクション

くいしばりを引き起こす精神的・社会的問題点に対する解決法を指導する．患者との良好な医療コミュニケーションによる情報収集と分析，インフォームド・コンセントを通して患者の意識を高め自覚を促す．スポーツや力仕事など必要なものは制限せず，ほかの方法（スプリントなど）を採用する．ストレスはカウンセリングを必要とすることもあり，カウンセラーと一緒に対処するとよい．ストレスによるくいしばりは口腔にとって非生理的なものであるが，一個体にとっては生理的なものであるという考え方も成り立ち，NBM が重視される．

5 医療組織

A 診療スタッフ

術者である歯科医師，歯科衛生士，治療のアシストをする受付と歯科助手（必要に応じて看護師），および歯科技工士で構成される．さらには診療システムをサポートする事務組織を必要とする．病院や診療所の理念や規模により人数が決まることになる．規模によっては兼任ということもありうるが，組織として有効な過不足ない人員配置を考えなければならない．

1．受　付

受付業務であり，診療録の作成，術者が計画した方針に基づき予約日や治療時間の設定（分単位），会計，管理のための連絡・予約，また新患や急患の診療のタイミングの決定，外部からの連絡・問い

合わせの処理など，診療室と外部との連携をスムーズに行うスタッフで診療室の流れを受けもっている．診療スタッフと患者がストレスなく集中して治療にあたる（受ける）ためには自院の理念や診療システムの理解と術者の能力を把握しておく必要がある．受付の業務処理能力によって治療が滞ったり，むだな時間ができたりする．

専任の受付1人が管理できる術者は3人あるいは診療台5台と考えられ，即日処理しなくてよい内容や患者以外の職種との対応を行うなどを事務職がサポートすることで管理する術者を増やすことができる．

2．歯科医師，歯科衛生士

業務内容に違いはあるが，両者とも術者であり，直接患者の医療面接から検査，治療，管理を行う．術者として精度の高い技能が要求され医学の進歩に遅れないように常に努力をおこたらないようにする．予防や管理を理念とする診療室においては歯科衛生士が中心となる．QOLの向上，高齢化社会を控え，予防や管理を行う歯科衛生士の重要性は増してくることが予想される．

妊婦と高齢者に対しては，歯科医師，医師，歯科衛生士，看護師ばかりでなく，ほかのコメディカル（デンタル）スタッフとともに，多職種の診療スタッフで患者の治療・管理にあたるシステムを構築しなければ患者のもつ問題点を解決できないことは明白である．連携体制の構築を必要とする．

3．歯科助手

診療台の流れを受けもっている．一般に1術者に1助手が理想であるが，治療内容によっては不要な場合もある．業務としては治療の準備，患者の診療エリアへの導入，治療のアシスト，患者の退出後の片づけを行う．また，歯科技工士との連携を受けもつ．歯科助手は診療をスムーズに進めるために患者の問題点と治療内容を把握しておく．

4．歯科技工士

技工という限定された業務を行う職種で，病院の理念により常勤のスタッフとして参加させる必要性の可否が決まる．

5．事　務

事務職員は診療システム全体をサポートする庶務業務をもつ．受付業務の一部である診療録やパスの整理，データ処理，患者への定期的な連絡などを受けもつこともあり，構築したシステムを効率よく動かすことで患者の利益に貢献する．

6．機能組織

各スタッフが組織として行動するには，各自が自院の理念を十分理解し，同じ考えのもとに各職種の責任を果たす（成果責任）ことが不可欠である．そのためには①理念はわかりやすく共通の認識として理解できる，②常に学習する（EBM，NBM，技能），③理念や学習したことが反映できる環境とシステムを整える，ことが大切である．これらが整備されることで経営面にもよい影響を与えることは推して知るべしである．

7. 医療安全管理

　医療事故防止の基本的理念として，"人間であれば誰でもエラーを犯す"という前提のもとに組織として整備をすることがあげられる．エラーを誘発しない環境，起こったエラーが事故に発展しないシステムをつくる．さらに事故発生後の適切な対処法もマニュアル化しておくことが大切である．

　医療安全管理にかかわる用語として医療事故，医療過誤，インシデント，アクシデント，ヒヤリハットなど多くある．それぞれの意味と関係を理解し，重大事故 1 件につき 300 件のヒヤリハットが存在する（ハインリッヒの法則）ことなどをもとに医療事故を防止し「医療の質を保証」するための一連のプロセスであるリスクマネジメント（危機管理）のシステムを構築する．

B 診療環境

1. 診療エリア

　直接医療行動を行う場として，①医療面接や説明を行う（対話エリア），②エックス線写真など機器を使って検査を行う（検査エリア），③治療を行う（治療エリア），の三つのエリアがある．これらは目的がそれぞれ異なるため環境の設定も違ってくる．組織が目標を効率よく達成させるには，また日々向上するには環境が整っていなければならない．目的に合っていない環境で行う行為は効果が減じる．

　周囲に治療器具が付属している診療台に患者を座らせての医療面接で社会的，精神的問題点の微妙な部分を情報収集するのは難しい．インフォームド・コンセントも同様であり，保護者や関係者が同席でき，同じ目線で対話だけでなくデータをみる環境において奏効する．種々の資料とともにパスを提示し説明することでインフォームド・チョイスにおける不安や疑問も少なくなる．この段階で治療の予後がおよそ決定してしまうほど影響があり，効果をあげるための環境を整えるべきである．患者と対話する，すなわちNBMを実践するエリアは今後の歯科医療にとって治療エリア以上に重要性が増してくると思われる．

　治療エリアでは治療に専念すべきである．ほかの目的に使用しなければ治療時間も決まり，治療が効率よく行われ，診療台の稼働率をあげることができる．すべてのエリアは術者が効率よく快適に働くことができるように設定することに異論はないが，患者のプライバシーを守る環境であることが原則である．

2. 院内感染対策：スタンダード・プリコーション（標準的予防処置）

　院内感染対策のポイントとしてスタンダード・プリコーションを実施する．これは，患者の大部分は感染症の有無が不明であることから，すべての患者の感染対策を行うことである．すべての歯科治療は観血的処置として対応すべきであり，HBVに対する感染防御が基本となる．

　具体的にはすべての使用済みの器材は感染の危険性を有することから滅菌する．患者の血液・体液，便・尿などの湿性生体物質は感染の危険性を考え，一定の処理を行う．診療台で手指の接触する部分はラッピングなどの防御などを行う．適切な廃物処理を行うなどがあげられる．しかしながら，過剰な防御を避けることも必要である．

6 診療システムの構築

A 理念

　理念，目的，方針，目標を決め，公表する．これらを正確に理解したスタッフが忠実に業務を執行することで組織は機能する．地域医療のなかで，ある地域を担当する，ある年齢層を担当する（小児歯科），ある疾患を担当する（矯正歯科），予防管理を行う，プライマリーケアを担当する，第二・第三医療を行う（基幹病院）など各医療機関で理念，目的が異なる．理念，目的，方針，目標がある医療組織は個々が明確な役割分担のなかで，果たすべき成果に直接的な責任をもつことが可能となる．確固たる理念があり，システムの整った病院・診療室は，再来患者も多く，リコール率も高い．

B 医療スタッフと診療環境

　組織の理念や目的，対象となる患者の数や疾病構造によって医療スタッフの職種と人数を決定する．医療機関の規模もおのずと決まってくる．一般の歯科診療所でスタッフを効率的に配置することを基準として1診療室の規模を考えると，受付1人が3人の術者あるいは診療台5台を管理できることから，受付1名，歯科医師2名，歯科衛生士1名，歯科助手2名，（歯科技工士2名）となる．

　診療環境としては，歯科医師と歯科助手でチームを組み，対話エリア1カ所と治療エリア2カ所を使い，歯科衛生士は対話エリアと治療エリアを各1カ所使用するのが基準となる．しかしながら医療機関の理念や目的によって医療スタッフや診療環境が変わることになり，国民のQOL向上や疾病構造の変化に伴って歯科医師1名の代わりに歯科衛生士2名（歯科技工士1名）とする診療室が今後増えてくると思われる．

C POSとクリティカル・パスの導入

　診療システムの基本はPOSである．POSの約束に従って記載された診療録をPOMR（Problem Oriented Medical Record）と呼称している．POMRは全医療従事者（患者も含む）が共有するものであり，相互チェックができ医療の保障にもつながる．POMRをもとにクリティカル・パス（パス）がつくられる．POMRのなかにはNBMで分析された内容も記載されており，パスの基本データはPOMRのなかにある．実際には種々のエビデンスをもとに前述したようないくつかのパスを作成・準備しておき，POSで分析した問題リストから適切なパスを選択・修正し，それに従って診療を進めていくことになる．POS構成のなかの問題解決に用いるツールがパスである．

　本来，外来では，患者管理が難しいこと，治療期間が長期になる疾患が多いことからパスの作成が難しい．歯科の2大疾患である齲蝕と歯周病はそのものである．しかしながら管理が難しく，治療期間が長いものほど，ムリ，ムダ，ムラが多くあり，パスの導入が効果を発揮する．パスの立案には全員が参画し，よいパスをつくり，うまく使い評価して修正していく．うまく設計されたパスは臨床効果，患者満足効果，コスト効果など適切なアウトカムを評価・保証し，データ収集・記録として有効

なツールとなる．

　パスがうまくいかない理由のなかに，パスからの逸脱，はみ出しなどの標準外変動（ヴァリアンス）がある．たとえば，①患者が歯磨きをしなかった（患者・家族の問題），②当日，歯科医師不在で予定していたコンポジットレジン修復ができなかった（医療チームの問題），③診療台が占有され予定日に予約が取れなかった（システム，設備の問題），④第三次医療を依頼する医療機関が近くにない（地域の問題），がある．①に関してはNBMの不備も考えられ，患者ではなく医師の問題とすべきかもしれない．このヴァリアンスの原因，理由となる事象を改善することで診療システムはよくなる．パスから得られたヴァリアンスを分析し，システム改善に取り組むことができる．

D 診療手順

　主訴に対する応急処置を行ったのち，次の手順で診療を行うことになる．

> 　情報収集（医療面接，検査）→問題リストの作成とパスの決定→インフォームド・コンセント，インフォームド・チョイス→パスの修正→実施（経過記録）→目標達成・要約（評価）→メンテナンス（あるいは次のパスへ）

　EBMによってパスはつくられるが，インフォームド・コンセント，インフォームド・チョイスは術者と患者との話し合いのなかで決められる．両者が相方の提案を理解し患者の問題解決への最善の方策を決定することになる．いわゆる，患者との良好なコミュニケーションに基づくNBMが必要である．

　インフォームド・チョイスされたパスに従い治療を行うことは，患者も術者もストレスが少ないばかりでなく，治療効果が上がり，患者に満足と感動を与え，医療の保障につながる．

（寺下正道，北村知昭，陳　克恭）

参考文献

第1章　保存修復学概説

3　歯・歯周組織の構造と口腔の機能

A　歯の構造 〜 D　硬組織の加齢
1) 川崎堅三ほか訳：Ten Cate 口腔組織学．第6版．医歯薬出版，東京，2006．
2) 須田立雄ほか：口腔生化学．第3版．医歯薬出版，東京，2000．
3) 倉谷　滋ほか：神経堤細胞．東京大学出版会，東京，1997．
4) Mark, F. et al.：Development, function and evolution of teeth. Cambridge University Press, United Kingdom, 2000.

E　有歯顎者の咬合
1) 日本補綴歯科学会：歯科補綴学専門用語集．医歯薬出版，東京，2004．
2) 日本補綴歯科学会：咬合異常の診療ガイドライン．日本補綴歯科学会雑誌，46：585〜593，2002．
3) 日本学術会議咬合学研究連絡委員会：咬合と顎関節症，咬合因子をどのように捉えるか．日本学術会議咬合学研究連絡委員会，東京，2004．
4) 荒井良明，河野正司：歯のガイドと顎機能．補綴臨床，32：694〜704，1999．
5) 福島俊二ほか：臨床咬合学．医歯薬出版，東京，1992．
6) 細井紀雄，平井敏博編：無歯顎補綴治療学．医歯薬出版，東京，2004．

4　硬組織疾患，歯の発育異常および硬組織関連疾患

A　齲蝕 〜 L　歯髄疾患
1) 粟沢靖之：新編口腔病理学．金原出版，東京，1977．
2) 池田　正ほか監訳（Menaker, L. 編）：齲蝕―その基礎と臨床．医歯薬出版，東京，1983．
3) 岩久正明ほか：抗菌剤による新しい歯髄保存法．日本歯科評論社，東京，1996．
4) 総山孝雄，田上順次：保存修復学総論．永末書店，京都，1996．
5) 歯科統計資料集．1997・1998年版，口腔保健協会，東京，1997．
6) 山口龍司ほか：松風ハイライトを用いた変色歯漂白法の臨床成績．日歯保存誌，40：204〜233，1997．
7) 岩久正明ほか：保存修復学21．永末書店，京都，1998．

第2章　患者の診かた

3　検査・診断
1) 田邉研二，吉田文子監修：精神科POSの手引き―患者志向とチーム医療を目指して．医学書院，東京，1994．
2) 日野原重明：POS―医学と医学教育の革新のための新しいシステム．医学書院，東京，1973．
3) 阿部好文，福本陽平：正しい診療録の書き方．朝倉書店，東京，2004．
4) 高木　泰：保険診療におけるカルテ記載のあり方．診断と治療社，東京，2001．
5) 小室歳信：事例・判例から学ぶ歯科の法律．医歯薬出版，東京，2004．
6) Stuart M.R. ほか（玉田太朗監訳）：15分間の問診技法―日常診療に活かすサイコセラピー．医学書院，東京，2001．

6　齲蝕の病因と病態
1) 須賀昭一編：図説齲蝕学．医歯薬出版，東京，1990．
2) 熊谷　崇ほか：クリニカルカリオロジー．医歯薬出版，東京，1996．
3) Zero, D.T.：Dental caries process. *Dent Clin North Am*, 43(4)：635〜664, 1999.
4) Featherstone, J.D.：The continuum of dental caries-evidence for a dynamic disease process. *J Dent Res*, 83：C39〜C42, 2004.
5) National Institutes of Health (U.S.)：Diagnosis and management of dental caries throughout life. *NIH Consens Statement*, 18(1)：1〜23, 2001.
6) Schafer, F. et al.：The effect of oral care feed-back devices on plaque removal and attitudes towards oral care. *Int Dent J*, 53：404〜408, 2003.
7) Claydon, N. et al.：Comparative professional plaque removal study using 8 branded toothbrushes. *J Clin*

Periodontol, 29(4)：310～316, 2002.
8) Mount, G.J. and Hume, W.R.： A revised classification of carious lesions by site and size. *Quintessence Int*, 28(5)：301-303, 1997.

第3章　患者の治しかた
1　治療計画
2　治療方針
3　緊急処置
1) 勝山　茂ほか編：保存修復学．第3版．医歯薬出版，東京，1993．
2) 小野瀬英雄ほか編：保存修復学．第4版．医歯薬出版，東京，2000．
3) 枝　重夫：根尖病変成立のメカニズム〔治癒の病理―ペリオ・エンドの臨床のために〕．第1版．下野正基ほか編，医歯薬出版，東京，1988，146～150．
4) 二階宏昌：歯周組織破壊のメカニズム〔治癒の病理―ペリオ・エンドの臨床のために〕．第1版．下野正基ほか編，医歯薬出版，東京，1988，38～48．
5) Weed, L.L.：Medical records, medical education and patient care. The Press of Case Western Reserve University, Cleveland, 1969.
6) 歯科大学学長会議：平成8年版歯科医学教授要綱―臨床実習編―．第1版．医歯薬出版，東京，1996．
7) World Health Organization：Application of the international classification of diseases to dentistry and stomatology IDC-DA. 3rd ed., World Health Organization, Geneva, 1995.

4　齲蝕の処置
1) 鈴木　信：歯髄保存のための積極治療―IPCの効果と限界―．歯髄これでも残す，こうして残す．千田　彰編，デンタルダイヤモンド社，東京，1995，74～79．
2) 岩久正明：歯髄保存のための新しいアプローチ―新三種混合薬剤を用いた覆髄法―．歯髄これでも残す，こうして残す．千田　彰編，デンタルダイヤモンド社，東京，1995，80～87．
3) 総山孝雄ほか：保存修復学総論（旧題 窩洞形成法）．永末書店，京都，1996，30～42．
4) Backer, D.O.：Posteruptive changes in dental enamel. *J Dent Res*, 45：503～511, 1966.
5) Mertz-Fairhurst, E.J. et al：Sealed restorations：5-year results. *Am J Dent*, 5：5～10, 1992.
6) 高津寿夫ほか：検知液をガイドとした齲蝕処置時における臨床的諸問題．日歯保存誌，27：873～884，1984．
7) Hoörsted, P. et al：A retrospective study of direct pulp capping with calcium hydroxide compounds. *Endod Dent Traumatol*, 1：29～34, 1985.
8) 小川和男：齲蝕象牙質における透明層の構造変化に関する観察．口病誌，48：104～151，1981．
9) 福島正義：接着性レジンの齲蝕象牙質内浸入に関する研究．口病誌，48：362～385，1981．
10) 佐野英彦：齲蝕検知液による齲蝕象牙質の染色性と構造について―齲蝕除去法の再検討を目指して―．口病誌，54：241～270，1987．
11) 田上順次ほか：象牙質の透過性に及ぼす加齢と齲蝕の影響に関する研究．日歯保存誌，35：53～58，1992．
12) Edward Lynch：Ozone：The revolution in Dentistry. Qintessence, United Kingdom, 2004.

5　硬組織の切削
1) 原　学郎：Operative Dentistry（講義ノート）．1987，16～31．
2) 青野正男ほか：保存修復学．第3版．勝山　茂ほか編，医歯薬出版，東京，1993，74～87．
3) Stern, R.H. et al：Laser beam effect on dental hard tissue. *J Dent Res*, 43：873(Abst.307), 1964.
4) Hibst, R. et al：Experimental studies of the application of the Er：YAG laser on dental hard substances. I. Measurement of ablation rate. *Lasers Surg Med*, 9：338～344, 1989.
5) 千田　彰：レーザーの歯科治療への応用―とくに歯の硬組織治療への応用について―．愛院大歯誌，35(4)：573～582，1997．
6) 佐藤かおりほか：噴射切削装置 Whisper-jet（KCP1000）の臨床応用に関する研究．第1報　噴射条件と切削効果．日歯保存誌，41(1)：267～277，1998．

7) Goldman, M. et al : A preliminary report on a chemomechanical means of removing caries. *J Am Dent Assoc*, 93 : 1149 〜 1153, 1976.
8) 五十嵐　公ほか：Carisolv Gel によるう蝕象牙質の軟化について．日歯保存誌, 41(4)：704 〜 707, 1998.
9) Ericson, D. et al : Clinical evaluation of efficacy and safety of a new method for chemo-mechanical removal of caries. *Caries Res*, 33 : 171 〜 177, 1999.
10) Cederlund, A. et al : Efficacy of Carisolv-assisted caries excavation. *Int J Periodontics Restorative Dent*, 19 : 465 〜 469, 1999.

6　窩洞

7　窩洞形態に関する諸条件

1) 石川達也ほか編：標準保存修復学．医学書院, 東京, 1992.
2) 勝山　茂ほか編：保存修復学．第 3 版．医歯薬出版, 東京, 1993.
3) Black, G. V. : Black's operative dentistry Vol. I pathology, hard tissue of the teeth, oral diagnosis (9th ed.). Henry Kimpton, London, 1955.
4) Black, G. V. : Black's operative dentistry Vol. II Technical procedures, materials (9th ed.). Henry Kimpton, London, 1955.
5) Menaker, L. (edited) : The biologic basis of dental caries. Harper & Row Pub., Hagerstown, 1980.
6) Ten Cate, A. R. (edited) : Oral histology (3rd ed.) C. V. Mosby Co., St Louis, Baltimore, Toronto, 1989.
7) Sturdevant, C. M. et al : The art and science of operative dentistry. McGraw-Hill Book Co., New York, 1968.

8　歯髄傷害とその対策

1) 青木　聡：歯髄保護法の病理組織学的検討―複合レジン修復における α-TCP セメント，光硬化型水酸化カルシウム系裏装材の裏装効果について―．日歯保存誌, 33：51 〜 85, 1990.
2) 石川達也ほか編：標準保存修復学．医学書院, 東京, 1988.
3) 神山裕充：接着性光重合型複合レジン修復法のヒト歯髄に及ぼす影響および象牙質との界面部構造について．日歯保存誌, 31：352 〜 387, 1988.
4) 笹間悦正：コンポジットレジン修復における接着性ボンディング剤（カルボン酸系モノマー）の有用性について―病理組織学的研究および象牙質窩壁適合性―．日歯保存誌, 32：355 〜 392, 1989.
5) 中澤祐一：NPG プライマーおよび PMDM モノマーを用いた接着性複合レジン修復（Mirage-Bond System）に関する研究―歯髄反応および界面部微細構造について―．日歯保存誌, 35：18 〜 52, 1992.
6) 細田裕康ほか：クリアフィルライナーボンドを用いた新しい歯質接着性コンポジットレジンシステムに関する臨床的研究―短期的観察―．日歯保存誌, 33：1623 〜 1636, 1990.
7) 見須まり子：接着性接合材を利用したコンポジットレジン修復法の歯髄に及ぼす影響に関する臨床病理学的研究．歯科学報, 81：47 〜 82, 1981.
8) Stanley, H. R. et al : Human pulp response to acid pretreatment of dentin and to composite restoration. *JADA*, 91 : 817 〜 825, 1975.

9　修復時の留意点

1) 石川達也ほか編：標準保存修復学．医学書院, 東京, 1988.
2) 関根　弘ほか編：歯科医学大事典　縮刷版．医歯薬出版, 東京, 1989.
3) 土谷裕彦ほか編：新保存修復学．クインテッセンス出版, 東京, 1994.
4) 原　学郎ほか：保存修復の臨床マニュアル．医歯薬出版, 東京, 1988.
5) 勝山　茂ほか編：保存修復学．第 3 版．医歯薬出版, 東京, 1993.

第4章　直接修復

1　光重合型コンポジットレジン修復（接着修復）

1) Bowen, R.L. : Dental filling material comprising vinyl-sylane treated fused silica and a binder consisting of the reaction product of bisphenol and glycidyl methacrylate. *US Patent Office*, 3066 : 112, 1962.
2) Brännström, M. et al. : The initial gap around large composite restorations in vitro : the effect of etching

enamel walls. *J Dent Res*, 63：681〜684, 1984.
3) Brännström, M.：Dentin and pulp in restorative dentistry. Dental Therapeutics AB, Nack, 67〜78, 1981.
4) Buonocore, M.G.：A simple method of the increasing the adhesion of acrylic filling materials to enamel surface. *J Dent Res*, 34：849〜853, 1955.
5) Feilzer, A.J. et al：Setting stress in composite resin in relation to configuration of the restoration. *J Dent Res*, 66, 1636〜1639, 1987.
6) Kanka, Ⅲ J.：Resin bonding to wet substrate. Ⅰ. Bonding to dentin. *Quintessence Int*, 23：39〜41, 1992.
7) Munksgaard, E.C. and Asmussen, E.：Bond strength between dentin and restorative resins mediated by mixtures of HEMA and glutaraldehyde. *J Dent Res*, 63：1087〜1089, 1984.
8) 中林宣男：接着界面の象牙質側に生成した樹脂含浸象牙質について．歯材器, 1：78〜81, 1982.
9) Sano, H. et al.：Nanoleakage：Leakage within the hybrid layer. *Oper Dent*, 20：18〜25, 1995.
10) 奈良陽一郎：使いこなそうコンポジットレジン．歯界展望別冊, 医歯薬出版, 東京, 2004, 96〜101.
11) 石川達也ほか：標準保存修復学．医学書院, 東京, 1988, 153〜170.
12) 小野瀬英雄ほか：保存修復学．第4版. 医歯薬出版, 東京, 2000, 135〜172.
13) 田上順次ほか：保存修復学21．第三版. 永末書店, 京都, 2006, 163〜224.
14) 総山孝雄, 田上順次：保存修復学総論．永末書店, 京都, 1996, 188〜189.
15) スリーボンド・テクニカルニュース編集委員会：可視光硬化性樹脂．スリーボンド・テクニカルニュース, 45：1〜8, 1995.

2　グラスアイオノマーセメント修復

1) Wilson, A.D. et al：Reactions in glass-ionomer cements：Ⅳ. Effect of chelating comonomers on setting behavior. *J Dent Res*, 55(3)：489〜495, 1976.
2) Stanley, H.R. et al：Compatibility of various materials with oral tissues. Ⅱ：Pulp responses to composite ingredients. *J Dent Res*, 58：1507〜1517, 1979.
3) 三浦維四ほか訳（Phillips,R.W. 著）：スキンナー歯科材料学（下）．第5版. 医歯薬出版, 東京, 1985.
4) 大橋正敬ほか：最新歯科理工学．学建書院, 東京, 1988.
5) Wilson, A.D. et al：Glass-ionomer cement. Quintessence Publishing Co., Chicago, 1988.
6) 勝山　茂ほか：グラスアイオノマーセメント．デンタルダイヤモンド社, 東京, 1989.
7) Alan D. Wilson：Developments in glass-ionomer cement. *Inter Prosthodont*, 2(5)：438〜446, 1989.
8) 宮崎光治ほか：ポリアクリル酸−リン酸カルシウム系セメントの赤外線吸収スペクトルによる硬化反応の検討．歯科材料・器械, 11(2)：278〜284, 1992.
9) 宮崎光治ほか：各種浸漬液中におけるポリアクリル酸−リン酸カルシウム系セメント硬化物の化学的変化．歯科材料・器械, 11(2)：324〜330, 1992.
10) Wilson, A.D. et al：Chemistry of solid state materials 3 acide-base cements. Their biomedical and industrial applications, 1993, 128〜133.
11) Miyazaki, K. et al：Polymeric calcium phosphate cements：Analysis of reaction products and properties. *Dent Mater*, 9：41〜45, 1993.
12) Miyazaki, K. et al：Polymeric calcium phosphate cements：Setting reaction modifiers. *Dent Mater*, 9：46〜50, 1993.
13) Tosaki, S. et al：Current and future trends for light cured systems：Glass-ionomer；The next generation. Proceedings of the 2nd International Symposium on Glass Ionomers, 1994, 35〜46.
14) Sakaki, T. et al：Effect of physical properties of direct bonding adhesives on bonding to etched enamel. *J Prosthetic Dent*, 71(6)：552〜559, 1994.
15) 入江正郎：充填用光照射型（いわゆる光硬化型）グラスアイオノマーとは．日本歯科評論, 625：169〜181, 1994.
16) 橋本弘一監修, 上新和彦ほか編：スタンダード歯科理工学．学建書院, 東京, 1996.
17) Robert, G. Craig：Restorative dental materials. tenth edition, Mosby, 1996, 65〜66.

18) 入江正郎：充塡用光硬化型グラスアイオノマー系の諸性質―辺縁部の間隙，接着強さ，曲げ強さ―．接着歯学，15(1)：90～96，1997．
19) Ten Cate, A.R.：Oral histology：Development, structure, and function. five edition, Mosby, 1998, 150～196.
20) Carel, L. Davidson et al：Glass-ionomer cements. Quintessence Publishing Co., 1999, 28～30.
21) Hunt, P.R.：Microconservative restorations for approximal carious lesions. *J Am Assoc*, 120：37～40, 1990.
22) McLean, J.W.：Glass-ionomer cements. *Brit Dent J*, 164：293～300, 1988.
23) Simmons, J.J.：Silver-alloy powder and glass ionomer cement. *JADA*, 120：49～52, 1990.
24) Suzuki, M. et al：Glass ionomer-composite sandwich technique. *JADA*, 120：55～57, 1990.

3 アマルガム修復

1) 青野正男ほか：新保存修復学．土谷裕彦ほか編，クインテッセンス出版，東京，1994，147～159．
2) 池見宅司ほか：保存修復学21．岩久正明ほか監修，永末書店，京都，1998，229～247．
3) 石川達也ほか：高銅アマルガム表層の変色性と耐蝕性（修復学イヤーブック1980）．和久本貞雄編，クインテッセンス出版，東京，1980，111～119．
4) 井上勝一郎ほか：歯科理工学入門．小園凱夫編，学建書院，東京，1991，174～177．
5) 井上昌幸ほか：補綴物と金属アレルギー．デンタルダイヤモンド，5：30～37，1988．
6) 岡部　徹ほか：歯科用アマルガム中の水銀とその問題点―アメリカ合衆国における現状―．歯科材料・器械誌，6：367～381，1987．
7) 小川孝雄ほか：アマルガム修復物におよぼす塡塞圧の影響．九州歯会誌，34(5)：544～549，1981．
8) 黒崎紀正：アマルガム成分の象牙質浸透について．口病誌，37：87～397，1970．
9) 寺下正道ほか：保存修復学．第3版．勝山　茂ほか編，医歯薬出版，東京，1993，286～308．
10) 寺下正道ほか：カラーアトラス保存修復の臨床．第2版，加藤喜郎ほか編，医歯薬出版，東京，1996，115～116．
11) 中村健吾：充塡用アマルガムをテストする．*DE*, 39：21～32，1976．
12) 日本工業規格：歯科用銀アマルガム用合金．T-6109号，1985．
13) 総山孝雄ほか：銀アマルガムと異種金属との口内接触実験．昭和36年度厚生省医療研究助成補助金による研究成果報告書，1962．
14) 藤井弁次：新時代の修復治療．デンタルダイヤモンド社，東京，1991，137～143．
15) 細田裕康：保存修復学各論．永末書店，京都，1989，90～139．
16) 洞沢功子ほか：ガリウム合金の耐蝕性について．歯科材料・器械誌，15：192～201，1996．
17) 堀部　隆：ガリウム合金の歯科的応用に関する研究．平成元年度科学研究費補助金による研究成果報告書，1990．
18) 松田　登：アマルガム充塡辺縁部の事故の臨床成績．日歯保存誌，9：266～274，1967．
19) 山田敏元：加銅アマルガムに関する研究．第2報　アマルガムの物理的性質に及ぼす湿気汚染の影響について．口病誌，45：202～210，1979．
20) Black, G.V.：The physical properties of the silver-tin amalgam. *Dental Cosmos*, 38：965～992, 1896.
21) Caul, H.J. et al：Effect of rate loading time of trituration and test temperature on compressive strength value of dental amalgam. *JADA*, 67：670～678, 1963.
22) Craig, R.G. et al：Amalgam (Restorative Dental Materials ; 5th ed). CV Mosby, St.Louis, 1975, 169.
23) Cook, T.A. et al：Fatal mercury intosication in a dental surgery assistant. *Brit Dent J*, 127：553～555, 1969.
24) Crowell, W.S. et al：Physical properties of amalgam as influenced by variation in surface area of the alloy perticles. *J Dent Res*, 30：845～853, 1951.
25) Eames, W.B.：Preparation and condensation of amalgam with a low mercury alloy ratio. *JADA*, 58：78～83, 1959.
26) Fain, C.W.：Effect of a cavity liner on the staining of dentin. *Dent Abst*, 7：212～213, 1962.
27) Gayler, M.L.V.：The setting of dental amalgam. *Brit Dent J*, 58：145～160, 1935.
28) Innes, D.B.K. et al：Dispersion strengthened amalgam. *J Canad Dent Assoc*, 29：587～593, 1963.
29) Jørgensen, K.D.：歯科用アマルガム（和久本貞雄監訳）．第1版，書林，東京，1980．
30) Jørgensen, K.D.：Resent developments in alloys for dental amalgam：Their properties and proper use. *Int*

Dent J, 26：369〜377, 1976.
31) Jørgensen, K.D.：The mechanism of marginal fracture of amalgam filling. *Acta Odont Scand*, 23：347〜389, 1965.
32) Mahler, D.B. et al：Marginal fracture vs mechanical properties of amalgam. *J Dent Res*, 49：1452〜1457, 1970.
33) Mahler, D.B. et al：Marginal fracture of amalgam restrations. *J Dent Res*, 52：823〜827, 1973.
34) Munford, J.M.：Electrolytic action in the mouth and its relationship to pain. *J Dent Res*, 36：632〜640, 1957.
35) Munford, J.M.：Pain due to galvanism. *Brit Dent J*, 108：299〜301, 1960.
36) Nagai, K. et al：Studies on spherical amalgam alloy in the light of dental technology. *J Nippon Univ Sch Dent*, 8(4)：1〜37, 1966.
37) Okabe, T. et al：Changes in the microstructures of silver-tin and admixed high-copper amalgams during creep. *J Dent Res*, 62：37〜43, 1983.
38) 三浦維四ほか訳（Phillips,R.W. 著）：スキンナー歯科材料学（中）．第8版．医歯薬出版，東京，1988，291〜352．
39) Revised American Dental Association Specification No.1 for alloy for dental amalgam. *JADA*, 95：614〜617, 1977.
40) Ryge, G. et al：The present knowledge of mechanism of the setting of detal amalgam. *Int Dent J*, 11：181〜195, 1961.
41) Schoonover, I.C. et al：Excessive expansion on dental amalgam. *JADA*, 29：1825〜1832, 1942.
42) Shriever, W. et al：Electromotive forces and electric currents caused by metallic dental fillings. *J Dent Res*, 31：205〜229, 1952.
43) Wing, G.：Phase identification in dental amalgam. *Austr Dent J*, 11：105〜113, 1966.

第5章　間接修復
1　メタルインレー修復
1) 田上順次ほか：保存修復学21．第3版．永末書店，京都，2006．
2) 総山孝雄ほか：保存修復学総論．永末書店，京都，1996．
3) 細田祐康：保存修復学各論．永末書店，京都，1989．
4) 総山孝雄：鋳造修復．永末書店，京都，1979．
5) Benji Fujii et al.：Operative dentistry，日本医事新報社，東京，1987．
6) 長谷川二郎ほか：現代歯科理工学．医歯薬出版，東京，2000．
7) 平澤　忠（監訳）：要説歯科材料学．8th.ed.，医歯薬出版，東京，1999．
8) 土谷裕彦ほか：新保存修復学．クインテッセンス出版，東京，1994．
9) 石川達也ほか：標準保存修復学．第3版．医学書院，東京，1996．
10) McCabe, J.F. et al.：Applied dental materials. 8th ed., Blackwell Science, London, 1998.
11) Craig, R.G.：Restorative dental materials. 10th ed., Mosby, St. Louis, 1993.
12) Phillips, R.W.：Science of dental materials. 9th ed., W.B.Saunders Co., Philadelphia, 1991.
13) Roberson, T.M. et al.：Art & Science of operative dentistry. 4th ed., Mosby, St. Louis, 2002.

2　コンポジットレジンインレー修復
1) 井上　清ほか：コンポジットレジンインレーの臨床応用．クインテッセンス出版，東京，1990．
2) 吉山昌宏ほか：う蝕治療のミニマル・インターベンション．クインテッセンス出版，東京，2004．

3　セラミックインレー修復
1) O'Brien, W.J.：Dental materials and their selection. 2nd ed., Quintessence Publishing Co., Carol Stream, 1997, 331〜399.
2) 堤　定美，関野雅人：歯科用セラミックスの理工学的性質．補綴誌，43：194〜202，1999．
3) 住井俊夫：ガラスセラミックス鋳造物の歯科への応用．*DE*, 65：32〜36, 1983．

4) Grossman, D.G. : Cast glass ceramic. *Dent Clin North Am*, 29 : 725～739, 1985.

付　歯科用 CAD/CAM 装置による修復法
1) Mömann, W.H. et al : Chairside computer-aided direct ceramic inlays. *Quintessence Int*, 20 : 329～339, 1989.
2) Mörmann, W.H. and Bindl, A. : The Cerec 3-a quantum leap for computer-aided restorations : initial clinical results. *Quintessence Int*, 31 : 699～712, 2000.
3) Andersson, M. et al : Procera, a new way to achieve an all-ceramic crown. *Quintessence Int*, 29 : 285～296, 1998.
4) 三浦宏之ほか：最新 CAD/CAM 事情と臨床―システムの概要・特徴＆適応症．*Dental Diamond*, 30 : 32～57, 2005.
5) 堀田康弘：歯冠修復物作製に利用されるキャドキャムシステムの現状と将来．日本歯科医師会雑誌, 58 : 329～341, 2005.
6) Sutter, D. et all : LAVA-the system for all-ceramic ZrO2 crown and bridge frameworks. *Int J Comput Dent*, 4 : 195～206, 2001.
7) 小峰　太：歯科用 CAD/CAM を応用した高強度型セラミックス修復について．日本大学歯学部同窓会雑誌, 49(3) : 5～7, 2004.
8) 矢谷博文：8020 に対する歯科補綴学的文献レビュー．補綴誌, 49 : 190～198, 2005.
9) Sjogren, G. et al : A 10-year prospective evaluation of CAD/CAM manufactured (Cerec) ceramic inlays cemented with a chemically cured or dual-cured resin composite. *Int J Prosthodont*, 17 : 241～246, 2004.
10) Odman, P. and Andersson, B. : Procera AllCeram crowns followed for 5 to 10.5 years : a prospective clinical study. *Int J Prosthodont*, 14 : 504～509, 2001.

4　ラミネートベニア修復
1) Albers, H.F. : Tooth colored restorative. 7th ed., Alto Books, Cotati, CA, USA, 1985, 9-1～9-2.
2) Horn, H.R. : A new lamination, porcelain bonded to enamel. *Dent North Am J*, 49 : 401～403, 1983.
3) Calamia, J.R. : Etched porcelain veneers, A new treatment modality based on scientific and clinical evidence. *NY Dent J*, 53 : 255～259, 1983.
4) Friedman, M.J. : Augmenting restorative dentistry with porcelain veneers. *JADA*, 122 : 29～34, 1991.
5) 千田　彰ほか：変色歯に対するベニア修復，特にポーセレンベニア修復法について．愛院大歯誌, 24 : 553～566, 1986.
6) 千田　彰, 原　学郎：前歯ベニア修復．デンタルフォーラム, 東京, 1987.
7) 羽賀道夫, 石川達也ほか：ポーセレンラミネートベニアテクニック．デンタルフォーラム, 東京, 1990.
8) Miyajima, K. et al. : Application of porcelain veneers following orthodontic treatment. *JCDA*, 59(2) : 167～170, 1993.
9) Buonocore, M.G. : A simple method of increasing the adhesion of acrylic filling materials to enamel surfaces. *J Dent Res*, 34 : 849～852, 1955.
10) 宮澤　健ほか：ブラケット装着歯保護のためのダイレクトラミネートベニアからのフッ素イオンの溶出について―グラスアイオノマーセメントを用いたダイレクトボンディング法との比較―．愛院大歯誌, 38 : 391～395, 2000.
11) Jordan, R.E. : Esthetic composite bonding. 1st ed., BC Decker, Toronto, 1986, 138.
12) 福島正義ほか：ラミネートベニア修復のための窩洞形成法の検討．日歯保存誌, 34 : 127～130, 1991.
13) 千田　彰編著：審美歯科 21．デンタルダイヤモンド, 東京, 2001, 16～19.

5　合着と接着
1) 総山孝雄, 岩本次男：燐酸亜鉛セメントの被膜厚と合着力．日歯材会誌, 5 : 25～27, 1961.
2) 上新和彦：リン酸セメントの研究（第 5 報）各種リン酸セメントの硬化過程における pH 変化について．歯理工誌, 6(10) : 12～17, 1965.
3) Iwamoto, T. : Study on the porosity in thin films of zinc phosphate cement. *Acta Odontol Scand*, 24(1) : 35～46, 1966.
4) Smith, D.C. : A new dental cement. *Br Dent J*, 125(9) : 381～384, 1968.

5) Wilson, A.D. and Kent, B.E.：A new translucent cement for dentistry. *Br Dent J*, 132(4)：133〜135, 1972.
6) 総山孝雄：新歯科用セメント．永末書店，京都，1977.
7) Silverstone, L.M. et al.：The acid etch technique. North Central Pub. Co., St. Paul, 1975.
8) 水沼 徹ほか：象牙質の化学的修飾と接着強さの関係－4-META/MMA-TBB系レジンの前処理象牙質への接着．歯材器，2(4)：446〜450, 1983.
9) Beech, D.R. and Bandyopadhyay, S.：A new laboratory method for evaluating the relative solubility and erosion of dental cements. *J Oral Rehabil*, 10(1)：57〜63, 1983.
10) 岩本次男，野村健一郎：りん酸亜鉛セメントの臨床テクニックと留意点，合着マテリアル＆クリニカルポイント．デンタルダイヤモンド増刊号，9(14)：28〜33, 1984.
11) 平澤 忠，平林 武：カルボキシレートセメントの特性，合着マテリアル＆クリニカルポイント．デンタルダイヤモンド増刊号，9(14)：34〜41, 1984.
12) 橋本弘一，俵着 勉：グラスアイオノマーセメントの特性，合着マテリアル＆クリニカルポイント．デンタルダイヤモンド増刊号，9(14)：50〜55, 1984.
13) 門磨芳則：歯科口腔領域のやさしい接着剤のはなし．書林，東京，1985.
14) 新田義人ほか：リン酸エステル系接着性レジンセメント・パナビアEXの各種表面処理された合金面に対する接着強さ．歯材器，4(3)：254〜266, 1985.
15) 勝山 茂ほか編：最新コンポジットレジン修復．デンタルダイヤモンド社，東京，1987.
16) Phillips, R.W. et al.：In vivo disintegration of luting agents. *JADA*, 114(4)：489〜492, 1987.
17) 長谷川二郎：合着材・接着材－その選択の鍵と取り扱いの要点．デンタルダイヤモンド，12(2)：14〜29, 1987.
18) 石川達也ほか編：標準保存修復学．第3版，医学書院，東京，1996, 265〜275.
19) 細田裕康：保存修復学各論．永末書店，京都，1989, 1〜14.
20) 勝山 茂ほか編：グラスアイオノマーセメント．デンタルダイヤモンド社，東京，1989.
21) 増原英一：歯科接着性レジンの基礎と臨床．上巻，クインテッセンス，東京，1992.
22) Craig, R.G.：Restorative Dental Materials. 10th ed., The C.V.Mosby Co. 1997, 172〜208.
23) 坪田有史ほか：接着性レジンセメントの初期の機械的強度，接着強さの研究．鶴見歯学，20(2)：425〜436, 1994.
24) 熱田 充，松村英雄：各種合着用セメントの特徴と最近の進歩．補綴臨床，27(1)：77〜86, 1994.
25) McLean, J.W. et al.：Proposed nomenclature for glass-ionomer dental cements and related materials. *Quintessence Int.*, 25(9)：587〜589, 1994.
26) 吉田圭一ほか：各種合着用セメントの諸性質．補綴誌，39(1)：35〜40, 1995.
27) Anusavice, K.J.：Phillips' science of dental materials. 10th ed., W.B.Saunders Co. Philadelphia, 1996, 555〜581.
28) 吉田圭一ほか：各種合着用セメントの諸性質．*DE*, 118：8〜19, 1996.
29) 島田康史ほか：合着用セメントの一般的性質と臨床的特徴について．*DE*, 118：20〜32, 1996.
30) 冨士谷盛興，新谷英章：新世代材料の「寵児」・グラスアイオノマーとは－その化学と発展の軌跡－．千田 彰編，デンタルダイヤモンド社，東京，1997, 12〜17.
31) 小玉尚伸：象牙質接着に関する研究－象牙質表面処理が接着性レジンセメントの接着性に与える影響について－．接着歯学，15(1)：1〜20, 1997.
32) 小松久憲：合着用セメント，私の選択(2)－合着用セメントは従来型GICで．*DE*, 137：11〜16, 2001.
33) 塩野英昭：最近の合着・接着材の特徴と使い分け 1. 臨床からの提言．日本歯科評論，62(8)：109〜122, 2002.
34) 入江正郎：最近の合着・接着材の特徴と使い分け 2. 基礎の視点から．日本歯科評論，62(8)：123〜128, 2002.
35) 日本接着歯学会編：接着歯学．医歯薬出版株式会社，東京，2002.
36) 田上順次ほか：レジンセメント「トクヤママルチボンド」の基礎的性能と臨床応用．日本歯科評論，62(2)：171〜176, 2002.

第6章　変色歯の処置

1) Goldstein, C.E. et al：Bleaching Vital Teeth：state of the art. *Quintessence Int*, 20：729〜737, 1989.
2) Goldstein, R.E. and Garber, D.A.：Complete Dental Bleaching. Quintessence Publishing Co., Chicago, 1995.
3) 久光 久，松尾 通編：改訂版　歯の漂白，デンタルフォーラム，東京，1997.
4) CRA Report：November, 2003.
5) 田上順次：「一度は試してみたい！ホワイトニング」補足．デンタルハイジーン，26(12)：1256, 2006.
6) Tyas, M.J. et al: Minimal intervention dentistry ― a review；FDI Commission Project 1-97：*Int Dent J*, 50(1)：1〜12, 2000.
7) 栗原洋一：歯牙の着色とその原因．歯界展望，35(1)：49〜54, 1970.
8) 片山伊九右衛門，中浦清人：歯科色彩の話．クインテッセンス出版，東京，1993, 100〜110.
9) 東光照夫，久光 久：漂白の理論と臨床テクニック．クインテッセンス出版，東京，2004.
10) 山口龍司ほか：松風ハイライトを用いた変色歯漂白法の臨床成績．日歯保存誌，40：204〜233, 1997.
11) 東光照夫ほか：Nite White ExcelTM を用いた有髄変色歯漂白法の臨床成績．日歯保存誌，41(6)：985〜1008, 1998.
12) McCaslin, A.J. et al：Assessing dentin color changes from nightguard vital bleaching. *JADA* 130：1485〜1490, 1999.
13) Titley, K.C. et al：Adhesion of composite resin to bleached and unbleached bovine enamel. *J Dent Res* 67：1523〜1528, 1988.
14) Torneck, C.D. et al：Adhesion of light-cured composite resin to bleached and unbleached bovine dentin. *Endod Dent Traumatol*, 6：97〜103, 1990.
15) Matis, B.A. et al：The efficacy and safty of a 10% carbamide peroxide bleaching gel. *Quintessence Int*, 29：555〜563, 1998.
16) 宮崎真至，小野瀬英雄：歯の漂白に関する現状と Evidence―その文献的考察（2）．歯科評論 62(7)：125〜134, 2002.

第7章　破折歯の処置

1) Andeasen, J.O. et al.：Textbook and Color Atlas of Traumatic Injuries of the Teeth. 3rd ed., Munkusgaad, Copenhagen, 1994, 151〜155.
2) 月星光博：外傷歯の診断と治療．クインテッセンス出版，東京，1998.
3) 山口正義ほか：歯牙破折の実態調査．岐歯学誌，16：517〜576, 1989.
4) 高津寿夫ほか：破折歯保存のための歯冠結紮固定法―技法の概要と歯冠・歯根破折歯への応用について―．接着歯学，7：45〜56, 1989.

第8章　知覚過敏の処置

1) 鈴木賢策：明解歯内療法学．第1版．永末書店，京都，1977, 42〜45.
2) 石川修二：象牙質知覚過敏症に関する臨床学的ならびに組織学的研究．口病誌，36(4)：278〜298, 1969.
3) 長田 保：小歯内療法学．第1版．学建書院，東京，1988, 46〜49.
4) 松本光吉ほか編：歯科用レーザーの臨床―疾患対応編―．歯界展望別冊，1995, 5〜18.
5) 加藤純二，篠木 毅：知覚過敏に対する最新の治療法―各種レーザーの比較検討．歯界展望，98：1224〜1228, 2001.

第9章　顎関節症の処置

1) Okeson, J.P. 編（藤井弘之，杉崎正志監訳）：口腔顔面痛の最新ガイドライン．クインテッセンス出版，東京，1997.
2) 森本俊文ほか編：顎関節症入門．医歯薬出版，東京，2001.
3) 日本顎関節学会編：顎関節症診療に関するガイドライン．日本顎関節学会，東京，2001.

4) 日本顎関節学会編：顎関節症．永末書店，京都，2003．
5) 日本学術会議咬合学研究連絡委員会編：咬合と顎関節症，咬合因子をどのように捉えるか．日本学術会議咬合学研究連絡委員会，東京，2004．
6) 日本歯科心身医学会編：歯科心身医学．医歯薬出版，東京，2003．
7) 石川　忠，小林義典：顎関節部側方位X線規格写真による顆頭位の診断に関する臨床的研究．歯学，72：493～540，1984．
8) 小林義典：日常臨床での咬合の与え方．栃木県歯科医学誌，53：119～128，2001．

第10章　術後管理
1) Keyes, P.H. : Recent Advances in dental caries research, bacteriology, bacteriological findings and biological implications. *Int Dent J*, 12(4): 443～464. 1961.
2) Newbrun, E. : Cariology. Williams & Wilkins, Baltimore, 1978.
3) 久保至誠ほか：コンポジットレジンならびに鋳造修復の生存率．日歯保存誌，44(5)：802～809，2001．
4) 石橋寛二ほか：クラウンブリッジ補綴学．第3版，医歯薬出版，東京，2004．
5) American Dental Association: Caries diagnosis and risk assessment, A review of preventive strategies and management. *JADA*, 126 Suppl:1S-24S, 1995.
6) National Institute for Health and Clinical Excellence: Dental recall, Recall interval between routine dental examinations. NICE website (www.nice.org.uk/CG019NICEguideline), 1～38, 2004.

第11章　歯の硬組織疾患診療システム
1) 千田　彰ほか：保存クリニカルガイド．医歯薬出版，東京，2003，331～365．
2) 安田　登，細見洋泰編：現代の治療指針．クインテッセンス出版，東京，2003，86～227．
3) 熊谷　崇ほか：クリニカルカリオロジー．医歯薬出版，東京，1996，1～259．
4) 松下博宣：クリティカルパス実践ガイド．ケアブレインズ編，医学書院，東京，1999，1～365．
5) 名郷直樹：EBM実践ワークブック―よりよい治療をめざして．南江堂，東京，2001，1～208．
6) 林　茂：わかりやすいPOS．小学館，東京，1995，1～143．
7) Brunton, P.A. : Decision-Making in Operative Dentistry. Quintessence Publishing Co., London, 2002, 1～98.
8) Pitts, N.B. : Diagnostic tools and meseasurements-impact on appropriate care. Community Dent. *Oral Epidemiol*, 25：24～35, 1997.
9) 石川　明，芳賀浩昭：ナラティブに基づいたデンタルコミュニケーション．クインテッセンス出版，東京，2006，1～157．
10) Kohn, W.G. et al（池田正一編訳）：歯科臨床における院内感染予防ガイドライン．厚生労働省エイズ対策研究事業，横浜，2003，1～104．

和文索引

あ

アーカンソー砥石　96
アイボリー型　143
アイボリーのシンプルセパレーター　140
アウトカム　367
アドヒーシブ　160
アドヒーシブシステム　162
アパタイト　12, 68
アブフラクション　30, 38, 365, 379
アブレーシブポイント　101
アマルガム　124, 206
アマルガム窩洞　105
アマルガム合金　209
アマルガム修復　4, 206
アメロゲニン　8
アルジネート印象材　233
アルミノシリケートガラス　152
アングルフォーマー　95
アンダーカット　207
アンテリアガイダンス　19
アンレー窩洞　231
亜鉛イオン導入法　337
悪習癖　365
圧縮強さ　13, 41, 292, 295, 298, 301, 305
軋轢音　344
安定形態　113
暗黙知　367

い

イオン導入法　337
イオン反応　297
イスムス　264
イニシャルプレパレーション　136
インピーダンス測定　61
インフォームド・コンセント　26, 44, 46, 55, 84, 377
インベストメントマトリックス法　270
インレー窩洞　105, 118
インレー修復　40, 130
インレーバー　99
インレーワックス　240
医学的問題　56

易感染性宿主　131
異常機能　342
椅子　48
鋳巣　250
一次齲蝕　79
一次結合　113, 287
1面窩洞　105
1級窩洞　106, 214, 229
遺伝性疾患　314
鋳肌あれ　250
鋳バリ　250
医療安全管理　381
医療面接　55
色合わせ　177
印象採得　232, 270, 284
咽頭相　25
院内感染　132, 381

う

ウィットロカイト　76
ウイルス性肝炎　133
ウィルソンの彎曲　22
ウェッジ　170
ウェットテクニック　212
ウェットボンディング法　162
ウォッシャーディスインフェクター　131
ウッドポイント　253
ウレタンジメタクリレート　150
齲窩　59, 66, 77, 85
　——の開拡　44
齲蝕　26, 66, 85, 363, 366, 371
　——の好発年齢と性　28
　——の好発部位　28
　——の進行　76
　——の病因論　66
　——の分類　78
　——の予知　70
齲蝕円錐　27, 76, 109
齲蝕活動性試験　70
齲蝕感染歯質　129
齲蝕原因菌　66
齲蝕検知液　44, 90, 91
齲蝕歯質溶解, 除去システム　104
齲蝕症　38

　——1度　79
　——2度　79
　——3度　79
齲蝕象牙質　77, 89, 103
　——の識別　89
齲蝕象牙質外層　77, 89, 90
齲蝕象牙質内層　78, 89
齲蝕病巣　26, 77
　——の除去法　86, 90
齲蝕予防法　357
齲蝕罹患歯質　86
齲蝕リスク　70
齲蝕リスク検査　64
内開き形　114

え

エアタービン　97
エアブレーシブ　102
エキシマレーザー　102
エキスカベーティングバー　99
エチルシリケート埋没材　244
エチレンオキサイドガス滅菌法　132
エックス線検査　61
エックス線装置　50
エッチャント　159
エッチング　159
エッチングエージェント　159
エッチングボンディングシステム　161
エナメリン　8
エナメル芽細胞　6, 32
エナメル器　6
エナメル質　8, 16
エナメル質齲蝕　26, 27, 68, 76, 77, 78, 85
エナメル質窩洞　104
エナメル質形成不全　31
エナメル質減形成　181
エナメル質表層　77
エナメル質壁　107
エナメル小柱　8, 76, 118
エナメル生検法　71
エナメル叢　8
エナメル象牙境　8, 27
エナメル滴　33
エナメル葉　8

エラストマー印象材　234
エリオットのセパレーター　140
エルビウムヤグレーザー　102
永久歯齲蝕　79
衛生的手洗い　134
塩化亜鉛　335
塩化ストロンチウム　336
嚥下　23, 25
──の3相　25
円形穿下　116
遠心鋳造　247
円錐歯　33, 39
円錐台　242

お

オーディナリーホウ　94
オートマチックマレット　253
オートマトリックス　169
オーバーフィリング　352
オーラルヘルスプロモーション　72
オールインワンアドヒーシブ　163
オールインワンアドヒーシブシステム　162
オールドセラミックス　266
オキシガード　306
オキシバリア　306
オゾンガス　86
凹隅角　108
横溝　115
温度診　60
温熱刺激　60
温熱刺激誘発痛　123
音波切削　103

か

γ 相　210
γ_1 相　210
γ_2 相　210
カーバイドバー　98, 100
カーボランダムポイント　101, 252
ガイドグループ　284
ガス圧鋳造　247
カラベリー結節　33
カリエスメーター　61
カリエスリスク　363

カリエスリスク判定　373
カリエスリスク分類ガイドライン　356
カリオグラム　71
カリオスタットテスト　71
カリオロジー　66, 362
カリソルブ　92, 104
カルシウム溶解性試験　70
ガルバニーショック　213
ガルバニー電流　213, 219
ガルバニー疼痛　124, 213, 254, 355
ガルバニックアクション　124
カルボキシレートセメント　125, 293
ガンタイプ光照射器　166
カントゥア　146
カンファーキノン　153
加圧加熱重合タイプ　258
加圧鋳造　247
外エナメル上皮　6
外縁上皮　15
外形線　109
外傷性破折　32
外側性窩洞　105
階段　114, 227
回転切削器械　48
回転切削器具　98, 169
回転速度　98
界面活性剤　242
改良加熱膨張法　245
窩縁隅角　118
窩縁形態　118, 175, 201, 208, 228
窩縁斜面　119, 228
火炎滅菌　131
下顎安静位　19
化学結合　287
化学重合型コンポジットレジン　156
化学重合型レジンセメント　304
化学重合方式　153
下顎前方整位型　349
化学的安定性　42
化学的接着性　43
化学的プラークコントロール　75
化学的溶解　103
下顎頭位　343
寡菌層　77

角形穿下　115
隔壁　202
隔壁調整　215
隔壁法　143
過酸化水素　322
過酸化尿素　322
過酸化ベンゾイル　153
可視光線励起蛍光定量法　63
過剰歯　35
過剰填塞　352
家族歴　57
型ごと埋没法　245
顎骨　18
褐色斑　77
褐線　352
滑走運動　20
窩底　107
窩底象牙質厚径　122
窩洞　104, 277
──の清掃　119
──の分類　104
窩洞外形　109, 175, 200, 207, 227
窩洞狭窄部　264
窩洞形成　45, 178, 200, 214, 220, 269
窩洞歯面隅角　118
窩洞辺縁　111
顆頭位　343
加熱加圧法　271
加熱膨張　249
化膿性歯髄炎　123
仮封　270
下部鼓形空隙　16
窩壁　107
──の処理　123
過ホウ酸ナトリウム　322
加齢　16
簡易防湿法　137, 139
管間象牙質　10, 76, 120
還元帯　246
患者指導　358
管周象牙質　10, 120
環状齲蝕　78
緩徐歯間分離（法）　140, 177
緩徐歯肉排除法　143
緩徐排除（法）　141, 178

感水　196, 296, 299
関節円板障害　341, 345
間接歯髄覆罩　88, 127
間接修復　40, 223
間接覆髄法　88, 127
間接法　232, 283, 284
関節包・靭帯障害　341, 346
感染形式　132
感染経路　132
感染経路対策　134
感染歯質　178
完全破折　32, 332
感染予防　130
感染予防対策　134
寒天-アルジネート連合印象　234
寒天印象材　232
管内象牙質　17
乾熱滅菌　131

き

キシリトール　75
キセノン光照射器　167
キャスタブルセラミックス　267
キャド　272
キャム　272
既往歴　56
機械的性質　41
危機管理　381
椅座位　47
器材消毒方法指針　135
基礎データ　370
機能的咬合系　18
基本の保持形態　114, 227
吸引鋳造　247
臼後結節　33
臼後歯　35
臼歯1級修復　182
臼歯の破折　332
臼歯部用コンポジットレジン　156
球状合金　209
球状バー　99
吸水膨張　248
給水埋没法　245
急性齲蝕　27, 78, 79, 87, 89
急性外傷　84

急性根尖性歯周炎　85
急性歯髄炎　85
鳩尾形　114, 227
臼旁結節　33
臼傍歯　35
頰（側）面窩洞　104
仰臥位　47, 51
鏡視法　52
局所麻酔法　144
棘突起　33
鋸歯状バー　99
巨大歯　33, 39
亀裂　32, 39, 328
銀アマルガム　208
緊急処置　84
金銀パラジウム合金　226
金合金　224
銀合金　226
金修復窩洞　118
金属味　355
金属アレルギー　214
金属アレルギー検査　64
金属接着性　199
金属接着プライマー　310
金属鋳造体　125
金箔修復　3

く

クオーツ　151
グラスアイオノマーセメント　124, 125, 187, 296, 337
グラスアイオノマーセメント修復　187, 194
グラスポリアルケノエートセメント　296
クランプホーセップス　138
クリープ　42, 212
グリーンルージュ　252
クリック　345
クリティカル（クリニカル）・パス　367, 371
グループファンクションドオクルージョン　21
グルコースクリアランステスト　70
クレオイドエキスカベーター　95

クレビス　353
クレピタス　344
クローズドロック　345
くさび状欠損　29, 182, 201
くさび分離型のセパレーター　140
隅角　108
空気圧鋳造　247
空気感染　132
空気遮断材　304

け

ケイリン酸セメント　125
形成不全歯　39
経皮感染　134
外科的切除法　142
外科的排除法　178
外科療法　349
結合力　113
牽引型のセパレーター　140
嫌気性硬化　306
限局矯正　137
減形成　31
検査　44, 54, 357
検査法　57
検査用器具　57
犬歯誘導咬合　21
原生象牙質　10
原発性齲蝕　27, 79
現病歴　56
研磨　46, 148

こ

コードレスタイプ光照射器　166
コーピング　276
ゴットリーブ法　335
コバルトクロム合金　226
コロイダルシリカ　151
コロイダルシリカ埋没材　244
コンダクタータイプ光照射器　166
コンタクトポイント　147
コンタクトレンズ効果　279
コンディショナー　233
コントラ　97
コントラクションギャップ　171, 257
コンピュールタイプ　158

397

コンポジット系レジンセメント　304
コンポジットレジン　149, 256
コンポジットレジンインレー修復　256
コンポジットレジン窩洞　105
コンポジットレジン間接法ベニア　283
コンポジットレジン修復　149
コンポジットレジン修復窩洞　175
コンポジットレジンベニア　282
コンポマー　189
コンポマー系セメント　307
溝　115, 227
高圧蒸気滅菌　131
抗齲蝕作用　298
口蓋（側）面窩洞　104
口蓋側壁　107
口顎顔面痛　341
光学走査法　273
硬化時間　290, 294
硬化象牙質　17
硬化膨張　248
合金水銀比　216
口腔環境　81
口腔顔面痛　341
口腔清掃　72, 81
口腔相　25
口腔内消毒　176
咬合　18
　──の異常　342
咬合圧　112
咬合異常　37
咬合検査　64, 146, 176
咬合採得　238
咬合状態　82
咬合接触　22
咬合調整　136
咬合痛　354
咬合平面　22
咬合面　15
　──の形態　146
咬合面齲蝕　78
咬合面窩洞　104
咬合面壁　107

咬合療法　349
咬合力による破折　327
咬合彎曲　22
拘止形態　113
硬質レジンベニア　282
硬組織関連疾患　26
硬組織欠損　85
硬組織疾患　26, 361
硬組織の切削　93
合着　113, 287
合着・裏層用セメント　125
合着材　287
合着法　252
後天性免疫不全症候群　134
硬度　42
高銅アマルガム　208, 211
高銅アマルガム合金　209
光導型くさび　144
咬頭嵌合位　19, 37
咬頭干渉　38
咬頭傾斜　15
咬頭隆線　111
高分子被膜　338
後方滑走運動　20
咬耗　16, 31
咬耗歯　185
咬耗症　38, 378
咬翼法　61
高齢者齲蝕　79
5級窩洞　107
5級修復　180
鼓形空隙　16, 146
骨塩量　18
古典的化学細菌説　66
固有歯槽骨　15
混汞　216
混合型合金　209
混合型高銅合金　209
混汞比　216
根尖性歯周炎　123
混濁層　77
根面齲蝕　27, 78, 181
根面窩洞　104
根面形態　106

さ

サービカルフェンス　181
サブベース　128
サブマイクロフィラー　152
サブマイクロフィラー型コンポジットレジン　155
サマリー　371
サンドイッチテクニック　129, 204
サンドブラスター　249
座位　51
細管栓子　121
再植　330
再石灰化　68, 77, 78, 79, 85
再石灰化処置　85
再石灰化層　26
最大豊隆部　110
再発性齲蝕　28, 112, 351
細胞性セメント質　12
作業模型　238, 270
削片状合金　209
酸−塩基反応　297
酸洗い　249
酸化亜鉛クレオソートセメント　130
酸化亜鉛ユージノールセメント　130
三角隆線　19
暫間インレー　143
暫間クラウン　143
暫間的間接歯髄覆罩　127
暫間的間接覆髄法　127
3級アミン　153
3級窩洞　106
3級修復　183
酸蝕症　38, 181
酸処理　159, 174
酸処理材　159
酸性度　295

し

シーラント　85
シェードテイキング　28, 177, 270
シャーピー線維　12, 14
シャンファー　106
シュウ酸カリウム法　336
ショートベベル　119
ショルダー　106

シラン・ボラン処理　153
シランカップリング剤　153, 310
シランカップリング処理　271, 286, 310
シリカ　151
シリカゾル系埋没材　244
シリケートセメント　124
シリコーンポイント　101, 252
シリコーンラバー印象材　235
シリンジタイプ　157
ジルコニアシリカ　152
ジンジバルマージントリンマー　95
仕上げ　46, 148
仕上げ・研磨用具　148
仕上げバー　99
紫外線殺菌灯　131
自家感染　133
歯科保存学　1
歯科用 CAD/CAM 装置　272
歯科用キャビネット　50
歯科用治療椅子　47
歯科用漂白剤　322
歯科用ピンセット　59
歯科用ユニット　47
歯科用レーザー　339
歯間距離　146
歯冠形態　146, 147
歯間鼓形空隙　110
歯冠–歯根破折　330
歯冠破折　32, 328
歯冠部齲蝕　78
歯冠部窩洞　104
歯間分離　177
歯間分離器　58
歯間分離法　140
歯冠崩壊度　82
歯冠豊隆　146
歯間離開　39
色調不良　352
軸（側）壁　107
歯型可撤式模型法　239
歯頸部齲蝕　78, 91
歯頸部知覚過敏　36
歯型分割式模型法　239
歯垢　67

歯垢染色液　73
歯根破折　32, 330
歯根膜　14, 18
歯式　65
支持歯槽骨　15
歯質接着　159
歯質接着性　197
歯周疾患　37, 354
歯周靱帯　14
歯周組織　14, 83
自浄域　110
自浄作用　29, 75
歯小嚢　6
視診　57
歯髄　61, 83
　　——の生死鑑別法　61
歯髄為害性　197
歯髄炎　26, 145
歯髄刺激　120, 124, 147
歯髄刺激性　174, 292, 298, 301
歯髄疾患　36
歯髄充血　123
歯髄傷害　120, 127
歯髄診断　60
歯髄電気診　61
歯髄電気診断器　62
歯髄保護　127, 129, 178, 215
歯髄保護効果　130
歯槽骨　15
支台歯　105, 277
支台築造　186, 204, 255
失活法　145
実質欠損症　38
執筆状把持　54
歯堤　6
歯内歯　34
歯肉　15
歯内性肉芽腫　315
歯肉排除　178
歯肉排除法　141
歯乳頭　6
歯胚　6
自発痛　87, 122, 123
歯面処理　202, 302, 303
歯面清掃　136, 176

歯面の表示法　66
視野　51
社会的手洗い　134
若年性齲蝕　79
射出成形法　267
斜切痕　33
斜断遊離エナメル質　109
煮沸消毒　131
車輪状バー　99
習慣性摩耗　29
縦溝　115
重合開始剤　150, 153, 259
重合促進剤　150, 153, 259
収縮孔　250
修復　45
修復材　3, 124
修復システム　127
修復時の留意点　130
修復処置　338
修復象牙質　10, 88
修復物脱落　112
修復物の体部破折　352
修復物の脱落　353
修復物の摩耗　353
修復物辺縁　111
修復用コンポジットレジン　124
修復用セメント　124
従来型アマルガム　210
従来型アマルガム合金　209
従来型グラスアイオノマーセメント　189
樹脂含浸層　160
樹脂含浸象牙質　160
酒石酸　193
主訴　56
術後管理　351
術野隔離　214
術野の隔離法　137
手用切削器具　94
手用切削器具把持法　54
純チタン　226
小窩　116
上下顎臼歯対合関係　20
小窩裂溝齲蝕　27, 28, 76, 78
小窩裂溝窩洞　105

399

小窩裂溝の予防拡大　110
衝撃値　41
鐘状期　6
掌衡把持　54
消毒　130
消毒剤　132, 135
上部鼓形空隙　16
情報収集　370
消耗性疾患　365, 366, 378
初期齲蝕　67, 85
初期エナメル質齲蝕　58, 77
初期計画　370
職業感染　133
職業的口腔習癖　342
職業的摩耗　29
触診　58, 59
食道相　26
食片圧入　31, 354
除痛法　144, 145, 176, 268
歯列不正歯　39
唇・頰側面の予防拡大　110
唇（頰）面の形態　146
真空埋没法　245
人工象牙質　130
人工的齲窩　58
浸潤麻酔法　144
侵蝕　30
侵蝕症　38, 181
親水性付加型シリコーンラバー印象材　236
診断　44, 54
診断計画　371
審美的要因　83
刃部　93
診療環境　381
診療システム　361, 382
診療姿勢　51
診療スタッフ　379
診療設備　47

す

スケーリング　37
スタビリゼーション型スプリント　347
スタンダードプレコーション　134, 381
スチールバー　98, 99
ステップ　227
ストッピング　143
ストリップス　203
ストレート　94
ストレートチゼル　94
ストレートベベル　176
ストロンチウムガラス　152
スナイダーテスト　70
スピーの彎曲　22
スプーンエキスカベーター　59, 95
スプリント　365
スプリント療法　347
スプルー　241
スプルー線植立　241
スミヤー層　120, 121, 159
スライスカット　229
スリーウェイシリンジ　48
髄下壁　107
水銀　219
水晶　151
水蒸気圧鋳造　247
髄側壁　107
水素結合　288
垂直歯根破折　331
垂直打診　60
水道水のフッ素化　85
水平歯根破折　330
水平打診　60
3ステップシステム　161

せ

セミハイブリッド型コンポジットレジン　155
セメント芽細胞　6
セメント質　12
セメント質齲蝕　78
セメント修復の歴史　4
セラミック　263
セラミックインレー修復　263
セラミックス修復の歴史　4
セラミックスベニア　282
セルフアドヒーシブレジンセメント　307
セルフエッチングプライマー　163

セルフエッチングプライマーシステム　161
セルフケア　73, 358
セルフプライミングアドヒーシブシステム　162
生活反応層　77
静菌性　42
成形修復　40
正常歯冠色　313
星状網細胞　6
精神鎮静法　145
精神的心理的問題　56
生体親和性　43, 298, 301
正中歯　35
制腐性　42
生物・化学的性質　42
石英　151
積層1回印象法　237
積層2回印象法　237
積層填塞法　156
舌（側）面窩洞　104
石灰化　8
石灰化不全　31
石膏系埋没材　243
接合修復　129
切削器械に関する歴史　5
切削装置　122
切削被害　121
切削力　98
接触感染　132
接触点　16, 110, 146, 147
接続部　93
切端壁　107
接着　287
接着アマルガム　220
接着材　160, 287
接着再建再植術　330, 332
接着修復　86
接着処理　220
接着性　295, 298, 300, 305
接着性修復　41
接着性レジン　337
接着性レジンセメント　302
接着メカニズム　163
穿下　115, 207

線角 108
穿下性齲蝕 78
穿下遊離エナメル質 109
先駆菌層 77
穿掘性齲蝕 78
尖形裂溝状バー 99
前歯舌面1級修復 182
前歯の破折 328
前歯部用コンポジットレジン 155
洗浄滅菌法 131
前処理 159
前処理材 159
全身疾患 83
全身状態 83
全人治療 54
全身麻酔法 145
選択削合 136
先端裂溝状バー 99
穿通性齲蝕 78
全部鋳造冠 254
前方滑走運動 20
専門家による機械的清掃 73
専門的の歯面清掃 359

そ

ソープ 371
早期接触 38
象牙芽細胞 6, 9, 10
象牙芽細胞突起 10
象牙細管 9, 76, 77, 120
象牙質 9
象牙質・歯髄複合体 10, 17
象牙質齲蝕 26, 76, 77, 78, 87
象牙質改質材 160
象牙質窩洞 104
象牙質コーティング 269
象牙質知覚過敏 36, 335
象牙質壁 107
挿入埋没法 245
即時歯間分離 140, 177
即時歯肉排除法 141
即時排除 141, 178
側頭下顎障害 341
側方滑走運動 21
咀嚼 23

咀嚼圧 112
咀嚼筋障害 341, 345
咀嚼系 18
咀嚼時痛 122
咀嚼能率 15
咀嚼不全 85
疎水結合 288
塑性変形 212
外開き 228
外開き形 114

た

ターナーの歯 32
ダイアグノデント 63
ダイヤモンドポイント 101
ダイレクトアプリケーションシリンジタイプ 158
ダイレクトベニア 282
ダイロックトレー 239
ダウエルピン 239
タンニン・フッ化物合剤 336
帯環効果 334
対合歯 82
第三象牙質 10, 17, 76
代謝異常疾患 314
第二象牙質 10, 17
多因子性疾患 54, 69
唾液 69
唾液緩衝能 68, 70
唾液流出量 70
多菌層 77
打診 59, 123
打診音 60
打診不快感 122
脱灰 77, 78
単一型高銅合金 210
単一埋没法 245
炭酸ガスレーザー 101
単純窩洞 105
単純歯冠破折 328
単純性歯髄炎 123
単純埋没法 245
探針 58
弾性係数 298
弾性限 42

弾性率 42

ち

チオコールラバー印象材 234
チゼル 94
チタン合金 226
チャンネルスライス式窩洞 229
チンクライ 217
知覚過敏 33, 39, 335, 354
知覚過敏症 84
築盛・焼成法 266
着色 35, 77, 85, 87, 89
中間層細胞 6
中心結節 33
鋳巣 250
鋳造 245
鋳造欠陥 250
鋳造収縮 248
鋳造修復 223
鋳造法 246
鋳造用金属 224
鋳造リング 242
中立の質問 56
稠度 291, 294
直接金修復 40, 222
直接修復 40, 149
直接覆髄 129
直接法 232, 283
直接法コンポジットレジンベニア 278
治療期間 83
治療計画 44, 81
治療方針 84, 363

て

ディスク 101
ディスコイドエキスカベーター 95
テーパー 260
テーパードフィッシャーバー 99
テトラサイクリン系薬剤 315
テトラサイクリン系抗生物質 35
デュアルキュア型コンポジットレジン 157
デュアルキュア型レジンセメント 304
デンタルフロス 59

デンタルミラー　58
デンテイトバー　99
デンティナルプラグ　120, 121
デンティンプライマー　160
デンティンプライミング　160
低温プラズマ滅菌法　132
抵抗形態　117, 175, 200, 207, 228
挺出　330
適合状態　59
転位歯　39
展延性　42
点角　108
添加元素　225
電気エンジン　96
電気抵抗値　61
伝達麻酔法　145
電動歯ブラシ　74

と
トッフルマイヤー型保持装置　143
トッフルマイヤー型リテーナー
　　143, 169, 215
ドライテクニック　212
トリエチレングリコールジメタクリ
　　レート　150
トリプルアングル　94
トリミング　148
ドリル　99
トルーのセパレーター　140
トルク　98
トンネルテクニック　205
倒円錐形状バー　99
頭蓋下顎障害　341
陶材焼成体　125
透照診　61
動水力学説　11, 335
透明層　77, 90
透明象牙質　90
透明マトリックス　144
動揺度　60
毒性　42
突起　250
凸隅角　108

な
ナイフエッジ　106
ナノリーケージスペース　164
なめられ　250
内エナメル上皮　6
内縁上皮　15
内側性窩洞　105
内部吸収　315
軟化象牙質　89

に
ニッケルクロム合金　226
ニューセラミックス　266
2級窩洞　106, 208, 214, 229
2級単純修復　184
2級複雑修復　184
二次齲蝕　27, 28, 79, 110, 147, 351
二次結合　113, 288
二重埋没法　245
2数字法　65
乳酸桿菌　66
乳酸桿菌数測定試験　70
乳歯齲蝕　79

ぬ
ヌープ硬度　13
ぬれ性　289

ね
ネオジウムヤグレーザー　101
熱膨張係数　298
捻転歯　39
捻髪音　344

は
バー　98
バーニッシャー　99, 216
バーニッシュ　128, 338
バーニッシング　128
バイアングル　94
バイオフィードバック療法　346
バイオフィルム　67, 68
ハイドロキシアパタイト　8, 9, 68, 76
ハイブリッド型コンポジットレジン
　　155

ハイブリッドセメント　299
ハインリッヒの法則　381
パシュレー法　336
パッカブルコンポジットレジン　157
ハッチェット　94
ハッチンソン歯　34
バットジョイント　176, 260, 265
パラホルムアルデヒド　336
バランシングコンタクト　22
バリ　250
バリウムガラス　152
ハロゲン光照射器　166
ハンター・シュレーゲル条　8
ハンドピース　53, 96, 97
背圧多孔　250
媒介物感染　132
破壊靱性値　305
歯ぎしり　342
白濁　85, 296
白斑　77
箱形　114
箱形窩洞　230
把持形態　113
把持法　53
破折　32, 39, 327, 352
破折歯　327
破折歯症候群　334
発光ダイオード　166
抜髄　339
歯の形態・位置異常　185
歯の形態・形成異常　33
歯の形態異常　39
歯の構造　6
歯の発育異常　26
歯ブラシ　73
歯ブラシ摩耗　29
把柄　93
針刺し事故　134, 135
斑状歯　32, 315
反応性象牙質　10

ひ
ビスフェノールA　150
ヒト免疫不全ウイルス　133
ピン　116

ピンクスポット　315
非齲蝕性歯頸部欠損　30
光重合-加熱重合タイプ　258
光重合-光重合タイプ　258
光重合型コンポジットレジン　156,
　158
光重合方式　153
光照射器　165
引け巣　250
微生物　120, 126, 132
非接着性修復　41
引張り強さ　41, 298, 301
非病原性微生物　131
被覆形窩洞　105
被覆把持形態　116
被膜厚さ　291, 294, 298, 305
病原性微生物　131
表在性齲蝕　78
標準稠度　291
標準的予防処置　381
標準予防対策　134
表層　77
表層下脱灰層　26
表層下脱灰病巣　77
病巣体部　77
病的破折　32
漂白　33, 317
漂白処置法　318
表面処理材　305
表面麻酔法　144
病歴　55
日和見感染症　131, 134
平頭裂溝状バー　99
疲労　41

ふ

ファイバーポスト　170, 256
ファインカット合金　209
ファインセラミックス　266
ファンデルワールス力　113, 288
フィッシャーシーラント　204
フィニッシング　148
フィラー　150, 259
フィラー表面処理剤　150, 153
フールニエの歯　34

フェリアの窩渦　222
フェリアのセパレーター　140
フェルトホイール　252
フッ化ジアンミン銀　336
フッ化ナトリウム　336
フッ化物　192
フッ化物イオン　68
フッ化物徐放性　306
フッ化物塗布　85
フッ素　315
フッ素イオン　16
フッ素イオン導入法　337
フッ素症歯　315
フッ素徐放性　198
フッ素の取り込み　198
プラーク　67, 71, 72, 120
プラークコントロール　72, 85, 137
プライマー　160
プライミング　160
ブラキシズム　342
フラックス　246
ブラッシング　73
フルベベル　119
フロアブルコンポジットレジン
　157, 354
フロー　42
ブローパイプ　246
ブローホール　250
フロッシング　73
ブロットドライ　301
プロトスタイリッド　33
プロピレングリコール液　90
プロフェッショナルケア　73, 74, 358
不完全破折　32, 332
複雑窩洞　105
複雑歯冠破折　329
副歯型法　238
覆髄　201
不潔域　29, 110, 146
物理的性質　42
物理的プラークコントロール　73
不透明層　77
噴射切削　103

へ

ベイルビー層　251
ベース　128, 186, 204
ベースレジン　150, 259
ベニア修復　278
ヘルトウィッヒ上皮鞘　6
ペングリップ法　53
平滑面齲蝕　27, 76, 78
平滑面エナメル質齲蝕　77
平滑面窩洞　105
辺縁性歯周炎の急性増悪　85
辺縁性二次齲蝕　28, 351
辺縁の形態　146
辺縁の不適合　352
辺縁封鎖性　124
辺縁隆線部　16
辺縁漏洩　147, 171
便宜形態　118, 175, 201, 208, 228
変形性関節症　342, 344
変色　16
変色歯　35, 39, 186, 313
偏心位　37
偏心投影法　328

ほ

ホイール　101
ポイント　98, 100
ホウ　94
ポーセレン　263
ポーセレンインレー　263
ポーセレン焼成用炉　266
ポーセレンファーネス　266
ポーセレンベニア　282
ホームケア　358, 377
ポスト　106, 116
ホットスポット　251
ポリアシッド添加型コンポジット系
　レジンセメント　307
ポリアルケノエートセメント　187
ポリエーテルラバー印象材　237
ポリサルファイドラバー印象材　234
ホワイトアブレーシブポイント　101
ホワイトニング　317
ホワイトポイント　252
ホワイトマージン　172

ボンディング　160
ボンディングエージェント　160
ボンディング材　124, 160, 174
ポンプ作用　354
崩壊層　77
防湿・術野隔離　177
防湿法　137
帽状期　6
保持形態　112, 114, 175, 200, 207, 227
補修修復　186
拇掌把持　54
補助的保持形態　114, 227
保存修復学　1

ま

マイクロアブレージョン　325
マイクロカット合金　209
マイクロフィラー　152
マイクロモーター　73, 96
マクロフィラー　152
マクロフィラー型コンポジットレジン　154
マトリックス　169, 202
マトリックスレジン　150
マニキュア　325
マラッセ上皮遺残　14
埋没　241
前準備　44, 176
曲げ強さ　41
麻酔診　63
摩耗　29
摩耗症　38, 378
摩耗性　42
慢性齲蝕　27, 78, 79, 87

み

ミュータンスレンサ球菌　66
ミュータンスレンサ球菌数測定　70
ミラーテクニック　52
ミリング法　273, 276
味覚異常　355
三つの輪　69

む

ムーンの歯　34

無機水銀　219
無細胞セメント質　12
無髄歯　35, 39
無髄変色歯の漂白法　318

め

メタルインレー　223
メタルインレー修復　4, 223
メタルインレー修復窩洞　227
メチルメタクリレート系接着性レジンセメント　302
メンテナンス　37, 46, 351
滅菌　130
滅菌消毒装置　50
免疫域　29
綿糸による排除法　141

も

モンソンカーブ　22
模型検査　63
物語と対話に基づく医療　369
問診　55
問題志向型診療記録　1
問題志向型診療システム　1, 44, 81, 370
問題リスト　370

や

薬液溶解　103
薬物療法　346
薬歴　57

ゆ

ユニット　47
有機酸　67
有機複合フィラー　152
融合歯　33
有歯顎者　18
有髄歯（生活歯）の漂白法　319
誘発痛　122
遊離エナメル　8
遊離エナメル質　31, 32, 109
湯境い　251
湯だまり　241
癒着歯　33

湯道　241

よ

ヨルゲンセン窩洞　231
溶解性　301
溶解度　292, 295, 299
要観察歯　79
要約　371
四つの輪　69
予防拡大　110
予防保全　351
4級窩洞　107
4級修復　183

ら

ライニング　128, 204, 242
ラウンドベベル　176
ラシュコフの神経叢　12
ラバーダム　214
ラバーダムクランプ　138
ラバーダムナプキン　138
ラバーダムパンチ　138
ラバーダム法　137, 177
ラバーダム防湿法　137
ラバーダムホルダー，フレーム　138
ラバーダム用器具　138
ラミネートベニア　324
ラミネートベニア修復　278
蕾状期　6

り

リコール　46
リコールシステム　355
リスクマネジメント　381
リチャージ　198
リバースカーブ　117, 208
リン酸亜鉛セメント　125, 289
リン酸塩系埋没材　244
リン酸カルシウム塩　78
理学療法　346
罹患歯質　44, 59
罹患象牙質　27
理工学的性質　41
裏層　128, 129, 215, 242
裏装　128

裏層用セメント　204
隣在歯　82, 146
隣接接触状態　60
隣接面　16, 140
　──の形態　146
　──の予防拡大　110
隣接面齲蝕　16, 59, 63, 78
隣接面窩洞　104

る

ルートプレーニング　37

れ

レイヤリングテクニック　156
レーザー　101
レーザー蛍光強度測定　63
レーザー走査法　273
レーダーチャート　71
レギュラーカット合金　209

レジンインプレグネーションテクニック　172, 353
レジンコーティング　261, 269
レジン修復の歴史　4
レジン接着システム　159
レジンセメント　126
レジンダイレクトベニア　278, 282, 284
レジンタグ　159, 163
レジン添加型グラスアイオノマーセメント　188, 193, 299
レジンモノマー　160
レッチウス条　77
レッチウスの線条　8
冷刺激　60, 122
冷刺激誘発痛　123
連合（積層）印象法　232
練成修復　40

ろ

ロストワックス鋳造法　223
ロストワックス法　267
ロングベベル　119
ろ過滅菌法　131
老年者齲蝕　79
露髄　88, 328
6級窩洞　107

わ

ワックスパターン　240
ワックスパターン調整法　240
ワックスパターン膨張埋没法　245
ワンステップ接着システム　162
ワンステップ接着性レジンセメント　307
矮小歯　33, 39

欧文索引

10-3 処理液　302
10-methacryloyloxydecyl dihydrogen phosphate　161
11-methacryloxy-1,1-undecanedicarboxylic acid　161
14K 金合金　225
2-hydroxyethyl methacrylate　160
2-methacryloxyethyl phenyl hydrogen phosphate　160
3-Mix 法　89
3G　150
4-acryloxyethyl trimellitic acid　161
4-AET　161
4-MET　161
4-META　161
4-META/MMA-TBB 系　302
4-methacryloxyethyl trimellitate anhydride　161
4-methacryloyloxyethyl trimellitic acid　161

A

abfraction　30, 38
abrasion　29, 38
abrasive point　101
acquired immunodeficiency syndrome　134
active lesion　87
acute caries　87
ADA 方式　65
adhesive　160
adhesive materials　287
admixed amalgam alloy　209
AIDS　134
air abrasive　102
airbrasive　102
air turbine　97
alveolar bone　15
amalgam cavity　105
ameloblast　6
Andreasen の分類　327
angle　108
angle former　95
apatite　12

approximal cavity　104
Arkansas oil stone　96
arrested lesion　87
attrition　31, 38
axial wall　107

B

bacteriostatic action　42
base　128
base resin　150
BATHE 法　56
Beilby layer　251
bending strength　41
biocompatiblity　43
Bis-GMA　150
bisphenol-A　150
Black G.V.　3
Black の分類　106
blade　93
bonding　160
bonding agent　160
box form　114
BPO　153
BPO-アミン起媒方式　153
BPO-アミン系レジンセメント　304
buccal cavity　104
bur　98
burnisher　99
B 型肝炎　133

C

C　79
C_1　79
C_2　79
C_3　79
c-factor　172
c-value　172
CA　97
CAD　272
CAD/CAM 装置　272
CAD/CAM 用ブロック　276
CAM　272
camphorquinone　153
capsule-ligament disorders　341
Carabelli cusp　33

carbide bur　98
carborundum point　101
caries activity test　70
caries affected dentin　89
caries detector　90
caries lesion　26
Caries Observation　79
Carisolv　104
castable ceramics　267
cavity floor　107
cavity wall　107
cavo-surface angle　118
CCD カメラ　273
cementation　287
cementing materials　287
central tubercle　33
ceramic reconstruction　275
CEREC　275
CEREC system　273
channel　115
chemical adhesion　43
chemical caries removal　103
chemical cured resin composite　156
chemical stability　42
Chevron System　65
chewing　23
chisel　94
chronic caries　87
class 1 cavity　106
class 2 cavity　106
class 3 cavity　106
class 4 cavity　107
class 5 cavity　107
class 6 cavity　107
classification of prepared cavity　104
cleoid excavator　95
CMD　341
CO　58, 79
CO_2 レーザー　101
complex cavity　105
composite resin cavity　105
compressive strength　41
compromised host　131

computer aided design　272
computer aided manufacturing　272
concave angle　108
concrescent tooth　33
cone-shaped tooth　33
conical tooth　39
contact point　16, 110
convenience form　118
conventional amalgam alloy　209
convex angle　108
coronal cavity　104
covered cavity　105
covering and grasping form　116
CQ　153
cracked tooth syndrome　333, 334
crack of tooth　39
craniomandibular disorders　341
creep　42
crosscut bur　99
C型肝炎　133

D
DDS　377
degenerative joint diseases　342
deglutition　25
dens in dente　34
dental caries　26, 38
dental compression syndrome　365
dental folicule　6
dental lamina　6
dental organ　6
dental papilla　6
dental tubles　9
dental unit　47
dentate bur　99
dentinal plug　121
dentin cavity　104
dentin primer　160
dentin priming　160
dentin wall　107
diamond instrument　101
diamond point　101
diastema　39

direct gold restoration　40
direct pulp capping　129
direct restoration　40
disc disorders　341
discoid excavator　95
discolored tooth　35, 39
disinfection　131
disk　101
distmoler tubercle　33
dovetail form　114
drill　99
Drug Delivery System　377
dry technique　212
dual cured resin composite　157
ductility　42
dwarfed tooth　33
dwarf tooth　39

E
Eames' technique　212
EBAセメント　308
EBM　367
elastic limit　42
elastic modulus　42
electric engine　96
embrasure　16
enamel biopsy　71
enamel cavity　104
enamel drop　33
enamel malformation　31
enamel rods　8
enamel wall　107
end cutting bur　99
EOG滅菌法　132
Er：YAGレーザー　102
erosion　30, 38
etchant　159
etching　159
etching agent　159
Evidence Based Medicine　367
excavating bur　99
external cavity　105

F
fatigue　41

FDIシステム　65
FG　98
finishing　148
finishing bur　99
fissure flat end bur　99
flow　42
flowable resin composite　157
food impaction　31
Fosdick　70
Fournierの歯　34
fracture of tooth　39
free enamel　109
fused tooth　33

G
galvanic current　213
galvanic pain　213
galvanic shock　213
giant tooth　33, 39
gingiva　15
gingival margin trimmer　95
glass ionomer cement　187, 296
glass polyalkenoate cement　296
Gottlieb法　335
gum　15

H
handpiece　96, 97
hardness　42
hatchet　94
HBV　134, 135
HCV　134, 136
HEMA　160
Hertwig's epithelial root sheath　6
high copper amalgam alloy　209
HIV　133, 136
HIV感染症　134
hoe　94
hoe excavator　94
Home Bleach法　320
hospital-acquired infection　132
HP　97
human immunodeficiency virus　133
Hutchinson歯　34

hybrid layer　160
hydoroxyapatite　8
hyperdontia　35
hyperesthesia　39
hypersensitive dentin　36
hypomineralization　31
hypoplasia　31
hypoplastic tooth　39

I
immune area　29
incisal wall　107
Indirect Pulp Capping　88, 128
indirect restoration　40
informed consent　84
inlay bur　99
inlay cavity　105
inlay restoration　40
inner dental epithelium　6
inner layer　89
interdental distance　146
internal cavity　105
inverted cone bur　99
IPC　128
IPC 法　88
irritation of materials to vital teeth　120

K
Keyes の三つの輪　69
Knoop 硬度　13

L
laser scanning method　273
lathe-cut amalgam alloy　209
LED　166
LED 光照射器　167
light cured resin composite　156
Light Emitted Diode　166
line angle　108
lingual cavity　104
linguogingival fissure　33
lining　128
longitudinal channel　115
luting　287

luting agents　287

M
MAC-10　161
MAC-10/MMA 系　303
Malassez 上皮遺残　14
malformation tooth　33
malformed tooth　39
malocclusion　37
malposed tooth　39
marginal form　118
mastication　23
masticatory muscle disorders　341
matrix resin　150
MDP　161
mesiodens　35
MFR 型　154
micromotor　96
milling 法　273
Minimal Intervention　149, 168
Minor Tooth Movement　137
mixing　216
MMA 系接着性レジンセメント　302
Moon の歯　34
mottled tooth　32
MTM　137

N
N-phenylglycine-glycidyl methacrylate　160
nanoleakage space　164
Narrative Based Medicine　369
NBM　369
Nd：YAG レーザー　101
noncarious cervical lesion　30, 365
nosocomial infection　132
NPG-GMA　160

O
O　79
Observation　79
occlusal cavity　104
occlusal equilibration　136
occlusal stress　112
occlusal surface　15

occlusal wall　107
occupation infection　133
odontoblast　6
Office Bleach 法　320
opportunistic infection　131
OPQRST　56
optical scanning method　273
orofacial pain　341
osteoarthritis　342
outer dental epithelium　6
outer layer　89
outline　109
outline form of cavity　109

P
packable resin composite　157
palatal cavity　104
palatal wall　107
palm and thrust grasp　54
palm and thumb grasp　54
parafunction　342
paramoler　35
paramoler tubercle　33
pathological tooth fracture　32
pen grasp　54
periodontal desease　37
periodontal ligament　14
periodontal membrane　14
periodontal tissue　14
Phenyl-P　160
pH 測定　71
pH 測定試験　70
pickling　249
pin　116
pit　116
pit and fissure cavity　105
plastic restoration　40
PMTC　73, 324
point angle　108
pointed bur　98
polishing　148
polyacid-modified composite resin　189
polyalkenoate cement　187
POMR　1, 382

POS 1, 44, 55, 81, 370
post 116
prepared cavity 104
preventive maintenance 351
primary dentin 10
primer 160
priming 160
Problem Oriented Medical Record 1, 382
Problem Oriented System 1, 44, 55, 81, 370
Professional Mechanical Tooth Cleaning 73
Professional Tooth Cleaning 359
protostylid 33
proximal ditch 230
PTC 359, 376
pulpal wall 107
pulp disease 36
pulpless tooth 35, 39

Q
QLF法 63
Quantitative Light-induced Fluorescence 63

R
redox system 153
remineralization 85
Remineralizing Treatment 85
reparative dentin 88
resin-modified glass ionomer 188
resin impregnated dentin 160
resin tag 159
resistance form 117
retention form 112
root surface cavity 104
rotary cutting and grinding instruments 98
round bur 99
RT 85

S
sandwich technique 129
secondary dentin 10
SFR型 155
shaft 93
shank 93
silicon point 101
simple cavity 105
single phased high copper amalgam alloy 210
smear layer 121
smooth surface cavity 105
SOAP 371
sonic cutting 103
spherical amalgam alloy 209
spinous process 33
spoon excavator 95
sprue 241
standard precautions 134
steel bur 98
stellate reticulum 6
step 114
sterilization 131
stone pointed bur 100
stratum intermedium 6
Streptococcus mutans 67
sub-base 128
subpulpal wall 107
subsurface lesion 26
swallowing 25

T
tapered fissure bur 99
tapered fissure crosscut 99
tapered fissure fine cut plain 99
tapered form 114
TC 315
TC変色歯の分類 316
TEGDMA 150
temporomandibular disorders 341
tensile strength 41
tin cry 217

TMD 341
tooth fracture 32
tooth germ 6
torque 98
toxicity 42
transparent dentin 90
transversal channel 115
traumatic tooth fracture 32
treatment planning 81
trimming 148
trituration 216
Turnerの歯 32
twisted tooth 39
Two-digit System 65

U
UDMA 150
unclean area 29
undercut 115
undercut form 114
Universal numbering system 65
unsupported enamel 109

V
value of impact energy 41
varnish 128
varnishing 128
Vital Bleach 319

W
Walking Bleach法 318
wear 42
wedge shaped defect 29
wet bonding technique 162
wet technique 212
wheel 99, 101
white abrasive point 101

Z
zinc polycarboxylate cement 293
Zsigmondy Palmer法 65
Zsigmondy法 65

執筆者略歴 (執筆順)

平井　義人
1970 年　東京歯科大学卒業
1997 年　東京歯科大学教授
2009 年　東京歯科大学定年退職

髙瀬　保晶
1979 年　東京歯科大学卒業
2002 年　東京歯科大学准教授

横瀬　敏志
1987 年　城西歯科大学卒業
2005 年　奥羽大学歯学部教授

平井　敏博
1969 年　東京医科歯科大学歯学部卒業
1986 年　北海道医療大学歯学部教授
2010 年　北海道医療大学特任教授

森本　俊文
1964 年　大阪大学歯学部卒業
1985 年　大阪大学歯学部教授
2000 年　大阪大学大学院歯学研究科教授
2002 年　松本歯科大学教授，大阪大学名誉教授

池見　宅司
1975 年　岩手医科大学歯学部卒業
1994 年　日本大学松戸歯学部教授

恵比須　繁之
1972 年　大阪大学歯学部卒業
1996 年　大阪大学歯学部教授
2000 年　大阪大学大学院歯学研究科教授

竹重　文雄
1985 年　大阪大学歯学部卒業
2008 年　大阪大学歯学部教授

久保田　稔
1970 年　東京歯科大学卒業
1981 年　岩手医科大学歯学部教授
2010 年　岩手医科大学名誉教授

寺田　林太郎
1988 年　岩手医科大学歯学部卒業
2007 年　岩手医科大学歯学部准教授

山本　宏治
1978 年　岐阜歯科大学卒業
1995 年　朝日大学歯学部教授
2009 年　朝日大学退職

堀田　正人
1982 年　岐阜歯科大学卒業
2009 年　朝日大学歯学部教授

寺中　敏夫
1972 年　神奈川歯科大学卒業
1996 年　神奈川歯科大学教授

花岡　孝治
1983 年　神奈川歯科大学卒業
1992 年　神奈川歯科大学講師

宮崎　真至
1987 年　日本大学歯学部卒業
2005 年　日本大学歯学部教授

田上　順次
1980 年　東京医科歯科大学歯学部卒業
1995 年　東京医科歯科大学歯学部教授
2000 年　東京医科歯科大学大学院医歯学総合研究科教授

千田　彰
1973 年　愛知学院大学歯学部卒業
1995 年　愛知学院大学歯学部教授

片山　直
1976 年　城西歯科大学卒業
1998 年　明海大学歯学部教授

奈良　陽一郎
1980 年　日本歯科大学歯学部卒業
2003 年　日本歯科大学生命歯学部教授

貴美島　哲
1988 年　日本歯科大学歯学部卒業
1999 年　日本歯科大学生命歯学部講師

山田　和彦
1991 年　福岡歯科大学卒業
1999 年　福岡歯科大学講師

寺下　正道（てらした　まさみち）
1973 年　九州歯科大学卒業
1989 年　九州歯科大学教授

北村　知昭（きたむら　ちあき）
1989 年　九州歯科大学卒業
2010 年　九州歯科大学教授

陳　克恭（ちん　こくきょう）
1979 年　高雄医学院歯学部卒業
2003 年　九州歯科大学講師
2009 年　高雄医学大学口腔医学院准教授

小松　正志（こまつ　まさし）
1973 年　東北大学歯学部卒業
2001 年　東北大学大学院歯学研究科教授

吉山　昌宏（よしやま　まさひろ）
1983 年　徳島大学歯学部卒業
2000 年　岡山大学歯学部教授
2001 年　岡山大学大学院医歯薬学総合研究科教授

西谷　佳浩（にしたに　よしひろ）
1996 年　岡山大学歯学部卒業
2007 年　岡山大学大学院医歯薬学総合研究科准教授

桃井　保子（ももい　やすこ）
1976 年　鶴見大学歯学部卒業
2003 年　鶴見大学歯学部教授

山本　雄嗣（やまもと　たかつぐ）
1989 年　鶴見大学歯学部卒業
1993 年　鶴見大学歯学部助手
2011 年　鶴見大学歯学部講師

安藤　進（あんどう　すすむ）
1973 年　日本大学歯学部卒業
2008 年　日本大学歯学部准教授

久光　久（ひさみつ　ひさし）
1971 年　東京医科歯科大学歯学部卒業
1987 年　昭和大学歯学部教授

東光　照夫（とうこう　てるお）
1982 年　東京医科歯科大学歯学部卒業
1991 年　昭和大学歯学部講師

笠原　悦男（かさはら　えつお）
1972 年　東京歯科大学卒業
1994 年　松本歯科大学教授

小林　義典（こばやし　よしのり）
1967 年　日本歯科大学歯学部卒業
1981 年　日本歯科大学生命歯学部教授

斎藤　隆史（さいとう　たかし）
1990 年　東日本学園大学歯学部卒業
2003 年　北海道医療大学歯学部教授

| 保存修復学 第5版 | ISBN978-4-263-45606-4 |

1980年 5 月20日　第1版第1刷発行
1985年11月20日　第2版第1刷発行
1993年 3 月10日　第3版第1刷発行
2000年 3 月30日　第4版第1刷発行
2007年 4 月10日　第5版第1刷発行
2012年 1 月20日　第5版第5刷発行

編集代表　平　井　義　人

発行者　大　畑　秀　穂

発行所　医歯薬出版株式会社

〒113-8612 東京都文京区本駒込1-7-10
TEL．(03)5395－7638(編集)・7630(販売)
FAX．(03)5395－7639(編集)・7633(販売)
http://www.ishiyaku.co.jp/
郵便振替番号 00190-5-13816

乱丁，落丁の際はお取り替えいたします　　印刷・三報社印刷／製本・榎本製本
Ⓒ Ishiyaku Publishers Inc., 1980, 2007. Printed in Japan

本書の複製権・翻訳権・翻案権・上映権・譲渡権・貸与権・公衆送信権（送信可能化権を含む）は，医歯薬出版(株)が保有します．
本書を無断で複製する行為（コピー，スキャン，デジタルデータ化など）は，「私的使用のための複製」などの著作権法上の限られた例外を除き禁じられています．また私的使用に該当する場合であっても，請負業者等の第三者に依頼し上記の行為を行うことは違法となります．

JCOPY ＜(社)出版者著作権管理機構　委託出版物＞
本書を複写される場合は，そのつど事前に（社）出版者著作権管理機構（電話03-3513-6969，FAX 03-3513-6979，e-mail:info@jcopy.or.jp）の許諾を得てください．